肝脾论
在肝胆疾病中的
临床应用

主　编　谢晶日

副主编　于存国　梁国英　孙　宁　李贺薇

编　委　郭娜娜　刘金狄　马　丽　孟　维
　　　　杨　琦　张一博　钟　源

U0346059

中国中医药出版社
·北京·

图书在版编目（CIP）数据

肝脾论在肝胆疾病中的临床应用 / 谢晶日主编 . —
北京：中国中医药出版社，2020.7
ISBN 978 - 7 - 5132 - 5672 - 8

Ⅰ . ①肝… Ⅱ . ①谢… Ⅲ . ①肝病（中医）—中医临床—
经验—中国—现代 ②脾（中医）—中医临床—经验—中国—
现代 Ⅳ . ① R256.4 ② R256.3

中国版本图书馆 CIP 数据核字（2019）第 173670 号

中国中医药出版社出版

北京经济技术开发区科创十三街 31 号院二区 8 号楼
邮政编码 100176
传真 010-64405750
河北新华第二印刷有限责任公司印刷
各地新华书店经销

开本 787×1092 1/16 印张 30 彩插 0.75 字数 492 千字
2020 年 7 月第 1 版 2020 年 7 月第 1 次印刷
书号 ISBN 978 - 7 - 5132 - 5672 - 8

定价 120.00 元
网址 www.cptcm.com

社 长 热 线 010-64405720
购 书 热 线 010-89535836
维 权 打 假 010-64405753

微信服务号 zgzyycbs
微商城网址 https://kdt.im/LIdUGr
官 方 微 博 http://e.weibo.com/cptcm
天猫旗舰店网址 https://zgzyycbs.tmall.com

如有印装质量问题请与本社出版部联系（010-64405510）

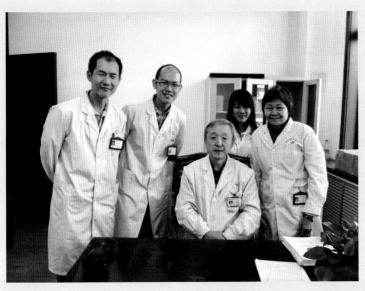

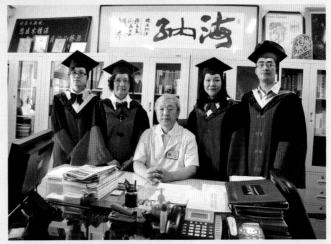

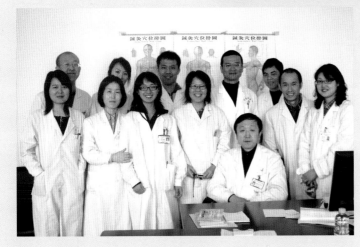

谢晶日教授与外国留学生及港澳台留学生

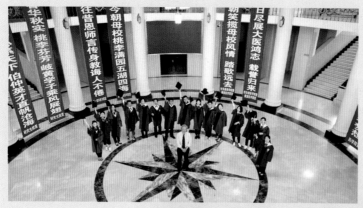

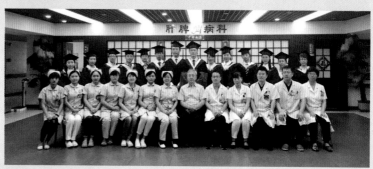

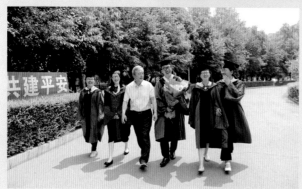

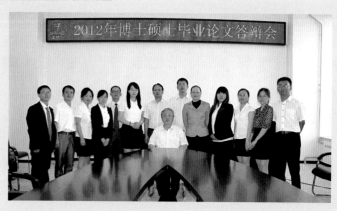

谢晶日教授培养了大批
研究生，成为他们学业
和生活的导师

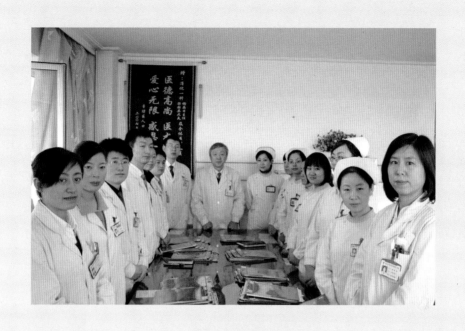

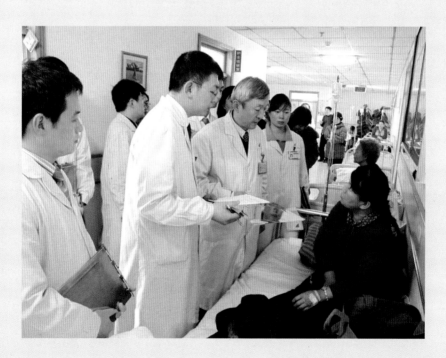

谢晶日教授几十年如一日，坚持教学查房

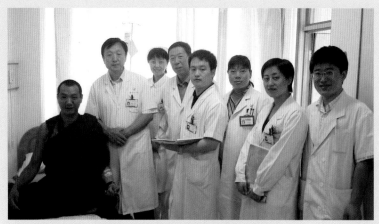

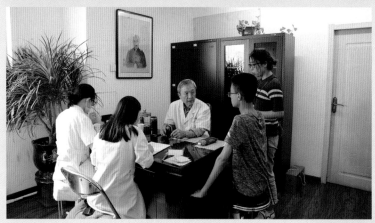

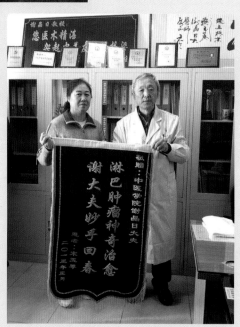

大医精诚，谢晶日教授
利用他精湛的医术救治
了大批国内外患者

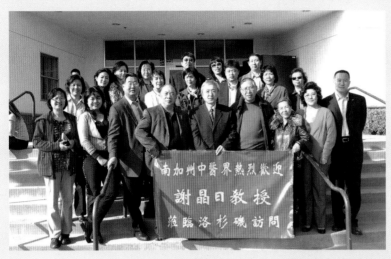

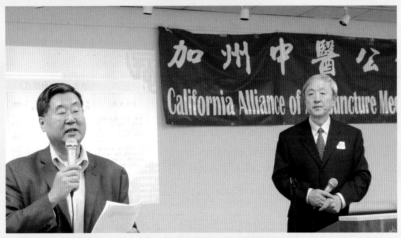

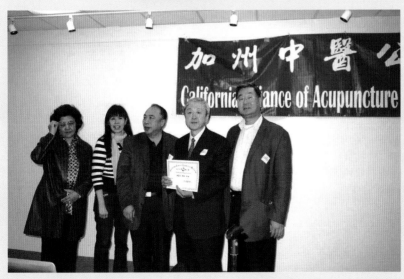

谢晶日教授积极去
外地授课，传播中
医药文化

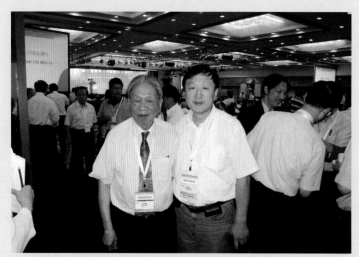

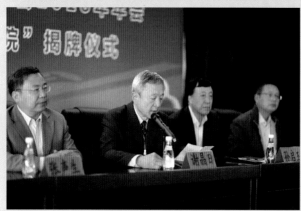

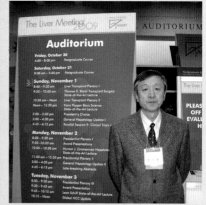

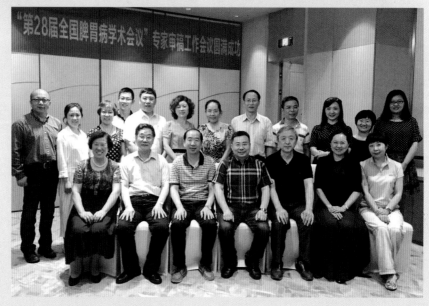

谢晶日教授积极
参与各级学会工
作，推动中医医、
教、研协同发展

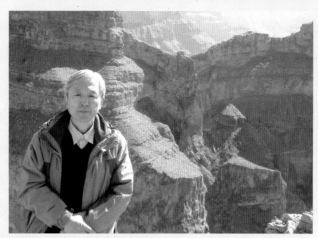

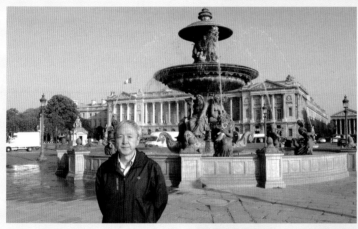

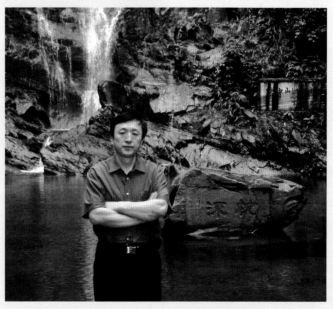

谢晶日教授热爱祖国医学，热爱生活

序

　　中医药学，源远流长，博大精深，是我国人民几千年来与疾病做斗争的经验结晶，蕴含着中华民族深邃的哲学思想，为人类的健康事业做出了卓越贡献。神农尝百草，岐黄论医道，为中医药学奠定了坚实的根基。汉唐以降，历经诸子百家不断充实与发扬，医典医籍，琳琅满目，医论医案，精彩纷呈，为继承和弘扬中医学术积淀了丰富的文化底蕴，为保健和医疗技术的提高积累了无数的宝贵经验。中华人民共和国成立以后，党和国家非常重视和倡导中医药工作。改革开放以来，尤其是近些年来，更为中医药事业的发展制定了多项政策，建立了中医法规，大力扩展中医药的教育、医疗、科研领域，为中医药走向世界开辟了广阔前景。

　　谢晶日教授出身医学世家，自幼留神医药，喜读轩岐，后入我校系统研习深造，以优异成绩毕业留校。从医任教40余载，在医治脾胃肝胆及内科疑难杂症方面，疗效卓著，颇有建树，并逐渐形成了完备的学术思想体系。历任我校附属医院肝胆脾胃病科学术带头人，博士研究生导师，二级教授，黑龙江省名中医，享受国务院政府特殊津贴，全国老中医药专家学术经验继承工作指导老师，国家中医药管理局脾胃病重点专科带头人，黑龙江省中西医结合学会消化专业委员会主任委员等。医德高尚，师风严正，医理娴熟，贯通古今，医术精湛，融汇中西，誉满龙江，名驰中外，求医者络绎不绝，求学者接踵而至。多年来蓄积了大量临床验案，今将其编纂成书，即将付梓。本书以"肝脾论"学术思想为总的治病指导原则，结合临床病案加以阐释，理论精辟，辨证精确，对临证应用，启迪后学与弘扬中医学术均大有裨益，故为之序。

戊戌年辰月

书于黑龙江中医药大学

序

中医药学，源远流长，博大精深，是我国人民几千年来与疾病作斗争之经验总结。蕴含着中华民族深邃的哲学思想，为人类的健康事业做出了卓越的贡献。神农尝百草，也难免医误，为中医药学奠定了坚实的根基。嗣后历陈，历经诸百家不断完善与发展，历典经籍，琳琅满目，医论医案，荟萃纷呈，为后辈积淀了中医的根脉，丰富了文化底蕴，为保健和医疗技术的提高积累了丰厚的经验。改革开放以来，尤其是近几年来，更为中医药事业的发展创造了喜人成果，走出中医局限性，大力拓展了中医药的教育、医疗、科研领域，为中医药走向世界开辟了广阔前程。

谢品日教授出身于医学世家，自幼酷神医药，善读好吸以入学校毕业深造，以优导师传毕生之技，从医任教40余载。主医论脾胃肝胆及内科疑难杂症，疗效卓著，颇有建树，并潜心钻研究中医学术思想体系。

脾胃病科学术带头人，硕士研究生导师，主任教授，著名中医，享受国务院特别津贴，全国名老中医学术经验继承指导老师，国家中医药管理局脾胃病专业科带头人，省中西医结合分会脾胃病专业委员会委员。医德高尚，师风严正，医术精湛，誉满龙江，名扬中外，求医者应接不暇，求诊者纷至沓来，多年来集多于大量临床经验，绵聿秘笈，今将其编纂成册，即日付梓，该集以"师脾论为导，论治病指导原则，结合临床病案加以阐释，理论精辟，辨证精确，对临证应用，启迪后学与弘扬中医学术均大有裨益，故为之序。

戊戌年辰月

书于黑龙江中医药大学

段富津教授为本书作序

目 录

总论 >>>>>

第一篇
大医者，无欲无求

"凡大医治病，必当安神定志，无欲无求，先发大慈恻隐之心，誓愿普救含灵之苦。若有疾厄来求救者，不得问其贵贱贫富，长幼妍媸，怨亲善友，华夷愚智，普同一等，皆如至亲之想；亦不得瞻前顾后，自虑吉凶，护惜身命。"此为唐代著名医学家孙思邈在《大医精诚》中对于一名优秀的医学工作者最基本要求的论述，亦是余行医四十年的座右铭和行为规范。余幼承庭训，对于中医典籍谙熟于胸，而对于此经典之内容更是耳熟能详。余自幼在父亲的熏陶下，立志救死扶伤，更是把孙思邈的《大医精诚》作为一生行医之行为准则，时刻铭记，恪守不怠，在工作中不断强调医术与医德之间的关系，将大医精诚和高超的医疗技术相结合，也就形成了对《大医精诚》最好的诠释。

医学是攸关生命的一门学科，要求医生具有良好的职业道德和品质修养，所以学医者必须要先学做人。晋·杨泉在《物理论》中有"夫医者，非仁爱之士不可托也；非聪明理达不可任也；非廉洁淳良不可信也。……如此乃为良医"之论，余非常欣赏并时时加以自勉。医术和医德实际上是相辅相成的，医术高超的人，往往其高尚道德也得以养成；不讲医德，片面追求医技高超，其结果往往会适得其反。吴鞠通在《医医病书》中有云："天下万事，莫不成于才，莫不统于德。无才固不足以成德，无德以统才，则才为跋扈之才，实足以败，断无可成。"此文明确地告诉了我们医德的重要性，并指出医者和患者是一个相互协调互动的关系，如果医者不讲医德，则首先破坏了两者的协调关系，医者的技艺提高就如同空中楼阁。古往今来，重医德修养，追求德医双馨，这是所有知名老中医的共识。相传汉代三国时吴人董奉为人治病，不收报酬，患者自发为他宅边种杏树一棵，日久杏树成林，后世遂以"杏林春暖""誉满杏林"树立为医德高尚的典范。又如刘完素尝云："夫医道者，以济世为良，以愈疾为善。"宋代的《省心录·论医》中指出："无恒德者，不可以作医。"明代医家罗链著医书授给他的儿子，但有一天，他儿子喝醉了酒为人治病，罗链怒言："奈何以性命为戏？"于是把他的医书全部烧掉，没有再传给他的儿子，这说明古人在培养医学人才过程中对医德的注重程度。继承古代医家重视医德修养的优良传统，强调做一个好的医生不仅要有良好的医术，更要有高尚的医德，是医者最为重要的一条治学经验。

从本质上来说，医德是调整医务人员与病人、医务人员之间以及与社会之间关系的行为准则。医德也是一种职业道德，是一般社会道德在医疗卫生领域中的特殊表现，它促使我们经常自觉地用行医道德规范来检点自己，不断进行自我评价，由此协调与病人、社会的关系。不同的职业，由于担负的任务、职务的对象、工作的手段、活动的条件和应尽的责任等的不同，从而形成自己所特有的道德意识，习惯传统和行为准则。医德就是从医疗卫生这一职业特点中引申出来的道德规范要求，它主要是调整医务人员与病人、医务人员之间以及与社会之间三方面的关系。医务人员与病人的关系是医德关系中最主要的一个方面。医疗卫生工作必须要为病人服务，保护和增进人们身体的健康，医德的好坏直接关系着人们性命的安危。明代龚廷贤曾曰："病家求医，寄以生死。"说明医务人员与病人这一医德关系为生死所寄，性命攸关，它涉及千家万户，男女老少，各行各业，牵系着每个人的生老病死，影响面非常广。医务人员的道德品质，是医德关系中处理好医务人员与病人，社会之间关系的重要前提和保障。一个医院，要想形成优良的医风、院风，就需要协调好医务人员相互之间的关系，依靠各个方面的团结协作，相互尊重，相互支持，相互配合，从而使整个医疗工作有机统一地、有节奏地、有成效地进行。医德还表现在医务人员与社会之间的关系上，医院和医务人员的道德观念不仅要考虑到某一病人的利益，对某个病人负有道德责任，而且要顾及整个社会的利益，对社会和群体肩负着道德责任，要使这两方面达到统一。我们平素反复强调，医德的一个重要特点是它的自觉性，它不像法律那样具有强制性，通过国家专门机关保证其实施，而是要靠社会舆论、习惯传统、各种教育，特别是人们的内心信念来起作用。医疗卫生工作中如无菌操作、消毒隔离等道德责任的实现，很多场合都有赖于医务人员医德修养和实践的自觉性。我们必须在道德上懂得善恶、美丑、是非、荣辱，以及在情操、举止等方面具有的品格素质，遵循高尚的医德行为准则来协调上述几方面的关系。

医德在其历史发展的过程中，还有其继承性，历代著名的医家一直是十分注意医德医风的。他们在实践中形成了许多优良的医德传统，并根据医学科学的要求，从理论上提出了一系列具有普遍、积极意义的医德规范，这是人类共同的宝贵的精神财富，应当值得我们继承和发扬。对于医德的内涵，则是仁者见仁，智者见智，各有不同表述。现代医家岳美中总结为以下四条："热诚地对待患者，谦虚诚挚地对待同道，勇敢无畏地坚持真理，实事求是地对待成败。"蒲辅周一生谦虚谨慎，反对门户之见，与同代的名医如章次公、冉雪峰、秦伯未、任应秋、岳美中、李翰卿等互相尊重，和谐共事，如切如磋。蒲老反对迎合世俗，乱开贵药、蛮补药，对病人不论其职位高低，一视同仁。他常说："干部、平民都是人，干部之病与平民之病并无二致。"外科名医赵炳南秉承师训实行"穷汉子吃药、富汉子还钱"的方法，资助贫困者就医，并积极捐助社会公益事业。赵老不巴结权贵，保持独立人格，曾给刚逊位的末代皇帝溥仪看过"白刃疗"，也为其荣皇后诊过病，但拒绝了为其做御医的请求。江育仁的老师李馨山对其弟子约法三章："书本不熟不得临证；书法不工不准写方；不修礼貌不带出诊。"李聪甫认为必须真诚地对待成败和毁誉，任何医者不管有多么高明，都不会是"常胜将军"，应当获誉思过，闻过思改，不慕虚荣，但求真理。程门雪一生从不文过饰非，每遇一失，总要怏怏不快，甚至咨嗟累日，晚年程老曾说："自非十全，岂能无过。"由上可见，医德情操不仅仅体现在医学上，还体现在前辈医家为人处事之方方面面。

余在教导自己的学生时正是这样要求的，同时也时刻身体力行着，为弟子们树立了学习的榜样。"凡为医之道，必先正己，然后正物。"（南宋·无名氏《小儿卫生总微论方》）以此告诫学生和勉励自己，并以自己的实际行动为学生做出了榜样。余时常提醒弟子们，治学不仅需要学习前人的学术成就、经验，而且要学习古今学者的高贵品质。医者待病人必须不分亲疏，一视同仁，认真负责如待亲人，悉心治疗，这是临床愈病必备的一个重要条件。医德对于培养医学人才来说，也是重要因素。医德与医术都关系到治疗的质量和效果，就二者关系而言，应当是以德为统，方为良医。学医关键是在青年时代，只有在此时树立了正确的人生价值取向和道德价值观，才能为今后的医术成长打下坚实的基础。因此，余向弟子们提出了几条注意事项：一要避免自高自大、自作聪明，学习务必要虚心，不能强不知以为知，对老师、对同业要虚心请教，肯学勤问，千万不能自满；二要避免弄虚作假、不实事求是，坚决不允许说大话、说空话、说假话，一个医务工作者，如不诚实对事对人，只知欺世盗名，堕落成"江湖医生"的话，就没有资格成为医学的继承人；三要克服爱惜面子、不接受病人意见的弊病，需要知道病人往往是我们最好的老师，医好了病要总结经验，医坏了病更要总结经验教训才能不断前进；四要杜绝同行之间相互诋毁、贬低别人以抬高自己的恶习。患者的转诊、患者选择医生是他们自身的行为，作为医生应予以理解和关照，此时最忌讳的就是在患者面前对其他医院、其他医生的诊治指手画脚，甚至以贬损他人来提高、表现自己。尊重兄弟医院、尊重同行的劳动和努力，同时也是尊重自己。医生对同行的医疗过程及结果不应该随意评价，可以结合患者的情况，给出合理的诊治方案。尊重同行是一个人的品格，什么该说什么不该说，什么场合说什么而不要说什么，是医生的基本职业操守。同行需要互相尊重，以此共同维护良好的医疗秩序，避免患者产生不必要的误解。尊重同行对自己、对患者都是一种责任。

治学，要忠诚于学术的真理，直至系之以生命；临证，要真诚地对病人负责，此外决无所求。只有坚持这样，才能认真热诚地对待患者，谦虚诚挚地对待同道，勇敢无畏地坚持真理，实事求是地对待成败。相反，如果对自己从事的医学事业不热爱，对患者缺乏负责的精神，甚至把自己掌握的一点技术当作追求个人利益的手段，那就丧失了做医生的根本准则，不仅终会失之于医德，而且将毁及于医术。

第二篇
成医者，业精于勤

"业精于勤，荒于嬉。"勤奋刻苦、持之以恒是学成中医的一个必要因素，也是余治学成功的一条重要经验。知识来源于勤奋，在科学技术历史上，凡是有创造的学者都是辛勤的劳动者。中医学意博、理奥、趣深，欲想达到一定的境地，必须要勤奋刻苦，专心致志，既不能浅尝辄止，更不能畏难而退。中医学历史悠久，博大精深，历代医籍浩如烟海，若想学有所成，亦必须下苦功夫不可。在求知的征途上，切不可略有所获，便沾沾自喜而停滞不前。余认为，学习的成功不仅在于智慧，还在于毅力，没有勤奋好学、锲而不舍的精神，想要学而有成是不可能的。学习中医学没有什么捷径，也没有什么可以投机取巧的法门，这"勤""恒"二字就可谓之诀窍了。习医一定要扎扎实实地用功努力，只要功夫用到深处，自有豁然贯通之时。

一个"勤"字，在余看来可以理解为：勤于读书，勤于思考，勤于总结。《医宗金鉴·凡例》中曾言："医者书不读则理不明，理不明则识不清，临证游移，漫无定见，药证不和，难以奏效。"余常与学子们强调要养成勤读书、爱读书并善于读书的良好习惯。读书时更要善于领会和思考，读书的同时要认真做好读书笔记。余认为对中医主要经典古籍著作要读熟嚼透，逐字逐句地读懂细抠，要想方设法地将它弄明白，不可顺口读过，不求甚解。"书读百遍，其义自见"，读书宁涩勿滑，看来涩滞难前，实则日积月累越读越快，读一遍就会有一遍的收获。如将《伤寒论》《金匮要略》《医宗金鉴》等书读到可以略加思索，张口就来，到临证使用时，就能触机即发，左右逢源，熟中生巧。否则，临证便不会得心应手。书读熟了，还要善于思考，把读到的东西进行消化吸收，领会出其精神实质，具有一定的鉴别能力，既不要轻易怀疑古人，也不要一味地迷信古人，这样就可以读到古籍中的真谛。在读书的过程中不但要熟读和思考，还要及时写读书笔记。在读书过程中，对一些精粹的节录可以进行摘抄，以便进一步帮助理解和记忆；读书之后要写读书心得，这是对已经经过消化吸收的内容进行初步的整理，并用自己的文字和体会进行一定程度的加工。总之每读一书，都应将书的要点、难点、疑点做以简明标记。对所读内容运用临床之后又会有所心得，随时进行小结，分门别类地加以记录整理。

"学而不思则罔，思而不学则殆"是孔子所提倡的一种读书法。其意在于一味读书而不思考，就会被书本牵着鼻子走，而失去主见，所谓尽信书不如无书，即指此意。而如果一味空想而不去进行实实在在的学习和钻研，则终究是沙上建塔，一无所得，绝不会达到出神入化的境界。这就告诫我们只有把学习和思考结合起来，才能学到切实可用的真知。所以余常认为读书一定要思考，临证同样也要思考。勤于思考是在学习过程中不可缺少的一个重要环节。因为中医学是以宏观的整体为对象，形象思维和演绎推理方法为指导而建立起来的完整的理论体系。所以要掌握好中医学的精髓，就一定要端本寻支，溯流讨源，取类比象，进行逻辑推理的思维过程。"医者意也"是很有道理的一句话。如古代医籍文理深奥，抽象模糊，辨证思路灵活多变。这些较深奥微妙的东西，有时难以用语言来表达，"只可意会，不能言传"，这时就要靠意念和体验才能做到心领神会。因为意念是高于直观感觉，超出文字和语言的，可给人提供广阔想象的思维形式和思维逻辑。所以余认为在读书和学习的过程中勤于思考是一个非常重要的环节。

余常告与学子们在跟师过程中务必要做到总结，整理，发扬三个步骤。在临床实践中，余反复强调读书临证都要做好摘要记录并及时整理，这是一个积累的过程。只言片语中会有"零金碎玉"，一证即一得，由少到多，由简到繁，由易到难。一点一滴，日积月累便可摸索出规律。余认为在临床上的资料要予以详细记录：包括患者的一般资料、性别、年龄、职业、病程、疗程、住院（或门诊）、中医诊断、西医诊断等。临床表现，包括症状、体征、舌、脉象、中医诊断、辨证分型分期、证候分类、处方用药等。因随诊需要应记录病人的联系方式和住址，各种实验室检查结果及治疗前后对照情况均应详细记录。整理总结的记录要根据具体情况采用不同的方法进行记录，如就诊次数较多的病例，病情和方药变动较大的医案，要前后进行反复对照，抓住主要关键点，有重点地进行记录和整理。对理法方药详尽的医案，则应当细加揣摩，找出规矩准绳；对内容简略常见的医案，可采用"以法定方，审证求因"的方法来记录整理；而法与方思路不同寻常的医案，要请教导师的用心所在，或者翻阅前贤的论述，弄懂其中真谛重点记录整理。之后把平时记录整理的有关资料，如医案、论述、心得笔记收集在一起，分门别类记录整理。如此医案用何法，彼医案另用何法；此法所用何方，彼案又所用何方，都应予以分类归纳。通过对比分析，从而了解异中之同，同中之异。除上述内容之外，对余平时的学术见解、论述，及授课内容、书面材料和病例讨论，会诊时发表的见解等都要勤做记录整理。

新中国成立以来，中医药学取得了长足的进步，尤其是高等教育的不断兴盛，更是给中医药学注入了勃勃的生机。但与西医学教育相比，当今中医学在整体上依然呈现衰弱的格局，原因固然很多，但其本身表现在学术和临床上的难学、难用则是不容忽视一个重要方面。而发此感慨者又并非个别。如清朝巨匠叶天士就曾在晚年告诫后代说："医可为而不可为，必天资敏悟，读万卷书而后可借术以济世。不然，鲜有不杀人者，是以药饵为刀刃也。"那中医学究竟难在哪里？是哪些具体因素导致了这一现象呢？余总结前辈经验，同时结合自己的求学、治学之路提出了自己的看法。

首先，初学者对学术思想的理解、领悟和把握比较难。余认为，中医学所天然赋有的形象思维特质是迥异于以工具理性见长的西方医学的，这就决定了其学术上抽象说理、形象把握的特点，从而给人模糊笼统、灵活不定、难以把握的特性。就根本而言，东西方医学迥异的根源，在于对世界的认知与思维方式相异的哲学基础。所以中医最难在思维，根基在哲学，两者是决定医生最终所能达到的学术境界与业务高度的先决条件和根本保证。这就要求学习之人必须具有对此学术特性相应的良好形象思维能力，擅长联想、想象、领悟和辨析。但每个人在逻辑与形象两大主要思维形式上的侧重与能力则主要取决于先天的秉承，存在着长短强弱的不同，造成了在中医学高等教育普及的情况下仍难以批量培养出优秀中医学人才的尴尬局面。

其次，中医历来有"秀才学医，笼中捉鸡"的俗语，是说文人学中医要比较容易。"儒医相通"的说法，也是从另一方面说明了古代医生的文人特性。中医学直接脱胎于中国传统文化，更是与其一脉相承，《易经》《老子》中的哲学思想可以说就是中医学术灵魂的本身，故唐朝大医家孙思邈尝云"不知易，不足以言医"。文人通晓文、史、哲，因此而所具备的文化底蕴、思维向度与能力为他们理解和领悟中医的学术思想以及技术的良好应用奠定了基础；再则又因其文化水平高，自然解决了阅读医书的文字障碍。不通古汉语的弊害，不仅在于读不懂古书，更在于思维方式和能力的难以培育和加强。余在培养外国留学生的时候，总是要求对方尽量提高汉语水平，并尽可能调动其对中国传统文化的兴趣，其道理就在于此。

第三，按知识结构所要求的全面性导致学习中医相对困难。清·程国彭在《医学心悟·自序》中曰："博览群言，沉思力索，以造诣于精微之域，则心如明镜，笔发春花。"中医学是人、病、自然三者兼顾而并非单纯技术的学科，是社会、自然和人文科学的综合，所以除了专业知识外，还需具备广泛的其他领域知识。正因为如此，《黄帝内经》（以下简称《内经》）才有了"上知天文，下知地理，中知人事"的对人才的全方面要求。

第四，将知识转换成能力的困难，造成了立论与实践的脱节。中医临床知识的学习和跟从老师机械化模拟容易，但转化成自己的实践能力则难，要活学活用则更难。中医学临床实践直接受承于学术和思维特性的主导，所以在技术应用时往往缺乏像西医那样明确直观的、标准统一的、对应性强的可操作性。为什么说西医好学而中医难学呢？主要原因之一就是两者在知识与能力切换上难易明显不同，而这同时也是由中医的技术性和实践性都很鲜明的强烈特性所决定的。有了知识不进行活用则难以致用，是故更需智慧的驾驭，这使得医师自身能力的形成和培育要经历一个漫长的过程。

最后，需要指出的是成才的时间过长，这往往会给从事中医的工作者带来恒心和毅力上的严峻考验。有学者在对古今中医人才的成长时间方面作了专题研究后得出的结论是：成才的平均年龄是 55 岁，即到了现在快要退休的年龄时，一位中医才能较为娴熟地正确运用理法方药而发挥出中医学的真实力量。民间所谓"少年木匠老郎中"的说法，正是对这一特点恰当的形象说明。

余认为，上述几点其实也反映出了中医学对人才素质的要求，所以凡是缺乏或搁置传统哲学素养及思维方式，欠缺文人情商才智，没有对中医的终身挚爱、恒心和勤奋的人，要想有所作为应当是非常困难的。中医和其他许多学科类似，入门易而深造难，要想达到较高的学术水平，没有锲而不舍的学习精神那就是一句空话。余常谓"在学术上不可一日无长进"，正所谓"学如逆水行舟，不进则退"，提出"恒心"的培养乃是学习中医的基本条件之一。余经常提醒学生，做学问要持之以恒，要不断学习，点滴积累，活到老，学到老。为此，余常以龟兔赛跑的故事为例，并诙谐地称自己乃是"笨鸟先飞晚入林"，鼓励弟子们奋发进步，并以自己的实践经历为弟子们树立了榜样。余在繁忙的科研和出诊工作之余，仍坚持每日浏览最新医学期刊，掌握学科最新研究进展，教学查房时又把自己整理后的那些知识条理清晰地传授给弟子们，这种严谨的治学态度和对知识的执着追求是为对年轻弟子们良性的成长形成影响。余还常告诫弟子们，在学习上切忌抱残守缺，故步自封，如果止步不前，满足于现成的经验，必将一事无成。中医理论深奥，如果没有坚韧不拔、锲而不舍的毅力和活到老、学到老的恒心，是不能掌握和领会的。余每读一部中医文献，无论是巨著，还是中短篇，始终坚持一丝不苟地从头读起，一字一认，一章一节，以不使遗漏。弟子们曾亲眼看到余系统阅读《内经》《伤寒杂病论》《备急千金要方》《外台秘要》《证治准绳》《医学心悟》等书籍，读后还写下了大量的读书笔记，其中仅四大精典的读书笔记摞起来足有一尺多高，没有持之以恒的顽强意志是办不到的。这正是余勤奋刻苦、持之以恒、孜孜不倦治学精神的真实写照，不断激励着弟子们在治学的道路上奋发进取，不断进步，从而取得优异的学习成绩。

第三篇
纸上得来终觉浅

　　笔者虽强调反复研习中医经典的重要性，但却反对"在经典中打转转"。学习中医经典不应泥古不化，而是要为了指导临床实践，开拓创新，从而来发展中医。学习中医理论时，应该在临床实践中去检验，去感悟。我们熟知的李时珍，不但读了上万卷的医书，看过历史、地理和文学名著，甚至连敦煌的经史巨作、古代大诗人的全集也尽读遍，并仔细钻研。李时珍既得到了丰富的知识，也发现了很多疑点。于是长时间深入实地进行调查，走遍了山川村野，不耻下问，亲自采摘鉴别草药，进行剖析比较，历经了无数的岁月寒暑，才最终写成了《本草纲目》。当代名医无有不重视实践的，对于学习中医的重要作用，他们不仅在初学时强调要理论结合实践，而且在初涉临床乃至于毕生的行医生涯中都特别重视把学与用很好地结合起来。认真学习当代名医的经验无疑也将引导着当代中医药大学生走上理论与实践密切结合的成功成才之路。当代不少名医通过自己的亲身经历，对理论结合实践的意义都有着深刻的体会。我校韩百灵教授在回首 50 年的习医历程时说道："学医只知无方之书，不知理法，虽有学而无术，虽知方药不知真理，不足成为良医。"他认为，"只有通读理、法、方、药之书"并"躬行实践，验之患者"，才能叫作"有学有术"，这样才算是真正学好了中医的本领。

　　理论结合实际，从某种意义来说就是学与用的结合。学习《内经》《伤寒论》，直至药物方剂，虽可以学到前人的医学知识和实践经验，却不能代替自己的认识和实践。只有通过临床，把理论和实际结合起来，才能真正将中医学到手。这种从学到用，从用到学，其实就是一个由理论到实践，又由实践到理论的反复不断提高的过程。余每次出诊都把弟子带在身边，结合具体病例予以讲解，并给出了学习的几点建议：

　　第一，要多问。如要开一张处方，需问一下这是什么方剂的加减？为什么要加这几味药而减那几味药？这张处方的君、臣、佐、使是怎样搭配，遵循什么法则以立方？运用这个治疗法则的根据又是什么？如果面对应诊病人用方，应这样进行自问，并得出符合实际的解答，那么对于这个疾病的认识也就比较清楚了。特别是用常法治疗失败以后，更应该多问几个"为什么"，通过反躬自问，不断思索，就能对一般治疗常法和它在各种特殊情况下的对症治疗，形成一个比较全面的认识，为指导今后的临床实践积累经验。学问者，学必问也，学而不问不成其为学问。只有多问，才能长知识，增才干，切忌不求甚解，得过且过。

第二，临证治疗一定要做好笔记。要把病人的四诊情况、诊断、用药，认真详细地记录下来。特别是一些慢性病、疑难杂症，症状错综复杂，如何在这盘根错节的证型中运用中医理论探寻疾病的本质，从而确立正确的治疗方案等，都要认真记下。

第三，多领会。临证用药应该知常达变、辨证论治。要做到这一点，多领会就是其中诀窍。医疗经验是靠一点一滴积累起来的，如脉象的滑涩、肤色的晦暗润泽、舌苔的厚薄润燥等等，都只有通过专心致志地观察和思考才能够领悟。例如对高血压的施治，初学者往往只知道用镇肝熄风汤等平肝息风之剂，虽然都用的是平肝潜阳之药，有的却收效甚微，甚至全然无效。这时就需要开动脑筋，深究引起血压升高的病因病机，探讨那些更切合病机的治疗方法。

第四，应该不断总结经验。对于初学者来说，能做到这一点是极为重要的。总结临床经验是不断提高诊疗质量的重要措施，通过每一次整理都可收益不少，经过每一次总结在认识上还会求得新知。比如张仲景的《伤寒论》建立起了六经辨证纲领，叶天士的《温热论》创立了卫气营血的辨证纲领，二者都是对前世医学的系统总结。这些独树一帜的辨证纲领，迄今仍然有效地指导着我们的临床。初学者总结经验形式可根据具体的情况而定，对病例积累较多的可采用论文方式，将病因、症状、治则、疗效等进行全面细致的分析研究；对某些比较突出的治验病例亦可采用病案方式，用短小简洁的文字进行表达，但对疾病的演变过程以及用药加减，治愈情况，都必须要写清楚，以使人看后能清楚诊断和治疗的全部过程以及治愈的关键所在。至于历代名医的医案、医话，虽然文字简朴，但其经验丰富，形式活泼，依然是非常值得我们学习的。

第五，应常自省其身。误诊、误治是任何临床医生都可能发生的事情，不仅初上临床的医生如此，经验丰富的医学专家也同样会发生。在总结成功的经验时，一定不要忘记反省自己临证时失败的教训。在临床实践中，及时对临床中的失误进行反思并汲取失败中的教训，提高诊治能力的作用会更直接，印象也会更深刻。

初涉临床，由于经验的不足，以中医理论治病有时可能会效果欠佳，此时，我们就要端正态度，从自身去找问题。主证未辨明，舌脉有模糊之感，为什么诸家医案效果却很好等等，要认识到那不是中医不行，而是我们的临床水平还没有到位，决不可以妄自菲薄。那种未曾认真研读古今诸书，就急匆匆验之于临床，不效即责之于中医无效而半道改行当西医者，实为认识和方法上的问题。

对于如何将学与用很好地结合起来，不少名医也有着深刻的体验。曾任卫生部中医顾问的秦伯未先生在经过较长时间的钻研后，仍然感到"真正将前人的东西学深学透学到手的实在太少。尤其是有很多理论性的问题，需要通过临床来活学活用。往往一次不理会，再一次后才理会，或是一次理会不深，再一次后理会较深，也有读书时认为理解，临证后又发现错误，回过头来重新要学的"。中医学非常深奥，所以古人曾说"此事难知"，只能多读多记，还要多用，熟能生巧，才能豁然贯通。读中医经典，除了学习书中蕴含的医理，还要领会书中隐藏的事理，升华自身的悟性。中医经典中有少量是谈治学修身立德的，因"其言简，其义博，其理奥，其趣深"，愈发显得弥足珍贵。王旭高曾在《医论拾遗》里进行了高度概括，很有见地。

一是要有工候：工候便是指工夫、火候，是指要投入时间和精力。孙思邈"青衿之岁，高尚兹典；白首之年，未尝释卷"，"徐大椿读书五千卷，叶天士拜师十七人"，这就是工夫。火候是一种修养程度，是一种境界。扁鹊见蔡桓公而知病，张仲景断王仲宣眉落而死，即是为火候。

二是要有见识：见识就是指人的眼界和学识。常言道，"读万卷书，行万里路"，这个过程实际上就是增长见识的过程。医学是一门实践医学，更需要时间的积累，临床的历练，将见识转化为知识。所以，增强见识，开阔眼界非常重要。

三是要讲人品：人品是指人的品格，人的仪表。医乃仁术，司性命，断生死，为患者生命安危之所系，言谈话语、举手投足之间都有"兴丧"之效。孙思邈《大医精诚》详之矣。

四是要有时运：王旭高教授指出，名医不是自封的，需要同行的认可，而社会的认可更是重要。名医大都是应时、应势、应运而生的。纵然人生的境遇有些因素难以预测，对人的境遇有影响。但是，时运永远垂青于那些有准备的人。有些人确实因为一个偶然的机遇，改变了命运，改变了人生，但看似偶然，其中却蕴含着必然。不妨我们扪心自问：如果有同样的机会，自己能把握得住吗？否则，只会怨天尤人，却有贻误之虞。

五是要有人情：人情的含义较多，这里实际上指的是人际关系。良好和谐的人际关系是成功的基础。古今名医，少有性格怪异，孤僻异常，与同道格格不入之人，而大多都是以谦谦君子之风而享誉杏林，闻名乡里。

六是要有旁衬：学术需要交流，人际关系需要沟通，红花需要绿叶的扶持，专家学者和普通医生都是相对的，没有普通医生的陪衬，专家学者也会黯淡无光。所谓"三人行必有吾师"，医师当以患者为师，教师以学生为师，管理者以群众为师。建立良好的人际关系，组建开拓创新、团结和谐的团队，互相帮助，相互提携，合和共进，这是成功的基础。

七是要不贪利：世谓"天下熙熙，皆为利来；天下攘攘，皆为利往"。但君子爱财，应取之有道。临床诊疗，一定要小心谨慎，保持自己的为人处事原则，坚持洁身自好，若贪图小利，必有大患。有些医生出门诊，为了多拿些挂号费、多提成，采取"快速作业法"，相对须臾，即刻开方；或整件、成箱地开药，这也是贪利的一种，应当戒之。

八是要寡言语：医生要出言谨慎，不要乱说大话，不恐吓患者。不要出于自己的目的，妄下结论，病从口入，祸从口出，医疗纠纷往往来源于此。

九是应不贪游玩："学贵专一，不容浅尝者问津；思贵沉潜，不容浮躁者涉猎"。医学不是文学，不需要寄情于山水之间去寻找灵感，而需要十年磨一剑的沉思积淀，古人云"不游玩"的意义可能就在于此。

十是要存有心地：心地是指人的情意与理想、心胸及心境。医生要存心积善以济世人，平和淡定以处事，不可为求名利以害人。

笔者认为以上十点，不惟医者成功之关键，实乃做人之圭臬，换言之，应倡导低调做人、实在行医，值得深思。

综观古往今来，贤哲名医均是熟谙经典，勤于临证，发遑古义，创新立说者。通常所言的"学术思想"应是高层次的成就，是锲而不舍长期坚持"读经典做临床"，在取得若干鲜活的诊疗经验的基础上，应是学术闪光点所凝聚提炼出的精华。学术思想一定要具备创新思维和创新成果，当然是在以继承为基础上的创新；学术思想必定要有理论内涵指导临床实践，能以此提高防治水平；再者，学术思想不应是一病一证一法一方的诊治经验与心得体会。如金元大家刘完素著有《素问玄机原病式》，自述"法之与术，悉出《内经》之玄机"，于刻苦钻研运气学说之后，倡导"六气皆从火化"，阐述火热病证的脉治，创立了脏腑六气病机、玄府气液理论。其学术思想至今仍能指导温热、瘟疫病的防治。SARS流行时，运用玄府气液理论分析证候病机，确立治则治法，遣方用药获取疗效，来应对突发公共卫生事件，造福群众。毋庸置疑，刘完素是"读经典做临床"的楷模，而学习历史，凡成中医大家名师者基本都是如此，即使当今名医具有卓越学术思想者，亦无例外。因此，"读经典，做临床"具有重要的现实意义。

第四篇

论肝脾论学术形成的战略思想

"世易时移，变法宜矣"，此为《吕氏春秋·察今》中所说，即做事立说要据情况而论，该变法时就必须变法。这是千古流传下来的真理，也是得以被历史验证的改革变法的依据。金元四大家之一东垣老人所著的《脾胃论》成名已久，东垣老人立论创新，发明"内伤"一证，后世称他为"补土派"创始人，并有"外感效仲景，内伤法东垣"的说法。李东垣生活于南宋偏安、金元混战、民族矛盾激化的年代中，当时中原扰攘，兵祸连结、疾病流行，人民生活极不稳定。李东垣观察到人民所患疾病，多因饮食不节、劳累过度所伤，而一般庸医将中气不足的疾病误认作外感风寒，有余邪之病，正是所谓"失之毫厘，谬以千里"。李东垣回顾了远在侦佑、兴定（1213—1220年），东平、太原、凤翔等地区的有关疾病同汴京（今河南省开封市）解围之后病人发病情况相似，既病而死者为数甚多。总结死亡原因：一是由于当时人民挣扎在水深火热的环境中，饥饿、寒暑、劳累、忧恐、流离失所所造成的疾病；二是一般庸医抱残守缺，执古不化，不能正确地掌握辨证论治的规律，硬搬治伤寒外感诸方以治内伤各症，重损胃气，造成治疗上的错误。加之东垣本人病脾胃久衰、气短、精神不振等的亲身体验，分析其发病多由胃气亏乏、抗病能力减弱所致，专靠古方是不够用的，他总结了前人的经验，又根据自己多年来的临床实践，撰写了《脾胃论》，进一步阐发"人以脾胃中元气为本"的观点，创立了一系列治疗脾胃病的有效处方，对金元以后医学的发展产生了极其深远的影响。

然而随着新中国的建立，人民生活水平日渐提高，尤其是改革开放以后，人民已衣食无忧，饥饿不再是造成疾病的主要病因。现代文明社会给人们的生活带来了巨大的变化，价值观、世界观的改变和冲击，快节奏的工作和生活，复杂的人际关系，使焦虑、压抑等不良情绪成为常见的致病因素。正如《血证论》所说："木之性主于疏泄，食气入胃，全赖肝木之气以疏泄之，而水谷乃化……"情志精神因素致肝失疏泄，而肝木不疏，脾土受病。脾胃伤，则元气衰；元气衰，则疾病所由生。当今中国经济快速发展为人们提供了实现自身价值与追求更高生活水平的有利条件，同时，人们也承受着空前的竞争压力和精神压力。或愤怒郁闷，思虑忧愁，情绪多变，缺乏有效的排解途径；或工作需要，应酬往来，以酒为浆；或追逐享乐，喜静少动，过食肥甘……凡此种种，日复一日，极容易引起肝失疏泄，脾失健运。而肝脾之病又常常相互影响而酿成肝脾不调、肝脾同病之疾。余认为现代心脑血管疾病、消化系统疾病、内分泌系统疾病、代谢疾病和营养疾病、精神神经系统疾病等常见病的发病率居高不下，究其病机之演变多与肝脾两伤有关，通过精研古医籍以及结合自己的临证经验，余提出了"肝脾论"一说。"肝脾论"正是从肝脾生理、病理相关及肝脾同治的角度探讨肝脾与临床诊治的重要性。临床上余重视肝脾在机体变化举足轻重的地位，善以"肝脾论"为指导，从调肝理脾入手，肝脾同治，运用于临床疾病。余临床虽重视肝脾不调，但证治应十分灵活，以肝失疏泄、脾失健运为多见，但治疗绝不局限于泻肝、补脾。余强调肝脾相关理论在疾病的预防和治疗方面起着重要作用，从古至今，历代医家在理论和实践中都非常重视肝脾，肝脾相关理论是中医脏腑理论的一个重要组成部分，并被广泛地运用到中医学的各个领域。通过数十年总结前人经验以及本人的临床诊疗验案体会，创立出肝脾论一家学说。

一、以中医学的传统理论作为指导

余在学术思想中的创新及治疗上的特点源于对前人经典理论的钻研，在学习上重视积累的重要性，传承需要在积累的基础上进行挖掘整理升华，只有具有了夯实的积累，创新才得以有基础。要成立"肝脾论"学说，就有必要对肝脾相关理论的发展历程进行梳理、分析，探本求源，洞悉其脉络，才能更好地继承、创新和发展。纵观中医学术史，自《内经》《难经》开始，中医学对肝脾相关的生理病理特点、其对机体的重要性以及肝脾同治的理论已经有了相对丰富及精辟的论述，为后世肝脾相关理论的发展和丰富奠定了坚实的基础。在继承古训的同时，后世医家紧密结合临床进一步发展和充实了肝脾相关的理论和实践。余认为正是由于肝脾相关的重要性，肝脾相关理论的形成与发展对指导中医临床才有着极其重要的意义。

1.《内经》之肝脾论

《内经》时期多以五行生克制化为其内部核心来认识肝、脾的生理病理特点。这一时期以五行学说为基础，较多地运用了取象比类及推理演绎的方法，联系自然界的各种物象，涉及了大量的运气学内容，着重强调五脏的相关性，因而阐释肝脾相关思想也多是从这一角度出发。

《内经》运用五行学说归纳人体脏腑组织的生理病理，指导临床的诊疗，成为中医学理论体系的核心内容之一。从中医天人相应的整体观出发，《内经》认为肝属木，脾属土，形成了独特的藏象观，肝木与脾土在生理上互相依赖，病理上互相影响，比与其他各脏的关系更显密切，所以肝脾相关、肝脾同治理论体系在《内经》时期初具雏形。

《内经》中最早关于肝脾关系的概述为"土得木而达"（《素问·保命全形论》），王冰注解《内经》时认为"达"即是"通"，疏通的意思。《素问经注节解》中姚止庵提到："土浓而顽，苟无物焉以通之，则且为石田而何以生长夫万物。是故乘其弱而克之者木也，疏其理而通之者亦木也。"也就是说，病理上，从五行乘侮的角度，土虚木乘，而在生理上，土性敦厚，又非曲直之木而不达，肝木又能起到疏达脾土的作用。《素问·六微旨大论》又云："土位之下，风气承之。"即厥阴风木之气承制太阴湿土之气，太阴湿土必得肝木条达之性才不会凝滞而正常发挥作用。《素问·经脉别论》云："食气入胃，散精于肝，淫气于筋。"张景岳解释道："精，食气之精华也。肝主筋，故胃散谷气于肝，则浸淫滋养于筋也。"脾胃"散精于肝"即脾主运化，为气血生化之源，脾胃健运，饮食水谷所化之精微才能输送到肝脏以滋养之，所谓土可以培木是也（鲁瑛等在中医四部经典中已做出明确解释）。

《内经》用五行乘侮理论阐释肝脾病理互为因果的现象，太过与不及皆病态，皆能互相影响。《素问·五运行大论》曰："气有余，则制己所胜而侮所不胜；其不及，则己所不胜侮而乘之，己所胜轻而侮之。"在正常的五行关系中，肝木克脾土，如果肝木或脾土出现太过或不及，就会互相影响导致肝脾皆出现异常，病态互及。比如肝木之气有余或脾土之气不足，则肝木乘脾土；肝木之气不及或脾土之气有余，则肝木被脾土逆乘即土侮木。《素问·玉机真脏论》曰："肝受气于心，传之于脾。"明代吴昆注解《内经》说："五脏受气于其所生，传之于其所胜，气舍于其所生，死于其所不胜。"木克土，土为木之所胜，木为土之所不胜，肝木与脾土所以病理互及。

《灵枢·病传》提到："病先发于肝，三日而之脾，五日而之胃。"《内经》还记载了肝病及脾所发病症，如"肝传之脾，病名曰脾风，发瘅，腹中热，烦心出黄"。古人发现了肝脾同病的现象，而《内经》中《素问·气交变大论》对于肝脾病理相及记载颇有代表性，肝病及脾，脾病及肝，且分虚实。

岁木之气太过，风气流行，肝主风，风邪内应肝胆，肝气过盛易乘脾土，肝病及脾。《素问·气交变大论》："岁木太过，风气流行，脾土受邪。民病飧泄食减……肠鸣，腹支满……甚则忽忽善怒，眩冒巅疾。"《素问·刺热》："肝热病者……腹痛，多卧，身热。热争则狂言及惊，胁满痛，手足躁，不得安卧。"肝病及脾，肝脾同病。《温病条辨》吴鞠通解释："腹痛、多卧，木病克土也……手足躁扰，不得安卧，肝主风，风淫末疾，又木病克土，脾主四肢。"又岁木之气不及，肝胆之阳气不足，肝木不及而致其所胜轻侮，肝脾同病。《素问·气交变大论》："岁木不及，燥乃大行，生气失应……刚木辟著，悉萎苍干……民病中清，胠胁痛，少腹痛，肠鸣溏泄。"

岁土之气太过，湿气流行，太阴之脾为湿土，寒湿之邪，内应脾胃，《素问·气交变大论》曰："岁土太过，雨湿流行……民病腹痛，清厥意不乐，体重烦冤……甚则肌肉萎，足痿不收，行善瘛，脚下痛，饮发中满食减，四支不举。"脾土太过属实，脾土反侮肝木，肝主筋，出现"足痿不收，行善瘛，脚下痛"等筋病。《素问·阳明脉解》云："足阳明之脉病，恶木与火，闻木音则惕然而惊，钟鼓不为动。闻木音而惊何也？岐伯对曰：阳明者，胃脉也。胃者，土也。故闻木音而惊者，土恶木也。"张志聪解释道："是以邪客之则热，热甚则恶火也。"《素问·刺热》："（肝）热争则狂言及惊。"阳明实热致肝实热而惊，胃土病及肝木，胃土过强反侮肝木，土木失衡。《素问·气交变大论》又曰："岁土不及，风乃大行，化气不令……民病飧泄霍乱，体重腹痛，筋骨繇复，肌肉瞤酸，善怒。"脾土不及则"飧泄霍乱，体重腹痛"，继而出现"筋骨繇复，肌肉瞤酸，善怒"则属于脾土不及、病及肝木。《灵枢·论勇》又云："黄色薄皮弱肉者，不胜春之虚风。"张景岳分析道："黄者，土之色。黄色薄皮弱肉者，脾气不足也，故不胜春木之虚风。"意思是土气不及，肝木之气顺乘，即"不胜春木之虚风"，均为"土虚木乘"之意。

肝病及脾又见《素问·生气通天论》中论述"味过于酸，肝气以津，脾气乃绝"，马元台解释道："味过酸，则肝气津淫，而木盛土亏，脾气以兹而绝矣。"从五行理论推演，酸入肝，故偏嗜酸味，致肝气过亢，又肝气本欲疏散，酸性本收涩，于肝气疏泄不利，久则肝气横逆乘犯脾土，脾气受损，最终可致脾气衰竭。肝木有病可乘脾土，脾有实邪亦可反侮于肝，《素问·气厥论》云："脾移热于肝，则为惊衄。"张景岳注解云："脾移热于肝，反传所胜，热之甚也，肝藏血，病主惊骇，邪热搏之，则风火交作，故为惊，为鼻中出血也。"

从《内经》记载的肝脾相关内容来看，肝脾同治之法主要体现在用针和用药两方面。用针治疗方面，充分体现"见肝之病，知肝传脾，当先实脾"的治疗思想。见《素问·刺热》："热病先胸胁痛，手足躁，刺足少阳，补足太阴。"张志聪分析云："刺足少阳，以泻阳分之热，补足太阴，以御外入之邪。"即补脾土以扶正，泄肝胆以祛邪。观《灵枢·五邪》："邪在肝，则两胁中痛，寒中，恶血在内，行善掣节，时脚肿。取之行间，以引胁下，补三里以温胃中。"张志聪云："肝脉循于两胁，故邪在肝，则胁中痛。两阴交尽，是为厥阴，病则不能生阳，故为寒中……当取足厥阴肝经之行间，以引胁下之痛，补足阳明之三里，以温寒中。"邪在肝，脾胃寒，为肝病传脾，肝脾同病，行间为足厥阴肝经之荥穴，针其疏肝祛邪，足三里为足阳明胃经之合穴，针其温补脾胃，共达肝脾同治之效。

从用药物治疗肝脾同病疾患的相关记载来看，包括了用泽术麋衔散治疗酒风和用鸡矢醴治疗鼓胀，这是用药物同治肝脾的开始。《素问·病能论》："以泽泻、术各十分，麋衔五分，合以三指撮，为后饭。"张志聪析云："酒气聚于脾，则不能上输于肺，而下输膀胱矣。易曰，山泽通气。泽泻服之，能行水上，如泽气之上升为云，而复下泻为雨也。术乃山之精，得山土之气，能通散脾气于四旁。麋衔草，有风不偃，无风独摇，能去风除湿者也。"全方肝脾同治，健脾化湿，疏风止汗。《素问·腹中论》明确提出用鸡矢醴可治疗鼓胀，且效佳。张志聪分析鸡矢入肝攻坚，如黄宫绣《本草求真》提到"鸡屎白性寒不温，用之以治鼓胀"，醴入脾补土，共成肝脾同治之剂，用于治疗鼓胀，疗效颇佳。

通过梳理归纳《内经》中相对零散的观点，可以看出《内经》以五行学说理论为基础，对肝脾相关的生理、病理有精辟的论述，而且还有对肝脾同病具体疾病的辨治，以示后人，为后世中医学肝脾论的研究及运用奠定了基础。

2.《难经》之肝脾论

《难经·五十六难》："肺病传于肝，肝当传脾。"首次明确提出"肝病传脾"的观点。肝脾同治之法的正式提出亦始于《难经》，《难经·七十七难》曰："经言上工治未病，中工治已病者，何谓也？然：所谓治未病者，见肝之病，则知肝当传之与脾，故先实其脾气，无令得受肝之邪，故曰治未病焉。中工者，见肝之病，不晓相传，但一心治肝，故曰治已病也。"《难经经释》徐大椿注解云："补其脾气，则能御肝，不受克贼也。"《难经》在继承和丰富《内经》"治未病"思想的基础上对肝脾病理相关做出了精辟阐述，并明确提出著名的"治肝实脾"理念，为"既病防传"的具体化，《难经》认为肝脏受邪后一定会传到脾脏，所以实脾以防病邪深入传变，肝脾同治。《难经·七十五难》又云"土欲实，木当平之"，这是从五行理论的角度对"治肝实脾"做出的阐释。

从《内经》到《难经》，肝脾相关理论的论述从五行生克制化的内容到藏象理论，得到了进一步发展，以及进一步明确，为后世肝脾相关理论的研究和发展奠定了基础。

3. 后世医家之肝脾论

（1）张仲景之肝脾论

东汉·张仲景承袭了《内经》及《难经》有关肝脾论的基础认识，善于把理论应用于临床，为临床创制了许多疗效显著、组方严谨的肝脾同治的经典方剂，很大程度上充实和发展了肝脾论的理论及临床应用。

仲景在他的著作《伤寒杂病论》中确立了肝脾同病辨证论治的基本法则，在承袭《内》《难》治未病思想的前提下于《金匮要略》首条即提出"夫治未病者，见肝之病，知肝传脾，当先实脾……中工不晓相传，见肝之病，不解实脾，惟治肝也"，"脾实，则肝自愈"，体现了张仲景对肝脾相关的重视及理解。张仲景继而又指出肝病实脾之法："夫肝之病，补用酸，助用焦苦，益用甘味之药调之。酸入肝，焦苦入心，甘入脾，……此治肝补脾之要妙也。""治肝实脾"一法由张仲景开始应用于临床，其后世代传承，并被不断发扬创新。

张仲景在临证时极为重视肝脾二脏，肝脾相关的思想无论在外感还是在内伤杂病的论治中都得到了充分体现，具体表现在《伤寒杂病论》六经辨证论治和杂病辨治中。张仲景继承《内经》《难经》肝脾病理互及的思想，认为肝脾二脏太过与不及均可互相影响，而此时均需注意肝脾同调，而调和肝脾，旨在平调阴阳，恢复机体的生理平衡，故可广泛运用于各系统的疾病当中。临床处方依据辨证论治结果对调理肝脾或有侧重，或兼重，或治他脏之病兼调肝脾，具体临床多见肝实脾虚，所以治疗多泻肝实脾，若见肝木不足，则多采用培土荣木之法。

仲景调和肝脾学术思想辨证灵活、治疗手段多样，给后世留下了许多配伍严谨精炼、功效显著的经典方剂，这是张仲景在继承前人理论的基础上，结合自己的临床经验发扬创新的智慧结晶。张仲景手定之经方，尤其是经方之方义，足以启迪后来者。其中就有许多经方体现了张仲景肝脾同治的思想，并在后世很多著名医案中得以应用，得到继承和发展，例如：半夏、生姜、甘草泻心汤，旋覆代赭汤，小建中汤，大建中汤，小柴胡汤，大柴胡汤，酸枣仁汤，吴茱萸汤，当归芍药散，芍药甘草汤，黄土汤，乌梅丸等被后世医家广泛应用，疗效卓著。总而言之，仲景肝脾同调的理论，在中医治疗学上有着深远的影响。

（2）明清时期肝脾论之发展充实

明·王肯堂乃明代著名医家，其著作《证治准绳》深得后人的好评。王肯堂治疗内伤杂病，尤注重肝脾，故对肝脾相关思想多有阐述。王肯堂对肝脾相关的认识继承于前代，相较于理论上的创新突破，王氏更注重理论结合临床实践。王肯堂在脾与肝的病理关系上指出"脾主四肢，风邪克于肝则淫脾，脾为肝克故疾在末"；"木性刚急，……脾得木邪而伤矣"。王氏认为在病理上肝木常常侵犯脾土，又如"怒伤肝，肝属木。怒则气并于肝，而脾土受邪"。王氏常在临证时运用肝脾相关理论阐发疾病的病机，如"有肝乘脾胃发呕，饮食不入，纵入亦反出者"。论肠风云："肝经风木之邪内乘于肠胃者，则可谓之肠风。"论颤振曰："阳主动，此木气太过而克脾土，脾主四肢，四肢者，诸阳之末，木气鼓之故动，经谓风淫末疾者此也。"在论多食时认为病机是土虚木扰，应治以补土伐木，诸如此类很多。王氏在治疗上亦阐明了肝脾相关病证的具体治疗方法，如脾虚肝乘之痿，实土泻木；土虚木乘之痉病，补中益气汤配伍山栀、芍药；又如肝脾血虚，用加味逍遥散；肝脾郁怒，加味归脾汤等。

明·张景岳强调在肝脾病理互及中脾虚肝乘的常见性及重要性，即"脾土一虚，肝木乘之"，"以饮食劳倦而致胁痛者，此脾胃之所传也"。治疗上深得仲景之旨，提倡"治肝实脾"，正如其所说"肝邪之见，本由脾胃之虚，使脾胃不虚，则肝木虽强，必无乘脾之患"。

明·陈士铎分析痴呆病机认为，呆病由肝郁乘脾，痰生不能祛，日久弥漫心窍神明受累而致。如《辨证录·呆病门》云："肝郁则木克土，而痰不能化，胃衰则土不制水而痰不能消，于是痰积于胸中，盘踞于心外，使神明不清，而成呆病矣。"此理论丰富了肝脾相关思想在杂病方面的运用，说明了肝脾论运用之广泛。

明末清初傅青主，女科大家，认为因女子以血为本，以气为用，生理病理都与气血密不可分，而肝脾二脏又与人体气血密切相关，攸关重要，故傅青主把肝脾相关理论运用于女科，在理论和实践上形成其独特学派，为肝脾相关思想之发扬创新。傅氏重视肝郁对女子的影响，又提到"肝气不舒，久郁伤脾"，易致肝脾同病，傅氏解郁在疏肝的同时重视育阴养血、益气健脾。正如他在《傅青主女科·行经后少腹疼痛》中说："肾水一虚则水不能生木，而肝木必克脾土，木土相争，则气必逆，故尔作疼。治法必须以舒肝气为主，而益之以补肾之味，则水足而肝气益安，肝气安而逆气自顺，又何疼痛之有哉？"又肝郁伤脾，脾伤失统，治以补土调木，补土调木的思想在其临证遣方用药时得到体现，如其治带下证之完带汤，自述为"此法脾胃肝三经同治之法，寓补于散之中，寄消于升之内，升提肝木之气，使肝木不燥，何至下克脾土，补益脾土之元，则脾气不湿，何难分消水气"。对于肝病及脾之肝实证早期，傅氏认为"肝气舒自不克土，脾不受克，则脾土自旺，是平肝正所以扶脾耳，又何必加人参、白术之品，以致累事哉"。由上可以看出，女科疾病的治疗中，傅青主尤其重视肝脾气机的调理，在其《傅山医学手稿》中云："补肝脾之气，气足自能生血，自能摄血也。……舒肝而脾气得养，肝藏血而脾统血，安有泄泻哉？又何虑其血崩哉？"用之于临床，每每效验。

清·叶天士亦对肝脾相关的生理、病理特点进行了阐发，认为"木能疏土而脾滞以行，此乃克以制用之机"，"风木一动，必乘脾胃"，"肝病既久，脾胃必虚，风木郁于中宫"，并提出了治疗原则"补脾必以疏肝，疏肝即以补脾"，强调肝脾病理互及的必然性和肝脾同治的重要性。并从临床出发强调肝胃的联系，衍生出"肝胃相关"理论，重视肝胃阴虚。

清·吴达，溯本穷源，对肝脾二脏的关系，理论结合临证，尤有发挥，实有至理处，并在其著作《医学求是》中得以体现，对后学颇多启迪。吴氏认为生理上"土旺木荣"，肝脾之间相互依赖，相互合作。并强调脾升胃降对机体的重要性，指出"脾升则化木火，胃降则化金水，乃四象之父母也"，而尤其重视土木之间气机升降的配合，如脾土升清对肝木疏泄的作用，与以往重视木疏土的思想不同，云"肝木遂其疏泄之性，赖脾气以上达"；"肝木生于水而栽于土，木得土燥而水温，顺其上升之性"。吴氏更从这一角度对土畏木克的机理进行了探究，认为"土畏木克，究其至理，木气非土气不升，升则畅茂条达而无病，郁则蟠塞愤怒而为灾。肝郁固难医，岂知中气实难理乎？"木克土，又分肝木克脾土、胆木克胃土，故云："肝木不升则克脾土，胆木不降则克胃土，何也？肝木赖脾土之升，胆木赖胃土之降也。"这是在肝脾互及的病理关系中对脾病及肝的强调，认为"中土有亏，则木气不达"。其在著作中论痢疾、痰湿咳嗽、慢惊风等病机皆运用此理。所以治疗上吴氏重视治土即治木，强调升土疏木，云："不知肝病先实脾，若脾土得升，乙木因之而升，胃土得降，甲木因之而降，升降既利，其证自平。"在内伤杂病上亦强调土木同治，有"内伤杂证之痰多湿郁，宜燥土达木，温病、温疫之木枯营热，宜渥土滋木"。针对时弊强调用香燥平肝的同时，勿忘升脾、降胃、疏木、泄胆治其本。

张锡纯是近代著名的中西汇通派医家。其对肝脾相关见解独特，其理论用之于临床亦疗效卓著。张锡纯说："欲治肝者，原当升脾降胃，培养中宫，俾中宫气化敦厚，以听肝木之自理。即有时少用理肝之药，亦不过为调理脾胃剂中辅助之品。所以然者，五行之土原能包括金木水火四行。人之脾胃属土，其气化之敷布，亦能包括金木水火诸脏腑。所以脾气上行则肝气自随之上升，胃气下行则胆火自随之下降也。"同吴达强调脾升胃降是肝胆功能正常的标志，调理脾胃，恢复脾胃升降为肝脾同治之重，治疗上强调升清降浊、升阳降阴之法。张氏的另一独到见解为补肝气以实脾胃，因有感于当时医界遇肝郁之证，多用破肝气之药，而张氏认为人之元气根于肾，萌芽于肝，用药之时应考虑元气之萌芽受损，其补肝气善用黄芪，每于健脾暖胃久之不效用之而取效。

清·周学海《读医随笔·升降出入论》中论土喜静需借木疏："脾主中央湿土，其体淖泽……其性镇静，是土之正气也。静则易郁，必借木气以疏之。土为万物所归，四气具备，而求助于水和木者尤亚。……故脾之用主于动，是木气也。"强调脾土功能的正常发挥依赖于木气。又其受叶天士影响，肝脾同病，治疗上重视肝胃阴虚，"肝胃二经同病，须分别其肝阴胃液，已亏未亏。如阴液已亏，治惟养阴濡液，所谓胃为阳土，宜凉宜润；肝为刚脏，宜柔宜和"，深获叶氏之旨。

清·唐容川《血证论·脏腑病机论》中说："木之性主于疏泄，食气入胃，全赖肝木之气以疏泄之，而水谷乃化。设肝不能疏泄水谷，渗泄中满之证在所难免。""肝属木，能疏泄水谷，脾土得肝木之疏泄则饮食化，……故肝为脾之主。"，明确提出肝木疏泄能助脾土运化。

肝脾论以中医经典中的理论为基础，经历代医家不断完善发挥，对中医病因病机学说、脏腑辨证理论、现代各家学说的发展以及临床实践指导与应用产生深远的影响。

二、传统理论与临床经验结合建立肝脾论学术思想

1. 脾脏与肝脏

藏于体内且有不同活动规律的内脏及其所表现的解剖形态、生理病理征象以及与自然界相通应的事物和现象，称为"藏象"。余认为藏象学的发展是古代医家经过长期的医疗实践，"以表知里"总结出的以五脏为中心的生理病理系统的具体内容。所谓"视其外应，以知其内应，则知所病也"（《灵枢·本脏》），藏象学说始终保持着人身内外上下有密切联系的整体观，它主要从功能作用方面揭示着脏腑的本质而且显然大大超过了人体解剖学的范畴，是与之密切相关的生理、病理功能的综合概念。所以余认为中医学所论之肝脾，并非西医解剖学之肝、脾两脏，而是中医的肝系统和脾系统，在这两个系统中，肝与胆、脾与胃，脏腑阴阳表里相合，其生理病理密切相关，往往不可分割，对指导临床有重要意义。

（1）脾胃

脾胃同居中焦五行皆属土，以膜相连，因经络而加强联系，两者阴阳脏腑表里配合，关系密切，"脾者土也……与胃为表里，足太阴是其经也"（张元素《医学启源》），

足太阴经属脾络胃；"胃之经，足阳明，……戊土，胃者脾之腑也……足阳明是其经也。"（张元素《医学启源》）足阳明经属胃络脾。脾胃同为后天之本、气血生化之源，在饮食物的受纳、腐熟、消化、吸收及转输等生理过程中发挥主要作用。脾与胃关系密切，具体体现为水谷纳运相得、阴阳燥湿相济、气机升降相因等方面。

胃主受纳、腐熟饮食物，为脾主运化之前提；脾主运化、吸收及转输水谷精微，也为胃的受纳、腐熟提供条件及能量。脾胃密切合作，实现水谷的消化、吸收及转输。故余认为，在生理上脾助胃气消磨水谷，胃司受纳，脾主运化，一运一纳，精气才得以化生，正如《诸病源候论》提到："脾胃二气相为表里，胃受谷而脾磨之，二气平调，则谷化而能食。"在病理上，如《脾胃论》云："胃既病，则脾无所禀受……故亦从而病焉。……脾既病，则其胃不能独行津液，故亦从而病焉。"即若脾失健运，可导致胃气失和，而胃纳不振、胃气失和，也可导致脾运失常，最终均可出现脾胃纳运失调之症。

在临床上应重视脾胃作为全身气机枢纽的作用。脾胃同居中焦，脾气主升，脾气升则肝气、肾气皆升；胃气主降，胃气降则肺气、心气皆降。脾升胃降，相反而相成，全身气机升降相因，故脾胃为脏腑气机上下升降之枢纽。脾气上升，将运化吸收的水谷精微和津液向上输布，有助于胃气通降；胃气通降，"传化物"之功能正常，有助于脾气之升运。脾胃气机升降相因，不仅维持着饮食物纳运过程的正常进行，还保证着内脏位置的相对稳定。临床上若脾虚气陷，可影响胃之和降而出现胃气上逆，而胃失和降，亦可导致脾气升运功能的失常，最终均可产生脘腹坠胀、头晕目眩、泄泻不止、呕吐呃逆，或内脏下垂等脾胃升降失常之候。

脾为阴脏，太阴湿土，脾阳健则能运化升清；胃为阳腑，阳明燥土，胃阴足则能受纳腐熟，脾喜燥恶湿，胃喜润恶燥。余在临床上重视顾护脾阳、胃阴，病理上重视"湿邪"为患。脾易湿，得胃阳以制之，使脾不至于湿；胃易燥，得脾阴以制之，使胃不至于燥，两者协调，脾能为胃输布津液以润养，胃能为脾通降湿浊以除湿。总之，脾胃阴阳燥湿相济，才能保证两者在水谷纳运、气机升降方面的功能正常发挥。临床上若脾湿太过或胃燥伤阴，均可互相影响，产生脾运胃纳的失常。脾湿则其气不升，胃燥则其气不降，可见中满痞胀、排便异常之候。余认为虽然脾和胃相对来说，胃属阳而脾属阴，但是在脾和胃这两个脏腑之中，还各有其阴阳，临床治疗脾胃疾病当再分阴阳，重视脾阳与胃阴。治疗上亦不可拘泥于"脾喜燥恶润""胃喜润而恶燥"，正如喻嘉言所说："脾胃者土也，土虽喜燥，然太燥则草木枯槁，土虽喜润，然太湿则草木湿烂，以补滋润之剂，使燥湿得宜，随证加减焉耳。"

（2）肝胆

肝胆五行皆属木，同居右胁下，又以经络联系，肝为乙木，足厥阴经属肝络胆，胆为甲木，足少阳经属胆络肝，两者阴阳脏腑表里相合。古人云：胆之解剖为附于肝之短叶间，内盛精汁，而"胆之精气，则因肝之余气溢入于胆"（戴起宗《脉诀刊误》）。肝与胆，脏腑相关，一阴一阳互为表里，经络互相络属，功能相互配合。又肝为风木，胆火内寄，肝胆同应春生之气，共同主持少阳生发之气的相火。余认为诸脏腑气化正常，方能生机调畅而不病，而脏腑之气化，皆需肝胆之气化鼓舞。

肝主疏泄、藏血的功能正常与否，影响着胆汁、胆气的生成与功能的发挥。胆汁生于肝，藏于胆。肝胆协调合作，胆汁分泌及藏泄正常，助脾胃消化饮食水谷。清·叶霖《难经正义》阐释胆汁："感肝木之气化而成，人食后小肠饱满，肠头上逼胆囊，使其汁流入小肠之内，以融化食物……若胆汁不足，粪色白洁而不黄。"肝气疏泄正常，有利于胆汁的藏泄；而胆汁的分泌和排泄通畅，又有利于肝气疏泄功能的正常发挥。胆能降，是相对于肝主升而言，肝升胆降共同调畅气机，同疏中土。《医学见能》唐容川曰："胆者，肝之腑，属木，主升清降浊，疏利中土。"若肝郁气滞，胆汁藏泄可受到影响，或胆腑湿热蕴结，也可致肝失疏泄，均可出现肝胆气滞、湿热熏蒸肝胆，或气滞日久、郁而化火、肝胆火旺之证。

余常重视情志对机体的影响，而与情志密切相关的则为肝胆。如张景岳云："易惊者必肝胆之不足者也。"《素问·灵兰秘典论》提到肝主谋虑，胆主决断，而胆之决断又来自肝之谋虑，人的情志活动正常，需要肝胆的相互配合。如《类经·藏象类》曰："胆附于肝，相为表里。肝气虽强，非胆不断。肝胆相济，勇敢乃成。"肝胆相互配合调畅情志的生理基础是两者同司疏泄，调畅气机，而情志本身亦影响人体的气机变化。临床见情志抑郁或惊恐胆怯等情志异常的病症，多因肝胆气滞，或胆郁痰扰所致。

2. 肝脾相关论

余之所以对肝脾相关如此重视，是因为肝脾生理、病理变化对整个机体的生理、病理变化有着重要的影响，而调理肝脾在临床治疗上又有着明确的积极作用。

余常指出脾胃的重要性在李东垣的脾胃论中得到极大发挥，其提出脾胃是元气之本，而元气是人体发病与否的根本问题。《脾胃论·虚实传变论》曰："脾胃之气既伤，而元气亦不能充，而诸病之所由生也。""胃虚则脏腑经络皆无所受气而俱病"，东垣将《内经》理论与临床实际密切结合，提出"内伤脾胃，百病由生"，"脾胃虚则九窍不通"。脾胃的重要性自当不必反复赘述，后世医家亦因在临床运用脾胃学说获益，对脾胃的重视深受李东垣影响。余认为张元素、李杲强调脾胃之重要是基于其战乱的时代背景，而现代仍需重视脾胃是因为在"时间就是金钱""酒桌成事儿""滥用食补"的时代大环境下，饮食失节、劳役过度、七情所伤仍是脾胃受损的致病因素的重点，如朱丹溪之《格致余论》对于饮食失节致病提到"因纵口味，五味之过，疾病蜂起"。脾胃有病与其他脏腑不同，脾为中土，其病每无定体，临床中在抓住脾胃这个重点的同时，应考虑其他脏腑的有余与不足。自古医家均重视肝脏病变对于整个机体的影响，如"肝……若亢与衰，则能为诸脏之贼"（清·沈金鳌《杂病源流犀烛》），李冠仙在其《知医必辨》中说："其他脏有病，不过自病，亦或延及别脏，乃病久生克失常所致。唯肝一病即延及他脏。"肝气不调可致多种病理变化，叶天士《临证指南医案》亦云："盖肝者，将军之官，善干于他脏者也。"《冯氏锦囊秘录·卷二》："肝者，干也，其性多动而少静，好干犯他脏者也。"

肝脾一旦有病，百病丛生，病变多端，需谨察之。"肝脾相关论"的内容即是从生理、病理的角度探讨肝脾之间的关系，以此为基础指导临床。

（1）肝脾者，相助为理

1）土木之经络相关

经络运行全身气血，联络脏腑形体官窍，沟通上下内外，感应传导信息，加强了全身各部的联系，在人体生理病理方面有重要的意义。足厥阴肝经与足太阴脾经均从足走腹胸，至内踝上八寸处足太阴脾经交出于足厥阴肝经之前，足厥阴肝经入体腔挟胃属肝络胆，足太阴脾经入腹属脾络胃；足少阳胆经从头走足，下经颊车与足阳明胃经相连，络肝属胆；足阳明胃经的循行从头走足，属胃、络脾。肝藏与脾藏之间因经络加强了联系。

2）土木之功能配合

肝脾生理功能的联系主要表现在疏泄与运化的相互为用、肝胆之相火助脾胃运化、藏血与统血的相互协调方面。

唐容川《血证论》云："木之性主于疏泄，食气入胃，全赖肝木之气以疏泄之，而水谷乃化。"即脾胃运化主饮食物的消化、吸收、转输，肝主疏泄，调畅气机，并疏利胆汁，肝胆同疏中焦，协调脾胃运化，即"土得木而达"。脾性镇静而易郁，需借肝木之气疏之，脾胃的功能正常发挥依赖于运动，这一运动来源于木气，即"脾之用主于动，是木气也"。余认为木可以疏土，亦可以生土，肝胆内寄相火，为生理之火，即"少火"，《内经》云"少火生气"，即相火禀元气而促至阴转化，说明肝胆之相火助脾胃化食而生后天之精气。《医贯》中赵养葵云："饮食入胃，犹水谷在釜中，非火不熟，脾以化食，全借少阳相火之无形者。"张锡纯亦在其著作中说："人多谓肝木过盛可以克伤脾土，则不能消食，不知肝火过弱不能疏通脾土，亦不能消食。盖肝之系下连气海，兼有相火寄生其中。为其连气海也，可代元气布化，脾胃之健运实资其辅助。为其寄生相火也，可借火以生土，脾胃之饮食更赖之腐熟。故曰肝脾者，相助为理之脏也。"

木赖土以培，脾对肝的濡养作用缘于脾胃为后天之本、气血生化之源，五脏六腑精气之充养，均依赖于脾胃。在临床上，自古就有很多医家重视"以土培木"，认为肝为刚脏，必得脾土运化饮食水谷所化生的阴血予以培养，才能刚柔相济。如《素问·经脉别论》中提到："食气入胃，散精于肝，淫气于筋。"表明肝体所藏之阴血和肝藏所主之筋脉的营养，均源于脾胃运化饮食物所化生之精微。总之，脾胃健运，生化有源，气血充足，肝体得养，肝气才能冲和条达，肝之疏泄功能才能正常发挥。因此，当脾胃功能障碍时，影响到饮食水谷化生精微，气血生化乏源，肝失去滋养则生病变。所以治肝宜补脾以强其土，土强则肝木不弱。

血之于肝脾，血的正常运行，虽由心所主持，但其与肝、脾密切相关。肝藏血，调节血量；脾主生血、统血。脾胃健运，则生血有源，脾气健旺，则统血有权，脾能生血统血，则使肝有所藏；另一方面，肝得阴血充养，藏泄有度，调节血量的功能得以正常发挥，气血才能运行无阻。肝脾互助，共同维持血液的正常运行。

3）土木之升降相助

自然界的一切事物都是在时刻运动着的，而这种运动的形式，主要表现为升降沉浮的变化，这种变化即"天地阴阳生杀之理"，对于人体亦不例外。

"升降之机者，在于脾土之健运"（《医门棒喝》），脾胃居于中而主宰人体精气的升降运动，肝胆同司疏泄，主一身气机的调畅，机体气机的升降出入与脾胃肝胆密切相关。升清阳为脾主运化的基本活动形式，脾气升健，则水谷之精微得以输布，脏腑位置恒定，血液统摄有权；而胃为六腑之一，其以通为用，以降为顺，降则和，胃气主降，则水谷及其糟粕才得以下行，总结为"脾宜升则健，胃宜降则和"（《临证指南医案》）。脾胃为气机升降运动的枢纽，脾与胃升降相因，清气得升，浊气下降，上下通达，生气活跃；脾胃升降相因又能斡旋脏腑，有助于五脏六腑功能活动的正常发挥。春为四季之首，春夏地气升浮而万物生长，肝主春，肝属风木之脏，其性升发冲和，肝具有升生人体阳气以调畅气机、启迪诸脏的作用。胆为中精之腑，胆气主降，泌精汁，助胃消化，胆和胃降；胆腑内寄相火，其性善升，为清阳之木气，禀春升之气，万物化源。肝与胆表里阴阳脏腑相和，升降相宜，同司疏泄，疏泄功能正常发挥，气机调畅，运脾和胃，畅达气血。

人体生机活跃需要脾气生发，谷气上升，亦需肝气升发，启迪诸脏。周学海说过脾为升发所由之径，肝为升降发始之根，人赖天阳之气以生，此阳气须并于肝脾。关于脾胃与肝胆之升降的关系，黄坤载认为肝气宜升，胆火宜降，脾气上行则肝气自随之上升，胃气下行则胆火亦随之下降。所以临床上在强调脾土对肝木的影响时，就不得不提脾之升清对肝之疏泄的影响，不能只局限于关注木对土的疏泄作用，亦如清·吴达认为："肝木遂其疏泄之性，赖脾气以上达"；"木气非土气不升，升则畅茂条达而不病"。

脾胃肝胆升降相因，则气机转运通畅，五藏安定，生机不息。

（2）肝脾者，相及为病

余认为肝脾在生理上密切相关，那么病理上必定相互影响，形成一荣俱荣、一损俱损的关系。首先因为其位置相近，经络相关，故病理相及，如薛生白提过："中气实则病在阳明，中气虚则病在太阴……病在二经之表者，多兼少阳三焦。病在二经之里者，每兼厥阴风木。以肝脾胃所居相近也。"

严格来说，肝脾在病理上的关系，一种是由肝及脾，一种是由脾及肝。《内经》曰："气有余，则乘其所胜而侮其所不胜。其不及，则己所不胜，乘而侮之；己所胜，轻而侮之。"因此，余认为在临床上必须要明辨其本，分清主要矛盾，治疗上以治肝为主兼调理脾胃，或治脾为主兼调理肝胆，或肝胆、脾胃并重同治，或他藏之病兼调肝脾，用药分清君臣佐使。这样才能有切实的临床效果。

肝脾病理互及是基于其生理的密切相关，一旦任何一脏太过或不及皆有可能影响到对方，即肝脾虚实皆可互传，甚至影响整个机体的生理机制。临床上多见论肝实传脾即"木克土"，木克土有两方面含义：正常的木克土为克土有用，其作用在于使土木间保持应有的平衡，即脾升胃降有赖于肝升胆降的制约，这样才能升降调和；反常的木克土为克土有害，出现病理状态，即所谓木乘土，但习惯上两种情况都称为木克土，肝与胆互为表里，肝胆五行都属木，因此，肝木太旺则克脾土，而胆木太旺则克胃土。木气疏泄太过制约土气可分为木气绝对太过或土气不及木气相对太过，两种情况均致木乘己所胜之土。肝胆疏泄太过，致脾胃不和而发病。脾胃虚弱，土气不及，木气相对偏旺，最终亦能致土木失衡。谈及肝木不及及其对脾土的影响，余认为肝木不及可见肝气、肝阳、肝阴、肝血的不足，肝气虚、肝阳虚均可导致肝"用"不足，肝之升发、疏泄不及影响脾升脾运，全身气机失调；肝阴、肝血亏虚，肝"体"不养，阴虚阳亢，虚木之气乘脾土，最终均可致肝脾同病。脾病及肝，"土侮木"，正如《张聿青医案》提到："脾土不运，胃土不降，二土气滞，木气遂郁……土病及木大概如此。"虞抟《医学正传》又云："脾土之气敦阜，肝木郁而不伸。"此皆为"土壅木郁"。余在临床上见肝脾同病的证候，需要分清肝脾之虚实，辨明标本，施治才能恰如其分。临床常见的证型如：肝病及脾：肝火犯胃，胃失和降；肝寒上逆，中焦虚寒；木旺乘脾，脾络不和；肝郁血瘀，脾络凝滞；胆郁化热，胃燥成实。脾病及肝：宿食积胃，肝气郁滞；痰阻中焦，胆热不宁；湿热伤中，胆汁外溢；胃虚肝乘，痰气上逆；中焦虚寒，肝木乘土。肝脾互及未及时干预，久之就会成为恶性循环，导致肝脾同病俱重：脾虚痰聚，肝风上扰；肝郁血虚，脾虚失运；肝胃阴虚，血络失养；脾虚水泛，肝气郁滞等。

总而言之，肝脾同病，按五行学说来讲，是木与土之间关系的失衡；就藏象理论来讲，是肝藏与脾藏之间病理状态互相影响，最终影响整个机体的正常生理活动，致使气血津液的生成、运行和储存等功能障碍，形成各种病理产物，产生各种病理联系，发为多种临床病象。

（3）肝脾者，心身制宜

笔者认为中医学理论蕴含着丰富的"形神合一"以及"天人相应"的观念。即人的精神活动和人的脏腑功能密切相关，强调生存环境在疾病发病发展中的影响。情志是人体的生理和心理活动对外界环境刺激的反应，是脏腑功能的体现，属所有人都有的情绪体验，一般不会引起或诱发疾病。形与神拥有共同的物质基础，正如《灵枢·天年》说："五脏安定，血脉利和，精神乃居，故神者，水谷之精气也。"情志刺激一旦过于强烈或持久，超越了人体生理和心理的自我调适能力，则可能导致机体脏腑精气受损，气机紊乱，最终导致机体功能失调而出现病理状态。情志活动不仅影响脏腑的功能和气血津液的运行，情志活动也在一定程度上反映了脏腑的功能，如果人体正气不足，脏腑精气虚弱衰惫，机体生理和心理对情志刺激的适应调节能力变低，则更容易导致或诱发疾病。总之，七情致病不管是外界刺激过强超越了机体的适应能力还是机体自身脏腑不足对情志调节能力低下，都同时表现出情志异常和脏腑功能失调。在现代医学中，心身疾病即属于中医情志致病范畴，随着时代的改变，人们生活方式的改变，以及现代医学由单纯的生物医学模式向心理－社会－生物医学模式的转变，医学界开始给予心身疾病关注与重视，对它的临床研究和实验研究也越来越多。心身疾病是一组发生、发展与心理社会因素密切相关，但以躯体症状表现为主的疾病，据统计，在传统疾病谱中，心身疾病所占比例已过半，如：冠心病、原发性高血压、癌症、哮喘、消化道溃疡等等。余认为，心身疾病在现代社会环境下是一种压力性疾病，社会心理压力过大，加上本身人格因素的影响，情志刺激太过强烈或持久即容易致病。中医学治疗心身疾病有自己的优势。

笔者结合中医基础理论中情志致病的特点及自己的临床经验，认为肝脾在情志致病中占有重要地位。"神者气之子，气者神之母，形者神之室。气清则神畅，气浊则神昏，气乱则神去"（高似孙·《纬略》），情志可以带动气机的变化，情志致病的主要病理特点即气机紊乱、气血不调，而肝能调畅情志及调畅气机，肝主疏泄正常，气血调和，则人的情绪既无亢奋也无抑郁，故有"情志为患可生五脏疾，非独肝，然不离乎肝"，"七情之病，必由肝起"。正常的情志活动的产生依赖于五脏精气充盛和气血的正常运行，而脾胃为后天之本，五脏精气皆赖脾胃化生精微以充养，为神志活动提供物质基础，脾胃又为脏腑气机升降之枢纽，能够调节人体气机，与肝密切合作，调畅气血，以维持正常的精神情志活动。古代医家在神志病的病因病机及治疗上重视脾胃，"阴升阳降，权在中气，中气衰败，升降失职，金木废其收藏，木火郁其生长，此精神所以分离而病作也。培养中气，降肺胃以助金水之收藏，升肝脾以益木火之生长，则精秘而神安矣"（清·黄元御《四圣心源·精神》）。以上均说明肝脾在情志的生理病理中的重要性。所以余在治疗情志刺激、七情所伤相关疾病时重视调肝理脾，疗效确切。

中医重视自然、社会、体质、生活习惯、心理等因素对健康和疾病的影响，重视人的社会属性，符合现代心理 – 社会 – 生物医学模式的理念。只有生理与心理合一，人与社会、自然协调，才能百病不生。

3. 肝脾同治

（1）重视"胃气""肝气""胆气"

1）重"胃气"

胃气，是中医学的一个涵义较广的概念，其内涵主要有：①脏腑之气之一，是一身之气属于胃的部分，通过推动胃或胃肠道的运动来发挥其受纳腐熟饮食物的功能。胃气以通降下行为其特性，胃气的通降，保证了饮食水谷的初步消化和食糜的按时下传，为其进一步消化吸收奠定了基础。余在临床上重视通降腑气，顺腑气之性，以除积滞，祛病邪。②"中气"，是脾气与胃气的合称，即推动和调整整个胃肠道的运动以使餐饮食物消化及精微物质吸收转输的两类不同运动趋向的精微物质。整个机体的能量及营养来源与此气的强弱直接相关，它的健旺虚衰与有无，关系到人体生命活动的强弱甚至生命的存亡。余强调在临床上治疗任何疾病都不应以伤害脾胃为代价，要时刻注意保护"中气"，处方用药应切记顾护此脾胃之气。否则，"胃气"衰败，则百药难施。③谷气，指水谷之气，即水谷之精化生的气。谷气是一身之气的重要来源，谷气充足，五脏之气自然充实。所以有"胃为五脏之本"之论，又有"胃气强则五脏俱盛，胃气弱则五脏俱衰"之说。谷气充盛，随脉运行，谓脉有"胃气"，则脉反映出从容和缓之象。即以和缓有力、节律一致为有胃气之脉的特点。余临床上重视脉诊，认为脉中胃气的强弱有无，对推断病情的进退和生命的存亡有重要意义，如《素问》提到："人以水谷为本，故人绝水谷则死，脉无胃气亦死。"

重视"胃气"即重视脾胃，脾胃功能失调会影响食物的消化、吸收和转输，"胃气"力量不足，后天失养，谷气不足，中气本身亦失充养，甚而正气受损。余认为很多古今大医都提过脾胃的重要性，但临床上，并不见得所有的医生都能意识到这一点。即使意识到，用药时不一定能想到、做到。明代医家周慎斋云："诸病不愈，必寻到脾胃之中方愈。"前人的宝贵经验，我们应该善于运用到临床。余强调临床在恢复其他脏腑升降的同时，必须保证中焦通畅，脾胃功能正常。调理脾胃之法众多，但余认为健脾离不开补气，补气离不开健脾，临床上常以黄芪、茯苓、焦白术为基础用药健脾补气，同时运脾。一旦疾病有脾胃受损的可能性，都应该重视顾护脾胃，不一定等到"胃气"明显受损后再引起重视施以治疗。

2）养"肝气"

肝为刚脏，体阴而用阳，肝藏血，以血为体，以气为用，血属阴，气属阳，故谓肝之"体"为阴，"用"为阳。即肝主升发及疏泄，以肝之阳气用事；肝脏功能活动的物质基础为肝之阴血。清·吴仪《成方切用》云："春属肝木，乃吾身升生之气，此气若不充，则四藏何以禀承。"《医贯》亦云："木气也，春升之气也，阳气也，元气也，胃气也，同出而异名也。"所以余在某些情况下，肝之"用"显得更为重要。临床上一直很忽视肝气虚的治疗，金元时期医家重视肝实，至明代仍受其影响，到张介宾、缪希雍等医家才开始重视肝亦有虚。大部分医家在很长一段时间内都认为肝无虚病。其实从《内经》始就有关于肝气虚的记载，《素问》提到："肝气虚则梦见菌香生草，得其时则梦伏树下不敢起。""丈夫七八肝气衰，筋不能动。"《灵枢》曰："五十岁，肝气始衰，肝叶始薄，胆汁始减，目始不明。""肝气虚则恐。"后世医家王旭高的治肝四种补法以及张景岳的《求证录·真阴论》均提到补肝气和补肝阳之说，证明肝气虚是客观存在的。

临床上常见肝气虚表现为肝的活动功能下降，以致疏泄无权，而失其条达之作用，失其"用"。肝气虚，疏泄不行，木不疏土，脾运不健，症见胁肋满闷，四肢乏力，善太息，腹胀，不思食，食则胀甚，舌苔白腻或黄腻等，常用黄芪、党参、枳实、厚朴、当归、白芍、茯苓等益气补肝健脾，用药上亦贯彻补土培木之法。气虚乃阳虚之渐，阳虚乃气虚之甚也。肝气虚久势必造成肝阳之亏虚，肝用难展，疏泄无权，木不疏土，脾胃失和，气之升降枢机不灵，浊阴阻塞不通，胸胁胀满，上逆嗳气，甚至腹胀如鼓，四肢肿胀而厥冷，手足抽搐，形体消瘦，脉沉细而虚数，舌苔黄燥或黄腻，舌质或胖或瘦，为本虚标实之证。肝阳不足可出现寒热并见的症状，宜用温养肝阳之法，即在补气、养血的同时佐以温阳之品以助肝的生升之力，常用黄芪、党参、杜仲、巴戟天、狗脊、川芎、当归、白芍、黄连等。

张锡纯曾指出："肝属木而应春令，其气温而性喜条达。黄芪之性温而上升，以之补肝原有同气相求之妙用。"方中黄芪对肝气弱而不升者最宜，应重用，而黄芪和党参配伍对补肝生升之气效更佳，补肝气同时健脾益气，助后天健运，滋养不断，补土以培木。气弱血必不足，故辅以归、芎、芍等养肝之体，以助肝用，且可有阴生阳长之义；气弱则气必留滞不疏，少佐厚朴、枳实等理气之品散其结；巴戟天、杜仲、狗脊等暖肝阳助其升；少加黄连等清热之品以抑制肝内之郁热，又可引郁热下行，不致出现火亢现象，肝脾同治，每服之效验非凡。

3）醒"胃气"

这里所指的"胃气"即是指以推动胃或胃肠道的运动来发挥其受纳腐熟食物功能的一类精微物质，是一身之气属于胃的部分。胃为六腑之一，胃气以通降下行为其特性。胃气的通降，保证了饮食水谷的初步消化和食糜的按时下传，为其进一步消化吸收奠定了基础。

余常认为凡用补剂，必先醒"胃气"。"胃主受纳"，食物和药物要吸收转化被机体利用，首先必须要通过胃纳，胃气不开，胃气闭塞，不能很好地受纳，勉强补益，可能会使胃气更加闭塞。因此凡用补剂，必先醒胃。而醒胃之法根据病因制定，如果是因外感病引起，则治疗外感病即可。如为内伤杂病，余在临床上常用方法有三大类：第一类是芳香醒胃法，症见舌苔白腻，或舌苔白而滑润，口不渴，脘闷不舒，不思饮食，或不喜油腻等，常用四逆散酌情加入白豆蔻、草豆蔻、砂仁、藿香、佩兰、鸡内金、焦山楂、陈皮、炒麦芽、焦神曲等，为助胃之通降，"醒胃必先制肝"，此时可酌加佛手、紫苏、厚朴、香橼等疏肝理气之品。第二类是养阴醒胃法，机体常因胃阴不足，出现口干欲饮，胃中嘈杂，不思饮食，大便干结，舌中心绛红无苔等症，余常用石斛、麦冬、天冬、北沙参、天花粉、竹茹等甘凉濡润之品，以平淡冲和之剂为主，不致于寒凝气滞，同时同样可酌加疏肝理气之品以助阴行，防单纯补阴阴柔呆滞，但此时应强调理气之品必须清轻，不能辛燥太过而进一步耗伤阴液。第三类是通腑醒胃，临床上胃气闭塞，腑气不通，辨证不论虚实，常伴便秘，六腑以通为用，胃气以降为通，降则功能发挥正常，六腑藏泻有序才能保证饮食及药物的受纳吸收，在辨明虚实的基础上酌加火麻仁、郁李仁、首乌润肠通便，肉苁蓉助阳通便，枳实、槟榔、大黄行气通腑，药量应根据虚实轻重而定，并且不宜久用。以上"醒胃"之法，使胃气得开，胃腑功能得以正常发挥，此时补剂同施，收效更加。

4）疏"胆气"

笔者认为，胆者，禀性刚直，主决断，气经脉下行，胆气主降，其性善升，在机体占有特殊的地位。胆气主降，主要指胆藏精汁，下泌胃肠，是饮食物消化吸收的基本条件。余将此概括为胆和胃降。而胆之经脉下行，是胆气主降的又一表现。胆性善升，从两方面可以得到证明：首先，从运气角度言，张隐菴《素问集注》："胆主甲子，为五运六气之首。胆气升，则十一脏腑之气皆升，故取决于胆也。"胆气升则余脏从之。胆腑这种气化向上的机能，实与胆木禀春升之气是分不开的，春生之气，生气蓬勃，胆木禀之，万物化源。其次，从相火角度言，相火源于肾，寄居于胆，少阳相火升腾布化，温煦机体，形依其充，神赖此涵，形神合一，生命延续。

胆气无论主升还是主降，疏泄必须为其前提，因为只有胆气疏泄正常，胆气的功能才能正常发挥。胆气升发，少阳相火敷布全身，以激发、促进各脏腑组织器官的功能活动。胆气和降，胆汁疏泄正常，助脾胃运化、吸收。

笔者临床善用柴胡，柴胡味薄气清，助春升之气，专舒肝胆之郁，以通少阳之气，与焦术、黄芪、茯苓、砂仁、陈皮、焦山楂、炒麦芽、焦神曲、鸡内金等药配伍使用，于顾护脾胃之气的同时，使木气不闭塞于地中，则地气自随木气升腾，正合胆气升则余脏从之之意。柴胡用量依证治宜，余常取柴胡10克以升少阳之气取其轻，用于各脏腑病变的处方用药中，正如李东垣《脾胃论》中所云："胆者，少阳春升之气，春升则万物化安。故胆气春升，则余脏从之。"即胆气升，则余十一脏安；肝胆郁滞明显，柴胡用量可为15克，配伍其他疏肝利胆之品，疗效确切。

脾胃功能失和，运化失职，升降失调，常因胆气通降郁闭，上升过亢，该降不降，正如《血证论》云："胆中相火，如不亢烈则为清阳之木气，上升于胃，胃土得其疏达，故水谷化；亢烈，则清阳遏郁脾胃不和。"治应祛除胆中留邪，使胆气条达，胆汁疏泄正常，精气升发，寓升清于通降之中，升降复常，气机调畅，脾胃健运。"善者不可见，恶者可见"，邪在胆，逆在胃，胆胃不和则临床常见脘胀、口苦、反酸、恶心、嗳气、呕吐等症状。余常用柴胡、枳实、郁金、陈皮、吴茱萸等疏胆气，黄芩、黄连、栀子泄胆火；湿热明显者，以金钱草、虎杖利湿清热；元胡、川楝子、木香理气开郁，达胆腑之气郁，则胆胃自调。

（2）人体以"通"为用

人体是以五脏六腑为中心，与四肢百骸，五官九窍等各个组织器官，组成的一个有机整体。"五脏元真通畅，人即安和"，五脏的功能特点是藏精气而不泻，满而不能实，强调五脏的精气宜保持充满，但必须流通布散而不应呆滞；六腑以通降为其特性，六腑内有饮食水谷，但必须保持不断变化传导，使虚实更替永不塞满。它们的生理功能，不论通过何种形式体现，但都是通过运动变化来完成的，运动变化表现为一个"通"字，"通"是人体生命活动的基本形式，其实五脏六腑、精血营卫、气血津液均有藏有泻，以通为顺，这样才能使机体达到阴平阳秘的平衡状态。经络气血运行全身上下内外，朱丹溪云："气血冲和，万病不生，一有怫郁，诸病生焉，故人身诸病多生于郁。"郁，滞而不通之义，"不通"是人体的主要病理因素和病理基础。朱丹溪又提到"气血不通，百病由生，气通血通，百病不生"，强调了通字需究气血。在肝脾相关部分，余已强调了气血与肝脾的密切关系，脾胃位居中焦，通上达下，主运化，升清降浊，为人体气机升降之枢纽，化生水谷精微，"洒陈六腑而气至，和调五脏而血生"。人之生，气为宝，气机的运动变化是人体脏腑功能活动的基本形式，而气机的疏通主要与肝有关。肝主疏泄，使诸脏腑之气通达于上下内外保持不郁不结。故肝之疏通气机对人体的生理功能和新陈代谢起着重要的调节作用。肝脾相助，才能保持机体通畅，生生不息。"肝气一郁，必下克脾胃，脾胃受克，则气不能畅"（《杂病广要》），肝脾同病，枢机不转，上下不通，百病丛生。

"不通乃百病之源，凡病唯求于通。"气为阳，形为阴，气为功能，形为结构，"通"法在于使机体各功能保持正常运转，则机体结构才能健康有生机。肝气不通则脾气不足，脾气不通则精气不足，藏气常通机体才能长旺。脾运肝疏，以通为要，气机调畅，气血冲和，生源不息，百病得安。"但通之之法，各有不同，调气以和血，调血以和气，通也；下逆者，使之上升，中结者，使之旁达，亦通也；虚者助之使通，塞者温之使通，无非通之之法也。若必以下泄为通，则安矣。"（高士宗·《素问直解》）

华玉堂曾言："气血虚实之治，古人总以一通字立法，已属尽善。"余曾言"顺应者为通"，无论何种治法，均是顺其势而达到"通"的目的。实不通，虚亦不通，实则泻，虚则补。脾胃为后天之本，补法必以健脾为基础，使化源不断，再对证选药，养气补血，滋阴温阳，寓通于补。如甘润滋脾阴，用白芍、甘草、杏仁、当归等；香燥助脾阳，药用焦术、神曲、丁香、炒麦芽、炮姜、茯苓、党参、黄芪、陈皮等；清补胃阴，常用麦冬、天冬、石斛、天花粉、沙参、百合、麻仁、郁李仁等；通补胃阳，配伍党参、陈皮、乌药、白术、半夏等。实则通腑气，腑气以通降为顺，腑气不通，变生他病，腑气的通降影响着全身气机的通畅，腑气又为浊气之根，通腑气不仅使气机调畅，亦可以祛病邪，六腑以通为顺，每一腑必须做到藏泻有其时，才能保持六腑通畅，功能协调，而胆胃的通降尤为重要，胆胃功能的发挥需以通顺为前提，胆气的条达和胃气的通降对全身气机的条达有重要意义。余常用枳实、槟榔、大黄顺承胃肠腑气下降之性，除积滞，祛病邪，胆气郁闭，亦可从胃治胆，胃肠通畅，胆郁易解。朱丹溪提出"气血不通，百病由生，气通血通，百病不生"，余以为用药以调气为先，病在气分，则行其气，不必病轻药重，动其血。在血分，必兼治气，所谓气行血行。腑气不通，气血不畅，以枳实、槟榔、大黄通腑气为基础用药，降上焦之气用前胡、紫苏子；降中焦之气酌加代赭石、旋覆花、半夏；降下焦之气用小茴香、乌药；理气疏肝用柴胡、佛手、紫苏、香附、香橼；中焦气滞明显可配伍火麻仁、郁李仁、莱菔子；焦山楂、炒麦芽、焦神曲、陈皮、鸡内金消食和胃助运。

气机不畅，常出现夹瘀、夹痰、夹湿、夹食或日久化火、阴伤等，各种证型涉及临床各科，通法统之，贯通各种治疗方法，以各种具体的治法使气血津液及脏腑经络保持通畅。

（3）肝脾气机以升降为要

"内伤之病多病于升降，以升降主里也"，而肝脾为升降之机要。脾胃同居中州，《类经》云："枢则司升降而主乎中者也。"脾胃为全身气机升降之枢纽。《医学求是》曰："中气旺，则脾升而胃降，四象得以轮旋；中气败，则脾郁而胃逆，四象失其运行矣。"即脾气升发，谷气输布，胃气沉降，浊质下行，生气活跃，脾升胃降正常，气机调畅，营卫周流，百骸康泰。肝为风木之脏，胆为中精之腑，肝性升发冲和，胆性通泄，肝胆表里相和，共司疏泄，升降相宜，运脾和胃，畅达气血，土木升降互助，相得益彰，气机调畅，五脏安和。

所谓百病丛生，非源胆胃之逆，则因肝脾之陷，所以临床上治疗疾病应重视调和肝脾恢复气机升降。调理肝脾升降多从脾胃入手，如张锡纯云："欲治肝者，原当升脾降胃，培养中宫，律中宫气化敦厚，以听肝木之自理。即有时少用理肝之药，亦不过为调理脾胃剂中辅助之品。"临床上脾胃多"虚"，脾虚不运，多为湿困，"土湿木郁"，肝气郁陷，又脾阳易伤，脾气不升，肝气亦不能升，肝木郁而不达。胃虚则胃气不降反逆，胆火随之上逆。治法上则健脾强胃，恢复升降，具体健脾燥湿恢复脾升喜用焦白术、薏苡仁、苍术、茯苓等健脾补气，不忘运脾，脾土健运，升降易复；伴见肺胃不开，佐以陈皮、半夏以祛浊；肝脾不达，加砂仁、佛手、苏子以宣郁，使肝郁达、清阳升、胃气降；气虚气陷明显，用黄芪补肝脾，升土木之生气，再酌加党参、山药等补气之品，充养中气，中气旺，则脾升胃降，佐柴胡升肝胆少火之气，清阳之土气随之亦升；胃阴已伤则加太子参、石斛、沙参等气阴双补。肝脾功能正常发挥，气机升降相因，营卫周流，百病不生。

笔者临床喜用药对，药对配伍，绝不是药物的单纯相加，而是为了提高药物疗效，纠正药物偏烈之性，扩大治疗范围，有目的地选用两味药物配合在一起，以期取得更好的治疗效果。余临床常用关于调理肝脾升降的药对举例：①青蒿与鳖甲，青蒿气味芬芳，性寒而不伤胃，归肝、胆经，既能达于表，透发肌间郁热，又能入于里，升发舒肝脾，泄里之郁热，还能清血中湿热；鳖甲为介虫类，咸寒属阴，归肝、肾经，功专滋阴潜阳，软坚散结，清骨间之热邪，二药配伍，退伏邪、清虚热的疗效增强。②柴胡与黄芩，柴胡苦、平，归肝、胆经，疏肝解郁，升举阳气，能泄半表半里之外邪；黄芩苦寒，清热燥湿，降浊火，能泄半表半里之里邪，可入胆、脾、胃、大肠、小肠经。二药相配，升清降浊，和解少阳，调和表里，清少阳之邪热。③柴胡与枳实，柴胡苦、平，归肝、胆经，疏肝解郁，升举少阳肝胆之气；枳实辛散苦降，归脾、胃、大肠经，可降胃肠浊阴之滞，它们一升一降，治肝胃不和所致脘腹疼痛、胸胁胀满之证。④木香与黄连，木香辛散温通，可入脾、胃、大肠、肝、胆经，主治心腹一切气，健脾消食，宽中，中宽则上下皆通；黄连苦、寒，气薄味厚，可入脾、胃、胆、大肠经，清热燥湿，泻火解毒，厚肠止泻，能泄降一切有余之湿火。二药相合，一温一寒，理寒热，调升降，能调气行滞，厚肠止泻、止痢。⑤陈皮与枳实，陈皮味辛性温，能开气，善通达，能理气、调中、燥湿；枳实辛散苦降，归脾、胃、大肠经，破结实，消胀满，安胃气，通气利气。陈皮升多降少，枳实降多升少，一升一降，通达上下，二者相互为用，共奏行气和中、消胀止痛之效。⑥党参与陈皮，党参升脾，陈皮降胃，二药合用，脾升胃降，用于脾胃失和而不能饮食之证。⑦砂仁与白豆蔻，砂仁味辛性温，入脾、胃经，辛散温通，芳香理气，开胃止呕，行气止痛，温脾止泻；白豆蔻味辛性温，入肺、脾、胃经，可上行入肺，宣发理气，行气止痛，中入脾胃，化浊散寒，开胃消食。二药伍用，宣通上、中、下三焦之气机，以开胸顺气，行气止痛，芳香化浊，醒脾开胃，和中消食。用于脾胃虚寒，运化失职，湿浊内蕴，出现的纳呆食少、脘腹胀痛、反胃、呕逆等。⑧郁金与枳壳，郁金味辛性微寒，入心、肺、肝、胆经，其气先上行而微下达，入于气分以行气解郁，达于血分以凉血破瘀；枳壳味辛、苦，性微温，入脾、胃经，善走肺胃气分，功专下气开胸，行气消胀。二药合用，一气一血，气血并治，可解郁止痛，用于肝郁气滞，气血不和，而致胁肋胀痛、心下痞满、食后不消等症，临床可用于肝炎、肝硬化、胆囊炎等引起的肝区胁肋疼痛。

笔者常常强调在辨治中遵循肝脾升降思维的重要与广泛性，并非要求处方用药时处处都机械地配伍升降药，而是要充分理会肝脾失和、升降失调作为病机和在治疗中的重要性，临证应灵活运用升降思维和法方使肝脾调和、升降相因，机体生理恢复平衡，体现调和肝脾、平调阴阳之主旨。

（4）肝脾不和常兼"湿邪"

笔者长居北方，北方气候寒冷干燥，寒冬较长，但认为北方亦多湿。湿邪有外湿、内湿之分，其中外湿虽有地域之别，但随着全球大气的变化，各地气候不再规律。北方夏季也常闷热潮湿，夏末秋初也出现洪灾，外湿亦常为害。而内湿致病临床更常见，北方人平日喜食肥甘厚味、生冷凉菜，善饮酒、食湿面乳酪，口味重而多咸腻，脾胃易伤，脾胃既伤，则脾失健运不能为胃行其津液，湿浊蓄积停滞，外又常为寒气所郁，湿不能越，内湿乃成。加之现代人平日喜静少动，肥胖者多，精神压力大，情志抑郁，致气机不利，肝郁不疏，木不疏土，津液输布障碍，亦聚而成湿，肝脾不调，内湿既生。外感湿邪虽与内生湿浊在成因方面不同，但临床所见，脾失健运、内湿素盛之体，易外感湿邪而发病。湿邪致病，发病隐袭，致病多样。湿为阴邪，可损伤阳气，湿浊内困日久，必伤及脾阳甚至肾阳，见阳虚湿盛之证；湿性重浊黏滞，多阻遏气机，临床常见气滞湿阻于上、中、下三焦不同的部位，但仍以湿阻中焦脾胃为多。另外，湿浊可以聚而为痰，留而为饮，积而成水，变生多种病患。

临床无论内湿、外湿，皆多见脾虚，关键在于脾运失职，治疗则重在健运脾气，而非盲目偏执辛温耗散或苦寒攻下。正如清代著作《证治汇补》中李用粹云："治湿不知理脾，非其治也。"肝主疏泄功能正常，则气机冲和，津液运行顺畅，湿无所聚，络无所阻，《丹溪心法》说："气顺则一身之津液也随气而顺矣。"临床用药时时不忘调理脾胃，舒畅气机，肝脾同治。如清·吴达《医学求是》曰："内伤杂病之疾多湿郁，宜燥土达木。"余常强调处方遣药应轻疏灵动，不可壅滞、滋腻，在寒热之象不明显时，余往往注意固护脾阳，脾有几分之阳，能消几分之水谷，而且土恶水而喜温，所以遣药多选用性偏温、平之品。调理脾胃常用焦白术、茯苓、苍术、薏苡仁等健脾渗湿；白豆蔻、草豆蔻、砂仁等行气化湿；陈皮、厚朴等行气燥湿；并活用藿香、佩兰芳香化湿；柴胡、佛手、苏子、香附、香橼、乌药等疏肝理气。湿聚水停，可加泽泻、猪苓等利水消肿之品；腹胀如鼓，更加半边莲、白花蛇舌草加强利水消肿之力；桑白皮、葶苈子泻肺气、通调水道；水停气滞明显，可同加大黄、枳实、槟榔、大腹皮行气以助利水消肿；瘀象显现，酌加泽兰、益母草。再根据寒湿或湿热之象选择苦温祛湿药如独活、威灵仙、木瓜等，苦寒祛湿药如秦艽、防己、桑枝、豨莶草、穿山龙等，或清热燥湿药如黄芩、黄连、黄柏、龙胆、苦参、土茯苓、金钱草、虎杖、垂盆草等；清热利尿通淋药使水湿从下而去，常用车前子、瞿麦、萹蓄、灯心草、萆薢等。脾土健运，肝木调畅，寒祛热清，则湿邪可去，五藏得安。

善后调理方面，应饮食有节，饥饱适度，正所谓"胃为水谷之海，多血多气，清和则能受，脾为消化之气，清和则能运"，重视自然冲和之品，忌食油腻辛辣寒凉甘甜壅滞之品。平日应顺应气候的变化合理安排生活起居，合理调整及发泄情绪，保持情志舒畅。

（5）经方、时方、验方，从权而立

"经方"，为《伤寒杂病论》所载之方，在不同的时代依然保持其不朽的临床价值。"时方"，虽然不似经方组方配伍那么严格，但它立足于民间医学实践，运用在临床上亦常能取得良好的疗效，是方剂学领域中的又一大发展。"验方"，来源于余从医多年的临床经验。经方、时方、验方，从权而立，"权者，临病治宜之谓也"。

西汉汉成帝时，刘向校理群书，侍奉御医李柱国带领校对医书部分，刘向之子刘歆，根据刘向所写的《别录》著《七略》，其中"方伎略"中分为医经、经方等四类。后汉班固在《汉书》中根据《七略》，对医书部分仍然以四类分别部居，并对一方一词予以诠释。从目录的渊源，以及汉志对经方的诠释来看，经方是医籍的分类法。凡是在医学理论指导下组成的方剂，用以治疗疾病的医方，就称为经方。金元以来，给"经方"一词赋予了特殊的含义。仲景在《伤寒杂病论》中所著的方药，当三国战乱之后，遗散不全，虽然经过西晋王叔和撰次，然六朝、李唐时代并未大显于世，所以唐代孙思邈说："江南诸师，秘仲景要方不传。"至宋朝，林亿等校定医书，仲景方药又重新复版流行于世。林亿等在《伤寒论·序》中说："夫伤寒论祖述大圣人之意，诸家莫其论拟。"此后，医家皆推仲景为医中之圣，就像金代刘完素在他的《原病式·序》中所说："仲景者亚圣也。"明代方有执在《伤寒论条辨》中云："名虽曰论，实则经也。"清代姚际恒的《古今伪书考》亦云："《伤寒论》汉张仲景撰，晋王叔和集，此书本为医家经方之祖。"根据以上众位医家所述，我们可以看出：自宋朝以后，张仲景被尊为医圣，他的方药同时也被奉为经方，以区别于其他的方论。

而时方一名，没有明确的界限一说，时方应有广义和狭义之分。从广义来说，时方是每个时代所用的方，因为每一个时代都有古代流传下来的古方，但也必然会有当代所兴起的时方，就像仲景在《伤寒论·序》中说"勤求古训，博采众方"，这就是说一方面根据古法古方，另一方面吸取时代较近的时法时方。仲景以后的《肘后备急方》《备急千金要方》《外台秘要》等书，都是古今并举。从狭义上讲，就像前面所说的，金元以后仲景被尊奉为医圣，所以凡是有别于仲景的经方都称之为时方。这里所说的时方，虽然见于晚清的陈修园氏，可是它的渊源却是始于金元时期。近代刘完素在他的《原病式·序》中说："虽仲景未备圣人之教，亦几于圣人，文亦玄奥，以致今之学者尚为难焉，……唯近世朱奉议多得其意，遂以本仲景之论，而兼诸家之说……使后学者易为寻检施行，故今之用者多矣。"由此可以看出，当时已经流行着变易仲景古法。另外当时活人书一类的近代方论，并非完全没有法则，而是遵循仲景的古法，斟酌以当时的具体情况，参考各家意见加以化裁运用。因此我们可以体会到当时的时方，是在仲景古法古方的基础上，加以化裁，务必切中当地时宜的治疗方法。

综上所述，我们可以归纳为两点：一是汉志里的经方，原先是医学图书分类方法的名称，凡是在医学理论指导下组成的，用来治疗疾病的医方都可以称为经方。自金元时代以后，奉仲景为医圣，从此"经方"一词就专用于仲景的方药了。二是所谓的时方，是指每一个时代所兴起通行的方剂，在金元时代以前，古方与时方并没有争论，金元以后，狭义的时方开始指区别于仲景经方的、当代所兴起的方剂。

几百年以来，经方和时方的争论，实际上指的是经典的经方和狭义的时方之间的争论，正如《四库全书提要》中所说："儒之门户分于宋，医之门户分于金元。"这个时期所谓的门户之分，并非专指经方与时方的分歧，但正在这个时期孕育之中，当经方时方逐渐分歧之后，时方也在不断地发展之中，到清代之后，有别于仲景伤寒的温热学派发展到成熟阶段，所以清代的经方时方之争，实际上是伤寒之学与温热之学的争论。宋朝儒家崇尚思辨，认为之前的时方与经方之说都不足为信，尤甚的删改经文，朱熹大胆怀疑古文尚书是最明显的例证。当时的学者表面上崇奉经典，而事实上却是假借经典以谈哲学。金元时代的医家在这样的学术风气影响之下，对医学经典著作的态度，各抒己见，并非一味崇奉经典，遂逐渐出现门户分歧。仲景的方药虽然被奉为经典，但是本身受到历史条件所限制，并不能指导内伤外感一切疾病的治疗，因此当时的医家在不断实践中，创立了新的理论和治疗原则，所以经方和时方由此产生了分歧。金元四大家都在《内经》《伤寒论》的基础上，无论从理论还是在治疗上，都各自成为一家，给时方之学开辟了新的门户。发展到了明朝，医家们所提出新的见解，则远远超过金元时期，如汪石山氏在《内经》"伏气温病"的基础之上，首创了新感之说。吴又可创"瘟疫受自口鼻"就与"伤寒邪毒由毫窍而入"的说法不同。由此可见，当时新的学说与仲景方药离析的痕迹愈来愈明显了，至清朝乾隆、嘉庆之后，叶香岩、吴鞠通、王孟英等医家相继树立了温热学说的体系，对于一些外感热性疾病的发展与治疗规律，有很多新的补充，处方用药独具清灵平易的风格，有别于仲景之方药。

经方虽然具有许多的优点，但也存在一定的局限性。首先，治疗范围较小，用药的品种过少。人对事物的认识是在实践中逐渐提高的，《伤寒论》固然总结了多数外感热病以及其他某些疾病的发病和治疗规律，但是由于受到历史条件所限，不可能将所有疾病的病机和治疗规律都总结出来。另外，仲景当时所运用的药物和方剂也是非常少的，尽管经方组织缜密，效果显著，但是 113 方以及 80 余种药物，是不足以应付全部临床需要的。经方的另一个不足是缺乏更多的具体治疗方法。仲景伤寒杂病论虽然创立了中医学辨证施治的原则，创立了若干治疗法则，然而这些具有一定高度的理论原则，若是缺乏更多具体的方法，将会失去它的指导意义。时方的优点是在经方的基础之上，通过反复的实践，创立了若干新的理论以及治疗原则，补充了很多具体的治疗方法，因此扩大了经方的治疗范围，药物运用的品类也大为丰富，时方的处方用药则别具平易的风格，但缺点是容易出现对症用药，平庸乏味。

经方与时方的关系一般公认为经方是时方的基础，时方继承和发扬了经方，时方的兴起是由于临床客观的需要而逐渐丰富起来。但是也有不同的看法，有医家认为时方的发展是由于经方一度隐晦不显于世所致。二者关系也有人认为是清中叶以后，叶香岩、薛生白、吴鞠通、王孟英等温热家独树一帜，以与经方抗衡，所以时方兴起。

经方与时方的关系还有另外一种看法是：虽然承认时方是经方发展而成，但是认为时方不能代替经方，如时方中的任何一个方剂，从功效上都不能代替经方中白虎汤、大承气等汤方，所以认为时方虽然发展了经方，但并未继承经方。然而，时方中没有相应的方剂代替某些经方的功效，并不能说明时方未继承经方，经方效果显著是事实，正是因为其效果特别地显著，所以时方在发展中不需执意拟定相应的方剂来替代经方。况且时方对经方的继承与发展也表现在其他许多方面，如在经方的基础之上，补充完善了理论和治疗原则，以及具体的治疗方法，在经方原有的理论和治疗范围基础上，更加广泛地运用到临床实践中去。此种广泛地运用经方以两种形式表现出来：一种是扩大了经方原来记载的治疗范围，诸如大承气汤治疗痢疾；另一种形式是根据原有方剂加以化裁运用，如根据仲景小柴胡汤之和法，转化为逍遥丸的和法。总之，我们不可以根据没有相应的时方来代替经方，就断言时方不能继承经方。

经方与时方发展过程中，分歧之初只是某些医家试图准古酌今变易古法，或者是根据临床实践而提出新的理论及治疗方法。进而发展成为崇奉经典的经方之家与变易古法的时方之家在学术上的争论。到清朝突出表现为崇奉《伤寒论》的经方家与后起推崇温热之学的时方之家的论证，不幸的是，这次论争由学术转而形成了门户之争。如在温热家方面，叶天士虽为温热学说奠基之人，但叶氏医方尚不失平和，吴鞠通也还寒温互用，观吴氏医案，其处方议论不甚偏颇，至王孟英之时，其处方用药则偏于寒凉，善于滋潜重镇，而忽略了辛苦通降。需要指出的是，我们应该对经方、时方，经方派、时方派分别看待。因为，学术的争论，是从不同角度去认识真理的，各明一义，才可以促进学术的发展，然而门户之争不但不能发展真理，反而越辨则真理愈晦。如时方家末流的时方派，常常根据个别去误用三阳经表药的病例，就说明古方不能治疗今病，进而以此企图论证经方家是专己守残的。实际上所谓的古方不能治疗今病之论点，是门户之见。因为《伤寒论》中对温病、伤寒两者予以明确的区别，仲景并非主张所有的外感表证皆是以麻、桂为主，因此误用三阳经表药应是个人的责任，与仲景《伤寒论》所记载的经方无关。若临床果遇伤寒、中风二证，麻、桂二方确然效果显著，故不能根据误治的病例，说明古方不能治疗今病。同时，经方家末流的经方派，认为时方家是"离经叛逆，思篡圣统"。缺点在于过分崇奉仲景，以为六经失于传变，则百病失传，故一切疾病都是在 397 法，113 方中求之。认为麻、桂二方可以代表一切的汗法，白虎汤、承气汤二方可代替一切时方中治疗热病神昏的方法。这种见解让我们看到，虽然经方派自谓巡经卫道，实质上则是泥经废道，背离了仲景反对"各承家伎，始终顺旧"，主张"勤求古训，博采众方"的继承和创新精神。经方与时方两者之间互有短长，我们对两者都应认真地加以继承和发扬，同时从思想上应以客观的态度，跳出派系的圈子，从临床实践出发，扭转门户之见。

余在学习经典及各家医籍之后，"师其意，变而通之"，将经方、时方与验方三者融会贯通，根据具体病证，结合自己的心得体会，举一反三，加以变化发展，增强了治疗效果，扩大了它们的适应范围。以下为余临床常用于调理肝脾的取方化裁：

临床上余法自经方旋覆代赭汤降胃气之理，喜用代赭石、旋覆花，代赭石入肝经，功效上突出"镇"，用量上突出"重"，其质重坠，善镇逆气，重在镇胃气上逆，尤其其性平和，不伤正。另旋覆花可下气，亦可疏肝和血，补中，一味药兼职肝脾，多用于土虚木乘之胃气上逆，正如《神农本草经》中提到旋覆花"主结气胁下满，惊悸。……补中，下气"。原方用于胃虚痰阻气逆，余临床上则常选用旋覆花、代赭石降胃气，再辨证加减，同用于虚实之证，但亦强调不可久用。

调和肝脾气血又法经方"当归芍药散"、时方"逍遥散"，其中选用柴胡疏解肝气之郁结，白术、茯苓健脾益气，均为气分药；白芍柔肝抑木，正如《本草求真》提到白芍"有敛阴益营之力……能于坤泻木"；当归入肝、脾两经养血活血，方治肝郁血虚脾弱之证。若气郁日久入络致瘀，再加川芎、丹参等入肝经血分行血补血，余常用丹参，常言"一味丹参散，功同四物汤"（《妇科明理论》）；若肝郁化热，常加栀子、黄芩泻气分之火；在以上用药基础上再酌加其他常用健脾补气、疏肝养血之品。但余认为久病入络，无论气滞、血虚还是气虚所致，调理肝脾、理气活血之药均应中病即止，以轻灵流通、不伤正为原则。

在临床上常见患者性情易怒或郁闷，善太息，胸胁、胃脘胀满疼痛，呃逆嗳气，吞酸嘈杂，苔黄脉弦，辨证为肝气犯胃证。余法时方"左金丸""柴胡疏肝散"，选用黄连苦寒，能泻心火，借"实则泻其子"之意，间接泻肝胆横逆之火，则肝火得清，黄连亦清胃热，则胃气得和；柴胡、枳壳、香附理气解郁，治肝郁之本；吴茱萸性辛热入肝，辛可开肝郁，降胃逆，与黄连配合，制黄连之苦寒，以防苦寒败胃，以为佐使，黄连与吴茱萸的比例常为 2∶1。如果肝木之气亢盛，胃逆严重，反酸明显，可加旋覆花、代赭石以加强疗效。不通则痛，胃痛明显用失笑散、九香虫、元胡等理气化瘀止痛。

再如，因饮食不节，嗜食辛辣，或肝郁日久，化火伤阴，致肝胃阴虚者，常见头痛易怒，胁肋疼痛，口燥咽干，脘痛纳差，舌红少津少苔，大便干结等症。余法《续名医类案》之一贯煎并合临床验方胃病一号方加减，一贯煎在大多滋肝胃之阴药中略佐疏肝理气之品治疗肝胃阴虚、血络失养颇效；胃病一号方再加大量石斛、白芍等甘凉之品养胃；少量黄芪补中气，寓阳生阴长之意；香橼、紫苏等疏肝理气以防大量滋阴之品使气机呆滞而其本身不伤阴；炒麦芽、焦山楂、神曲、陈皮、鸡内金健胃助运消食；胃阴已伤，胃气不降，则可加代赭石降胃气而不伤正；便结明显，用枳实、槟榔、厚朴通腑降胃，以上用药共成肝胃同治之方，疗效确切。

（6）心身同治

情志异常常致气机逆乱、精血耗损，气血不调又常致痰饮、瘀血等病理产物的产生，气血失调日久会进一步影响其他脏腑的功能，与情志活动密切相关的肝脾则常先受累，"怒气伤肝，则肝木之气必侵脾土，而胃气受伤"，常见肝脾同病。中医情志致病多见心悸、胸痹、头痛、胆胀、泄泻等疾病，余在临床辨证以肝失疏泄、脾失健运为基础，多见肝旺证候或肝郁气滞、气滞血瘀，肝郁脾虚、痰阻湿困，或气逆化火、火热伤阴、阴虚阳亢等。治疗上以柔肝、疏肝、调脾为基础，根据辨证适当配合祛痰、化湿、泻火、活血、息风、镇惊；或和胃、通腑、滋肾、宁心，从肝脾论治，执简驭繁。

肝气亢盛、疏泄过度，肝郁化火，阴伤阳亢者，常以夜交藤、柏子仁、炒枣仁、丹参、白芍等为君，滋阴柔肝，以缓肝急。肝失疏泄，神魂不藏，患者多见失眠、烦躁等神志异常病症，夜交藤、柏子仁、炒枣仁都有宁神的作用。肝气郁结、疏泄不及，常以柴胡、佛手、紫苏子、合欢花、香橼、香附等疏肝理气。肝气不调，木不疏土，常伴见脾失健运症状，常加茯苓、薏苡仁、焦术等，健脾化湿，或加陈皮、豆蔻、焦山楂、炒麦芽、焦神曲、鸡内金等，助脾运化，"见肝之病，知肝传脾，当先实脾"，为安未受邪之地，即辨其脾胃受损症状不甚明显者亦可稍加之。伴烦躁、失眠者，多配伍莲子心，以清心安神，重者加珍珠母、灵磁石、石决明、煅龙骨、煅牡蛎重镇安神，降上亢之阳气；若辨证为胆气抑郁不畅致肝气疏泄失常，余常常在方中配伍莱菔子、槟榔、枳实，以通腑气，余认为，胃气通降，胆腑之气才能舒发，从胃治胆；肝郁气滞、脾失健运者，多见痰湿阻滞之象，在疏肝的用药基础上，可加远志、石菖蒲、陈皮、半夏、砂仁、苍术、茯苓健脾利湿、化痰开窍；辨证为心肝火旺者，在柔肝的用药基础上，加黄芩、黄连、栀子、牡丹皮等，清心肝之火，大黄、枳实、槟榔釜底抽薪、泻热通便；心肝阴虚者，配伍百合、枸杞养阴安神；气滞兼寒象明显者，加炮姜、肉桂、木香、乌药等温中行气。阴虚见肾虚明显者，可加怀牛膝、龟板、鳖甲等补益肝肾兼能潜降之品；肝阳上亢明显，可加天麻、钩藤等平肝阳、息肝风；肝气过亢，乘伐脾土，气滞血瘀明显，可配伍蒲黄、五灵脂、三棱、莪术等行气活血消瘀，三棱、莪术更具有破气之功而可伐过亢之肝气。

余曾特别强调，一旦脏腑生理功能出现异常，亦可以通过异常的情志活动反映出来，临床上经常出现躯体疾病导致的情绪失常，如若周围人不理解形成压力以及自责，患者病情则可能加重或导致药物治疗疗效不佳。治疗此类疾病时，除了药物治疗，亦提倡心理调适，告知患者从容和缓的心态对疾病向愈的重要性，保持良好的生活状态，平日应顺应气候的变化合理安排生活起居，合理调整及发泄情绪，保持情志舒畅，这样机体气血才能平和无碍，脏腑功能正常发挥，精气不亏，心理防御机制才能稳固，可以减少情志刺激所引发的疾病，更有利于已病的恢复，使药物发挥更好的效果。

第五篇
论肝胆系统疾病证治心法

　　肝胆系统疾病是临床上的常见病、多发病，严重危害着人类的健康，影响人们的生活、工作和学习。西医临床肝胆系统疾病涵盖病种大致如下：①病毒性肝炎：如甲型肝炎、乙型肝炎、丙型肝炎、丁型肝炎、戊型肝炎。②自身免疫性肝炎。③肝纤维化：如病毒性肝炎后肝纤维化、酒精性肝纤维化、血吸虫性肝纤维化、药物性或中毒性肝病等。④肝硬化：如酒精性肝硬化、心源性肝硬化、血吸虫性肝硬化、药物性肝硬化、铜代谢障碍性肝硬化、铁代谢障碍性肝硬化、脂代谢障碍性肝硬化、胆汁性肝硬化（原发、继发）、隐源性肝硬化。⑤肝硬化并发症：如门静脉高压、食管胃底静脉曲张、肝性脑病、肝肾综合征、肝肺综合征、原发性腹膜炎、肝硬化脾亢后骨髓抑制、凝血障碍、腹腔积液等等。⑥肝脏占位性病变：如原发性肝癌、转移性肝癌、肝癌前病变、肝囊肿、肝血管瘤、肝结核等。⑦脂肪性肝病：包含酒精性和非酒精性脂肪性肝病。⑧胆囊炎：急性胆囊炎、慢性胆囊炎。⑨胆石症：胆囊内结石、胆囊管结石、肝内胆管结石。⑩胆囊占位：胆囊息肉、良恶性肿瘤；肝外胆管肿瘤。余幼承家学，勤于临证，医术精湛，业医40余载，学贯中西，于肝胆系统疾病之诊断与治疗方面积累了丰富的经验，举隅简述如下。

（一）病毒性肝炎

　　病毒性肝炎病程迁延反复，可导致肝纤维化、肝硬变，甚至肝癌，是困扰医学界的一大难题。余提出正虚邪恋乃病毒性肝炎迁延之因，强调肝郁脾虚夹瘀夹毒的基本病机，倡导扶正化瘀解毒之根本治疗大法。该病病位在肝，本于脾肾，责之于正虚邪恋；余认为因病毒性肝炎具有传染性，与中医学中"疫气"具有共同的临床特征，尤其是疫毒之邪留恋于血分，因正气不足而发病是其根本原因。

　　从中医的角度来看，病毒性肝炎之发病主要由于湿热疫毒侵袭人体，潜伏体内，但感邪后可不出现任何症候，或微觉不适；若逢劳倦、外感或精神刺激等诱因而后发病，亦相当于"伏气"的范畴。因此，病毒性肝炎的病因是"伏气"，主要是湿毒和火毒。伏邪的病位主要在太阴、厥阴二处，即湿毒伏于太阴，火毒伏于厥阴，病机主要是湿热疫毒留滞肝脾，以致湿、热、瘀相连，肝、脾、肾虚损。疫毒之邪入侵，蕴伏日久，损伤肝、脾、肾，导致正虚邪实。活动期多为邪气盛，正气起而相争，多表现为病情相对平稳，久而难复，症状不明显或仅感疲乏，多为肝郁脾虚型。大多数病毒性肝炎患者由于急性期湿热疫毒未净，迁延不愈，所致湿毒之邪困遏脾胃，损伤肝体，脾失健运之职，肝失疏泄之能，则为湿热气滞。病久湿热损伤肝脾气血生化之源，肝失所养，造成肝郁脾虚之证。肝郁脾虚为本，湿热疫毒为标。肝病病起于肝，继之肝病及脾，日久必累及肾。病毒性肝炎的"伏气"主要是湿毒和火毒，湿毒多表现为面黄面垢，恶心干呕，厌油纳呆，胸闷脘痞，脘腹胀满，口臭唾腻，尿黄尿浊，便溏不爽，舌胖苔腻，脉濡滑。火毒多表现为面红目赤，口干苦，心烦，懊恼，嘈杂，鼻衄齿衄，手足心热，皮下赤络，朱砂掌，便结尿赤，舌红苔黄，脉弦数。慢性乙型病毒性肝炎的"伏气"以湿、火为本，临床上常见兼化风、燥，化风可见神蒙手战、筋惕肉瞤，化燥可见烦渴、目干鼻燥、肌肤燥痒等。湿、火二气也常互为兼化，出现复合症候，临床应注意鉴别诊断。

由于病毒性肝炎的"伏气"主要是湿毒和火毒。湿邪易袭肝胃，主要伏于太阴，多见"太阴之为病，腹满而吐，食不下，自利益甚，时腹自痛。若下之，必胸下结硬"。患者多见全身倦怠、乏力，食欲减退，感到恶心、厌油、腹泻。火毒多犯肝胆，主要伏于厥阴，症见"厥阴之为病，消渴，气上撞心，心中疼热，饥而不欲食，食则吐蛔，下之利不止"。患者可见肝区不适或疼痛，或见黄疸。太阴湿毒之本质常贯穿于全病，而厥阴瘀热之本质亦常贯穿于病程始末。

余通过多年的临床经验，总结出以六经分证为主导结合脏腑辨证，兼收经方、时方及现代中药方剂之有用者融汇之，予以相应处方。湿毒太阳、少阳合病症见："慢肝"免疫标志物阳性而有肝功能损害，见太阳中风病症状如易感冒、鼻塞、自汗、恶风，及少阳病症状如口苦、咽干、胁痛、胸满。伴黄疸或无黄疸，或关节酸痛、食纳尚可、大便尚调、尿黄或清，舌淡红或淡润或边有齿痕、苔薄白而近常，脉濡或近常。治法以透达伏邪，和解太少二阳。方药组成以茵陈蒿柴胡桂枝汤或茵陈蒿柴胡五苓散加减：柴胡 10g，黄芩 10g，法半夏 10g，秦艽 10g，白芍 10g，茵陈蒿 30g，炒薏苡仁 30g，蚕沙 30g，生甘草 6g。湿毒少阳、太阴合病症见：少阳病症状如口苦、咽干、胁痛、面垢、干呕；及太阴病症状如纳差、痞、便溏，伴黄疸或无黄疸，尿或黄或清，舌淡红或胖，苔白或白滑或白腻，或淡黄厚腻，脉或弦或濡，或左弦右濡，或弦软或细。治法宜燥湿利湿，宣达少阳。方药组成以茵陈蒿柴平汤加味：柴胡 10g，黄芩 10g，法半夏 10g，苍术 10g，厚朴 10g，陈皮 10g，甘草 6g，茵陈蒿 30g，炒薏苡仁 30g，败酱草 30g，土茯苓 30g。火毒少阳郁滞证症见：黄疸或无黄疸，面不垢浊，色不晦暗，口干苦欲饮，心烦不寐，心下灼热，嘈杂，纳差，大便干结或溏热，小便短赤，舌红，苔薄黄而干，脉弦数滑。治法宜清泻火毒，宣达少阳。方药组成以茵陈蒿四逆散加味：柴胡 10g，枳实 10g，白芍 10g，生甘草 6g，茵陈蒿 30g，栀子 10g，龙胆草 10g，炒薏苡仁 30g，蚕沙 30g，车前子 15g，连翘 10g。湿毒少阴久稽证症见：肝功能损害明显。黄疸色深久稽不退，面垢浊，色晦，或有肝炎后肝硬化，腹水腹胀，纳差痞块，大便溏，尿黄浊，跗肿胫肿，纳差，口苦或甜，或口干不欲饮，神疲体倦，四肢困重，舌胖苔黄腻，脉弱或弦大。治法宜升降分利、斡旋中无、泻浊解毒。方药组成以李氏清暑益气汤加减：黄芪 25g，党参 15g，当归 10g，升麻 10g，葛根 20g，建曲 10g，黄柏 10g，柴胡 6g，苍术 6g，白术 15g，泽泻 10g，茵陈蒿 30g，栀子 10g，生苡仁 30g，败酱草 15g，土茯苓 30g，赤小豆 30g，蚕沙 30g。火毒厥阴伏匿证症见：肝功能反复损害。初起或无黄疸，数发后则起黄疸，面赤、目赤、鼻端或颈、胸、手部赤络浮现，鼻衄齿衄，口苦而干不多饮，咽燥唇干，胃中嘈杂，饥而能食。腹胀胁痛或有癥积，或腹筋起，大便或结或溏，舌暗红，苔少而白黏，或薄腻而干，脉弦数。治法以育阴凉血，行瘀通络，透达伏邪。方药组成以三甲散合血府逐瘀汤加减：制鳖甲 20g，生龙骨、生牡蛎各 30g，甲珠 10g，柴胡 6g，枳实 10g，赤芍 20g，生甘草 6g，红花 6g，茵陈蒿 30g，丹参 15g，牡丹皮 10g，栀子 10g，龙胆草 10g，赤小豆 30g，蚕砂 30g，半边莲 10g，元胡 10g，土鳖虫 10g。

疏肝健脾、利湿解毒诸法同用：余认为，病毒性肝炎活动期，邪气盛，正气起而相争，多表现为太阳、少阳合病；病情相对平稳时，若正气亏虚，无力逐邪，邪亦不盛，久而难复，症状不明显或仅感疲乏，多表现为三阴病。大多数病毒性肝炎患者由于急性期湿热疫毒未净，迁延不愈所致湿毒之邪困遏太阴，损伤肝体，脾失健运之职，肝失疏泄之能，则为湿热气滞；病久湿热损伤肝脾气血生化之源，肝失所养，造成肝郁脾虚之证，病机比较复杂，需杂合以治，疏肝健脾、利湿解毒诸法齐施，针对病因病机，辨证论治，扶正祛邪并用，扶正不呆滞，祛邪不伤正。以四逆散调和肝脾，开达少阳，贯穿始终：由于病毒性肝炎的病因是"伏气"，"伏气"深伏难透，常致病势缠绵久羁不解。四逆散在治疗慢性乙型肝炎时，不仅针对少阳证的临床表现，而且有开泄、分消、透达、升降之功，开逐邪之门户，使"伏气"得以外透。另外，治疗病毒性肝炎的药物多为苦寒泄火解毒之品，久服易伤胃气而有邪匿正馁之弊。若伍以四逆散，则虽苦寒久施，亦不见败胃化燥、匿邪伤正之害。故余在乙型病毒性肝炎的各个阶段及各种证型皆伍用四逆散。以茵陈蒿配山栀子为退黄特效药：无论阳黄、阴黄都可用之。《金匮要略·黄疸病脉证并治第十五》所载的治黄疸病的名方茵陈蒿汤、茵陈五苓散以及后世治疗黄疸阴黄的茵陈术附汤、茵陈理中汤都是以茵陈蒿为主药。现代药理研究证明，茵陈蒿有保肝、降酶、退黄作用；山栀子所含藏红花素能抑制血红素向胆红素转化和加速排泄，并能使肝、胆、胰之胆红素加速排泄。因此，病毒性肝炎临床上只要见有黄疸，不论何种证型，都可用茵陈蒿配山栀子退黄。本病病位在肝，临床上许多患者都具有胁痛不适、心情抑郁或急躁易怒等典型症状。肝郁气滞是本病发展的重要环节，但应该注意脏腑五行生克在疾病发生发展中的作用，肝气郁滞则乘脾犯胃，导致肝脾不和，中焦运化失司，导致肝脾气血两伤。余强调由于病因病机的不同，患者体质的差异性，患者的病情和临床表现也是复杂多变的，但在治疗中应当牢牢把握两点，即在"治肝不忘实脾"观点的基础上，进一步强调肾虚在本病中的重要意义。余同时认为，疫毒之邪蕴伏日久，必然导致阴血耗伤，而肝藏血、肾藏精，脾则输布精微，三者共主一身之阴血，乃阴血亏虚之主因。故本病应尤重调理肝、脾、肾三脏，正虚邪恋乃病机之关键，在治疗上尤其注重益气健脾、平补肝肾，且用之辄效，值得吾辈效法。以"调"代补，倡扶正化瘀解毒：笔者临证以健脾为大法，常用焦术、茯苓、陈皮、鸡内金、焦山楂、炒麦芽、焦神曲等补脾助运，理气消滞。在临证组方上，更是具有鲜明的以"调"代补之特色，主要以清、疏、化、运等诸法活用，疏理三焦，调和气血，自然达到补的目的。清法，即清热解毒、清热燥湿；疏法，即疏肝解郁；化法，有化湿、化瘀等；运法，健脾助运。因疫毒之邪留恋，故清热解毒之品如半边莲、半枝莲、白花蛇舌草、板蓝根、连翘、蛇莓、蚤休等，每方必择二三味，以清除邪毒。同时还要根据患者湿邪或热邪之偏重，治以苦寒燥湿、芳香化湿或淡渗利湿之品，药用薏苡仁、苍术、焦术、茯苓、泽泻、猪苓等；或治以苦辛泄降之品，选半夏泻心汤及黄芩、栀子、龙胆草等。临证时喜用小柴胡汤来疏肝解郁，小柴胡汤与清、化或运、补之法合用，具有相辅相成之效。余所用为醋柴胡，用量亦据病情加减，因本病迁延日久常伴有阴血耗伤，故每于组方内配伍养血柔肝之品，不须顾虑柴胡有劫肝阴之虞。化瘀喜用丹参、川芎、赤芍等药，瘀血重者或脾大者常配伍桃仁、甲珠、鳖甲等软坚之品，强调此类药物应用久用其效方显，而少用三棱、莪术等破血之品。余在治疗上尤其注重平补肝肾，用牛膝、续断、杜仲、生熟地、女贞子、枸杞子、旱莲草等，绝不滥用温阳，以恐助邪毒复燃。邪正有消长，临证需知常达变：余用药主张轻灵活泼，在治疗过程中邪正是不断消长变化的，方药必须随之进退。同时在治疗上提倡先"调"后补，尤其在慢性病毒性肝炎早期并无虚象之时，更应以"调"代补，不可盲目蛮补。即便是在中后期运用补虚之剂时，诸如参、芪之辈亦当合理配伍应用，而以平补肝肾为宜。余在湿浊不重时，也常用女贞子、枸杞子、山萸肉平补肝肾，"务在先安未受邪之地"之意。余常用自拟"肝病1号"为基础方，药用柴胡、茯苓、焦术、炒白芍、黄芩、栀子、甘草等。湿象明显加苍术、生薏苡仁、泽泻、猪苓、藿香、佩兰；热重见面赤、口苦、溲黄者加龙胆草、蒲公英，甚则大黄；肝郁气滞明显者加佛手、香橼、陈皮；胁痛明显者加元胡、五灵脂、九香虫；血热而致牙龈出血或鼻衄时可加牡丹皮、白茅根、水牛角等，若有消化道出血则配用三七、血竭、白及冲服。经上述治疗后热退湿化，以正虚为主之时，则应扶正祛邪，余常用醋柴胡、焦术、茯苓、佛手、砂仁、苏子、炒白芍、甘草等药，即以"调"代补之意。气虚明显者，可酌加太子参、黄芪；舌红苔少、舌有裂纹者加北沙参、石斛、天花粉滋养胃阴，食纳不佳者佐以焦山楂、炒麦芽、焦神曲、鸡内金、陈皮等。辨证兼辨病，中医为本，西医为用：余一贯主张辨证与辨病相结合，宏观辨证与微观检测相结合，在疗效评价上临床症状与实验室检查相结合，并在这方面积有丰富的经验。如降酶时，热盛体实者可用龙胆草、黄芩、山栀子、半枝莲、白花蛇舌草等清热利湿之品；脾胃虚弱者，采用水飞蓟、田基黄、垂盆草等，同时辅以茯苓、焦术等健脾之品；肝肾亏虚者药选女贞子、旱莲草、山萸肉等。病毒载量过高时，清热化湿解毒药物连翘、板蓝根、黄芩、栀子、半枝莲、白花蛇舌草等可抑制病毒 DNA 复制；活血软坚药用鳖甲、炮甲珠、三七、当归、丹参、川芎等，可抑制肝纤维化形成，但转氨酶过高时须慎用；益气健脾、平补肝肾选太子参、黄芪、白术、当归、山药等，可增强机体细胞免疫功能，尤其善用鳖甲来提升白蛋白兼柔肝缩脾。辨治病毒性肝炎时，采用辨证与辨病相结合，中西医理论相结合，主要从"伏气"理论入手，以六经辨证为主导，兼收伤寒、温病、伏气温病、现代医学的相关理论进行辨证分型，客观上比传统中医单纯辨证论治方法更加接近疾病的本质，更能揭示其内在规律；采取灵活的辨证论治，在临床上不仅有利于改善症状，抑制病毒，恢复肝功能，更主要是有利于促进机体自身免疫功能的恢复，使病情趋于稳定，同时改善生活质量；并减少肝细胞损伤，防止进一步发展成肝纤维化及肝癌。余在中医药辨治慢性病毒性肝炎方面积累了丰富的经验，强调中医学者当与时俱进，坚定地走"中医为本，西医为用"的道路，吸收运用最新现代西医学理论知识为中医服务，应有继承创新、师古不泥的治学精神。

（二）非酒精性脂肪肝

非酒精性脂肪性肝病是指除外酒精和其他明确的损肝因素所致的，以弥漫性肝细胞大泡性脂肪变为主要特征的临床病理综合征。其中包括单纯性脂肪肝、脂肪性肝炎、脂肪性肝纤维化和脂肪性肝硬化 4 个病理类型。随着人们生活水平的提高，其发病率在一般人群中为 20%，非酒精性脂肪肝现已成为我国常见的慢性肝病之一。本病从单纯性脂肪肝进一步发展，可能逐步形成非酒精性脂肪性肝炎、肝纤维化、肝硬化甚至肝癌。因此，早期治疗十分重要。中医学无"非酒精性脂肪肝"这一病名，根据其临床表现可以归属于"积聚""痞满""胁痛""痰证"等范畴。本病病因主要是饮食不节，劳逸失度，情志失调和久病体虚。余认为本病病因虽多，但病机却有相似的过程。脾虚肝郁为其基本病机。盖临床非酒精性脂肪性肝病患者多见形体肥胖，或伴有高血糖、高脂血症等。血糖、血脂作为人体营养物质，相当于中医学的水谷精微范畴。余认为水谷精微代谢输布主要与肝脾相关，脾主运化水谷精微，以养五脏。肝主疏泄，肝气条达，有助于脾胃的运化功能，正如《素问·经脉别论》云："食气入胃，散精于肝，淫气于筋。"《血证论》曰："木之性主于疏泄，食气入胃，全赖肝木之气以疏泄之，而水谷乃化。"饮食不节，嗜食肥甘厚味，或劳逸失度，或情志失调，或久病体虚均会导致脾失健运、肝失疏泄，脾胃健运失职，则清不升，浊不降，清浊不降，湿浊内生，诚如《医方论》云："人非脾胃无以养生，饮食不节，病即随之……多食浓厚则痰湿俱生，于是为积累、为胀满、为泻痢，种种俱见。"《血证论》有言："设肝之清阳不升，则不能疏泄水谷，渗泻中满之症，在所不免。"《医贯》谓："七情内伤，郁而生痰。"认为痰湿、气滞、瘀血、热邪为本病的主要病理产物，四者互为因果，相互促进，而又以痰湿为要。脾失健运，肝失疏泄致痰湿内结，气机不畅。《素问·奇病论》云"肥者令人内热"，痰湿最易化热，气郁日久也可生热，热邪、痰湿互结形成湿热之邪。《易·系辞》曰："坤也者地也，万物皆致养焉。"土生万物，万物归土，寄旺于四季，具坤静之德，而有乾健之运，在人身应之于脾，主运化，与胃为表里，共司升清降浊之职，以传化之物出入滋荣一身。若酒食不节，损伤脾胃，健运失职，则清不升，浊不降，清浊不降，湿浊内生。又《易·系辞》曰："万物出乎震。"震，东方也，一阳初生，生发之气始萌，在人身应之以引，肝左旋，乃相生之意。若脾胃升降失职，肝失条达，生生之气违和，可致气机阻滞，瘀血内生。肝主藏血，体阴而用阳（以气为用），气郁不达，日久气病及血，可致气滞血瘀。另则，热邪耗损津液，血液浓缩，脉道不利，也可导致瘀血形成。瘀血形成后又可进一步影响气机运行及水津输布，形成恶性循环。最终，痰浊、湿热、瘀血互结于肝络，胶着难去而成本病。余认为本病病位在肝，与脾密切相关。病机属本虚标实，本虚为脾虚，标实为痰湿、气滞、瘀血、热邪互结于肝络，而又以标实为主。故治疗上，对于实邪中阻，当遵"实者泻之"之意，达到"邪去而正复"的目的，然"痰之成，本在脾"，故应兼顾补虚，以加快疾病康复。

余认为治疗本病要从中医理论入手，才能提高疗效。本病病位在肝，与脾、肾关系密切。治肝之病当顺肝之性，助肝之用：肝为风木之脏，其气春，性喜条达而恶抑郁。其功能主疏泄，主筋膜，主藏血，主藏魂，主爪甲。肝体阴而用阳，具刚柔曲直之性，能敷布一身之阴阳气血。故《素问·五常政大论》说："木得周行阳舒阴布，五化宣平……"若因饮食、情志、酒毒所伤，致肝气内变，津液不能正常敷布，化为脂膏沉积于肝。《素问·五运行大论》说："在气为柔，在脏为肝，其性为暄，其德为和，其用为动……"故治肝之病当顺其喜动、性暄，喜条达之性，同时应运脾、调肝生血以助肝之用。柴胡、白芍合用，一宣一散、一收一敛，有开有合，符合气机运动的特点，故可疏肝、畅达气机，可顺肝之性。炙何首乌、当归合用可养肝血、补肝体、助肝之用。焦槟榔、陈皮、生大黄合用可行气泄浊，助肝疏泄。在临床上余常选用上述对药，辨证用之。以肝为主，脾肾兼治：余认为凡肝之病妄补、妄泄、妄疏均是不恰当的。必须认清肝与脾、肝与肾的关系而辨证论治。"见肝之病，知肝传脾，当先实脾"。脾的运化有赖于肝的疏泄，肝的疏泄功能正常，则脾能将水谷化为精微，疏布全身，升清降浊。若肝失疏泄，脾失健运，则水谷不能归于正化，精微不布，化为脂膏、痰浊沉积于肝。肝与肾乙癸同源，肝与肾所藏之精血不但可互化，肝气与肾气之间亦存在着密切的关系。肾阳鼓动肾阴，肾阴之精得阳气之煦化生为气，气微动而生少火。少火是人体生理活动的原动力，少火助肝疏泄。肾阳是气之根，若肾阳不足，不能助肝疏泄，津液不布而生脂膏、痰浊。故健脾泄浊、补肾升阳可助肝行使疏泄之职。何首乌（黑豆制）、菟丝子，二者一阴一阳，不燥不腻，可补肝肾生少火；运脾可用苍术配茯苓；湿邪偏盛者可选用砂仁；泄浊可用车前子、泽泻。专病用专药与辨证相结合：中药药理学研究表明，一些中药具有保肝、降脂的作用。如生山楂、何首乌、虎杖、泽泻、丹参等。但应用上述诸药时，必须与辨证论治相结合，从中医理论的角度出发，才能得到较好的疗效。如纳呆、腹胀、不思饮食者可选用生山楂；体质较胖，嗜睡易疲劳而偏于湿热者常选苍术、茯苓、滑石；偏于气虚则选黄芪、防己、焦白术；偏于血瘀者加丹参、三七；偏于肾气不足者则选菟丝子、巴戟天。活血化瘀，防止传变：肝病既久，可以入络。络脉不和，肝失疏泄而生气滞之候。日久肝乘脾，脾失健运，水湿内停。若失治、误治，水湿痰饮不去，土壅而侮木，肝瘀更甚。因肝为藏血之脏，故可累及于血而生血瘀。久病入肾，则肝、脾、肾三脏功能失调，气滞、瘀血、水饮互结于腹中转为鼓胀之候。故当本病症见胁下痞块，胁痛引背，入夜加剧，舌暗有瘀点等血瘀之征象者，当行气活血、化瘀消积。临证时余常以化痰祛瘀为先，兼顾疏肝健脾，据此自拟基础方：化痰降脂方，本方由龙胆泻肝汤合小承气汤化裁而成，药物组成：醋柴胡 15g，茯苓 30g，泽泻 30g，猪苓 30g，龙胆草 15g，决明子 30g，大黄 10g，厚朴 15g。方中茯苓、泽泻、猪苓健脾补中，利水渗湿，使邪从小便而出，三药合用为君，补泻兼施，利水而不伤正。生大黄、决明子化瘀泄浊，为臣，使邪从大便而泻。决明子可补肝平肝，润肠通便；大黄能荡涤痰湿瘀血等一切积滞从大便而下，功专而效速。佐以厚朴、龙胆草燥湿化痰。厚朴苦燥辛散，又能助大黄下气宽中，消积导滞；龙胆草味苦、性寒，主清肝利胆；醋柴胡疏肝理气活血，畅达气机，而发泄壅滞，气行则水行，又能引诸药达病所，启开少阳之枢，故为佐使。全方攻补兼施，标本兼顾，共奏化痰祛瘀、疏肝健脾、清热利湿之功效。同时现代药理研究表明，大黄、泽泻、决明子、柴胡均有抑制胆固醇升高、降血脂作用，猪苓具有调节免疫、保肝作用。以胁痛为主诉者，治宜疏肝解郁，理气通络。用药上余遵以"肝为刚脏，非柔润不能调和"的思想，强调理气药不宜香燥，常选用佛手、乌药、川楝子等，气滞重而痛甚，可选用郁金、金钱草、姜黄、白芷、威灵仙等理气活血通络之品，同时酌加当归、川芎、丹参养血活血，以防伤阴。若瘀重而刺痛明显，则加乳香、没药、延胡索、桃仁、红花等加强活血化瘀止痛之力。活血化瘀同时，余喜用炙鳖甲养肝阴，软坚散结，以防其变。若见疲劳乏力明显属脾虚者，余常选用黄芪、党参、白术益气健脾。若见反酸烧心属肝火犯胃者，加黄连、吴茱萸，重者加煅龙骨、煅牡蛎、煅瓦楞等。若见恶心厌油腻，口干口苦属肝胆湿热者，常选用龙胆草、栀子、黄芩清利肝胆湿热。若见纳差、嗳腐属食积不化者，加鸡内金、焦山楂、炒麦芽、焦神曲、陈皮运脾消食和胃。若见口干口渴属肝胃阴虚者，合一贯煎加减，常选用沙参、麦冬、石斛、天花粉滋养阴液。余常喜用复元活血汤加味。同时在运用活血化瘀法治疗本病时，余认为应该注意以下几个方面的问题：①活血化瘀药多辛香走窜，用量过大易伤阴耗血，可适当配伍地黄、当归、白芍等。②气虚血瘀、气滞血瘀宜分别对待。气虚血瘀时益气药量宜大，活血药量宜小，取气行血行之效；气滞血瘀时宜理气活血，活血药量常应大于理气药量，以调理气机于轻灵之中。③瘀血征象较明显，是有顽血阻隔经络，可适当加破血之品，如三棱、莪术之属，但应注意其破血耗气之副作用。同时应兼顾以下几个方面：①权衡病机，痰湿为要。余认为，痰湿内生为非酒精性脂肪肝的最主要病机。如《素问·通评虚实论》中指出"肥贵人"乃"膏粱之疾"。《素问·奇病论》："肥者令人内热，甘者令人中满。"有"肥人多痰"之说，嗜食肥甘厚腻，损伤脾胃，湿热熏蒸，炼液为痰，痰浊膏脂瘀积。脾喜燥恶湿，湿浊进而阻碍脾气。水谷运化失司，加重痰湿内生，并可溢于肌肤，阻滞经络，或脾病及肾，脾肾阳虚，水湿运化无权，加重体内湿浊，瘀脂泛滋肌肤，而发肥胖，导致非酒精性脂肪肝的发生。②调肝治脾，独创方药。余根据多年的临床经验认为，本病与肝、脾两脏有密切关系。脾主运化，为后天之本，气血生化之源，脾虚失运是导致非酒精性脂肪肝病初期的原因，但随着病程的发展，土虚木乘，肝脾失调，痰湿内生，形成新的病理产物，造成恶性循环。肝与脾的关系特别是肝与脾的乘侮关系很重要，正所谓"气有余，则制己所胜而侮所不胜；其不及，则己所不胜，侮而乘之，己所胜，轻而侮之"。余在临证时会常使用一些对非酒精性脂肪肝有效的药对，如在本病中常用茯苓、焦白术，有疏肝健脾的作用；薏苡仁、苍术，为燥湿健脾之药对；猪苓、泽泻，为利湿之药对；佛手、砂仁，具有疏肝理气的功效；如有两胁胀痛，则采用白蔻仁、厚朴组成的药对。膏脂贮留，聚而成痰，留而成瘀，痰瘀互结，浸淫脉道，痹阻血络，所以选用活血化瘀之药对，如：当归、川芎。非酒精性脂肪肝患者往往会出现疲劳倦怠症状，可加黄芪、党参之药对。非酒精性脂肪肝患者还会伴随血脂升高症状，姜黄、白芷之药对有降低血脂的功效。这些对药都具有保护肝细胞、减轻肝细胞脂肪变性、抑制肝纤维化形成的作用。本病治疗，余着重疏肝健脾理气，以柴胡、焦术、茯苓、佛手、砂仁、苏子、泽泻、猪苓、六曲、陈皮为基础方。清·沈金鳌说：肝和则生发之气育万物，为诸脏之生化，若衰与亢则能为诸脏之贼；其性喜条达不可郁，其病多为气郁而逆，气逆则三焦受病，又必反脾，故强调虽郁不可攻伐，尊《内经》之："肝之为病，以辛散之，以辛补之之旨，亦尊《内经》之酸收、甘缓之理，以柴胡苦之入肝胆经，辛以散之，疏达肝气，解心腹肠胃结气。焦术、茯苓、六曲、陈皮和中运脾，以健中焦使气机条达。另外，余强调，气机之理，非责之肝脾。《内经》再云：左右者，气血之道路也。盖肺位于上焦，主藏气而性降，肝藏血而性升。佛手入肝，行气于左；苏子入脾、肺经，行气于右；砂仁调中焦之气，三药和参，平调升降，燮理气机，疏引理气行血，宽中快脾。泽泻、猪苓等入膀胱经，消肿通淋去湿浊。任应秋说泽泻擅利水渗湿，泄血液中之废弃物，猪苓入血分，借消阴和阳之力以利痰湿。临床上，根据患者的舌脉随证加减：腹胀、大便秘结者，加厚朴、乌药、白蔻，重者加大黄；口苦苔腻者，加栀子、黄芩；口中秽气、黏腻不爽者，加藿香、佩兰；体形肥胖、大便溏者，加薏苡仁、苍术；腹痛者，加元胡；反酸、烧心者，加浙贝母、海螵蛸、煅瓦楞；舌质紫暗、胁痛者"三步走"，先化瘀，加当归、川芎，二加九香虫，三加水蛭、土鳖虫；消化不良、嗳气者，加炒莱菔、代赭石、旋覆花；口干者，加天花粉、沙参、石斛；气短乏力者，加黄芪、党参。③衷中参西，病证结合。余在发挥中医特色的同时还充分利用了现代科技手段，使其更好地达到治疗效果．非酒精性脂肪肝患者早期症状不明显，难以察觉。因此利用现代医学检查手段如彩超、CT、肝功检查为非酒精性脂肪肝的明确诊断提供了重要依据。余在临证时，通过检查结果，再结合相关病史，对患者进行中医辨证论治，充分体现了"治未病"思想。余根据中药现代研究成果对症用药，如对在非酒精性脂肪肝基础上合并血压升高属肝火旺盛者，加决明子、天麻、钩藤、夏枯草等；血脂升高属痰浊内盛者，加用泽泻、猪苓；血糖升高属内热明显者，加黄精、天花粉、沙参、石斛、黄连等。④食药结合，起居有常。余强调非酒精性脂肪肝患者的治疗应饮食、运动、药物相结合。除对症给药外，还制定饮食、运动计划。饮食要以清淡为主，给予低糖、低脂肪、低蛋白质、高纤维素等富有营养的饮食为宜。尽量少吃油炸和辛辣食品。运动以低强度至中等强度的有氧运动为原则，如慢跑、骑自行车、爬楼梯等多种形式。生活要有规律，切忌熬夜，注意休息。本病的治疗，特别强调需要配合适当的饮食和运动，才能提高疗效和改善预后。只要患者坚持长期、规律、循序渐进地进行体育锻炼，再加上合理的饮食疗法，一定会得到康复。

（三）肝硬化

肝硬化是一种常见的由不同病因引起的肝脏慢性、进行性、弥漫性病变。肝硬化是临床常见的慢性进行性肝病，由一种或多种病因长期或反复作用形成的弥漫性肝损害。在我国，大多数为肝炎后肝硬化，少部分为酒精性肝硬化和血吸虫性肝硬化。早期由于肝脏代偿功能较强可无明显症状，后期则以肝功能损害和门脉高压为主要表现，并有多系统受累，晚期常出现上消化道出血、肝性脑病、继发感染、脾功能亢进、腹腔积液、癌变等并发症。随着近年来对本病的不断深入研究，中医药治疗显示出良好的疗效。余治疗本病有其独特的见解并积累了丰富的临床经验，临床疗效显著。肝硬化早期可无症状，后期可出现肝功能减退、门脉高压等各种表现，属中医学"胁痛""积聚""癥瘕"范畴，后期出现腹水者属"鼓胀"范畴。与肝、脾、肾三脏密切相关。其中肝主疏泄，主藏血，喜条达而恶抑郁；而脾主运化，主升清，统摄血液，为"气血生化之源""后天之本"；肾主藏精，主生长、发育和生殖，主水液，主纳气，濡养温煦脏腑，肾藏有"先天之精"，为脏腑阴阳之本，生命之源，故称为"先天之本"。而对于本病的病因病机，余认为，由于各种原因导致肝之疏泄功能受损，气机受遏，肝气不舒，加之血不自行，赖气以动，久病入络，而成肝气郁滞，瘀血阻络，而依据五行相克规律，肝气郁滞而肝木乘脾土，脾主运化，为气血生化之源，脾失健运则气血化源不足，出现气血两虚，从而加重气滞血瘀之象，此时可气滞血瘀与气血两虚同时存在，而肝藏血，脾乃后天之本，气血生化之源，精血同源，故肝脾久病必累及"先天之本"，致肝、脾、肾同病。因此，余认为本病病位在肝、脾、肾三脏，而病因应为先致肝郁脾虚，气滞血瘀，而合并气血亏虚，终致三脏俱损，其病机复杂，虚实兼有，本虚标实。余认为，因本病病程较长，不同时期病机尽不相同，在各个阶段应分而治之，故提出了抑木扶土、滋水涵木、益气健脾三种不同时期的治法。①抑木扶土法：当病人出现胸胁胀痛、腹胀、便溏、食少纳呆，脘腹胀闷，四肢倦怠，肠鸣矢气等主症时，则多为肝气郁结致疏泄不利，脾气亦因之运化失职，适用于抑木扶土之法。木和土，乃肝脾两脏。抑木扶土，即疏肝健脾以治疗肝郁脾虚，又称疏肝健脾法、平肝和胃法、调理肝脾法，是根据五行相克次序所确立的一种治法。主要药用为陈皮、白芍、柴胡、枳壳、槟榔、白术、茯苓等等。②滋水涵木法：当病人以头目眩晕、眼干涩、耳鸣颧红、口干、五心烦热、腰膝酸软，或兼见腹部胀大、胸胁胀痛、善太息、纳差，舌红苔少，脉细弦数等为主症时，为肾阴亏损而肝阴不足，以及肝阳偏亢之证，适用滋水涵木之法，主要药用熟地黄、山药、山茱萸、枸杞子、玄参、龟板、女贞子、何首乌等。③益气健脾法：余认为，气虚贯穿本病的发病过程，如《素问遗篇·刺法论》中云："正气存内，邪不可干"，"邪之所凑，其气必虚"。故在治疗本病的各个阶段，都应注重益气健脾，扶助正气，既可推动气血运行，又可化生气血，还可防止滋腻太过，故应重用或佐用益气健脾之药，如黄芪、白术、茯苓、党参、白扁豆等。

余根据《灵枢·百病始生》"卒然外中于寒，若内伤于忧怒，则气上逆，气上逆则六输不通，温气不行，凝血蕴里而不散，津液涩渗，著而不去，而积皆成矣"的理论认为，"凝血蕴里"是本病的首要病机。余认为，肝主疏泄、主藏血，肝气不舒、疏泄失职进而导致血瘀内阻肝脾脉络，脾失健运，聚湿生痰，日久痰瘀互结，形成"积聚"。治疗当以疏肝行气、活血祛瘀为原则，组方中常用肝经引经药柴胡为君以疏肝解郁，配以郁金、佛手、苏子、陈皮等疏肝理气，丹参、桃仁、红花、三七、川芎等活血化瘀，共奏行气消瘀之效。肝硬化多为慢性肝病迁延日久所致，湿热毒邪在病情发展中起重要作用，使得病情反复发作且逐渐加重，因此，清热利湿解毒仍应作为基本治法贯穿治疗的始终。余常在组方用药中加入黄芩、夏枯草、连翘、板蓝根等清热解毒药，如有黄疸，则视湿热轻重选药。如若表现为身目黄染，其色鲜明，舌红苔黄腻者，属湿热较重，此时常有胆红素和转氨酶升高，选用茵陈蒿、栀子、大黄、垂盆草、龙胆草等清热利湿，降酶退黄；如湿热之象不明显者，则选用茵陈蒿、田基黄、土茯苓等；如病毒复制活跃，则常用半枝莲、白花蛇舌草、蒲公英等清热解毒药。药理研究表明，半枝莲、白花蛇舌草还有防癌、抗癌作用，在治疗的同时可防止肝硬化发展为肝癌。①调理肝脾，益气摄血：仲景有"见肝之病知肝传脾，当先实脾"之说，可见肝硬化的病变与脾胃关系尤为密切，故治疗肝硬化顾护脾土亦须常贯始终。慢性肝病发展到肝硬化阶段，其气必虚，主要表现为脾气虚弱或肝郁脾虚，临床可见纳差、乏力、舌质淡、脉细弱等。益气健脾法可使脾气健旺，亏虚之气血得补以助祛邪，也可使肝之气血充和条达，有利于正常疏泄功能的发挥，亦可使脾气健运，避免水湿内停，进而减缓肝硬化的发展进程。治疗肝硬化时常用三棱、莪术、土鳖虫等破血化瘀之品，为免攻伐之品损伤正气，合以益气健脾之品，可防攻伐太过。病之晚期，正气耗损亦甚，变证亦多，如脾气虚损而失于统血，则出现呕血、便血，宜益气健脾以统摄之，方选归脾汤或黄土汤，可重用参、芪；如肝火犯胃而致出血者，宜选用泻心汤、十灰散化裁。②养阴利水，软坚散结：肝为阳脏，肝气郁结，气郁化火，火劫伤阴，可致肝之阴血亏损。脾虚失运，水湿停聚，与气血搏结而为鼓胀。由气滞血瘀发展为水湿内停时，常既有痰血互阻、腹水等邪实的一面，又有气血大亏、脾失运化等正虚的一面，水停是脾肾俱衰、运化无权、水无所制之故，阴亏则是肝郁化火、营阴内耗或肝病及肾、肾阴受损而起。因此治疗宜谨守病机，攻补兼施。疏肝与健脾虽是治疗的重点，但亦应适当考虑养阴利水。余多选甘平凉润、淡渗利湿之剂以养阴护肝、利水祛湿，方用一贯煎加减，药用沙参、麦冬、扁豆、山药、白芍、石斛、茯苓、薏苡仁、猪苓、泽泻之类。余认为，此期应在疏肝健脾、化瘀消痰、软坚散结的基础上结合临床表现、理化检查辨证施治，常用制鳖甲、牡蛎等软坚散结为主入肝散结消癥，配伍三棱、莪术、炮甲珠、红花、丹参、赤白芍、延胡索以行气祛瘀通络、消癥散结。鼓胀病乃气虚之甚，气虚过极，不能行血化水，可致血瘀水结。余常用黄芪以补气升阳行水，本品配软坚药可促使结块消散。凡舌质淡有齿印，或舌体胖大湿润者，使用黄芪很快便可收到气足水退之效，正所谓"大气一转，其结乃散"，决不能一味破气以免攻伐伤正，但阴虚火毒盛、出血者慎用。

笔者在多年治疗本病中体会到，在使用常规药物治疗本病的同时，还应注重对病人的情志疏导，早期发现某些病人的心理负担，进行正确、适当地引导，使其保持心情舒畅，并注意饮食，合理营养，节制饮酒，加强劳动保健，可以有效地辅助药物治疗本病，减少或延缓疾病进展的速度，在本病的治疗过程中也具有十分重要的意义。同时，余治疗肝硬化特别注重对病人的情志疏导，以求进一步使病情缓解，达到良好的治疗效果。

（四）原发性肝癌

原发性肝癌属于中医"肝积""癥瘕""积聚""鼓胀"和"黄疸"等范畴，多表现为肝脾同病、气滞血瘀、湿热毒邪内蕴之证，晚期多表现为阴液枯竭、瘀毒互结、水湿内停之候。据《医宗必读·积聚篇》指出："积之成也，正气不足，而后邪气踞之。"说明正气虚弱，邪气乘袭，蕴结于肝，形成痞块，乃至肝癌。故中医认为肝癌的发生与感受湿热邪毒或长期饮食不节、嗜酒过度以及七情内伤等引起机体阴阳失衡有关。感受邪毒、饮食损伤、脾气虚弱和肝气抑郁是肝癌的主要病因，而正气亏虚和脏腑失调则是发病的内在条件。①情志因素：多因情志不舒，喜怒失常，忧愁和暴怒等情绪变化，导致气机不畅，血行受阻，日积月累而见脏腑功能失调，抵抗力减弱。营养缺乏，饮食不节，寒温不节，嗜酒过度或邪毒外侵等因素可诱发。②外邪入侵：由于湿热等六淫之邪留滞经脉，聚于脏腑，致使气滞血瘀，或气血失调，或肝肾阴虚，日久而成。③正气虚弱：正气虚弱是肝癌发生的重要因素，正虚由于程度和阶段的不同，可能有显露和隐蔽的两种情况存在，再加上外感六淫疫疠（如乙肝和肝寄生虫）、饮食失调（如黄曲霉素、酒精性肝病和营养不良）、七情内伤（如精神创伤）、脏腑虚损（主要可能是脾虚）、气血失和等因素而引发。

中医对于肝癌病机的认识：肝癌病位在肝脏，中医脏腑学说认为肝脏为刚脏，主疏泄，喜条达，恶抑郁，肝藏血，其生理特点为体阴用阳。故其病机为脾气虚弱、肝郁气滞、疏泄无权、肝郁化火。肝癌病变于肝脏，病机则与脾、肾关系最为密切。总之，原发性肝癌病位在肝，但因肝与胆相表里，肝与脾有密切的五行生克制化关系，脾与胃相表里，肝肾同源，故与胆、脾胃、肾密切相关。其病性早期以气滞、血瘀、湿热等邪实为主，日久则兼见气血亏虚，阴阳两虚，而成为本虚标实、虚实夹杂之证。其病机演变复杂，由肝脏本脏自病或由他脏病及于肝，使肝失疏泄，是病机演变的中心环节。肝失疏泄则气血运行滞涩，可致气滞、血瘀，出现胁痛，肝肿大；肝失疏泄则胆汁分泌、排泄失常，出现黄疸、纳差；肝失疏泄，气机不畅，若影响及脾胃之气的升降，则脾胃功能失常，气血生化乏源，而见纳差、乏力、消瘦，水湿失于运化而聚湿生痰，湿郁化热，而出现胁痛、肝肿大；肝失疏泄，气血运行不畅，若影响及肺、脾、肾通调水道的功能，则水液代谢失常，出现腹胀大、水肿。故由肝失疏泄可产生气滞、血瘀、湿热等病理变化，三者相互纠结，蕴结于肝，而表现出肝癌的多种临床表现。日久则由于病及脾、肾，肝不藏血，脾不统血而合并血证；邪毒炽盛，蒙蔽心包而合并昏迷；肝、脾、肾三脏受病而转为鼓胀。

现代医学认为，原发性肝癌可分为肝细胞型、胆管细胞型和混合型三种类型，其中绝大多数为肝细胞型。原发性肝癌的病因与发病原理迄今尚未确定，多认为与多种因素综合作用有关，近年来研究着重于乙型、丙型肝炎病毒，黄曲霉毒素及其他化学致癌物质。原发性肝癌起病隐匿，一旦出现症状，则发展很快，过去认为其自然病程约为 2～6 个月，故有"癌王"之称。近年来经甲胎蛋白（AFP）普查，早期发现的病例可无任何临床症状和体征，称为亚临床肝癌。按肝癌的发展可分为：①亚临床前期，指从病变开始至亚临床肝癌诊断之前，患者无症状与体征，临床难以发现，平均约 10 个月左右。②亚临床期，从亚临床肝癌诊断建立至出现症状之前为亚临床期，患者仍无症状与体征，瘤体约 3～5cm，诊断仍较困难，多属 AFP 普查发现，此期平均为 8 个月左右。③一旦出现肝癌临床表现，已至中期，此时，病情发展很快，不久可出现黄疸、腹水、肺转移以至广泛转移及恶病质的晚期表现，中、晚期共约 6 个月左右。肝癌发展至晚期时，瘤体直径已达 10cm 左右，难以治愈。病情中晚期临床上以肝脏进行性肿大、肝区疼痛、黄疸、发热、腹水、出血、甲胎蛋白阳性等为主要表现。治疗上应审症求因，辨证施治，并兼顾其他脏腑，对原发性肝癌的康复尤为重要。

笔者多年来致力于原发性肝癌的中医药治疗，临证遣方，颇有几分心得总结如下，以飨同道。①调胃养脾，生化有源：余认为，肝癌病虽在肝，然其治在脾胃。肝者，以血为体，以气为用，若气血失调，生化乏源，必致肝失所用。脾主运化，胃纳水谷，游溢精气，共为后天之本，坐镇中州。若脾胃虚弱则营卫乏源，正气亏虚，则致病邪乘虚而入，所谓"积之成者，正气亏虚而后邪气踞之"。若见脾胃亏虚之症，如纳呆脘胀、形消乏力、便溏等，余必强调顾护脾胃运化功能，复其转枢之机，临证多用佛手、砂仁、焦山楂、炒麦芽、焦神曲、茯苓、焦白术、鸡内金、陈皮、山药等品，以芳香醒脾，助运化，资后天气血，使正气鼓动，御邪外出。若因脾胃受损、生化乏源而见面色萎黄、唇甲少华、肌肉失充等症，余则常以鸡血藤、白芍、当归、枸杞子、阿胶、党参等补益之品以充脉道。各种配伍均不离健脾益胃、荣气养血之法则。②疏利肝胆，理气退黄：肝癌发病的不同阶段，其临床表现不同，标本缓急变化繁复。若见黄疸、口舌干燥、大便干结、尿赤、舌红苔黄腻，则肝体不足、肝失疏泄是其本，湿热郁遏为其标，必须先清利湿热、解毒退黄以治其标，湿热解除后，再疏利肝气、调补肝体以治其本。有时根据病情，又当标本兼顾，若术后邪毒未净而见头晕乏力、口干、纳呆便溏、舌淡苔薄、脉细等肝脾两虚之症，则当遵"缓则治本"的原则，补益肝脾，调补气血，则正气渐复，邪毒渐解。肝癌证治，要取得疗效，须明辨标本，分清缓急，治疗上才能主次有序。肝喜条达，恶抑郁，与胆互为表里，若肝气失疏，则胆汁排泄失常，泛溢肌肤发为黄疸；又因水精输布有赖肝气条达，若肝失疏泄则精微不布，则可生湿成痰，聚于肝中，发为肝积。因此余认为，肝胆疏泄失常而致气机不利者，当遵古训"疏其气血，令其条达，而致和平"（《素问·至真要大论》）。其治疗重在"调"，而不可"攻"，当慎用峻猛破气之剂。若见胁痛脘胀、嗳气呃逆、舌紫暗脉弦等，多用柴胡、枳壳、香附、木香、陈皮、乌药、佛手等，使气机舒畅而又不致生发太过。然有形之积既成，多见胁肋刺痛、舌质紫暗、脉涩等，则常用元胡、郁金、川芎、赤芍等活血之品，并少佐鸡血藤、阿胶、白芍、枸杞子等生血之品，使脉道通利，瘀血去而新血生。余认为若正气已亏，本虚标实，施治要紧扣病机，亦不宜使用峻猛之剂，如疏泄太过，亏虚之气不能承继或可致肝气生发太过，肝风内动而致虚烦不寐、四肢麻木等变症。若用破血之品则更伐正气，气失统摄、血溢脉外而为失血，则更是雪上加霜，甚则危及生命。③扶正祛瘀，攻补兼施：余认为，脏腑气血亏虚是肝癌形成之本，又以肝、脾、肾亏虚为著，患者表现为乏力懒言、面黄纳差、腰膝酸软等；气滞、血瘀、湿聚为肝癌之标，患者常表现为脘腹胀满、腹胀如鼓、黄疸、肋下积聚、疼痛拒按、舌质紫暗有瘀斑、脉弦涩等。因此对肝癌的治疗宜标本兼治，扶正祛邪，攻补兼施。初起邪盛，以治标为主，偏重清热解毒、健脾利湿、理气止痛、活血化瘀；病至中期，正亏邪恋，治当扶正祛邪；晚期正气不支，不耐攻伐，治当扶正为要，偏重健脾益气、滋养肝肾等。祛邪则清热、解毒、利湿、活血化瘀，为肝癌治疗之常法。若见肿块刺痛、心烦易怒、身目俱黄如橘色、口干口苦、腹部胀满、便干结溲赤、舌暗苔黄腻、脉滑数等湿热蕴结之象，则治以清热利湿、软坚散结，方用茵陈蒿汤合鳖甲煎丸加减；若痞块刺痛难移、面色黧黑、肌肤甲错、舌质紫暗或有瘀斑、脉涩等气滞血瘀之象，则治以疏肝理气、活血消癥瘕，方用复元活血汤加减；若痛甚，加郁金、乳香、没药；若气滞甚，加香附、木香、青皮、枳壳等；腹胀甚者，加大腹皮、厚朴等；纳呆食少者，加麦芽、谷芽、鸡内金、莱菔子、神曲等。在辨证的基础上，可配伍一些在体内外均有较好抗癌作用的中药，如白花蛇舌草、半枝莲、半边莲、蚤休、蒲公英、露蜂房等。需强调的是，使用活血化瘀药时要慎重，不可猛攻猛伐，过于峻猛，反易致病情恶化，危及生命。"正气存内，邪不可干"，因此本人认为本病治疗除"攻邪"之外，还要"补益"，扶助正气。扶正培本时，首要辨清气血阴阳孰盛孰衰，然后再辨五脏虚损程度及脏腑之间的关系，采用五脏分补的方法，重点在健脾益肾。脾胃为后天之本，气血生化之源，肾为先天之本，先后天相互促进、滋养、补充。中晚期肝癌患者多有脾肾受损，补益脾肾，扶助正气，有利于正气的恢复和抗邪能力的提高，辅于放疗、化疗及手术治疗，提高机体的抗瘤能力和适应能力。补脾常用四君子汤、六君子汤，补肾常用六味地黄丸及一贯煎等，若为气血两亏，则用八珍汤。同时，肝癌治疗的用药要顺应肝之特性，配伍少许疏肝理气之品，补而不滞。另外，积极防治病毒性肝炎，对降低肝癌发病率有重要意义。加强肝癌的普查工作也是早期发现肝癌的重要方法。调摄的目的在于提高生存率，延长生存期，改善生存质量。其重点在于注意患者全身状态的变化，如体重、皮肤改变、精神状态等。饮食应选取富于营养、易消化的食物，忌食生冷油腻及硬性食物，忌用损害肝肾功能及对胃肠道有刺激性的食物和药物。加强心理调摄，心情开朗，树立战胜疾病的信心，积极配合治疗。病情危重者，加强护理，密切观察生命体征变化。

（五）肝硬化腹水

肝硬化腹水是肝硬化失代偿期最突出的临床表现之一。正常人腹腔内有少量游离液体，当腹腔内积聚游离液体超过 200mL 时称为腹水。肝硬化腹水发病机制复杂，包括门脉高压、血浆胶体渗透压降低、肝淋巴液形成增多、肾素－血管紧张素－醛固酮系统活性增强等。腹水的形成是多种因素综合作用的结果，是慢性肝病自然进程中的重要标志，提示肝硬化失代偿、预后不良。初次出现的腹水经治疗较易恢复，但反复发作的顽固性腹水治疗困难。与代偿期肝硬化相比，有腹水的患者病死率明显升高，大约 15% 的腹水患者在 1 年内死亡，44% 的腹水患者在 2 年内死亡。腹水的症状或体征取决于腹水量的多少，少量腹水可无明显症状，或仅有餐后腹胀，中、大量腹水表现为明显腹胀，腹部移动性浊音阳性。合并原发性腹膜炎时可出现发热、黄疸、腹痛、腹部压痛和反跳痛，严重者出现尿少、肾功能衰竭和肝性脑病的表现。

中医学认为，肝硬化腹水属于"鼓胀""水鼓"范畴。本病病机复杂，虚实夹杂，病程漫长。若因情志抑郁，肝气郁结，气机不利，则血液运行不畅，以致肝之脉络为瘀血所阻滞。同时，肝气郁结，横逆乘脾，脾失健运，水湿不化，以致气滞、血瘀交阻，水停腹中，形成鼓胀。嗜酒过度，饮食不节，脾胃受伤，运化失职，酒湿浊气蕴结中焦，土壅木郁，肝气郁结，气滞血阻，气滞、血瘀、水湿三者相互影响，导致水停腹中，而成鼓胀。在血吸虫病流行区，遭受血吸虫感染又未能及时进行治疗，血吸虫内伤肝、脾，肝伤则气滞，脾伤则湿聚为水，虫阻脉络则血瘀，诸因素相互作用，终致水停腹中，形成鼓胀。黄疸本由湿邪致病，属肝脾损伤之疾，脾伤则失健运，肝伤则气机郁滞，久则肝、脾、肾俱损，而致气滞血瘀，水停腹中，渐成鼓胀。积聚之"积证"本由肝脾两伤，气郁与痰血凝聚而成，久则损伤愈重，凝聚愈深，终致气滞、血瘀、水停腹中，发生鼓胀。而且，鼓胀形成后，若经治疗，腹水虽消退，而积证未除，其后终可因积证病变的再度加重而再度形成鼓胀，故有"积"是"胀病之根"一说。肾主气化，脾主运化。脾肾素虚，或劳欲过度，或久病所伤，造成脾肾亏虚，脾虚则运化失职，清气不升，清浊相混，水湿停聚；肾虚则膀胱气化无权，水不得泄而内停，若再与其他诸因素相互影响，则引发或加重鼓胀。总之，在鼓胀的病变过程中，肝、脾、肾三脏常相互影响，肝郁而乘脾，土壅则木郁，肝脾久病则伤肾，肾伤则火不生土或水不涵木。同时气、血、水也常相因为病，气滞则血瘀，血不利而为水，水阻则气滞；反之亦然。气、血、水结于腹中，水湿不化，久则实者愈实；邪气不断戕害正气，使正气日渐虚弱，久则虚者愈虚，故本虚标实、虚实并见为本病的主要病机特点。晚期水湿之邪郁久化热，则可发生内扰或蒙闭心神，引动肝风，迫血妄行，出现络伤血溢之变。

治疗之法首重健脾利水：《内经》认为："见肝之病，知肝传脾，当先实脾。"而肝硬化腹水的成因主要为感染邪毒、酗酒、饮食不节及其他疾病转变而致肝气郁滞，脾失健运，而脾为气血生化之源，运化功能失司则气血津液不足，同时不能运化水湿，水湿内停，湿阻气机则血行不畅，日久则成鼓胀。而脾居中州，为水湿运化、气机升降之枢纽，故余认为，肝硬化腹水的治疗，首重健脾利水，用五苓散加减。茯苓、猪苓、泽泻淡渗利湿，治标；白术健脾，治本；桂枝辛温解表，用以解肌发表，温阳化气，以助膀胱气化。同时也可加黄芪补气健脾，与薏苡仁、泽泻、车前子等为伍，补气健脾利水。次应标本兼顾，并以行气活血：《金匮要略》谓："经为血，血不利则为水。"而血不自行，赖气以动，且"气为血之帅，血为气之母"。肝硬化腹水的形成是由于气、血、水互结于腹内，肝、脾、肾三脏功能失调而致。肝主疏泄，调畅气机，且肝主藏血，调节血运，肝气郁则血行受阻，终致气滞血瘀而水停。气滞血瘀，以致瘀血停留，着而不去，阻滞血络，脉道受阻，则络脉怒张，表筋暴露。故余认为，在健脾利水的基础上应同时注重行气活血，要贯穿肝硬化腹水治疗的全过程，用四逆散加减。柴胡既可疏解肝郁，又可升清阳以使郁热外透，用为君药；芍药养血敛阴，与柴胡相配，一升一敛，使郁热透解而不伤阴，为臣药；佐以枳实行气散结，以增强疏畅气机之效；炙甘草缓急和中，又能调和诸药为使。同时可酌加陈皮、大腹皮、泽兰、丹参、当归等行气活血之品。另要辨证论治,注重协调阴阳:《素问》中:"帝曰:津液充郭……治之奈何?岐伯曰:平治于权衡,去菀陈莝……""平治于权衡"即平调五脏阴阳偏盛偏衰。"肝体阴而用阳""肝肾同源",肝阴受损时,肾阴亦受损,致肝肾阴亏,水液调节功能降低。而水湿停聚是本病的共同特征,且水湿为阴邪,易伤阳气,致脾肾阳虚,无力运化水液,使水湿内停。故余认为,治疗本病应以辨证论治为前提,注重协调阴阳,用甘草泻心汤加减。本方即小柴胡汤去柴胡、生姜,加黄连、干姜而成。因无半表证,故去解表之柴胡、生姜,痞因寒热错杂而成,故加寒热平调之黄连、干姜,变和解少阳之剂而为调和肠胃之方。后世师其法,随证加减,广泛应用于中焦寒热错杂、升降失调诸症。湿热蕴积中焦,呕甚而痞,中气不虚,或舌苔厚腻者,可去人参、甘草、大枣、干姜,加枳实、生姜以下气消痞止呕。散结除痞,辛开(恢复脾的升清)苦降(恢复胃的降浊)。半夏为君,味苦、辛,燥,散结除痞,降逆和胃;干姜为臣,味辛性热,温中散寒除痞(辛开);黄连、黄芩味苦性寒,清降泄热开痞(苦降),寒热平调,辛开苦降,人参、大枣味甘性温,补脾气以和中,生津液,既可防黄芩、黄连之苦寒伤阳,又可制约半夏、干姜之辛热伤阴,共为佐药。炙甘草为使,补脾和中,调和诸药。同时可随证重用生姜、甘草等。

(六)胆囊炎

急性胆囊炎是胆管梗阻和细菌感染引起的炎症。其病理过程逐渐演变,病变开始时胆囊管梗阻,黏膜水肿、充血,胆囊内渗出增加,胆囊肿大。在此阶段如果能积极采取正确的治疗措施,则可使梗阻解除,炎症逐渐消退,在此基础上,大部分的组织可以恢复原来的结构,甚至不留瘢痕,这种类型在西医上分类属于急性单纯性胆囊炎。如果治疗不及时或者治疗手段不正确,病情在此基础上会进一步加重,病变波及胆囊壁全层,囊壁出现增厚,血管扩张,甚至浆膜炎症,有纤维素或脓性渗出,发展至化脓性胆囊炎。急性胆囊炎反复发作则呈现慢性炎症过程,胆囊可完全瘢痕化甚至萎缩。如果胆囊管梗阻未解除,胆囊内压持续升高,胆囊壁血管受压导致血供障碍,继而缺血坏死,演变为坏疽性胆囊炎。坏疽胆囊炎常并发胆囊穿孔,多发生在底部和颈部。全胆囊坏疽后因为黏膜坏死,胆囊功能消失,急性胆囊炎因周围炎症浸润邻近器官,也可穿破十二指肠、结肠等形成胆囊胃肠道内瘘。故急性胆囊炎初起时应极力控制其在单纯性胆囊炎阶段，予以积极治疗，控制病情。慢性胆囊炎是胆囊壁的慢性炎症，使囊壁水肿、纤维组织增生和钙化，而致囊壁中度增厚，并与周围组织发生粘连。可由结石、慢性感染、化学刺激及急性胆囊炎反复迁延发作所致。临床以持续性右上腹疼痛，伴有恶心、嗳气、反酸、腹胀和胃部灼热感为主要表现。

胆囊炎在中医学中并无其病名，应属中医之"胁痛""黄疸""肝胀""胆胀""腹痛"等范畴。此病名最早见于《内经》中，《灵枢·胀论》曰："胆胀者，胁下痛胀，口中苦，善太息。"汉唐以后，《中藏经》中有"胆实""胆热""胆虚寒"等名称，未提及胆胀。元代朱丹溪《脉因证治》引述了胆胀病名，未加论述。清代多数医家把胆胀放入胁痛中一并论述，清代又有医家提出"肝心痛"与胆胀相似。明代秦景明在《症因脉治》中对胆胀的病因病机、症状表现及治疗方药均作了阐述，是胆胀首次有论有方的记载，所列柴胡清肝饮至今对于本人仍有很大的影响，在临床用药过程中，仍具有很大的指导意义。《症因脉治·卷三·肿胀总论》中说："胁肋作痛，口苦太息，胆胀也。"此为胆胀的症状表现，其因于"肝胆主木，最喜条达，不得疏通，胆胀乃成"，其治曰："胆胀者，柴胡清肝饮"。余认为，由于生活节奏的加快，生活水平提高，多数人工作压力加大，饮食结构异常，患有胆囊炎、胃炎的人群数量也在逐渐扩大。气机郁滞致气郁化火、湿热蕴结，酿痰成瘀炼石，肝木逆脾犯胃，本为先天脾胃虚弱，受损而运化失司，损更不复。故本病病位在肝胆，与脾、胃、肾密切相关，主要病理产物为气湿痰瘀。临床患者病证病机相兼复杂，不可以偏概全，以气机阻滞、肝胆湿热、肝郁脾虚血瘀的患者较为多见。

胆的机能是以通降下行为顺，饮食偏嗜、忧思暴怒、湿热久盛等因素影响"中清不浊""通降下行"，邪气待机而作即成为慢性之疾，临床多虚实夹杂，余认为治当以疏肝利胆为本，健脾和胃为辅，并因人制宜，辨证论治，适当佐以其他治则治法，以达到治疗目的，下面分别详述之。①疏肝利胆为本：《内经》云："六腑以通为用。"慢性胆病多因情志郁怒伤肝，或过食肥甘，化生湿热，而致肝胆疏泄失司，气病及血，久病入络，郁于胆腑而致。余认为，治以通降下行为顺。通利之法可使腑气通顺，缓解疼痛。如肝郁气结证，《素问·病能论》曰："……此人者数谋略不决，故胆虚气上溢，而口为之苦。"《灵枢·五邪》说："邪在肝，则两胁中痛。"肝脉布于两胁，胆附于肝，其脉亦循于胁。治疗胆病应做到利胆勿忘疏肝，通利兼顾气血阴阳，从而使利而不伤，补而不滞，刚柔并用，缓解病情。肝主疏泄，性喜条达，思虑不断，情志不舒，肝失条达，胆失疏泄，使胆汁上逆而发为口苦，症见胁肋胀痛，或左或右，或两胁均痛，部位走窜不定，甚则引至胸背肩臂，发病轻重每与情志因素有关，或伴有胸闷不适，嗳气频作，恶心。妇女可兼见乳房胀痛，舌质红或质黯，苔白或白腻，脉弦或弦细。治以疏肝利胆，理气解郁。使郁结的肝气得疏，胆液通降下行，得以气机调和。又如肝胆湿热证，治以通导腑气、疏通气血、理气开郁，清化湿热，使腑气通、气血和，热清湿化，达到气机调和的目的，使病证得以康复。临床常选用柴胡、金钱草、白芍、枳壳、元胡、佛手、丹参、陈皮、炒莱菔、紫苏等。②健脾和胃为辅：《素问·至真要大论》的"风气大来，木之胜也，土湿受邪，脾病生焉"，《素问·玉机真脏论》的"故风者，百病之长也……弗治，肝传之于脾"，及《难经·七十七难》与仲景所言之"见肝之病，知肝传脾"等，所论皆为一辙。饮食不节、寒温不适、精神因素等均可引起肝失疏泄，气血郁积胆腑和湿热郁积中焦，必影响胆的"中清"与"通降"，胆腑通降失司，胆汁结聚不通，气机不畅，致肝气郁结，肝胆与脾胃同属中焦，生理上"胆随胃降，胃随胆升"，肝胆气逆最易犯胃恶脾，造成肝木乘脾、肝郁脾虚或胆胃不和。脾失健运则生湿，脾气虚弱、中气不足则食少神倦，脾虚失运，则大便不实、血虚不荣，故面色萎黄或不华。肝气横逆中焦，痰火湿食互阻，脾胃运化失司，肝气郁结、胆气不通则时痛，且反复发作，肝气久郁化火，湿热蕴积胆道而见胆胀诸症。胆囊炎患者以胃部不适、饱胀、嗳气等求治者甚多，用药每兼以理气和胃，一方面能改善症状，一方面能纠正泻药"苦寒碍胃"之弊，舌淡、脉濡细，为气血俱虚之征。治宜疏肝利胆、健脾和胃，方用逍遥散合参苓白术散加减，酌加茵陈蒿、金钱草利胆化湿。在疏通肝胆的同时，佐以健脾和胃之品，若脘胀纳呆或兼便稀、完谷不化、面黄少华、舌淡苔白，可加炒山药、补骨脂。阳虚者加吴茱萸、炮姜温运中阳；湿浊内盛，苔白腻者加白蔻仁化湿降浊；右上腹痛甚者可加郁金、延胡索理气止痛。常用药物：白术、白芍、党参、茯苓、鸡内金、元胡等。③佐以逐瘀之法：余认为当"辨证治瘀"，即瘀有不同，当分证处之。因热而瘀者，要清热泻火以逐瘀，酌加栀子、黄芩等清凉之品；因湿而瘀者，要利湿以逐瘀，酌加滑石、泽泻、车前子等；因气滞而瘀者，要理气开结以逐瘀，酌加佛手、砂仁，木香等理气之品；因血滞而瘀者，活血以逐瘀。气血相关，气滞则血瘀，不通则痛，胆囊炎的治疗中，配用活血化瘀药有助于气滞的改善和胆系功能的恢复，故每方必配川芎、姜黄、郁金，赤芍。姜黄有活血行气止痛之效，郁金有利胆和血止痛之功，川芎功能行气和血、化瘀止痛。亦可加丹参等以协同增效。此外，余认为，湿热病邪，除之务尽；湿热之邪，其性黏腻，缠绵难愈。若遇口苦黏腻，舌红苔黄腻，尿黄热不爽，必须在疏肝利胆、清热化湿方药中加茵陈蒿、虎杖、滑石，同时用苍术、黄柏以清热燥湿，对消退黄腻苔效果较好。可酌加生大黄、生首乌，以求大便通利，小便增多，使湿热病邪有下泄之机。临床中当根据胆病的寒热错杂、胆气郁滞，或气血不和、痰瘀阻络，气机升降失利，胆失通降，胃失温煦等常见证，辨证论治，分别用平调寒热、通降气机、调和气血、化瘀通络、疏通胁络、分化痰瘀、祛湿泄热、宣畅气机等法。④临证总结，应牢记扶正固本：胆囊炎之发病，虽多由气郁湿热痰瘀阻滞肝胆，致疏泄失常，但余在辨证诊治过程中，始终强调人体之本——脾胃的重要性。任何疾病影响到脾胃，都会伤及正气，导致全身机能的失调。治疗时，若忽略了对脾胃的保养保护，轻者导致脾胃的慢性伤害，重者会造成脾胃的急性、不可逆性的损伤。且肝胆脾胃，两脏两腑其位相邻，其脉相通，故余强调肝胆与脾胃结构、生理功能、致病转归与治疗等都有极为密切的关系，谓"木得土以培之，土得木之助而达之"。余在辨证论治时，无论运用何种治法，都时刻顾护脾胃，益气健脾、和胃扶正，正气抗邪，助药物发挥其作用，脾胃得缓缓资助健旺，使人体在自身机能恢复的同时抗邪外出。

另应注重疏肝利胆，重视清热利湿导滞之法：胆囊之病发生多因邪毒犯肝，或嗜酒虫积结石，或情志久郁等，皆能致邪壅肝胆、气机滞郁而生湿化热，湿阻气机，热耗阴血，胆汁不利，脉络不畅，失于排泄，出现一系列症状，如胁痛胀满、口苦咽干，或见肩背酸沉、大便不畅或黏腻，或秘结，苔黄腻等。早期多以实证、热证为主，后期多以虚实相兼而并存持续于相关病程中。故余非常重视"湿热之邪"在本病发病过程中的作用。治疗时，针对胆囊炎本身，应用疏利肝胆之法的同时，尤善加强清热利湿导滞之法的使用，使阻遏肝胆经脉之邪出有其路。

余认为，慢性胆囊炎常因患者不够重视，失治久延，邪滞胆囊，胆汁失利，开寻旁路，舒缩无能，久则气机壅滞，气郁碍血，脉络瘀阻，日久伤及血分，不通则痛；肝胆经脉失养，不荣则痛。故于治疗中，余亦重视理气活血化瘀之法的应用，理气则气道通，活血化瘀则血路畅，体内各种邪气自然顺行而出。但久病之人或素体虚弱者不耐攻伐，故用药需力缓，缓则徐徐祛病，正气得复。在治疗方面，余擅长以疏肝理气、清热利湿、益气健脾活血为法，在具体临证之时，根据患者虚实表现进行适当化裁兼顾。善用柴胡，专入肝胆，疏肝解郁而止胁痛；金钱草，善清肝胆之火，除下焦湿热，亦能利尿通淋，排石解毒，助柴胡疏肝利胆，导火热下行从小便出；茯苓与焦白术、鸡内金合用以扶植脾胃，建一身之本；姜黄、白芷、威灵仙配伍疏通筋脉之品，治气燥湿且腹胁肩背疼痛；用大黄涤荡胃肠湿热，清除燥结、积滞，又能清热解毒、凉血止血、利胆退黄，与理气行气利湿之枳壳、香橼、佛手、砂仁、槟榔配伍以因势利导；赤芍、当归、川芎，配伍姜黄，以活血祛瘀不伤正，故旧血去，新血生；瘀血较重者，酌加三棱、莪术、牛膝、土鳖虫；气郁化火伤阴者，则酌加黄芩、栀子、沙参、石斛等；若见胃失和降者，则酌加藿香、佩兰、代赭石等；若湿热较重，大便黏腻不爽，酌加黄连、栀子、黄柏；睡眠不佳者，酌加夜交藤、合欢花等。余临证之时尤善通过舌诊脉诊资料进行细致分析，对于本病的病因病机，余多侧重素体之虚，气郁之滞，湿热之留，瘀血之停。当然，本病患者多日久为病，肝阴亏损，累及于肾，病机复杂，虚实夹杂。对于本病的治疗，余多以疏肝理气、健脾祛湿活血为法，在此基础上做适当加减变化，治法治则灵活裁剪，重视因势利导；加强对患者的思想疏导教育，给予正确的生活方式引导，以配合中药更有效地发挥作用。

（七）胆石症

胆囊结石、肝外胆管结石与肝内胆管结石统称为胆石症，是肝胆疾病中最常见的一种，其主要临床表现为：中右上腹饱闷感，嗳气及腹胀，如伴有感染或结石转动、嵌顿，临床可出现右上腹痛，绞痛，发热，黄疸等。

胆石症属于中医学"肝胀""胆胀""胁痛""黄疸""癖石"等病症的范畴。其急性发作常伴有恶寒、发热、恶心、呕吐、食欲不振，或出现黄疸等症状。慢性者常时发肝区或右上腹疼痛、口苦、泛恶、纳呆等。余认为其病位虽在胆，但与肝、脾、胃的关系甚为密切。笔者认为，胆石症日久必然引起湿热内蕴，从而诱发胆囊炎。胆石症与胆囊炎两者关系密切、互为因果，究其病因，无外乎七情所伤、饮食不节、外邪侵袭，而肝郁气滞、胆枢不利、湿热郁结中焦则为其发病的病机关键。胆石症临床表现以胁痛最为多见，多由肝气郁结、湿热内蕴、瘀痰阻络等引起。《诸病源候论》有："邪气乘于胸胁，故伤其经脉，邪气与正气交搏故令胸胁相引而急痛也。"提出该病的发生与肝、胆经有关。胆附着于肝，为"中精之腑"，也是六腑之一，与肝相表里，贮藏排泄胆液。胆液为肝之阴精生化聚成，生理功能以通行下降为顺，胆腑清利则肝气条达，脾胃健运，三焦通畅。胆汁的贮藏、排泄为肝之疏泄功能加以调节，肝的疏泄功能亦包括胆液的疏通畅泄。所以说肝与胆在生理上密切相联，发生病理改变如胆石症、胆囊炎时，更应调节肝脏的正常疏泄功能，防止胆石症、胆囊炎的发生和形成。胆石症虽病位在胆，病之源却在肝。若肝的疏泄功能失常，就会影响胆汁的分泌和排泄，而胆汁排泄不畅，亦会影响肝的疏泄，胆病应从肝论治。中焦脾胃为气机之枢，但脾胃的升降运动亦有赖于肝胆之气的疏泄，脾无肝胆不能升清，胃无肝胆不能降浊。因此脾胃有病可以影响肝胆，肝胆功能失调亦可以影响脾胃，脾气健运则消化吸收功能良好，如脾失健运，则消化吸收功能减弱，临床上胆石症病人常出现食少、腹胀，都是影响了脾的运化功能，失其健运所产生的后果。

故余治疗胆石症，总结以下数法。①疏法：即疏利肝胆。主要适用于肝郁气滞、胆汁分泌不畅，临床见症有上腹胀痛或隐痛、痛引肩背部、嗳气、纳呆、体倦，精神抑郁则加重者，以加味疏肝散合逍遥散加减，常用药物有柴胡、佛手、砂仁、川楝子、延胡索、枳实、郁金、赤芍等。②清法：即清利湿热、解毒法。主要适用于肝胆湿热、热重于湿者，症见寒热往来、黄疸、口干口苦、呕吐胆汁、舌苔黄腻、脉弦滑数，方以龙胆泻肝汤为主，常用药物有龙胆草、茵陈蒿、黄芩、栀子、连翘、虎杖、金钱草等。③通法：即通腑排石法。适用于胆经郁滞，有积有形，症见寒热往来、右胁掣痛加剧、有明显放射性痛、口干口苦、呕吐胆汁、大便干燥艰难、小便黄短、舌苔黄腻、脉弦滑数，方以大柴胡汤合承气汤为主，常用药物有柴胡、枳实、厚朴、大黄、三棱、莪术、皂角刺等，增加排便次数，保持腑气通畅，以利于排石。④疏利肝胆法：肝胆疏泄功能失常是胆结石的基本病机，《灵枢·本脏》称"肝之余气，泄于胆，聚而成精"。胆汁由肝之精气所化生，胆汁的化生和排泄由肝的疏泄功能控制和调节。肝之疏泄功能失常，必定会影响胆汁的分泌与排泄，而形成胆道疾病。肝胆互为表里，有经脉相互络属，胆病常波及于肝，胆汁排泄不畅，会影响肝之疏泄，肝胆互为影响。故疏利肝胆对于胆石症的治疗显得尤为重要。临床上余常用大柴胡汤加减：柴胡、黄芩、枳实、厚朴、法半夏、白芍、生大黄、金钱草，有黄疸者加茵陈蒿，热盛者加银花、虎杖、蒲公英，伴恶心呕吐者加陈皮、生姜、黄连等。⑤健脾祛湿法：中医认为，脾的升清功能有赖于肝胆的疏泄功能，因"见肝之病，则知肝传脾，当先实脾"，故"务必先安未受邪之地"。巢元方《诸病源候论》强调："凡诸胆病，皆有饮食过度，醉酒劳伤，脾胃湿热所致。"脾虚失其健运之能则水湿内蕴，日久积湿生热，火热熏蒸，煎熬胆汁，聚而为石。余认为素体内湿盛者，肝胆失疏，湿浊内聚，或又感外湿而致本病者，病位虽在肝胆，却因脾湿内盛，湿阻中焦，气机升降失调而影响肝的疏泄、胆的通降。《素问·至真要大论》云："诸湿肿满，皆属于脾。"阐明了湿邪与脾胃之间的关系。临床用药每以白术、茯苓同用以加强健脾燥湿扶正之功，同时结合患者体质强弱、寒热的不同随证加减，如患者年老脾弱，则以人参、甘草、大枣等健脾扶正药为先；如患者体质偏寒，则在上方基础上加姜、附等温胃散寒、理气止痛。⑥通泄胃腑法：胆为六腑之一，"六腑以通为用"，"腑病以通为补"，胆气以下行通降为顺。且胆随胃降，若胃失和降，必然会影响胆汁的排泄，胆汁淤滞日久，就会聚而成石；反之，胆失通降，又可胆气犯胃，胃气不降，从而腑气不畅。通过通泻胃腑而助胆气通降，胆胃协和使胆木疏泄，升降正常，上腹疼痛、口苦、呕吐等症可自行消除，由此可见胃气通降与否在本病的治疗中起着很重要的作用。余认为，通泻胃腑这一治则，适用于胆石症的急性发作期、病程短、症状典型的病人。临床上余常用生大黄、枳实、槟片等通腑降气之品，保持大便每日 1～2 次，有利于胆汁排泄通畅，对控制临床症状、减少急性发作有着重要意义。⑦养阴之法：胆石症日久多见阴虚，因此治疗当以养阴为法。临床用药，每于方中加太子参、黄芪相伍为用，太子参味甘微苦，补气生津，黄芪补气升阳，以助阴生，乃"善补阴者必于阳中求阴，则阴得阳升而泉源不竭"之意。对于肝阴不足严重者，重用养阴益气之品，如南北沙参、石斛等；对于肝胆气郁型的胆结石，余应用理气药时亦考虑到理气药多辛温苦燥，易耗气伤阴，所以用量较小，多辅以养阴药，临床观察，确有良效。⑧理中之法：灵活运用"见肝之病，知肝传脾"之医理，理中之法即体现了"务必先安未受邪之地"的防治原则，故临床用药每以茯苓、焦术同用，达到健脾之功效。临床一些患者素体内湿较盛，加之肝胆失疏，故湿浊内聚，病位虽在肝胆，却因脾湿内盛、湿阻中焦，气机升降失调而影响肝的疏泄、胆的通降。此类患者有右上腹胀痛连及右肩、脘腹痞满不适、恶心呕吐、舌苔厚腻等症，此乃由于脾虚运化水湿功能失司而引起。对于此类病人，遣藿香、佩兰同用，以利湿健脾。若病人纳食不香，还可用山楂、神曲、麦芽、炒莱菔以健脾消食，疗效甚著。⑨辨证施治，不拘一法：疏法与清法共用以达疏肝利胆、清热化湿之效。肝主疏泄，体阴用阳，肝气失于条达，阻于胁络；湿热蕴结于肝胆，肝经失和、胆不疏泄为本病的常见病机。胆石症应着眼于肝胆，结合肝胆的功能特点，在治疗上应根据"痛则不通""通则不痛"的理论，治法上疏法、清法共用，相得益彰。余在胆石症的临床治疗观察中发现，肝胆气郁、湿热蕴结在 50 岁以下青壮年人群中最为多见，治疗须以疏、清为主。疏肝理气则肝胆气机升降正常，胆汁排泄畅达，配以甘凉滑利之药，以清热化湿，疗效甚著。养阴与理中之法共用，以达养阴柔肝、健脾理中之效。肝主营血和阴液，具有滋养肝体、涵养肝阳、化生胆液等作用。故阴血亏损、不能濡养肝胆而致胆石症在临床上也较为常见。余根据临床观察发现，肝阴不足尤以 50 岁以上中老年人多见。究其原因，多为胆石症过用、妄用辛燥苦寒之药，劫伤肝阴，克伐脾胃，导致脾胃虚弱；或久病大病之人，反复发作，累及于肝、损伤肝体、耗伤阴血，或年老体衰、肝体虚弱、阴血不足；治疗时须以养固为主，辅以通法，养阴柔肝，健脾和血通络，恢复肝脏的正常功能，防止胆石症的再生或复发。由临床观察可知，胆石症的形成缘于肝胆疏泄失常，气机阻滞，升降失司，郁结成石，治法宜疏。胆为腑，六腑以通为顺，胆石症的治疗尤以通为重，疏通可使气机畅行，升降有序，胆汁循其常道，结石即可排出。因此，在胆石症的治疗中，应根据寒湿热邪及气滞血瘀轻重不同的临床表现，以疏泄通导为大法，以大黄、枳实通腑为主药，注重调理脏腑功能，灵活运用清热利湿、祛寒行滞、活血行瘀、通腑散结之法，密切结合脏腑之间的相互关系，以机体的整体观念为主导，正确辨证和灵活掌握、施治、遣方、用药，方能提高胆石症的临床疗效。通过临床对胆石症的治疗，余体会到必须将西医的辨病与中医的辨证有机地结合起来，严格掌握适应证，以及排石时机，选择适宜的方案。整个治疗过程为解郁、化瘀、排石。

综上所述，肝位于右胁，主疏泄，性刚强，喜条达而恶抑郁；又主藏血，具贮藏和调节血液的功能；开窍于目。肝病常见的证候有肝气郁结、肝火上炎、肝阴不足、肝血亏虚、瘀血阻络等。胆为六腑之一，内寄相火，因其内藏精汁，又称奇恒之腑，其气以通降为顺，有助胃腐熟水谷之功。胆病常见的证候有胆腑郁热、胆腑气滞、胆内结石等。胆附于肝，与肝相表里，胆管起源于肝，胆液为肝之余气，足厥阴肝经与足少阳胆经相通，所以肝胆疾病密切相关，胆病可以及肝，肝病可以及胆，亦可致肝胆同病，发为肝胆气郁、肝胆湿热等证。肝胆证候以实证多见。肝木疏土，肝随脾升，胆随胃降，肝木生于肾水，长于脾土，故肝胆病与脾、胃、肾等脏腑关系密切，临床证候如肝脾不调、肝肾阴虚、胆胃郁热等即属之。

肝胆系统疾病病因复杂，病机变化多端，余经临床四十余载经验总结，创立以肝脾论治疗肝胆系统疾病的治疗方法，运用阴阳辨证、五行制约辨证、经络循行传变、黑箱与白箱辨证思维等方法，临床通过以人定法、以法定方的大原则，灵活使用经方，时方与验方相结合，用之于临床，疗效颇佳。现将余治疗肝胆系统部分验案加以总结，荟萃分析，简述如下，以飨读者。

各论 >>>>>

第一篇

肝 病 篇

第一节　慢性乙型病毒性肝炎

一、肝郁脾虚证

病案一：肝郁脾虚兼肝阴不足证

孙某，女，56 岁。

首诊时间：2012 年 3 月 16 日。

主诉：口干口苦 2 月余，加重 1 周。

现病史：患者 2 月前因情绪激动出现口干、口苦，两胁肋部有所不适，但未予以系统治疗。1 周前，无明显诱因出现症状加重，为求中西医结合系统治疗，遂至我院就诊。该患者面色晦暗，形体消瘦，神疲肢倦，口干、口苦，晨起尤甚，两目干涩，便溏，1 次 / 日。舌质紫暗，体胖，边有齿痕，脉弦滑。

辅助检查：① HBV-DNA 定量测定：1.0×10^3 Iu/mL；②肝炎病毒学检测提示：HBeAg（+）、HBcAb（+）、HBsAg（+）；③腹部彩超提示：符合胆囊炎声像；肝血管瘤。

【辨证分析】肝与脾的生理联系，主要表现在疏泄与运化相互为用、藏血与统血相互协调的关系上，在疏泄功能方面表现尤为显著。肝主疏泄，调畅气机，协调脾胃升降，脾气健旺，运化正常，水谷精微充足，气血生化有源，肝体得以濡养而使肝气冲和条达，有利于疏泄功能的发挥。若肝失疏泄，则会引起脾的运化功能失常；若脾失健运、气机郁滞，亦会影响肝气的疏泄。本病因脾气虚弱、清阳不升，不能运达全身，致使精微下注而见便溏、神疲肢倦。《素问·阴阳应象大论》有云："清气在下，则生飧泄。"肝开窍于目，木克脾土，气血运化失常，肝郁化热，热灼阴津致使肝阴不足而出现两目干涩；肝郁久化热，脾虚生湿，湿热互结于肝胆，致使口干口苦。舌脉均为肝郁脾虚之象。

中医诊断：胁痛（肝郁脾虚兼肝阴不足证）。

西医诊断：1.慢性乙型病毒性肝炎。

　　　　　2.胆囊炎。

　　　　　3.肝血管瘤。

治法：疏肝健脾，化瘀解毒。

方药：柴　胡15克　　黄　芪30克　　太子参15克　　炒白术20克

　　　薏苡仁30克　　苍　术20克　　佛　手15克　　砂　仁15克

　　　紫苏子15克　　补骨脂20克　　肉豆蔻15克　　诃　子15克

　　　炙鳖甲15克　　连　翘15克　　夏枯草20克　　板蓝根15克

　　　7剂，日1剂，水煎300毫升，早晚分服。

二诊：患者服上药后归来复诊，自诉既往有腰椎间盘突出病史，自觉有左耳耳鸣、腰痛等症状，上方加入煅龙骨30克，煅牡蛎30克，灵磁石30克，以平肝潜阳、收敛固涩。患者四肢倦怠感有所缓解，大便有所好转，故减去补骨脂、肉豆蔻、诃子。

方药：柴　胡15克　　黄　芪30克　　太子参15克　　炒白术20克

　　　佛　手15克　　砂　仁15克　　紫苏子15克　　炙鳖甲15克

　　　夏枯草20克　　板蓝根15克　　薏苡仁30克　　苍　术20克

　　　灵磁石30克　　煅龙骨30克　　煅牡蛎30克　　连　翘15克

　　　7剂，日1剂，水煎300毫升，早晚分服。

三诊：患者本次服药后口干口苦症状明显减轻，偶胃脘隐痛，故嘱患者于早晚饭半小时后服药。大便1～2次/日，手足心热，两目干涩。舌质暗红、少津、裂纹，脉沉弦。系虚热上乘、阴津耗伤，上方去夏枯草、板蓝根，加入牡丹皮15克，生地15克，赤芍15克，秦艽15克，以清虚热而不伤阴津。

方药：柴　胡15克　　黄　芪30克　　太子参15克　　炒白术20克

　　　薏苡仁30克　　苍　术20克　　紫苏子15克　　炙鳖甲15克

　　　佛　手15克　　砂　仁15克　　连　翘15克　　灵磁石30克

　　　煅龙骨30克　　煅牡蛎30克　　牡丹皮15克　　生　地15克

　　　赤　芍15克　　秦　艽15克

　　　14剂，日1剂，水煎300毫升，早晚分服。

四诊：患者服上药后口干、口苦症状基本消失，改饭后服药则胃隐痛症状明显缓解。手足心热、两目干涩症状明显缓解。

继服上药20剂，病情明显好转，随诊一年，患者疗效显著，病情稳定，未见反复。

病案二：肝郁脾虚兼湿热蕴结证

沈某，男，31岁。

首诊时间：2011年9月18日。

主诉：两胁肋部胀痛，伴乏力、嗜睡3个月。

现病史：患者3个月前饮酒后出现两胁肋部胀痛，伴乏力、嗜睡等症状，曾口服水飞蓟、阿拓莫兰，静点甘利欣、肝复肽等药物，然疗效并不明显。现为求中西医结合系统治疗，遂至我院就诊。患者现面色萎黄，形体适中，两胁肋部胀痛，伴有乏力、嗜睡。胆囊区不适，尤以食鸡蛋、油腻性食物后加重。舌质暗红，边有齿痕，少许白腻苔，脉弦。

既往史：自诉血压低。

辅助检查：①肝炎病毒学检测提示：HBsAg（＋）、HBeAg（＋）、HBcAb（＋）、pres1（＋）；②HBV-DNA 定量测定：5.0×10^7 Iu/mL；③生化：ALT 445U/L，AST 169U/L，GGT 189U/L，TBIL 20.20μmol/L，DBIL 7.20μmol/L；④腹部彩超提示：肝轻度弥漫性改变，脾略大，胆囊壁粗糙。

【辨证分析】肝脾病变在病理上相互影响。若肝失疏泄，气机郁滞，易致脾失健运，形成精神抑郁、胸闷太息、纳呆腹胀、肠鸣泄泻等肝脾不调之候。脾失健运，也可影响肝失疏泄，导致"土壅木郁"。《灵枢·经脉》云："足厥阴之脉，抵少腹，属肝，络胆，上贯膈，布胁肋。"两胁为气机升降之路，气滞于内，则出现两胁胀痛；湿阻于内，湿热郁蒸于胆，胆汁疏泄不利，致使胆囊区不适，尤以食鸡蛋、油腻性食物后加重；脾失健运，水谷精微不足，生化无源，不能上升清窍，故见神疲乏力、嗜睡。舌、脉均为脾虚湿盛之象。

中医诊断：胁痛（肝郁脾虚兼湿热蕴结证）。

西医诊断：1.慢性乙型病毒性肝炎活动期。

2.胆囊炎。

治法：疏肝健脾，解毒燥湿。

方药：柴　胡 15 克　　黄　芪 20 克　　炒白术 20 克　　苍　术 20 克

佛　手 20 克　　紫苏子 20 克　　连　翘 20 克　　板蓝根 20 克

五味子 20 克　　甘　草 10 克　　泽　泻 20 克　　猪　苓 20 克

金钱草 30 克　　郁　金 20 克　　鸡内金 20 克

14 剂，日 1 剂，水煎 300 毫升，早晚分服。

二诊：患者服上药后两胁部仍有不适感，体力有所恢复，遇凉后胃脘不舒，加白豆蔻 20 克、厚朴 20 克以温中行气，去薏苡仁、砂仁。

辅助检查：肝功（2013 年 10 月 7 日）：TBIL 25.90μmol/L，DBIL 9.10 μmol/L，IBIL 16.80μmol/L，ALT 81.00U/L，AST 52.00 U/L，GGT 181.00U/L。

方药：柴　胡 15 克　　黄　芪 20 克　　炒白术 20 克　　苍　术 20 克

佛　手 20 克　　紫苏子 20 克　　连　翘 20 克　　板蓝根 20 克

五味子 20 克　　甘　草 10 克　　泽　泻 20 克　　猪　苓 20 克

金钱草 30 克　　白豆蔻 20 克　　厚　朴 20 克

30 剂，日 1 剂，水煎 300 毫升，早晚分服。

三诊：服药后两胁不适感有所减轻，胃部及胆囊区不适感缓解，故减去郁金、鸡内金；劳累后眼部充血，于上方中加入生牡蛎 30 克以平肝潜阳，神曲 10 克、陈皮 10 克以助理气健脾；同时嘱其注意休息，避免过劳以助平肝理气。

方药：柴　胡 15 克　　黄　芪 20 克　　炒白术 20 克　　厚　朴 20 克

苍　术 20 克　　佛　手 20 克　　紫苏子 20 克　　白豆蔻 20 克

连　翘 20 克　　板蓝根 20 克　　五味子 20 克　　甘　草 10 克

泽　泻 20 克　　猪　苓 20 克　　金钱草 30 克　　陈　皮 10 克

生牡蛎 30 克　　神　曲 10 克

30 剂，日 1 剂，水煎 300 毫升，早晚分服。

四诊：患者服上药后眼部充血缓解，时有右胁肋不舒，食欲不佳，去陈皮后加焦山楂 15 克、炒麦芽 15 克以增其消食导滞之功，胆囊区不适感消失，去金钱草。

方药：柴　胡 15 克　　黄　芪 20 克　　炒白术 20 克　　厚　朴 20 克

苍　术 20 克　　佛　手 20 克　　紫苏子 20 克　　白豆蔻 20 克

连　翘 20 克　　板蓝根 20 克　　五味子 20 克　　甘　草 10 克

泽　泻 20 克　　猪　苓 20 克　　焦山楂 15 克　　炒麦芽 15 克

生牡蛎 30 克　　神　曲 10 克

15 剂，日 1 剂，水煎 300 毫升，早晚分服。

五诊：患者服药后各症状均有明显好转，续服上方 10 剂。

随诊半年，病情稳定，未见反复发作。

【按语】

以上 2 个病案同属"胁痛"中肝郁脾虚范畴。余经多年经验认为，肝郁脾虚是该病的一个重要致病因素，治疗过程中当以疏肝健脾为要，贯穿始终。然病案一属肝郁脾虚兼有阴虚证范畴。肝失疏泄，郁而化热，热灼阴津，故手足心热、口干、两目干涩；郁乘脾土，脾虚生湿，湿热互结于胆，故口苦；湿热郁久化毒，发而为病。故治疗主以疏肝健脾为要，酌以化瘀解毒为佐。方中骨脂、肉蔻、诃子温肾固涩、涩肠止泻；焦山楂、炒麦芽、焦神曲、陈皮、鸡内金、菜菔子用以消食导滞；炙鳖甲、连翘、夏枯草、板蓝根化瘀解毒；焦术、薏苡仁、苍术、砂仁以健脾燥湿、补气利水；柴胡、佛手、苏子疏肝解郁、理气和中；黄芪、太子参以补气生津。素体肾虚，或久病耗伤，或劳欲过度，均可使精血亏损，导致水不涵木，肝阴不足，络脉失养，不荣则痛，而成胁痛。正如《金匮翼·胁痛统论》所说："肝虚者，肝阴虚也，阴虚则脉绌急，肝之脉贯膈布胁肋，阴虚血燥则经脉失养而痛。"病案二属肝郁脾虚兼湿热蕴结证范畴。肝郁而化热，脾虚而生湿，湿热蕴结，熏蒸肝胆，故出现胆囊区不适，食肥甘厚味反助湿热之力，故尤以食鸡蛋、油腻性食物后加重。故治疗施以疏肝健脾、燥湿解毒之法。方中除病案一中所共有药外尚加入金钱草、郁金、鸡内金以利胆除湿，解郁清心。余认为在疾病急性期当急则治其标，故在服饮中药的同时当配以天晴甘美、赛升、多烯等西药静点以保肝降酶、提高免疫力。疾病后期多见气阴亏虚，故还要注意顾护脾胃，扶助正气。以上 2 例患者方中同有柴胡、焦术、佛手、砂仁、苏子，共施以疏肝理气、健脾燥湿，在治疗过程中辨证论治，量体裁衣，疗效显著。

二、肝胆湿热证

病案一：肝胆湿热兼脾气亏虚证

李某，男，39 岁。

首诊时间：2013 年 2 月 21 日。

主诉：口干口苦伴疲劳乏力 4 年余。

现病史：患乙肝"大三阳"，口服阿德福韦酯 4 年余，口服抗纤维化药物，病情未见好转，反复发作，为求中西医结合系统治疗，遂来黑龙江中医药大学附属第一医院就诊。患者现症见：面色晦暗，形体适中，口干口苦，厌油腻，疲劳乏力，纳差，右侧腰部疼痛，活动后加重，食后胃脘胀满不适，大便尚可。舌质暗红，体胖，边有齿痕，苔黄腻，脉沉滑。

辅助检查（2014 年 2 月 18 日　佳木斯传染病医院）：① HBV-DNA 定量测定：正常；②肝炎病毒学检测提示：HBeAg（+）、HBcAb（+）、HBsAg（+）；③腹部彩超提示：肝回声增强略粗，胆囊壁不光滑；④肝功：TBIL 49.90μmol/L，DBIL 9.10μmol/L，IBIL 36.80μmol/L。

【辨证分析】李东垣云："内伤脾胃，百病由生。""百病之源，皆因饮食劳倦，胃气元气解散，不能滋养百脉，灌溉脏腑，卫护周身所致也。"又云："元气之充足，皆由脾胃之气无所伤，而元气亦不能充，而诸病之所由生也。""胃气一虚，耳、目、口、鼻俱为之病。""四季脾旺不受邪"，脾胃一旦虚弱则诸病丛生。因此"治脾胃即所以安五脏"。如人参、党参、黄芪、白术、茯苓、扁豆、薏苡仁、山药、甘草等药均有提高机体特异性免疫功能的作用。然余经多年出诊经验积累，认为现阶段疾病应重在调肝脾。脾虽为后天之本，但肝为万物疏泄之源，二者相互制约。肝失疏泄，气机郁滞，易致脾失健运，形成精神抑郁、胸闷太息、纳呆腹胀、肠鸣泄泻等肝脾不调之候。脾失健运，也可影响肝失疏泄，导致"土壅木郁"之证；或因脾虚生湿化热，湿热郁蒸肝胆，而致口干口苦，厌食油腻。气机郁阻中焦，气不上乘，故出现食后胃脘胀满、疲劳乏力、纳差等症。故治疗上当以疏肝健脾为主，随证佐以他法相辅。

中医诊断：胁痛（肝胆湿热兼脾气亏虚证）。

西医诊断：慢性乙型病毒性肝炎。

治法：疏肝健脾，清热解毒。

方药：

柴　胡 15 克	黄　芪 20 克	炒白术 20 克	薏苡仁 30 克
苍　术 20 克	连　翘 20 克	板蓝根 20 克	陈　皮 15 克
焦山楂 15 克	炒麦芽 15 克	焦神曲 15 克	太子参 15 克
泽　泻 20 克	猪　苓 25 克	丹　参 15 克	金钱草 30 克
鸡内金 15 克	水飞蓟 20 克	田基黄 20 克	炙鳖甲 15 克

15 剂，日 1 剂，水煎 300 毫升，早晚分服。

二诊：患者服上药后食欲有所改善，但偶有恶心，仍有口干口苦感，加藿香 15 克，佩兰 15 克以芳香化湿止呕。

辅助检查：肝功检查示 TBIL 36.10μmol/L，DBIL 9.00 μmol/L，IBIL 27.10 μmol/L。

方药：

柴　胡 15 克	黄　芪 20 克	炒白术 20 克	薏苡仁 30 克
苍　术 20 克	连　翘 20 克	板蓝根 20 克	陈　皮 15 克
焦山楂 15 克	炒麦芽 15 克	焦神曲 15 克	太子参 15 克
泽　泻 20 克	猪　苓 25 克	鸡内金 15 克	水飞蓟 20 克
田基黄 20 克	炙鳖甲 15 克	丹　参 15 克	金钱草 30 克
藿　香 15 克	佩　兰 15 克		

16 剂，日 1 剂，水煎 300 毫升，早晚分服。

三诊：患者诸症好转，恶心症状明显减轻，口干口苦症状好转，食欲尚可。

辅助检查：自诉肝功指标均有所下降，去田基黄、水飞蓟。

方药：

柴　胡 15 克	黄　芪 20 克	炒白术 20 克	薏苡仁 30 克
苍　术 20 克	连　翘 20 克	板蓝根 20 克	陈　皮 15 克
焦山楂 15 克	炒麦芽 15 克	焦神曲 15 克	太子参 15 克
泽　泻 20 克	猪　苓 25 克	丹　参 15 克	金钱草 30 克

鸡内金 15 克　　　藿 香 15 克　　　佩 兰 15 克

20 剂，日 1 剂，水煎 300 毫升，早晚分服。

四诊：患者服药后诸症基本好转，守上方巩固疗效，续服上药 15 剂。

嘱咐患者忌食腥、辣、油腻之品，注意休息、控制情绪。

随诊一年半疗效显著，未见病情反复发作。复查肝功能趋于正常，病毒得以抑制。

病案二：肝胆湿热兼肾气虚证

吴某，男，48 岁。

首诊时间：2012 年 1 月 15 日。

主诉：右胁肋部疼痛 4 月余，伴心烦易怒 3 天。

现病史：患者 4 月前因情绪过于激动出现右胁肋部疼痛，自行口服柴胡疏肝散等药物，症状有所缓解。3 天前该患者症状反复，为求中西医结合系统治疗，遂求诊于我院。患者现右胁肋部疼痛、情绪变动时加剧，心烦易怒，腰酸，腹胀，小便黄，口干口苦，阴囊潮湿，咽痛，大便不成形，1 次 / 日。舌质暗红，体胖，边有齿痕，苔白腻，脉沉滑。

既往史：慢性咽炎病史。

辅助检查：① HBV–DNA 定量测定 <1.0 × 10³ Iu/mL；②肝炎病毒学检测提示：HBsAg（＋）、HBeAb（＋）、HBcAb（＋）。

【辨证分析】患者平素情绪易于激动，气机郁滞，郁久化热，脾失健运，日久湿热内蕴，故每因情绪变动时而使症状加剧。肾气亏虚，不能濡养脏腑，腰为肾之外府，失于濡养故出现腰酸，因不能化气摄水，饮邪下注故出现阴囊潮湿、大便不成形；肝郁气滞，日久生热，脾虚生湿，病久湿热蕴结熏蒸肝胆，故出现口干口苦，上逆于咽喉则出现咽喉痛。故将此病例归为肝胆湿热兼肾气亏虚之证。

中医诊断：胁痛（肝胆湿热兼肾气虚证）。

西医诊断：慢性乙型病毒性肝炎。

治法：疏肝健脾，利胆通腑。

方药：田基黄 20 克　　水飞蓟 20 克　　香　橼 20 克　　香　附 15 克

　　　木蝴蝶 20 克　　玄　参 20 克　　薏苡仁 35 克　　苍　术 15 克

　　　炒白术 20 克　　柴　胡 15 克　　板蓝根 25 克　　炙甘草 15 克

　　　连　翘 25 克　　茯　苓 15 克　　黄　芪 20 克　　土鳖虫 10 克

　　　紫苏子 15 克

　　　15 剂，日 1 剂，水煎 300 毫升，早晚分服。

二诊：患者服上药后肝区疼痛不适有所减轻，腹胀、腰酸，心烦易怒，口干，小便黄，大便可，1 次 / 日。于上方加入白茅根 20 克、益母草 20 克以清热通利小便。

方药：田基黄 20 克　　水飞蓟 20 克　　薏苡仁 35 克　　苍　术 15 克

　　　白茅根 20 克　　益母草 20 克　　柴　胡 15 克　　板蓝根 25 克

　　　连　翘 25 克　　炒白术 20 克　　茯　苓 15 克　　黄　芪 20 克

　　　土鳖虫 10 克　　紫苏子 15 克　　木蝴蝶 20 克　　玄　参 20 克

　　　炙甘草 15 克　　香　橼 20 克　　香　附 15 克

　　　15 剂，日 1 剂，水煎 300 毫升，早晚分服。

三诊：患者服药后易怒缓解，腹胀，口干，小便黄，大便稀溏，1 次 / 日，腿酸。乃气郁日久、化热伤津，故于上方去木蝴蝶、紫苏子、炙甘草、土鳖虫，加入虎杖 20 克、贯众 20 克以清热解毒、凉血化瘀。加丹参 15 克、炙鳖甲 15 克以活血消癥。

辅助检查：腹部彩超示肝脏轻度弥漫性病变、脾大（脾厚 40.2mm，长 107mm）；胆囊壁毛糙；胰腺回声略增粗。

方药：田基黄 20 克　　水飞蓟 20 克　　薏苡仁 35 克　　苍　术 15 克

　　　白茅根 20 克　　益母草 20 克　　柴　胡 15 克　　板蓝根 25 克

　　　连　翘 25 克　　炒白术 20 克　　茯　苓 15 克　　黄　芪 20 克

　　　玄　参 20 克　　丹　参 15 克　　炙鳖甲 15 克　　香　橼 20 克

　　　香　附 15 克　　虎　杖 20 克　　贯　众 20 克

　　　20 剂，日 1 剂，水煎 300 毫升，早晚分服。

四诊：患者服上药后出现口唇色淡，大便可。加黄芪 25 克、太子参 15 克以补气养阴；食油腻后不易消化，小便黄赤，加夏枯草 20 克以疏肝理气、清肝热；大便可。其余症状有所好转，故去虎杖、贯众、香橼、香附等。

方药：

田基黄 20 克	水飞蓟 20 克	薏苡仁 35 克	苍 术 15 克
白茅根 20 克	益母草 20 克	柴 胡 15 克	板蓝根 25 克
连 翘 25 克	炒白术 20 克	茯 苓 15 克	黄 芪 20 克
玄 参 20 克	丹 参 15 克	炙鳖甲 15 克	夏枯草 20 克
黄 芪 25 克	太子参 15 克		

15 剂，日 1 剂，水煎 300 毫升，早晚分服。

五诊：患者服上药后偶有右胁肋部隐痛，胃脘部堵闷，故上方加枳壳 10 克以行气宽中除胀；口干，小便黄，加黄芩 15 克、栀子 20 克，以清热利湿、凉血除烦而不伤阴津；大便可。

辅助检查：①肝炎病毒学检测显示：HBeAb（＋）、HBcAb（＋）；② HBV-DNA 定量测定：小于 1.0×10^3 Iu/mL；③生化：ChE 13143.00U/L，TG 2.60mmol/L，HDL-C 0.76mmol/L；④腹部彩超：肝脏轻度弥漫性病变；胆囊壁毛糙；胰腺回声略增粗。

方药：

田基黄 20 克	水飞蓟 20 克	薏苡仁 35 克	苍 术 15 克
白茅根 20 克	益母草 20 克	柴 胡 15 克	板蓝根 25 克
连 翘 25 克	炒白术 20 克	茯 苓 15 克	黄 芪 20 克
玄 参 20 克	丹 参 15 克	炙鳖甲 15 克	夏枯草 20 克
黄 芪 25 克	太子参 15 克	黄 芩 15 克	栀 子 20 克
枳 壳 10 克			

20 剂，日 1 剂，水煎 300 毫升，早晚分服。

患者续服上药 20 剂后症状明显好转，因日久多虚、多瘀、正气虚衰，故扶正尚需时日。随门诊治疗至今，病情稳定，未见症状加重。

病案三：肝胆湿热兼血瘀证

陈某，男，53 岁。

首诊时间：2014 年 1 月 1 日。

主诉：两胁胀痛，伴口干口苦、晨起加重半月余。

现病史：患者半月前无明显诱因出现两胁肋部胀痛，伴口干口苦等症状，但未予以系统治疗，症状反复。现为求中西医结合系统治疗，至我院就诊。患者现面色晦暗，形体消瘦，两胁胀痛，伴口干口苦、晨起加重，每因饮酒及食辛辣之品加重。多梦易醒，无其他明显不适的症状，口唇发绀。舌质紫暗，苔黄白腻，脉滑。

既往史：18 年前行脾切除术，有结节型肝硬化、乙型肝炎病史，自诉有过敏性鼻炎病史。

辅助检查：①肝功：ALT 58.00U/L，AST 55.00U/L，GGT 79.00U/L，TBIL 22.20μmol/L；②腹部彩超：结节性肝硬化，较大结节形成，慢性胆囊炎，胆囊受累，脾切除，门脉高压（12mm）。

【辨证分析】患者平素嗜食辛辣，久之伤及脾胃，脾胃运化失司，日久湿热蕴结，酒助湿热，故每因饮酒后而使症状加剧。"不通则痛"，湿热阻滞日久而郁，血行不畅故出现相应症状。"胃不和则卧不安"，且兼见大便秘结者，多半睡眠欠佳。面色晦暗、口唇发绀、舌质紫暗均为血瘀之征，黄白腻苔乃湿热之象，故此病例辨证为肝胆湿热兼血瘀之证。

中医诊断：胁痛（肝胆湿热兼血瘀证）。

西医诊断：1. 乙型病毒性肝炎。

　　　　　2. 脾切除术后。

　　　　　3. 乙型肝炎后肝硬化（结节型）。

治法：疏肝健脾，软坚化瘀。

方药：柴　胡 15 克　　黄　芪 20 克　　炒白术 20 克　　薏苡仁 30 克

　　　苍　术 20 克　　三　棱 20 克　　莪　术 20 克　　炙鳖甲 15 克

　　　佛　手 20 克　　砂　仁 15 克　　紫苏子 15 克　　夏枯草 20 克

赤　芍 15 克　　　煅龙骨 30 克　　　煅牡蛎 30 克　　　灵磁石 30 克

14 剂，日 1 剂，水煎 300 毫升，早晚分服。

二诊：患者服药后仍有口干口苦，鼻塞不通，加苍耳子 15 克、辛夷 15 克以宣通鼻窍；无其他不适感。

方药：柴　胡 15 克　　　黄　芪 20 克　　　炒白术 20 克　　　薏苡仁 30 克

　　　苍　术 20 克　　　三　棱 20 克　　　莪　术 20 克　　　炙鳖甲 15 克

　　　佛　手 20 克　　　砂　仁 15 克　　　紫苏子 15 克　　　夏枯草 20 克

　　　赤　芍 15 克　　　煅龙骨 30 克　　　煅牡蛎 30 克　　　灵磁石 30 克

　　　苍耳子 15 克　　　辛　夷 15 克

15 剂，日 1 剂，水煎 300 毫升，早晚分服。

三诊：患者服药后口干口苦感略有减轻，鼻塞有所缓解，小便黄，加牡丹皮 15 克以清热而不伤阴。

方药：柴　胡 15 克　　　黄　芪 20 克　　　炒白术 20 克　　　薏苡仁 30 克

　　　苍　术 20 克　　　三　棱 20 克　　　莪　术 20 克　　　炙鳖甲 15 克

　　　佛　手 20 克　　　砂　仁 15 克　　　紫苏子 15 克　　　夏枯草 20 克

　　　赤　芍 15 克　　　煅龙骨 30 克　　　煅牡蛎 30 克　　　灵磁石 30 克

　　　苍耳子 15 克　　　辛　夷 15 克　　　牡丹皮 15 克

15 剂，日 1 剂，水煎 300 毫升，早晚分服。

四诊：患者服药后口干口苦感明显减轻，鼻塞流涕、咳嗽感明显缓解，故去辛夷、苍耳子、夏枯草。大便 1 次 / 日，小便黄，口唇发绀，舌质紫暗，苔黄腻，脉滑，加黄芩 15 克、栀子 15 克，以清热而不伤阴；加丹参 15 克，以增理气活血之势，同时又添以凉血之性。复查肝功显示正常。

方药：柴　胡 15 克　　　黄　芪 20 克　　　炒白术 20 克　　　薏苡仁 30 克

　　　苍　术 20 克　　　三　棱 20 克　　　莪　术 20 克　　　炙鳖甲 15 克

　　　佛　手 20 克　　　砂　仁 15 克　　　紫苏子 15 克　　　赤　芍 15 克

　　　煅龙骨 30 克　　　煅牡蛎 30 克　　　灵磁石 30 克　　　牡丹皮 15 克

黄　芩 15 克　　　栀　子 15 克　　　丹　参 15 克

15 剂，日 1 剂，水煎 300 毫升，早晚分服。

五诊：患者服药后口干症状基本消失，时有口苦，流涕、欲咳症状消失，二便正常，故去黄芩、栀子。

方药：柴　胡 15 克　　黄　芪 20 克　　炒白术 20 克　　薏苡仁 30 克

苍　术 20 克　　三　棱 20 克　　莪　术 20 克　　炙鳖甲 15 克

佛　手 20 克　　砂　仁 15 克　　紫苏子 15 克　　赤　芍 15 克

煅龙骨 30 克　　煅牡蛎 30 克　　灵磁石 30 克　　牡丹皮 15 克

丹　参 15 克

15 剂，日 1 剂，水煎 300 毫升，早晚分服。

服药后不适症状基本消失，状态良好，故续服上药 10 剂。随诊一年疗效较好，复查肝功正常。

【按语】

以上 3 例病案均属胁痛病中肝胆湿热证范畴，然兼属证有所不同。病案一属肝胆湿热兼脾气虚证。肝郁气滞，郁久化热，木郁土制，脾虚生湿，湿热互结熏蒸于肝胆，肝气横逆于脾胃，不通则痛；水谷精微运化不利，不能下濡养于腰府，不荣则痛，共致诸症候。全方以疏肝健脾、消食导滞，佐以清热祛湿、化瘀解毒之法为原则。病案二属肝胆湿热兼有肾气亏虚证。除肝胆湿热固有症状外，肾气亏虚，气化不利，膀胱气化失司，故出现夜尿频数、阴囊潮湿；水谷精微运化不利、气化不足，不能下濡养于腰府，不荣则痛，故出现腰痛、腰酸、腰骶退化。全方以疏肝健脾、利胆通腑为主，辅以补肝肾、强筋骨、舒筋活络止痛。病案三属肝胆湿热兼血瘀证。瘀血阻络，气行则血行，气滞则血瘀，致周身气血运化不利，故出现口唇发绀、舌质紫暗。全方以疏肝健脾、软坚化瘀为要，以连翘、板蓝根、田基黄、水飞蓟、炙鳖甲清热化瘀解毒，以焦山楂、炒麦芽、焦神曲、陈皮、鸡内金消食导滞，以柴胡、黄芪、太子参、佛手、砂仁、苏子疏肝理气，以焦术、薏苡仁、苍术、泽泻、猪苓、藿香、佩兰健脾祛湿，以丹参理湿郁之血瘀，以金钱草、郁金、鸡内金除湿利胆解毒，以木蝴蝶、玄参化痰行气、清热滋阴、凉血止痛。《临证指南医案·胁痛》曰："久病在络，气血皆窒。"

《类证治裁·胁痛》谓："血瘀者，跌仆闪挫，恶血停留，按之痛甚。"可见，久病必虚，虚者必瘀，疾病后期还应注意调理气血，运化通畅。

三、脾肾阳虚兼阴虚证

王某，女，52岁。

首诊时间：2013年3月31日。

主诉：两胁肋胀痛，伴乏力、盗汗2月余。

现病史：患者2月前无明显诱因出现两胁肋胀痛，伴乏力、盗汗，但未予以重视。症状反复，现为求中西医结合系统治疗，就诊于我院。患者现面色少华，形体消瘦，畏寒，盗汗，四肢无力，大便不成形，1日1行，胃脘部有灼热感，入夜尤甚，寐差，手黄浮肿。舌质暗红，少津，少裂纹，苔白腻，脉沉滑。

既往史：2013年因乳腺导管内癌行右侧乳房切除术。

辅助检查：①生化：尿素7.30 mmol/L；②肝炎病毒学检测：HBsAg（＋）、HBeAb（＋）、HBcAb（＋）；③数字化乳腺导管造影：右乳钙化（恶性可能），双侧乳腺增生伴钙化；④右侧乳腺取病理：右乳高级别导管内癌；⑤腹部彩超：肝弥漫性改变，慢性肝损伤；慢性胆囊炎伴胆囊隆起性病变。

【辨证分析】《景岳全书·论脾胃》有云："命门得先天之气，脾胃得后天之气也。是以水谷之海，本赖先天为之主，而精血之海又必赖后天为之资。故人之自生而老，凡先天之有不足者，但得后天培养之力，则补天之功亦可居其强半，此脾胃之气所关于人生者不小。"脾为后天之本，肾为先天之本，二者互促互助、相互滋生。脾主运化水谷精微，化生气血；肾藏先天之精，是生命之本源。脾的运化水谷，是脾气及其阴阳的协调作用，但有赖于肾气及其阴阳的资助和促进使能健旺；肾所藏先天之精及其化生的元气，亦赖于脾气运化的水谷之精及其化生谷气的不断充养和培育方能充盛。后天与先天，相互资生，相互促进。病理上，脾气虚弱与肾气亏虚，脾阳虚损与命门火衰，常可相互影响，互为因果。脾肾阳虚多出现畏寒腹痛、腰膝酸冷、五更泄泻、完谷不化等虚寒性病证。除此之外，还表现在水液代谢方面。脾虚失运，水湿内生，经久不愈，可发展至肾虚水泛；而肾虚蒸化失司，水湿内蕴，也可影响到脾的运化功能，最终均可导致尿少浮肿、腹胀便溏、畏寒肢冷、腰膝酸软等脾肾两虚、水湿内停之证。阴虚化热，灼炽胃脘，出现胃脘部灼热感，阴气亏虚，无法固涩敛汗，故出现盗汗等症。

中医诊断：胁痛（脾肾阳虚兼阴虚证）。

西医诊断：慢性乙型病毒性肝炎。

治法：疏肝健脾，温肾助阳。

方药：柴　胡 15 克　　黄　芪 30 克　　炒白术 20 克　　薏苡仁 35 克

苍　术 20 克　　补骨脂 20 克　　狗　脊 20 克　　续　断 20 克

煅龙骨 30 克　　佛　手 15 克　　紫苏子 15 克　　煅牡蛎 30 克

夜交藤 30 克　　合欢花 15 克　　炒枣仁 20 克　　柏子仁 15 克

莲子心 20 克

14 剂，日 1 剂，水煎 300 毫升，早晚分服。

二诊：患者服上药期间，盗汗，腿沉，双下肢酸软无力，故方中加入牛膝 25 克以补肝肾、强筋骨；胃痛，手黄，大便不成形，1 日 1 行，睡眠有所好转，故去炒枣仁、柏子仁、莲子心。

方药：柴　胡 15 克　　黄　芪 30 克　　炒白术 20 克　　薏苡仁 35 克

苍　术 20 克　　补骨脂 20 克　　狗　脊 20 克　　续　断 20 克

煅龙骨 30 克　　佛　手 15 克　　紫苏子 15 克　　煅牡蛎 30 克

夜交藤 30 克　　合欢花 15 克　　牛　膝 25 克

10 剂，日 1 剂，水煎 300 毫升，早晚分服。

三诊：服药后盗汗症状缓解，偶有胆区疼痛，加姜黄 20 克、白芷 20 克以通经止痛；无腰痛，腿沉无力，睡眠一般，劳累后右肩胛骨疼痛，加威灵仙 20 克。

方药：柴　胡 15 克　　黄　芪 30 克　　炒白术 20 克　　薏苡仁 35 克

苍　术 20 克　　补骨脂 20 克　　狗　脊 20 克　　续　断 20 克

煅龙骨 30 克　　佛　手 15 克　　紫苏子 15 克　　煅牡蛎 30 克

夜交藤 30 克　　合欢花 15 克　　牛　膝 25 克　　威灵仙 20 克

姜　黄 20 克　　白　芷 20 克

15 剂，日 1 剂，水煎 300 毫升，早晚分服。

四诊：服上药后归来复诊，得知睡眠尚可但睡时易醒，胆囊区疼痛有所减轻，腿沉无力，盗汗消失但仍有醒时汗出，故上方加入太子参20克以补气生津，助黄芪补脾益气，同时防汗出伤津太过。

辅助检查：①生化：ALP 38.00U/L；②乳腺彩超：右侧乳腺根治术后，左侧乳腺腺病。

方药：柴　胡 15 克　　黄　芪 30 克　　炒白术 20 克　　薏苡仁 35 克
　　　苍　术 20 克　　补骨脂 20 克　　狗　脊 20 克　　续　断 20 克
　　　煅龙骨 30 克　　佛　手 15 克　　紫苏子 15 克　　煅牡蛎 30 克
　　　夜交藤 30 克　　合欢花 15 克　　牛　膝 25 克　　威灵仙 20 克
　　　姜　黄 20 克　　白　芷 20 克　　太子参 20 克

15 剂，日 1 剂，水煎 300 毫升，早晚分服。

五诊：服上药后睡眠好转，腿沉无力感缓解，胆囊区疼痛明显减轻，故去姜黄、白芷。

方药：柴　胡 15 克　　黄　芪 30 克　　炒白术 20 克　　薏苡仁 35 克
　　　苍　术 20 克　　补骨脂 20 克　　狗　脊 20 克　　续　断 20 克
　　　煅龙骨 30 克　　佛　手 15 克　　紫苏子 15 克　　煅牡蛎 30 克
　　　夜交藤 30 克　　合欢花 15 克　　牛　膝 25 克　　威灵仙 20 克
　　　太子参 20 克

7 剂，日 1 剂，水煎 300 毫升，早晚分服。

随诊 1 年，病情稳定，未见反复发作。

【按语】

本例患者西医诊断为慢性乙型病毒性肝炎。中医辨证属"胁痛（脾肾阳虚兼阴虚证）"范畴。病由五脏之伤，劳必及肾；素体阳虚，感受湿邪，湿盛伤人之阳气，湿从寒化，困阻中焦，致脾阳受损，湿从寒化，以致寒湿内阻。症见肢冷畏寒、脘腹不适，倦怠神疲，腰膝酸软，足跟疼痛，腹胀便溏，或完谷不化，小便不利或余沥不尽，下肢或全身水肿，舌淡胖，边有齿痕，苔白腻或水滑，脉沉滑或沉迟等。肝郁久化热，与感受外邪之湿相结，熏蒸于胆，胆疏不利，出现胆囊区疼痛；郁热于胃，胃部有灼热感；然胃不和则卧不安，胃气不降，气机不调，扰于心神，出现不寐；脾气不升，胃气不降，水谷精微气化不利，故舌象少津，苔白腻。综上言之，本病初期主以疏肝健脾、补肾固涩，佐以养心安神；后期主以温肾助阳、疏肝利胆，佐以清虚热、益阴津。

四、肝郁气滞兼有肝气犯胃证

邓某，女，48 岁。

首诊时间：2014 年 4 月 10 日。

主诉：左胁肋部疼痛，伴口气浓重半月余。

现病史：患乙型病毒性肝炎多年，无其他明显不适，故未予以相应治疗。然近期旧疾复发，对此患者甚是痛苦，遂求诊于我院。患者现症见：面色晦暗，形体适中，左胁肋部疼痛，偶有烧心反酸，每因情志不遂或饮食不调而病情反复发作，时轻时重，伴善太息、口气浓重。舌质暗红，体胖大，苔黄腻，脉沉。

【辨证分析】《金匮翼·胁痛统论》云："肝郁胁痛者，悲哀恼怒，郁伤肝气。"肝为刚脏，主疏泄，喜条达而恶抑郁，该患者左胁肋部疼痛，每因情志不遂加重，此为肝郁气滞之证。肝经布两胁，肝脉不畅，气机升降受阻而见胁痛；肝气郁久横逆犯胃，"木旺乘土"，脾胃运化失司，湿热蕴结于肝胆，导致肝络失和，胆失疏泄，故见烧心反酸、口气重。

中医诊断：胁痛（肝郁气滞兼有肝气犯胃证）。

西医诊断：慢性乙型病毒性肝炎。

治法：疏肝健脾，芳香化湿和胃。

方药：

柴 胡 15 克	炒白术 20 克	金钱草 30 克	郁 金 20 克
佛 手 20 克	砂 仁 20 克	紫苏子 20 克	藿 香 20 克
佩 兰 20 克	厚 朴 20 克	豆 蔻 20 克	草豆蔻 20 克
大 黄 20 克	枳 实 20 克	榔 片 20 克	

7 剂，日 1 剂，水煎 300 毫升，早晚分服。

二诊：患者服上药期间出现胃脘部偶有疼痛，仍有反酸，加海螵蛸 30 克以制酸止痛；口气异味大，大便 1 日 1 行。

方药：柴　胡 15 克　　炒白术 20 克　　金钱草 30 克　　郁　金 20 克

佛　手 20 克　　砂　仁 20 克　　紫苏子 20 克　　藿　香 20 克

佩　兰 20 克　　厚　朴 20 克　　豆　蔻 20 克　　草豆蔻 20 克

大　黄 20 克　　枳　实 20 克　　榔　片 20 克　　海螵蛸 30 克

7 剂，日 1 剂，水煎 300 毫升，早晚分服。

三诊：服上药 7 剂后口气改善，胃痛有所缓解，便溏，口苦，大便 1 次 / 日，偶反酸。舌质暗，体胖，边有齿痕，苔黄腻，脉沉弦，加黄芩 20 克、黄连 15 克，以清热燥湿、祛上中二焦之火。

方药：柴　胡 15 克　　炒白术 20 克　　金钱草 30 克　　郁　金 20 克

佛　手 20 克　　砂　仁 20 克　　紫苏子 20 克　　藿　香 20 克

佩　兰 20 克　　厚　朴 20 克　　豆　蔻 20 克　　草豆蔻 20 克

大　黄 20 克　　枳　实 20 克　　榔　片 20 克　　海螵蛸 30 克

黄　芩 20 克　　黄　连 15 克

15 剂，日 1 剂，水煎 300 毫升，早晚分服。

四诊：服药后口气症状不明显，胃痛明显缓解，仍有反酸，加鸡内金 20 克以助消食健胃；口苦症状略有减轻，大便正常，1 日 1 行。

方药：柴　胡 15 克　　炒白术 20 克　　金钱草 30 克　　郁　金 20 克

佛　手 20 克　　砂　仁 20 克　　紫苏子 20 克　　藿　香 20 克

佩　兰 20 克　　厚　朴 20 克　　豆　蔻 20 克　　草豆蔻 20 克

大　黄 20 克　　枳　实 20 克　　榔　片 20 克　　海螵蛸 30 克

黄　芩 20 克　　黄　连 15 克　　鸡内金 20 克

10 剂，日 1 剂，水煎 300 毫升，早晚分服。

五诊：患者服药 7 剂后口气、反酸基本消失，时有胃痛，口苦明显减轻。

随诊 1 年，病情稳定，未见症状反复。

【按语】

此患者属中医"胁痛（肝气郁滞兼有肝气犯胃证）"范畴。素体气机郁滞不畅、情志不遂，致使肝失疏泄、气机失调，郁于胸胁，出现胁肋胀痛。《内经》最早提出胁痛与肝病有关。《灵枢·五邪》云："肝病者，两胁下痛。"《金匮翼·胁痛统论》中亦明确指出情志不舒是肝病的原因之一，肝郁日久，由气及血，久痛入络。肝气郁滞，横犯于胃，胃气不降，上逆于喉，胃中腐蚀不利，酸腐之气随气上犯，故有口气浓重。肝郁日久化热，熏蒸于胃，故出现反酸、烧心等症。整体辨证，治疗主以疏肝健脾、和胃抑酸为要，辅以芳香化湿、调畅气机为臣，方中重用海螵蛸以抑酸止痛，枳实、槟片、大黄行气通腹，金钱草、郁金、鸡内金除湿利胆，藿香、佩兰芳香化湿。

诊疗体会

【中医古典文献对本病的相关论述】

在中医病名中并没有"慢性乙型病毒性肝炎"一词，但因该病发病时主要以一侧或两侧胁肋部胀痛为主症，故将其归在中医"胁痛"范畴。本病证早在《内经》中就有记载，并明确指出胁痛的发生主要是肝胆的病变，并认为导致本病的原因有寒、热、瘀血等方面。其后，历代医家对胁痛的认识逐步发展。如《素问·热论》曰："三日少阳受之，少阳主胆，其脉循胁络于耳，故胸胁痛而耳聋。"《素问·刺热论》谓："肝热病者，小便先黄……胁满痛。"《灵枢·五邪》说："邪在肝，则两胁中痛。"其后，历代医家对胁痛病因的认识，在《内经》的基础上，逐步有了发展。《伤寒论》把胸胁苦满作为外邪侵犯足少阳胆经的辨证要点之一，《金匮要略》指出"胁下偏痛发热，其脉紧弦，此寒也"，提出了小柴胡汤、旋覆花汤等治疗胁痛的方剂，对后世有较大影响。《景岳全书》从临床实际出发将胁痛分为外感与内伤两大类，并提出以内伤多见。如"胁痛有内伤外感之辨……有寒热表证者，方是外感，如无表证，悉属内伤"。同时将内伤胁痛的病因归纳为郁结伤肝、肝火内郁、痰饮停伏、外伤瘀血及肝肾亏损等。《证治汇补》对胁痛的病因补充了湿热郁火的内容。《医学心悟》认为："杂证胁痛，左为肝气不和，用柴胡疏肝散，七情郁结，用逍遥散。"《临证指南医案·胁痛》对胁痛之属久病入络者，善用辛香通络、甘缓补虚、辛泄祛瘀等法，立方遣药，颇为实用，对后世医家影响较大。《类证治裁·胁痛》在叶氏的基础上将胁痛分为肝郁、肝瘀、痰饮、食积、肝虚诸类，对胁痛的分类与辨证论治做出了一定的贡献。

【中医病因病机】

《血证论·脏腑病机》云："肝主藏血……其所以能藏之故，则以肝属木，木气冲和条达，不致遏郁，则血脉得畅。"说明肝的疏泄对脾胃运化和血液运行的积极作用。《金匮翼·胁痛统论》云："肝郁胁痛者，悲哀恼怒，郁伤肝气。"肝气郁结胁痛，日久有化火、伤阴、血瘀之变。故《杂病源流犀烛·肝病源流》又云："气郁，由大怒气逆，或谋虑不决，皆令肝火动甚，以致肤胁胁痛。"肝气郁结若情志不舒，或抑郁，或暴怒气逆，均可导致肝脉不畅，肝气郁结，气机阻滞，不通则痛，发为胁痛。

除此之外，还有不荣则痛。正如《金匮翼·胁痛统论》所说："肝虚者，肝阴虚也，阴虚则脉细急，肝之脉贯膈布胁肋，阴虚血燥则经脉失养而痛。"肝阴不足素体肾虚，或久病耗伤，或劳欲过度，均可使精血亏损，导致水不涵木，肝阴不足，络脉失养，不荣则痛，而成胁痛。

【现代医学对本病的认识】

西医学中病毒性肝炎是由多种不同肝炎病毒引起的一组以肝脏损害为主的传染病。根据病原学诊断，目前被确认的肝炎病毒至少有甲、乙、丙、丁、戊型五种，分别引起甲型病毒性肝炎、乙型病毒性肝炎、丙型病毒性肝炎、丁型病毒性肝炎及戊型病毒性肝炎。本例患者所感染的是乙型病毒（HBV）。本病是通过血液与体液传播，具有慢性携带状态的传染病，临床表现多样化，包括急性、慢性、淤胆型和重型肝炎，容易发展为慢性肝炎和肝硬化，少数病例可转变为肝细胞癌。本病也是我国当前流行最为广泛、危害性最为严重的一种传染病。临床表现为全身常感乏力、神疲肢倦、面色晦暗或黧黑，失眠多梦易醒、食欲不振、恶心呕吐、厌油腻、脘腹胀满、胁肋部疼痛不适、胆汁淤积、肝脾大，四肢会出现肝掌、蜘蛛痣，甚者会出现黄疸，皮肤、尿液均会发黄，乙肝恶化者还会出现腹水，肝区会触及肿块，甚至会出现肝性脑病等严重病症。

慢性乙型病毒性肝炎的相关辅助检查之血清学检查显示：血清谷丙转氨酶和（或）谷草转氨酶反复或持续升高，血清总胆红素升高，血清白蛋白降低或白蛋白/球蛋白比值异常。

影像学中腹部彩超也可以提示病情：①轻度：肝脾无明显异常变化；②中度：可见肝内回声增粗，肝和（或）脾轻度肿大，肝内管道走行清晰，肝门静脉和脾静脉内径无增宽；③重度：可见肝内回声明显增粗，分布不均匀，肝表面欠光滑，边缘变钝，肝内管道走行欠清晰或轻度狭窄、扭曲，肝门静脉和脾静脉内径增宽，脾大。其治疗虽然在西医方面有很多方法，通常是采用干扰素制剂、免疫抑制剂、核苷（酸）类似物制剂，口服拉米夫定、阿德福韦酯、恩替卡韦及替比夫定等药物治疗，或单取其一，或多种药联用，或制剂与口服药联合用药。然仍有大部分患者无法通过此等治疗得到满意疗效，且易出现病情反复发作，甚至恶化。而在中医方面则通过条达肝气、化瘀解毒等方法上从根本改善病情，远期临床效果较为满意。现临床中许多疾病均可采用中医药治疗，会收到满意的效果。

【治疗特色】

1. 明病因，调畅气机

《医精精义·上卷·五脏所主》云："肝属木，能疏泄水谷，脾土得木之疏泄，则饮食化。"说明水谷的运化有赖于肝气的条达。《血证论》亦云："凡有所瘀，莫不壅塞气道，阻滞生机。"脾运化水谷精微，化生气血，气行则血行，气滞则血凝。脾气虚则血运化不利，血瘀在肝，则气机壅滞更甚。气滞血瘀，郁（瘀）久化热，肝郁乘脾，进而脾虚生湿，湿热互结，居久化毒，继而为病。《素问·刺热论篇》云："肝热病者……胁满痛。"《证治汇补·胁痛》也曾云，胁痛"至于湿热郁火，劳役房色而病者，间亦有之"。外感湿热之邪，侵袭肝胆，或嗜食肥甘醇酒辛辣，损伤脾胃，脾失健运，生湿蕴热，内外之湿热，均可蕴结于肝胆，导致肝胆疏泄不利，气机阻滞，不通则痛，而成胁痛。故治疗肝炎疾病，应从"疏肝健脾"着手，调畅气机升降实为治病要则。

2. 肝之病，注以实脾为要

《金匮要略·脏腑经络先后病脉证》中有云："上工治未病，何也？师曰：夫治未病者，见肝之病，治肝传脾，当先实脾。四季脾旺不受邪，即勿补之。中工不晓相传，见肝之病，不解实脾，惟治肝也。"这里的肝病传脾，是指在肝实脾虚的情况下，肝病可能传变到脾。因此，依据"治未病"的原则预防疾病的传变，对肝实脾虚证，医生在治疗肝脏的同时，应注意调补脾脏，以防止肝病传脾。否则，"不解实脾，惟治肝"的结果是肝病未愈，脾病又起，导致病情发展、蔓延。如脾气不虚，则不需实脾，故云："四季脾旺不受邪，即勿补之。"而对于肝虚证的治疗，书中指出"夫肝之病，补用酸，助用焦苦，益用甘味之药调之"。肝虚之证，多为肝之阴血不足，除直补本脏外，还应根据五脏相生方面来养肝体，酸入肝，肝虚当补之以本味，故补用酸。焦苦入心，因心为肝之子，子能令母实，而且肝虚易受肺金之侮，助心火可制约肺金。甘药调和脾土，目的在于脾土制水以助火，从而制金防其侮肝木；且肝苦急，急食甘以缓之；另外，酸甘相合，又可化阴以养肝体。说明治疗肝虚证不仅要补肝之本脏，且要从相生方面滋养肝体。

3. 辨证论治，适当化裁

四诊合参，辨证论治，应用疏肝健脾、利胆通腑、清热燥湿、消食导滞、补气养阴、化瘀解毒等，在具体应用时，需根据患者实际症状适当化裁。柴胡，归肝胆二经，善条达肝气而疏肝解郁。用于肝气郁结、胸胁乳房胀痛、月经不调、痛经等，可与白芍、川芎、枳壳相配伍；而遇气虚下陷所致的短气、乏力、神疲倦怠等症状时，则可与升麻、黄芪同用，助其升清阳之气而举陷；胆失疏泄，胆区疼痛者，配伍姜黄、白芷、威灵仙以疏通筋脉，燥湿行气止痛；大黄，荡涤肠胃，推陈致新，凡食积便秘、脘腹胀满、腹痛拒按者，均可配伍此药，腹气得通，则诸症缓解。对于体弱气虚、阴津耗伤的患者，则配伍火麻仁、郁李仁、肉苁蓉等润下之品，峻缓同用以防重伤阴津；对于瘀血较重的患者，酌加三棱、莪术、牛膝、土虫；郁火伤阴者，可酌加黄芩、栀子、沙参、麦冬、石斛、天花粉以清热养阴；若见胃失和降，嗳气、呃逆较重者，则酌加藿香、佩兰、代赭石、旋覆花以重镇降逆；寐差者，则酌加夜交藤、合欢花、炒枣仁、柏子仁、莲子心以清心火、养心安眠；若湿热较重，大便黏滞不爽者，酌加苦参、黄芩、黄连、黄柏等。

4. 把握时机，攻补兼施

治病需审时度势，急则治其标，缓则治其本。"夫病痼疾，加以卒病，当先治其卒病，后乃治其痼疾也。"痼疾日久缓势，根深蒂固，而卒病新起势急，邪气尚浅。先治卒病，后治痼疾，可以避免新邪深入与旧疾相合。当然在治疗新病的同时还须考虑到旧病。肝病之诸证，无不与气机升降失常有关，故余多以疏肝健脾为先，随症兼顾其他脏腑，后期久病而多伤元气、阴阳，故在疾病后期注意调理正气，滋阴助阳。

【预后与调护】

胁痛皆与肝的疏泄和脾的运化功能失常有关。所以，精神愉快，情绪稳定，气机条达，对预防与治疗有着重要的作用。胁痛辨证属于肝阴不足者，应注意休息，劳逸结合，多食蔬菜、水果、瘦肉等清淡而富有营养的食物。胁痛辨证属于湿热蕴结、湿浊中阻者，尤应注意饮食，要忌酒，忌辛辣肥甘之品，以防化热、生湿更甚，生冷不洁之品也应尤为注意。《金匮要略》首篇中最后一部分道："五脏病各有所得者愈"，"各随其所不喜者为病"为何？前一句说明，临床应根据五脏病的喜恶来进行治疗和护理，才有利于五脏生理功能的恢复。五脏的生理特性各异，因而适宜病情好转的饮食、居处也不相同。"所得"指与五脏特性相应的饮食、居处与治疗。如肝主疏泄，性刚强，喜条达而勿抑郁；脾喜燥而恶湿，脾为湿困，则宜温燥而忌肥甘，护理时就要注意避免吃肥甘厚味之品。又如脾胃虚寒的病人，除服温补脾胃的药物外，要注意食用温热易消化的食物及居处保持温暖等，才会有助于疾病的恢复。反之，如果治疗、护理违背五脏特性，则会助长病邪而使病情恶化。如果肝郁气滞的病人不适时做情绪的疏导，则会加重郁而化火，累及他脏，使五脏受损而共为病；脾胃虚寒的病人服用了苦寒的药物，吃生冷不易消化的食物，住在寒冷潮湿的居处等，都会加重脾胃虚寒。此为后句"各随其所不喜者为病"。

肝郁胁痛如久延不愈，或治疗不当，日久气滞血瘀，可转化为瘀血胁痛；湿热蕴结，胁痛日久不愈，热邪伤阴，可转化为肝阴不足胁痛；邪伤正气，久病致虚，各实证胁痛皆可转化为虚实并见之证；而虚证胁痛若情志失调，或重感湿热之邪，也可转化为阴虚气滞或阴虚湿热之虚实并见证。若失治误治，久延不愈，个别病例也可演变为积聚，甚者转为鼓胀重证。

无论外感或内伤胁痛，只要调治得法，一般预后良好。若治疗不当，转为积聚、鼓胀者，治疗较为困难。

【结语】

余从事消化系统疾病治疗四十余年，在肝炎治疗方面有着独到的见解，尤其是"肝脾论"的提出，为中医药辨证治疗肝炎提供了重要的理论依据。肝为万物条达之本，脾为万物后天运化之本。肝气的条达有助于脾后天化生气血的运输，而肝气的条达又依赖于脾所生化气血的滋养。故肝炎不仅仅是肝脏出现异常，而是其他胃、脾、肾三脏均有相应受累，合而为病，尤其是脾，故在治疗时需整体论证。总结多年的临床经验及中医理论，认为肝炎疾病的发生多与肝脾功能异常最为密切，故提出了"肝脾论"。

在肝炎治疗当中，当以疏肝健脾为要，再酌情有所侧重，一般辨证规律为：肝郁气滞者，表现为两胁胀痛，胸脘满闷，善太息，精神抑郁，急躁易怒，烧心、反酸，或伴乳房胀痛，胃纳不佳，因情志波动而加重，舌红苔黄，脉弦数，治疗施以疏肝健脾、和胃降逆、抑酸通腑法，常用药物有柴胡、焦术、佛手、砂仁、苏子、豆蔻、厚朴、枳实、榔片、大黄、香橼、香附、煅瓦楞、海螵蛸等；肝郁脾虚者，表现为两胁胀痛，不思饮食，神疲肢倦、头重如裹，恶心呕吐，大便溏泄，舌质暗红，边有齿痕，体略胖，苔白腻，脉沉弦兼滑，治疗施以疏肝健脾、化湿和胃、消食导滞法，常用药物有柴胡、焦术、薏苡仁、苍术、泽泻、猪苓、焦山楂、炒麦芽、焦神曲、陈皮、鸡内金、藿香、佩兰、砂仁等；肝胆湿热者，表现为两胁胀痛，胸胁满闷，四肢乏力，口干口苦，食欲不振，便秘溲黄，舌红苔薄黄或黄腻，脉滑数，治疗施以疏肝利胆、健脾益气通腹法，常用药物有柴胡、金钱草、郁金、鸡内金、黄芩、黄连、栀子、苦参、夏枯草、枳实、槟榔、大黄等；湿浊中阻者，表现为两胁胀痛，脘腹胀满，食欲不振，恶心欲呕，神疲肢倦，口干口苦、不欲饮，大便黏滞不爽，小便黄，舌质暗，苔黄腻，脉濡缓，治疗施以疏肝健脾、芳香化湿法，常用药物有柴胡、焦术、薏苡仁、苍术、泽泻、猪苓、佛手、砂仁、苏子、枳壳、藿香、佩兰等；脾肾阳虚者，表现为面色晦暗，胁肋胀痛，脘腹胀满，食欲不振，或大便溏薄，神疲乏力，畏寒肢冷，腰膝酸软，舌淡，苔白腻，脉沉迟而缓，治疗施以疏肝健脾、温肾助阳法，常用药物有黄芪、太子参、白参、炮姜、山药、山萸肉、白扁豆、补骨脂、肉豆蔻、诃子、柴胡、焦术、厚朴、白豆蔻、草豆蔻、乌药等。

　　综上可知，施以治病，整体观念，辨证论治。根据患者主诉以及就诊时的现状对症下药，在调理气血阴阳的同时还要注意饮食和情志的调护。如肥甘厚味滋长痰湿之邪，辛辣腥燥助长燥热之邪；而忧思怒恐又会增其五脏受损之性，故不仅在服药期间，在日后生活当中亦需注意饮食和情志的疏导。

第二节　慢性丙型病毒性肝炎

一、湿热瘀毒兼肝郁气滞证

曾某，男，45 岁。

首诊时间：2010 年 7 月 23 日。

主诉：胁肋部胀满刺痛，伴乏力 4 年。

现病史：患者自诉 15 年前曾因外伤手术输血，后至外院检查提示丙肝抗体（＋），HCV-RNA 2.4×10^5 Iu/mL，肝功能轻度异常，诊断为"慢性丙型肝炎"，然因不能耐受干扰素副作用而未选择干扰素抗病毒治疗。2010 年 5 月，因劳累后复查肝功能，提示 ALT 87U/L，AST 79U/L，先后服用甘利欣、护肝宁、联苯双酯等保肝降酶药物，肝功能时有波动，停药或减量时肝功能损害加重，丙氨酸氨基转移酶反复波动在 50 ～ 120U/L，现为求中西医结合系统治疗，经多方寻访至我院就诊。患者现症见：胁肋胀满刺痛，伴乏力、纳差、口中异味重，急躁易怒，寐差，梦多易惊醒，大便干，小便黄。舌质暗红，苔薄黄，脉弦。

　　辅助检查：①肝功：AST 104U/L，ALT 98U/L，TBIL 19.6μmol/L，ALB 40.3g/L，GLB 30.8g/L；②腹部彩超：肝脏回声增粗，胆囊壁毛糙；③ HCV-RNA 定量测定：2.4×10^5 Iu/mL；④丙肝抗体（＋）。

　　【辨证分析】《灵枢·五邪》云："邪在肝，则两胁中痛……恶血在内。"《证治汇补·胁痛》对胁痛的病因亦提出："因暴怒伤触，悲哀气结，饮食过度，风冷外侵，跌仆伤形……或痰积流注，或瘀血相搏，皆能为痛。至于湿热郁火，劳役房色而病者，间亦有之。"情志抑郁或暴怒伤肝，肝失条达，疏泄不利，气阻络痹而致胁痛。饮食不节，损伤脾胃，湿热内生，脾失健运而致乏力、纳差、口中有异味。肝气上扰心神，故见急躁易怒、寐差、梦多易惊醒等症状。郁久化热，灼伤阴津而致大便干、小便黄。舌质暗红、苔薄黄、脉弦均为湿热之象。

中医诊断：胁痛（湿热瘀毒兼肝郁气滞证）。

西医诊断：慢性丙型病毒性肝炎。

治法：疏肝健脾，清化瘀毒。

方药：柴　胡 15 克　　田基黄 30 克　　水飞蓟 30 克　　牡丹皮 20 克
　　　赤　芍 20 克　　生　地 20 克　　玄　参 20 克　　佛　手 20 克
　　　紫苏子 20 克　　厚　朴 20 克　　丹　参 20 克　　垂盆草 20 克
　　　灵磁石 30 克　　煅龙骨 30 克　　煅牡蛎 30 克　　枳　实 20 克
　　　槟　片 20 克

14 剂，日 1 剂，水煎 300 毫升，早晚分服。

二诊：患者服上药后自觉胁肋部疼痛略有缓解，因而去丹参、生地。纳食略增加，口中异味有所改善，仍感乏力、口干，加沙参 20 克、石斛 20 克以养阴生津；大便干，加大黄 15 克、火麻仁 20 克、郁李仁 20 克以施峻下与润下共用。

辅助检查：复查肝功 AST 44U/L，ALT 48U/L，TBIL 13.2μmol/L，ALB 41.7 g/L，GLB 29.7g/L。

方药：柴　胡 15 克　　田基黄 30 克　　水飞蓟 30 克　　牡丹皮 20 克
　　　赤　芍 20 克　　玄　参 20 克　　佛　手 20 克　　紫苏子 20 克
　　　厚　朴 20 克　　垂盆草 20 克　　灵磁石 30 克　　煅龙骨 30 克
　　　煅牡蛎 30 克　　枳　实 20 克　　槟　片 20 克　　沙　参 20 克
　　　石　斛 20 克　　大　黄 15 克　　火麻仁 20 克　　郁李仁 20 克

14 剂，日 1 剂，水煎 300 毫升，早晚分服。

三诊：患者服上药后诸症均有所好转，胁肋部疼痛有所减轻，饮食良好，口干、口中异味明显缓解，时有乏力，大便尚可，故去大黄、玄参、石斛。

方药：柴　胡 15 克　　田基黄 30 克　　水飞蓟 30 克　　牡丹皮 20 克
　　　赤　芍 20 克　　佛　手 20 克　　紫苏子 20 克　　沙　参 20 克

厚　朴 20 克	垂盆草 20 克	灵磁石 30 克	煅龙骨 30 克
煅牡蛎 30 克	枳　实 20 克	榔　片 20 克	火麻仁 20 克
郁李仁 20 克			

14 剂，日 1 剂，水煎 300 毫升，早晚分服。

四诊：患者服药后胁肋部疼痛明显好转，饮食正常，口干、口中异味基本消失，去垂盆草、牡丹皮、赤芍；仍有乏力感，大便正常，去榔片。

方药：柴　胡 15 克	田基黄 30 克	水飞蓟 30 克	佛　手 20 克
紫苏子 20 克	沙　参 20 克	厚　朴 20 克	灵磁石 30 克
煅龙骨 30 克	煅牡蛎 30 克	枳　实 20 克	火麻仁 20 克
郁李仁 20 克			

20 剂，日 1 剂，水煎 300 毫升，早晚分服。

五诊：该患者服药后症状基本消失，复查肝功能显示基本正常。为巩固疗效，坚持服上药。

辅助检查：①肝功：AST 31U/L，ALT 28U/L，TBIL 12.1μmol/L，ALB 42.1g/L，GLB 29.8g/L；② HCV–RNA 定量测定 1.4 × 10³ Iu/mL；③腹部彩超：肝脏回声增粗。

随诊半年，病情稳定，未见反复发作。

【按语】

慢性丙型肝炎病程长，病机复杂，正虚邪实互见，湿热疫毒贯穿慢性丙型肝炎发病始终，余认为治疗应根据临床症状辨证施治。首先，热与瘀毒互结，深入血分，阻滞肝络，临证常表现为胁肋刺痛、面色晦暗、手掌殷红、衄血、胁下癥积等；其次，"瘀毒"是主要病理因素，慢性丙型肝炎容易发生肝纤维化，进而形成肝硬化或癌变，与"瘀毒"密切相关。故疏肝健脾、化瘀解毒为治疗基本大法。在辨证论治的基础上，应抓住病机关键，结合本病发展演变的规律，合理处方选药，能取得较好的临床疗效。注意在凉血解毒时要注意苦寒不可太过，中病即止。慢性丙型肝炎多肝脾同病，苦寒太过易损伤脾阳，可配伍炒白术、薏苡仁等健脾助运之品；利湿之品不可久用，因邪毒耗伤阴津，利湿日久必伤阴；慢性丙型肝炎活动期补益之品应慎用，特别是表现为腹胀、便溏等湿困脾阳之证时，当先利湿醒脾后方可健脾。田基黄，又名"地耳草"，性苦、平，入肝胆经，有清热解毒、利湿退黄之效，与水飞蓟相伍共增清热解毒之功。生地质润多汁，有养阴生津之功，与沙参、麦冬等清养胃阴药相配伍可治疗热病伤阴之证；玄参，《本草正义》有云："……清膀胱肝肾热结……"本品性寒质润，有清热养阴之功，二者相配，施以养阴生津之性。牡丹皮、赤芍善清血中伏热而不伤阴津，佛手、砂仁、苏子疏肝理气，灵磁石、煅龙骨、煅牡蛎重镇降逆。诸药共奏疏肝健脾、清瘀化毒、养阴生津之功。

二、肝郁脾虚兼血瘀内阻证

魏某，男，65岁。

首诊时间：2013年4月16日。

主诉：右胁肋部不适，伴口苦、乏力2个月，加重1周。

现病史：患者自诉10余年前因输血感染丙型病毒性肝炎，后经多方治疗效果欠佳。2个月前因饮食不节出现病情加重。为求系统中西医结合治疗，经他人介绍求治于我院。患者现症见：右胁肋部隐痛不适，偶有刺痛感，伴口苦、乏力，纳可，寐差，四肢不温，口唇发绀，大便干结，小便黄。舌质紫暗，苔薄黄，脉弦数有力。

既往史：慢性丙型病毒性肝炎10余年。

辅助检查：①肝功：AST 127.00U/L，ALT 21.00U/L，ALB 44.10g/L，GLB 37.50 g/L，TBIL 38.00μmol/L，DBIL 6.50μmol/L；②丙肝抗体（＋）。

【辨证分析】本病病位主要在肝脾，病久常见肝失疏泄，气机郁滞，故见胁肋隐痛不适；气行则血行，气滞则血瘀，故见胁肋刺痛感，口唇发绀；脾失健运，清气不能达于周身，故见乏力、四肢不温；肝郁气滞，郁久化热，脾虚生湿，湿热互结，故见口苦、寐差。因此调肝扶正、益气健脾助运是本病治疗的重要环节。

中医诊断：胁痛（肝郁脾虚兼血瘀证）。

西医诊断：慢性丙型病毒性肝炎。

治法：疏肝健脾，化瘀止痛，行气通腑。

方药：柴　胡15克　　炒白术20克　　黄　芪20克　　佛　手20克

　　　砂　仁15克　　紫苏子20克　　牡丹皮20克　　赤　芍20克

枳　实20克　　　榔　片20克　　　大　黄10克　　　火麻仁20克

郁李仁20克　　　田基黄20克　　　水飞蓟20克

20剂，日1剂，水煎300毫升，早晚分服。

二诊：患者服上药后自觉口苦感有所减轻，右胁肋部仍有刺痛感，加丹参15克以活血化瘀；伴乏力、四肢欠温，口唇发绀，大便趋于正常，去大黄、火麻仁、郁李仁，防泄下伤正；小便黄，睡眠欠佳，加炒枣仁20克、柏子仁20克、莲子心20克、夜交藤30克、合欢花15克，以清热养心安神。

方药：柴　胡15克　　　炒白术20克　　　黄　芪20克　　　佛　手20克

砂　仁15克　　　紫苏子20克　　　牡丹皮20克　　　赤　芍20克

枳　实20克　　　榔　片20克　　　田基黄20克　　　水飞蓟20克

丹　参15克　　　炒枣仁20克　　　柏子仁20克　　　莲子心20克

夜交藤30克　　　合欢花15克

20剂，日1剂，水煎300毫升，早晚分服。

三诊：患者服上药后口苦感明显减轻，右胁肋部刺痛感基本消失，时有乏力，加太子参15克、白参12克以补脾生津益气；四肢觉温，口唇发绀，大便略稀，去榔片，改枳实为枳壳15克，以减泻下之性；小便时黄，睡眠有所改善。

治法：疏肝健脾，化瘀解毒，养心安神。

方药：柴　胡15克　　　炒白术20克　　　黄　芪20克　　　佛　手20克

砂　仁15克　　　紫苏子20克　　　牡丹皮20克　　　赤　芍20克

田基黄20克　　　水飞蓟20克　　　夜交藤30克　　　合欢花15克

丹　参15克　　　炒枣仁20克　　　柏子仁20克　　　莲子心20克

枳　壳15克　　　太子参15克　　　白　参12克

20剂，日1剂，水煎300毫升，早晚分服。

四诊：患者服药后口苦症状消失，四肢皮温正常，口唇发绀略有缓解，大便仍稀，去枳壳；小便正常，睡眠良好，去夜交藤、合欢花、莲子心；自觉近几日腰膝酸软，加煅龙骨30克、煅牡蛎30克、炒杜仲30克以补肝肾、强筋骨。

方药：柴　胡 15 克　　炒白术 20 克　　黄　芪 20 克　　佛　手 20 克

　　　　砂　仁 15 克　　紫苏子 20 克　　牡丹皮 20 克　　赤　芍 20 克

　　　　田基黄 20 克　　水飞蓟 20 克　　丹　参 15 克　　炒枣仁 20 克

　　　　柏子仁 20 克　　太子参 15 克　　白　参 12 克　　煅龙骨 30 克

　　　　煅牡蛎 30 克　　炒杜仲 30 克

　　　　15 剂，日 1 剂，水煎 300 毫升，早晚分服。

五诊：患者服上药后诸症基本消失，为巩固疗效，续服 15 剂。

辅助检查：AST 70.0U/L，ALT 55.0U/L，ALB 43.6g/L，GLB 34.7g/L，TBIL 17.1μmol/L，DBIL 5.8μmol/L。

半年后随访，患者症状消失，肝功能检查基本趋于正常。嘱患者注意饮食，适度休息，调节情绪。

【按语】

《古今医鉴·胁痛》："胁痛者……若因暴怒伤触，悲哀气结，饮食过度，冷热失调，颠仆伤形，或痰积流注于血，与血相搏，皆能胃痛……治之当以散结顺气、化痰和血为主，平其肝而导其气，则无有不愈矣。"在治疗慢性丙型肝炎过程中特别重视顾护脾胃，强调无论有无脾虚症状均应注重实脾。脾为后天之本，气血生化之源，脾失健运，气血化生渐少，气虚无力推动血运，血虚无以充盈管道，加重肝血瘀滞，肝脏本身失于滋养，从而形成恶性循环，进一步加重病情。同时慢性丙型肝炎患者多伴有食纳减退、嗳气、恶心、上腹饱胀、肢倦乏力、便溏或干溏不一等脾气亏虚或肝郁脾虚的症状。白术，味甘性温，入脾、胃经，有良好的补气健脾作用，《本草纲目·卷十二·白术》引《千金良方》白术膏，单用本品熬膏服治上证即效；若与大补元气的人参同用，则药力更佳，如《本草纲目·卷十二·白术》引《集简方》参术膏；若再加入健脾益气的茯苓、甘草，即《太平惠民和剂局方》四君子汤，为补气健脾的基本方，凡脾虚气弱所致诸症，均可以此方化裁为治。本品除补气健脾外，还具苦味而能燥湿利水，脾虚兼水湿停滞所致诸症用之尤宜，如《太平惠民和剂局方》参苓白术散，以之伍人参、茯苓、薏苡仁、砂仁等同用，治脾胃气虚又夹湿邪之证；丹参归入肝经，有活血祛瘀、消癥散结的作用；牡丹皮、赤芍清血中伏热，使血热清而不妄行；夜交藤、合欢花、炒枣仁、柏子仁、莲子心清热养心安神。诸药合用，共奏疏肝健脾、化瘀解毒、养心安神之功。

三、脾肾阳虚兼肝阴不足证

王某，女，52 岁。

首诊时间：2013 年 3 月 31 日。

主诉：两胁肋部胀痛 4 个月，伴乏力、盗汗，加重 1 周。

现病史：患者自诉 4 个月前无明显诱因出现两胁肋部胀痛，自行口服护肝片，未见明显好转。1 周前，患者病情加重，为求中西医结合系统治疗，遂至我院就诊。患者现症见：两胁肋部胀痛，面色少华，形体消瘦，畏寒，眼部干涩、盗汗，四肢无力，大便不成形，1 日 1 行，胃脘部有灼热感，入夜尤甚，寐差，下肢略有浮肿。舌质暗红，少津，少裂纹，苔白腻，脉沉滑。

辅助检查：①生化：尿素氮 7.30 mmol/L；②丙肝抗体（＋）；③ HCV–RNA 定量测定 2.0×10^6 Iu/mL。

【辨证分析】脾为后天之本，肾为先天之本，二者互促互助、相互滋生。脾主运化水谷精微，化生气血；肾藏先天之精，是生命之本源。脾的运化水谷，是脾气及其阴阳的协调作用，但有赖于肾气及其阴阳的资助和促进方能健旺；肾所藏先天之精及其化生的元气，亦赖于脾气运化的水谷之精及其化生谷气的不断充养和培育方能充盛。后天与先天，相互资生，相互促进。病理上，脾气虚弱与肾气亏虚，脾阳虚损与命门火衰，常可相互影响，互为因果。脾肾阳虚多出现畏寒腹痛、腰膝酸冷、五更泄泻、完谷不化等虚寒性病证。除此之外，还表现在水液代谢方面。脾虚失运，水湿内生，经久不愈，可发展至肾虚水泛；而肾虚蒸化失司，水湿内蕴，也可影响到脾的运化功能，最终均可导致尿少浮肿、腹胀便溏、畏寒肢冷、腰膝酸软等脾肾两虚、水湿内停之证。阴虚化热，灼炽胃脘，出现胃脘部灼热感，阴气亏虚，无法固涩敛汗，故出现盗汗等症。治疗上施以疏肝健脾、温肾助阳之法。

中医诊断：胁痛（脾肾阳虚兼肝阴不足证）。

西医诊断：慢性丙型病毒性肝炎。

治法：疏肝健脾，温肾助阳，柔肝养阴。

方药：柴　胡 15 克　　黄　芪 30 克　　炒白术 20 克　　薏苡仁 35 克

　　　补骨脂 20 克　　狗　脊 20 克　　续　断 20 克　　枸杞子 20 克

　　　诃　子 20 克　　煅龙骨 30 克　　夜交藤 30 克　　煅牡蛎 30 克

　　　合欢花 15 克　　炒枣仁 20 克　　柏子仁 15 克　　莲子心 20 克

　　　14 剂，日 1 剂，水煎 300 毫升，早晚分服。

二诊：患者服上药期间盗汗，腿沉，双下肢酸软无力，故方中加入牛膝 25 克以补肝肾、强筋骨；舌质暗红，少津，少裂纹，苔白腻，脉沉滑。

方药：柴　胡 15 克　　黄　芪 30 克　　炒白术 20 克　　薏苡仁 35 克

　　　补骨脂 20 克　　狗　脊 20 克　　续　断 20 克　　枸杞子 20 克

　　　诃　子 20 克　　煅龙骨 30 克　　夜交藤 30 克　　煅牡蛎 30 克

　　　合欢花 15 克　　炒枣仁 20 克　　柏子仁 15 克　　莲子心 20 克

　　　牛　膝 25 克

　　　10 剂，日 1 剂，水煎 300 毫升，早晚分服。

三诊：服药后盗汗症状缓解，但醒时仍汗出较多，加浮小麦 20 克、麻黄根 20 克以清退虚热；胆囊区疼痛，加姜黄 20 克、白芷 20 克、威灵仙 20 克以通经止痛；无腰痛、腿沉无力，睡眠明显改善，去夜交藤、合欢花、炒枣仁、柏子仁、莲子心；劳累后右肩胛骨疼痛；眼部干涩有所缓解。

方药：柴　胡 15 克　　黄　芪 30 克　　炒白术 20 克　　薏苡仁 35 克

　　　补骨脂 20 克　　狗　脊 20 克　　续　断 20 克　　枸杞子 20 克

　　　诃　子 20 克　　煅龙骨 30 克　　煅牡蛎 30 克　　牛　膝 25 克

　　　浮小麦 20 克　　麻黄根 20 克　　姜　黄 20 克　　白　芷 20 克

　　　威灵仙 20 克

　　　15 剂，日 1 剂，水煎 300 毫升，早晚分服。

四诊：服药归来复诊，自诉睡眠尚可但睡时易醒，胆囊区疼痛有所减轻，腿沉无力，盗汗消失但仍有醒时汗出，加太子参 15 克、白参 10 克以补气生津，助黄芪补脾益气，同时防汗出伤津太过；眼干症状明显缓解，去枸杞子。

辅助检查：①生化：ALP 38.00U/L，PA 186.90mg/L；②腹部彩超：肝弥漫性改变，慢性肝损伤；慢性胆囊炎伴胆囊隆起性病变；③丙肝抗体（＋）。

治法：疏肝健脾，温肾助阳，通经止痛，佐以补气养阴。

方药：

柴　胡 15 克	黄　芪 30 克	炒白术 20 克	薏苡仁 35 克
补骨脂 20 克	狗　脊 20 克	续　断 20 克	白　参 10 克
诃　子 20 克	煅龙骨 30 克	煅牡蛎 30 克	牛　膝 25 克
浮小麦 20 克	麻黄根 20 克	姜　黄 20 克	白　芷 20 克
威灵仙 20 克	太子参 15 克		

15 剂，日 1 剂，水煎 300 毫升，早晚分服。

五诊：服上药后时有汗出，上方去麻黄根、浮小麦以防收敛太过而留邪；睡眠良好，腿沉无力感缓解，胆囊区疼痛明显减轻。

方药：

柴　胡 15 克	黄　芪 30 克	炒白术 20 克	薏苡仁 35 克
补骨脂 20 克	狗　脊 20 克	续　断 20 克	白　参 10 克
诃　子 20 克	煅龙骨 30 克	煅牡蛎 30 克	牛　膝 25 克
姜　黄 20 克	白　芷 20 克	威灵仙 20 克	太子参 15 克

7 剂，日 1 剂，水煎 300 毫升，早晚分服。

六诊：服上药后汗出症状消失，胆囊区疼痛感基本消失，余证同前，上方去姜黄、白芷、威灵仙。

服上药 7 剂后症状基本消失，肝功、生化正常，继续治疗 1 个月。

随诊 1 年，病情稳定，未见反复发作。

【按语】

本例患者西医诊断为慢性丙型病毒性肝炎。中医辨证属"胁痛（脾肾阳虚兼肝阴虚证）"范畴。病由五脏之伤，劳必及肾；素体阳虚，感受湿邪，湿盛伤人之阳气，湿从寒化，困阻中焦，致脾阳受损；湿从寒化，以致寒湿内阻。症见肢冷畏寒，脘腹不适，倦怠神疲，腰膝酸软，足跟疼痛，腹胀便溏，或完谷不化，小便不利或余沥不尽，下肢或全身水肿，舌淡胖，边有齿痕，苔白腻或水滑，脉沉滑或沉迟等。邪热伤阴、灼伤肝阴而致肝阴不足，出现眼部干涩等症；肝郁久化热，与感受外邪之湿相结，熏蒸于胆，胆疏不利，出现胆囊区疼痛；郁热于胃，胃部有灼热感；然胃不和则卧不安，胃气不降，气机不调，扰于心神，出现寐差；脾气不升，胃气不降，水谷精微气化不利，故舌上少津，少裂纹，苔白腻。综上言之，本病初期主以疏肝健脾、补肾固涩，佐以养心安神；后期主以温肾助阳、疏肝利胆，佐以清虚热、益阴津。

四、肝肾不足兼湿热内蕴证

李某，男，50岁。

首诊时间：2012年3月28日。

主诉：两胁肋胀闷不适反复发作2年余，加重2月。

现病史：患者自诉2年前无明显诱因出现胁肋部胀闷不适，在当地市级医院就诊服药，但病情反复，症状无明显缓解，尿蛋白反复。2月前因饮酒病情加重，现为求中西医结合系统治疗，经熟人介绍于我院就诊。患者现症见：面色晦暗，形体偏胖，两胁肋胀闷不适，伴口苦、反酸、烧心、乏力、头颤，腰酸膝软、头晕沉，饮食、睡眠欠佳，大便偏干，小便如米泔样伴尿频、尿痛、尿急。舌质暗红，体略胖，苔黄白腻，脉沉滑。

既往史：高血压病史5年，鼻炎病史5年，慢性丙型病毒性肝炎病史2年，糖尿病病史2年，肾小球肾炎病史1年。

辅助检查（2012年2月11日双鸭山煤炭总医院）：①腹部彩超：肝脾体积增大，脂肪肝，双肾结石左肾多发，左室舒张功能减低；②生化：ALT 59 U/L，γ-GGT 0.44 U/L，GGT 66.00U/L，UA 449.00μmol/L；③心电图提示：加速房性逸搏心律，左心室肥大。

【辨证分析】饮酒太过，使脾胃受损，运化失职，湿浊蕴结中焦，土壅木郁，影响肝胆疏泄，病由脾及肝，郁久生热，湿热内盛，下注及下焦，气化不利，脂液失于约束。病程日久，正气耗伤，肝阴不足，风阳上越，故见头颤；病久反复不愈，肾虚不固，湿热之余邪留恋。患者病程日久，病机复杂，预后不佳，需积极治疗，以改善症状，使病情趋于稳定，改善生活质量。

中医诊断：胁痛（肝肾不足兼湿热内蕴证）。

西医诊断：1.慢性丙型病毒性肝炎。

2.肾小球肾炎。

3.脂肪肝。

4.肾结石。

治法：滋养肝肾，清热利湿。

方药：柴　胡15克　　灵磁石30克　　煅龙骨35克　　煅牡蛎35克

牛　膝30克　　杜　仲20克　　天　麻20克　　钩　藤20克

炙鳖甲15克　　当　归15克　　白茅根20克　　益母草20克

砂　仁15克　　丹　参15克　　藿　香20克　　佩　兰20克

佛　手15克　　紫苏子20克

20剂，日1剂，水煎300毫升，早晚分服。

二诊：患者服上药后自诉腰痛、头颤好转，反酸烧心缓解，尿频、尿急、尿痛基本消失，但嗜睡、乏力，大便2～3次/日，小便可。去当归、丹参、杜仲，加金樱子20克、芡实20克、枳实20克、榔片20克、大黄10克。

方药：柴　胡15克　　灵磁石30克　　煅龙骨35克　　煅牡蛎35克

牛　膝30克　　天　麻20克　　钩　藤20克　　炙鳖甲15克

白茅根20克　　益母草20克　　砂　仁15克　　藿　香20克

佩　兰20克　　佛　手15克　　榔　片20克　　大　黄10克

枳　实20克　　紫苏子20克　　金樱子20克　　芡　实20克

15剂，日1剂，水煎300毫升，早晚分服。

三诊：患者服药后睡眠改善，大便1～2次/日，去大黄防泻下太过伤正；反酸、烧心明显缓解，尿频、尿急、尿痛消失，去金樱子、芡实，其余诸症无明显变化。继服20剂。

辅助检查（2012年5月8日 七台河精煤公司总医院）：尿常规示隐血（++），尿蛋白（++）。

方药：柴　胡 15 克　　灵磁石 30 克　　煅龙骨 35 克　　煅牡蛎 35 克

　　　　牛　膝 30 克　　天　麻 20 克　　钩　藤 20 克　　炙鳖甲 15 克

　　　　白茅根 20 克　　益母草 20 克　　砂　仁 15 克　　藿　香 20 克

　　　　佩　兰 20 克　　佛　手 15 克　　榔　片 20 克　　枳　实 20 克

　　　　紫苏子 20 克

　　　　20 剂，日 1 剂，水煎 300 毫升，早晚分服。

四诊：患者自诉服上药后诸症状均明显好转，无明显头颤，偶有腰痛。

辅助检查：①尿常规：尿蛋白（－）；②丙肝抗体（＋）。

此后继续服用此方，随证加减，巩固治疗。

随诊 1 年，病情稳定，未见反复发作。

【按语】

余认为此病病机复杂，病性属本虚标实。肝病病程日久，由气及血，肝经引经药柴胡疏肝解郁，配以佛手、砂仁、苏子等疏肝理气，豆蔻、草豆蔻、厚朴等健脾理气，丹参活血化瘀，制鳖甲软坚散结促使结块消散，共奏行气消瘀散结之效，且药性无过猛之虞。本虚为肝肾不足，余常用牛膝、桑寄生、杜仲、牡蛎补肝肾、强腰膝，磁石、龙骨、牡蛎、天麻、钩藤平肝潜阳，阴足阳潜风息。膏淋日久反复发作，尿频、尿急、尿痛，湿热之邪留恋，予以白茅根、益母草清热利尿，现代研究有改善肾功之效，湿热之邪既去，正虚为主，芡实滋肾固精，龙骨、牡蛎、金樱子固涩脂液。患者坚持治疗，症状明显缓解，疗效佳。

五、肝郁脾虚兼湿毒内蕴证

邹某，男，34 岁。

首诊时间：2013 年 3 月 9 日。

主诉：两胁肋部疼痛反复发作 2 年，加重伴乏力半月。

现病史：患者自诉慢性丙型肝炎病史 10 年，一直未经正规治疗。2 年前无明显诱因出现两胁肋部疼痛，在当地市级医院就诊服药，但病情反复，经多次检查发现

HCV-RNA 增高明显，胁痛不适反复发作，体倦、乏力明显，不愿接受西药抗病毒治疗，现为求中西医结合系统治疗，经邻居介绍至我门诊就诊。患者现症见：面色少华，形体适中，两胁肋部疼痛伴乏力，无发热、黄疸、恶心、呕吐等不适，饮食、睡眠欠佳，大便不成形，3～5 次/日，小便可。舌质暗红，体胖，边有齿痕，有裂纹，苔黄白腻，脉沉滑。

辅助检查（2012 年 5 月 20 日哈医大一院）：① HCV-RNA 定量测定：5.03×10^2 Iu/mL；②丙肝抗体（＋）；③生化：GGT 57.8U/L，TBIL 28.80μmol/L，DBIL 5.30μmol/L，IBIL 23.50μmol/L；④腹部彩超提示：脾厚，肝脏弥漫性病变，胆囊壁不光滑。

【辨证分析】丙型肝炎患者由于急性期湿热疫毒未净，迁延不愈致湿毒之邪长期困遏体内，损伤肝体，肝失疏泄之能，脾失健运之职，病久肝脾气血生化贮藏之职亦受损，造成肝郁脾虚之证。此病病程日久，病机复杂，预后不佳，需积极治疗，以改善症状，抑制病毒，促进机体免疫自稳功能的恢复，使病情趋于稳定，改善生活质量，保护正常肝细胞，防止慢性肝炎进一步发展。

中医诊断：胁痛（肝郁脾虚兼湿毒内蕴证）。

西医诊断：慢性丙型病毒性肝炎。

治法：疏肝健脾，燥湿解毒，补肾固涩。

方药：柴　胡 15 克　　佛　手 20 克　　紫苏子 20 克　　茯　苓 20 克
　　　板蓝根 30 克　　连　翘 30 克　　黄　芪 30 克　　太子参 20 克
　　　垂盆草 30 克　　炒白术 20 克　　薏苡仁 30 克　　苍　术 20 克
　　　补骨脂 20 克　　肉豆蔻 20 克　　诃　子 15 克　　虎　杖 20 克

20 剂，日 1 剂，水煎 300 毫升，早晚分服。

二诊：患者服上药后胁肋胀痛消失，矢气频，大便可，去补骨脂、肉豆蔻、诃子；恶心、呕吐，胆区不适，每食鸡蛋、油腻之品后加重，加金钱草 30 克、郁金 20 克、鸡内金 20 克以清肝利胆；睡眠欠佳、易惊醒，加灵磁石 30 克以重镇安神。

方药：柴　胡 15 克　　佛　手 20 克　　紫苏子 20 克　　茯　苓 20 克
　　　板蓝根 30 克　　连　翘 30 克　　黄　芪 30 克　　太子参 20 克
　　　垂盆草 30 克　　炒白术 20 克　　薏苡仁 30 克　　苍　术 20 克

虎　杖 20 克　　金钱草 30 克　　郁　金 20 克　　鸡内金 20 克

灵磁石 30 克

20 剂，日 1 剂，水煎 300 毫升，早晚分服。

三诊：患者服上药后诉腹部偶感胀闷不适，去太子参，加夏枯草 20 克、乌药 20 克以行气消胀止痛，睡眠有所改善，无其他明显不适。

方药：柴　胡 15 克　　佛　手 20 克　　紫苏子 20 克　　茯　苓 20 克

板蓝根 30 克　　连　翘 30 克　　黄　芪 30 克　　炒白术 20 克

垂盆草 30 克　　薏苡仁 30 克　　苍　术 20 克　　乌　药 20 克

虎　杖 20 克　　金钱草 30 克　　郁　金 20 克　　鸡内金 20 克

灵磁石 30 克　　夏枯草 20 克

15 剂，日 1 剂，水煎 300 毫升，早晚分服。

四诊：患者服上药后腹部胀闷感略有缓解，睡眠良好，去灵磁石，口干欲饮，加沙参 20 克、石斛 20 克以养阴生津，大便时干，加火麻仁 20 克、郁李仁 20 克以润下通便，小便正常。

方药：柴　胡 15 克　　佛　手 20 克　　紫苏子 20 克　　茯　苓 20 克

板蓝根 30 克　　连　翘 30 克　　黄　芪 30 克　　炒白术 20 克

垂盆草 30 克　　薏苡仁 30 克　　苍　术 20 克　　乌　药 20 克

虎　杖 20 克　　金钱草 30 克　　郁　金 20 克　　鸡内金 20 克

夏枯草 20 克　　火麻仁 20 克　　郁李仁 20 克　　石　斛 20 克

沙　参 20 克

15 剂，日 1 剂，水煎 300 毫升，早晚分服。

五诊：患者服上药后腹部胀闷感明显缓解，口干缓解，大便正常，去火麻仁、郁李仁，无其他明显不适症状。

方药：柴　胡 15 克　　佛　手 20 克　　紫苏子 20 克　　茯　苓 20 克

板蓝根 30 克　　连　翘 30 克　　黄　芪 30 克　　炒白术 20 克

垂盆草 30 克　　薏苡仁 30 克　　苍　术 20 克　　乌　药 20 克

虎　杖 20 克　　金钱草 30 克　　郁　金 20 克　　鸡内金 20 克

夏枯草 20 克　　石　斛 20 克　　沙　参 20 克

10 剂，日 1 剂，水煎 300 毫升，早晚分服。

此后继续服用此方，随证加减，患者胁痛基本缓解，略感乏力，二便正常。4 个月后复查，肝功基本正常，丙肝抗体（＋）。嘱患者定期复查，注意饮食，忌食烟、酒。

【按语】

该患者为慢性丙型肝炎，疾病迁延日久，病机复杂，本虚标实。就标实言，日久"瘀血内阻"是主要病机，肝主疏泄、主藏血，肝失疏泄日久致血瘀内阻。治疗当以疏肝行气、活血化瘀，常用肝经引经药柴胡为君以疏肝解郁，配以佛手、砂仁、苏子、乌药等疏肝理气，丹参、川芎、当归、郁金等活血化瘀，共奏行气消瘀之效。余以仲景"见肝之病知肝传脾，当先实脾"之说为据，认为治疗肝硬化顾护脾土需常贯始终。慢性丙型肝炎发展到肝硬化阶段，其气必虚，主要表现为肝郁脾虚，临床见疲乏、无力、纳差等，脾虚为本。益气健脾用黄芪，可使脾气健旺，气血调和，肝之疏泄功能亦可恢复正常，脾气健运，避免水湿内停；炒白术、薏苡仁、苍术健脾利湿，扶正亦祛邪，进而减缓慢性肝炎的发展过程；病久气损阴伤，用太子参益气养阴。从中医角度看，丙型肝炎之发病主要由于湿热疫毒侵袭人体所致。余认为湿热毒邪在病情发展中起重要作用，使得病情反复发作且逐渐加重，因此，清热利湿解毒应作为基本治法贯穿治疗的始终，如板蓝根、连翘、垂盆草、夏枯草、虎杖、金钱草等利湿解毒。标本同治，疗效良好。

六、肝郁湿热兼气滞血瘀证

曾某，男，48 岁。

首诊时间：2013 年 4 月 22 日。

主诉：右胁肋部刺痛不适 20 余年，加重半年余。

现病史：患者自诉 20 年前无明显诱因出现右胁肋部胀痛不适，伴乏力、体倦，在当地市级医院就诊服药，但病情反复，一直未经正规治疗。半年前病情反复，疼痛加剧，现为求中西医结合系统治疗，经网上查询至我院门诊就诊。患者现主症：面色晦暗，口唇发绀，右胁肋部刺痛，伴乏力、体倦、口干、口苦，无恶心、腹泻、出血等不适，食欲、睡眠一般，大便偏稀，小便短赤。舌质紫暗，体胖大，苔白滑，边有齿痕，脉沉弦滑。

既往史：慢性丙型病毒性肝炎病史 20 年。

辅助检查：①生化：ALT 97U/L，AST 57U/L，GGT 82U/L，CHE 2994U/L，MB 34U/L，ALB 32.2g/L，GLB 33.4g/L，UA 19.3μmol/L，TBIL 144μmol/L，DBIL 86.2μmol/L，HDL–C 0.57mmol/L；②腹部彩超提示：肝弥漫性改变，慢性胆囊炎；③血常规：单核细胞 0.76×10^9/L，PLT 130×10^9/L。

【辨证分析】丙型肝炎患者由于急性期湿热疫毒未净，迁延不愈致湿毒之邪长期困遏体内，损伤肝体，肝胆失于疏泄，肝病及脾，脾失健运之职，造成肝郁脾虚之证。患者胁痛，初期在气，气滞不通，久病因气及血，气血不畅，不通则痛。肝郁脾虚，水运失调，日久气滞、水停、血瘀而发为鼓胀。此病病程日久，病机复杂，预后不佳，需积极治疗，以改善症状，抑制病毒，促进机体免疫自稳功能的恢复，使病情趋于稳定，改善生活质量，保护正常肝细胞，防止病情进展。

中医诊断：胁痛（肝郁湿热兼气滞血瘀证）。

西医诊断：1. 慢性丙型病毒性肝炎。

2. 慢性胆囊炎。

治法：疏肝健脾，清热利水，理气活血。

方药：柴　胡 15 克　　炙鳖甲 20 克　　泽　泻 20 克　　猪　苓 20 克
　　　大腹皮 30 克　　薏苡仁 20 克　　苍　术 20 克　　厚　朴 20 克
　　　豆　蔻 20 克　　黄　芪 30 克　　川　芎 20 克　　当　归 20 克
　　　草豆蔻 20 克　　乌　药 20 克　　白茅根 30 克　　益母草 30 克

10 剂，日 1 剂，水煎 300 毫升，早晚分服。

二诊：患者服上药后自觉发热，体力好转，口干口苦时作，于上方加入连翘 20 克、板蓝根 20 克以清热解毒；两胁肋刺痛感有所减轻，饮食、睡眠尚可，大便正常。

方药：柴　胡 15 克　　炙鳖甲 20 克　　泽　泻 20 克　　猪　苓 20 克
　　　大腹皮 30 克　　薏苡仁 20 克　　苍　术 20 克　　厚　朴 20 克
　　　豆　蔻 20 克　　黄　芪 30 克　　川　芎 20 克　　当　归 20 克

草豆蔻 20 克	乌　药 20 克	白茅根 30 克	益母草 30 克
连　翘 20 克	板蓝根 20 克		

10 剂，日 1 剂，水煎 300 毫升，早晚分服。

三诊：患者服上药后仍略感乏力，口干口苦有所缓解，大便黏滞不爽，加火麻仁 20 克、郁李仁 20 克以助润下通便；小便黄，加黄芩 20 克、栀子 20 克以清热燥湿。其余症状无明显变化。

方药：柴　胡 15 克	炙鳖甲 20 克	泽　泻 20 克	猪　苓 20 克
大腹皮 30 克	薏苡仁 20 克	苍　术 20 克	厚　朴 20 克
豆　蔻 20 克	黄　芪 30 克	川　芎 20 克	当　归 20 克
草豆蔻 20 克	乌　药 20 克	白茅根 30 克	益母草 30 克
连　翘 20 克	板蓝根 20 克	火麻仁 20 克	郁李仁 20 克
黄　芩 20 克	栀　子 20 克		

10 剂，日 1 剂，水煎 300 毫升，早晚分服。

四诊：患者服上药后乏力感基本消失，口干口苦明显缓解，故去黄芩、栀子、连翘、板蓝根以防苦寒伤正，大便正常，故去火麻仁、郁李仁，小便正常，无其他明显不适症状。

方药：柴　胡 15 克	炙鳖甲 20 克	泽　泻 20 克	猪　苓 20 克
大腹皮 30 克	薏苡仁 20 克	苍　术 20 克	厚　朴 20 克
豆　蔻 20 克	黄　芪 30 克	川　芎 20 克	当　归 20 克
草豆蔻 20 克	乌　药 20 克	白茅根 30 克	益母草 30 克

15 剂，日 1 剂，水煎 300 毫升，早晚分服。

五诊：患者服上药后诸症明显好转，为巩固治疗，效方不变，继服 15 剂。

随诊 1 年，病情稳定，症状未见反复发作。

【按语】

《临证指南医案·胁痛》："久病在络，气血皆窒。"《类证治裁·胁痛》："血瘀者，跌仆闪挫，恶血停留，按之痛甚。"强力负重，肝络受损，血行不畅；外伤闪挫损伤胁络，瘀血停留，导致气血运行不畅，阻塞胁络，"不通则痛"而致胁痛。血属有形，故症见胁痛如刺，固定不移，入夜尤甚，痛处拒按；瘀结停滞，积久不散则渐成结块；面色黧黑，舌质偏暗或见瘀斑，舌下脉络曲张，脉弦涩俱为瘀血内停之征。该病证为本虚标实之证。就标实言，湿热疫毒未净，迁延不愈致湿毒之邪长期困遏体内，损伤肝体，肝胆失于疏泄，肝主疏泄、主藏血，肝失疏泄日久致血瘀内阻。肝郁脾虚，水运失调，日久气滞、水停、血瘀而发为鼓胀。治疗当以疏肝健脾、清热利水、理气活血。常用肝经引经药柴胡为君以疏肝解郁，配以厚朴、白蔻、草蔻、乌药等理气化湿，丹参、川芎、当归等活血化瘀，共奏行气消瘀之效。余以仲景《金匮要略·脏腑经络先后病脉证》所言"见肝之病，知肝传脾，当先实脾"为据，认为治疗肝病顾护脾土需常贯始终。慢性丙型肝炎发展到肝硬化阶段，其气必虚，主要表现为肝郁脾虚，临床见疲乏、无力、纳差等，脾虚为本。益气健脾可使脾气健旺，气血调和，肝之疏泄功能亦可恢复正常，脾气健运，避免水湿内停，进而减缓肝病的发展过程。余惯用黄芪补气升阳行水，配合软坚散结之炙鳖甲标本同治。从中医角度分析，丙型肝炎之发病主要由于湿热疫毒侵袭人体所致。余认为湿热毒邪在病情发展中起重要作用，使得病情反复发作且逐渐加重，因此，清热利湿解毒应作为基本治法贯穿治疗的始终，如半边莲、半枝莲、白花蛇舌草、垂盆草、连翘、板蓝根等利湿解毒，另半枝莲、白花蛇舌草等清热解毒之品可抑制病毒复制，又因患者存在少量腹水，故加大腹皮、泽泻、猪苓以加强利水之力。

诊疗体会

【中医古典文献对本病的相关论述】

本病早在《内经》中就有记载，并明确指出胁痛的发生主要是由于肝胆病变，《素问·脏气法时论》说："肝病者，两胁下痛引少腹。"《素问·缪刺论》也说："邪客于足少阳之络，令人胁痛不得息。"关于胁痛病因，《内经》认为有寒、热、瘀等方面。如《素问·举痛论》云："寒气客于厥阴之脉，厥阴之脉者，络阴器，系于肝，寒气客于脉中，则血泣脉急，故胁肋与少腹相引痛矣。"《素问·刺热》说："肝热病者……胁满痛，手足躁，不得安卧。"《灵枢·五邪》说："邪在肝，则两胁中痛……恶血在内。"其后，历代医家对胁痛的病因在《内经》的基础上，逐步有了发展。《景岳全书·胁痛》从临床实际出发，将病因分为外感和内伤两大类，并提出以内伤者多见。如"胁痛有内伤外感之辨……有寒热表证者方是外感，如无表证，悉属内伤。但内伤胁痛者十居八九，外感胁痛则间有之耳"。同时又对内伤胁痛发病原因进行归纳，认为有郁结伤肝、肝火内郁、痰饮停伏、外伤血瘀以及肝肾亏损等。《证治汇补·胁痛》对胁痛的病因亦提出："因暴怒伤触，悲哀气结，饮食过度，风冷外侵，跌仆伤形……或痰积流注，或瘀血相搏，皆能为痛。至于湿热郁火，劳役房色而病者，间亦有之。"这样就使胁痛的病因认识更趋完善。

【中医病因病机】

胁痛的病因主要是情志失调、饮食不节、跌仆损伤、外感湿热、劳欲久病等多种因素。这些病因致肝气郁结、肝失条达、瘀血停着、痹阻胁络、湿热蕴结、肝失疏泄、肝阴不足、络脉失养等病理变化，从而导致胁痛。

1. 情志失调，肝气郁结

情志抑郁则疏泄不及，暴怒气逆则疏泄太过，均可导致肝脏功能失调，肝失条达，疏泄不利，气阻络痹而致胁痛。气属无形，聚散无常，故疼痛走窜不定；情志变化与气之郁结关系密切，故疼痛随情志变化而有所增减；肝经气机不畅故胸闷不舒，喜太息；肝气横逆，易犯脾胃，故脘腹胀满，食少嗳气。正如《杂病源流犀烛·肝病源流》曰："气郁，由大怒气逆，或谋虑不决，皆令肝火动甚，以致肢胁疼痛。"《金匮翼·胁痛总论》曰："肝郁胁痛者，悲哀恼怒，郁伤肝气。"

2. 饮食不节，湿热蕴结

湿热之邪，有内外之分，对外感湿热，蕴于肝胆，肝胆失于疏泄条达，可致胁痛；饮食不节，或进食肥甘美酒，或过食生冷，伤及脾胃，健运失司，湿自内生，痰湿中阻，气机不利，郁而化热；湿热侵犯肝胆，使肝络失和，胆失疏泄，而致胁痛。湿热中阻，升降失常，故胁痛口苦，胸闷纳呆，脘腹胀满，恶心呕吐；湿热内蒸，故心烦懊恼；湿热交蒸，胆汁不循常道，可出现目黄、身黄、小便黄赤；舌苔黄腻，脉弦滑为湿热之征。若湿热内盛，气郁化火，煎熬结成砂石，阻于胆道，可引起剧烈胁痛，牵引肩背，辗转不宁。

3. 跌仆损伤，瘀血停着

跌仆外伤，或强力负重，胁络受伤，瘀血停留，阻塞胁络，致使胁痛。

4. 外感湿热，郁结少阳

湿热之邪外袭，郁结少阳，枢机不利，肝胆经气失于疏泄，以致胁痛。

5. 劳欲久病，肝阴不足

《金匮翼·胁痛总论》所说："肝虚者，肝阴虚也，阴虚则脉细急，肝之脉贯膈布胁肋，阴血燥则经脉失养而痛。"久病耗伤，劳欲过度，精血亏损，络脉失养，致使"不荣则痛"。因肝络失于濡养，故胁肋隐痛，绵绵不绝，遇劳加重；肝阴亏虚易生内热，故口干心烦；虚火扰心，则夜寐不安；精血亏虚，不能上荣，故头晕目眩，视物昏花；肝血亏虚，冲任失养，则妇女经血色淡；舌红少苔、脉细数为阴虚内热之征。

【现代医学对本病的认识】

丙型病毒性肝炎，简称为丙型肝炎、丙肝，是一种由丙型肝炎病毒（HCV）感染引起的病毒性肝炎，主要经输血、针刺、吸毒等传播，据世界卫生组织统计，全球HCV 的感染率约为 3%，估计约 1.8 亿人感染了 HCV，每年新发丙型肝炎病例约 3.5 万例。丙型肝炎呈全球性流行，可导致肝脏慢性炎症坏死和纤维化，部分患者可发展为肝硬化甚至肝细胞癌（HCC）。未来 20 年内与 HCV 感染相关的死亡率（肝衰竭及肝细胞癌导致的死亡）将继续增加，对患者的健康和生命危害极大，已成为严重的社会和公共卫生问题。

丙型肝炎病毒感染是致病的根本原因，在外界因素的影响下，如饮酒、劳累、长期服用有肝毒性的药物等，可促进病情的发展。丙肝的病理改变与乙肝极为相似，以肝细胞坏死和淋巴细胞浸润为主。慢性肝炎可出现汇管区纤维组织增生，严重者可以形成假小叶即成为肝硬化。症状较轻，表现为肝炎常见症状，如容易疲劳、食欲欠佳、腹胀等，也可以无任何自觉症状。化验 ALT 反复波动，HCV-RNA 持续阳性。有 1/3 的慢性 HCV 感染者肝功能一直正常，抗 HCV 和 HCV-RNA 持续阳性，肝活检可见慢性肝炎表现，甚至可发现肝硬化。

丙型肝炎相关辅助检查：

1. 抗丙型肝炎病毒抗体 IgM 检测

抗 HCV-IgM 是 HCV 感染早期诊断的敏感指标，利用 ELISA 法检测急性丙型肝炎患者血清 IgM 抗体，在感染后 1 ~ 2 周患者即为阳性，急性自限性丙型肝炎患者在发病后 6 个月内 IgM 抗体往往消失，而慢性化者则持续阳性。

2. 抗丙型肝炎病毒抗体 IgG 检测

该抗体在急性期的检出率较低，而在慢性期则多见。因此抗 HCV-IgG 的检测无法判定 HCV 为近期感染还是既往感染，但往往被看作慢性感染的标志。

3.HCV-RNA 的测定

可反映 HCV 在体内复制及传染程度是 HCV 早期感染、确诊的主要指标。对 HCV 感染的诊断、治疗、预后判断等方面具有重要意义。

4. 生化检查

其检查内容与甲、乙型肝炎基本相同，但值得一提的是 HCV 感染者肝功能检查中，以 ALT 异常较明显，幅度不高，但持续时间长，ALT 异常的时间长短与病情一致。

【治疗特色】

对于胁痛的治疗原则，《证治汇补·胁痛》也进行了较为系统的叙述："治宜伐肝泻火为要，不可骤用补气之剂，虽因于气虚者，亦宜以补泻兼施……故凡木郁不舒，而气无所泄，火无所越，胀甚惧按者，又当疏散升发以达之，不可过用降气，致木愈郁而痛愈甚也。"

1. 益气健脾，平补肝肾

病位在肝，本于脾肾，责之于正虚邪恋。慢性病毒性肝炎具有传染性，与中医学中"疫气"具有共同的临床特征，尤其是疫毒之邪留恋于血分，因正气不足而发病是其根本原因。本病病位在肝，临床上许多患者都具有胁痛不适、心情抑郁等典型症状。故余认为肝郁气滞是本病发展的重要环节，但应该注意脏腑五行生克在疾病发生发展中的作用，肝气郁滞则乘脾犯胃，导致肝脾不和，中焦运化失司，导致肝脾气血两伤。由于病因病机的不同，患者体质的差异性，患者的病情和临床表现也是复杂多变的，但在治疗中应当牢牢把握两点，即在"治肝不忘实脾"观点的基础上，强调肾虚在本病中的重要意义。余认为，疫毒之邪蕴伏日久，必然导致阴血耗伤，而肝藏血、肾藏精，脾则输布精微，三者共主一身之阴血，乃阴血亏虚之主因。故余在治疗本病时尤重调理肝、脾、肾三脏，认为正虚邪恋乃病机之关键，在治疗上尤其注重益气健脾、平补肝肾。

2. 以"调"代补，倡扶正化瘀解毒

余临证以健脾为大法，常用焦术、茯苓、陈皮、鸡内金、焦山楂、炒麦芽、焦神曲等补脾助运，理气消滞。在临证组方上，更是具有鲜明的以"调"代补之特色，主要以清、疏、化、运等诸法活用，疏理三焦，调和气血，自然达到补的目的。清法，即清热解毒、清热燥湿；疏法，即疏肝解郁；化法，有化湿，有化瘀；运法，健脾助运。因疫毒之邪留恋，故清热解毒之品如半边莲、半枝莲、白花蛇舌草、板蓝根、连翘、蛇莓、蚤休等，每方必择二三味，以清除邪毒。同时还要根据患者湿邪或热邪之偏重，治以苦寒燥湿、芳香化湿或淡渗利湿之品，药用薏苡仁、苍术、焦术、茯苓、泽泻、猪苓等。余在治疗中尤喜用小柴胡汤来疏肝解郁，认为小柴胡汤与清、化或运、补之法合用，具有相辅相成之效。余所用柴胡，用量亦据病情加减，因本病迁延日久常伴有阴血耗伤，故每于组方内配伍养血柔肝之品，亦同时顾虑柴胡有劫肝阴之弊。化瘀喜用丹参、川芎、赤芍等药，瘀血重者或脾大者常配伍桃仁、甲珠、鳖甲等软坚之品，强调此类药物久用其效方显，而少用三棱等破血之品。在治疗上尤其注重平补肝肾，用牛膝、续断、杜仲、生熟地、女贞子、枸杞子、旱莲草等，绝不滥用温阳，以恐助邪毒复燃。

3. 邪正有消长，临证需知常达变

余在用药上多主张轻灵活泼，指出在治疗过程中邪正是不断消长变化的，方药必须随之进退。在治疗上提倡先"调"后补，尤其在慢性病毒性肝炎早期并无虚象之时，更应以"调"代补，不可盲目蛮补。即便是在中后期运用补虚之剂时，诸如参、芪之辈亦当合理配伍应用，而以平补肝肾为宜。余在湿浊不重时，也常用女贞子、枸杞子、山萸肉平补肝肾，"务在先安未受邪之地"之意。余常用自拟"肝病1号"为基础方，药用柴胡、茯苓、焦术、炒白芍、黄芩、栀子、甘草等。湿象明显加苍术、薏苡仁、泽泻、猪苓、藿香、佩兰；热重见面赤、口苦、溲黄者加龙胆草、蒲公英，甚则大黄；肝郁气滞明显者加佛手、香橼、陈皮；胁痛明显者加元胡、五灵脂、九香虫；消化道出血则配用三七、血竭、白及冲服。经上述治疗后热退湿化，以正虚为主之时，则应扶正祛邪，余常用柴胡、焦术、茯苓、佛手、砂仁、苏子、炒白芍、甘草等药，即以"调"代补之意。

4. 辨证兼辨病，中医为本西医为用

余主张辨证与辨病相结合，宏观辨证与微观检测相结合，在疗效评价上临床症状与实验室检查相结合，并在这方面积累有丰富的经验。如降酶时，热盛体实者可用龙胆草、黄芩、山栀子、白花蛇舌草等清热利湿之品；脾胃虚弱者，采用水飞蓟、田基黄等，同时辅以茯苓、焦术等健脾之品；肝肾亏虚者药选女贞子、旱莲草等。病毒载量过高时，清热化湿解毒药物如连翘、板蓝根、黄芩、栀子等可抑制病毒 DNA 复制；活血软坚药用鳖甲、炮甲珠、三七、当归、丹参等，可抑制肝纤维化形成，但转氨酶过高时须慎用；益气健脾、平补肝肾选太子参、黄芪、白术、当归、山药等，可增强机体细胞免疫功能，尤其善用鳖甲来提升白蛋白兼柔肝缩脾。

【预后与调护】

胁痛无论外感或内伤，只要治疗将养得法，一般预后良好。但也有部分患者迁延不愈，成为慢性。若治疗不当，病情加重而演变为黄疸、积证、鼓胀等病证，则预后不佳。故在治疗慢性丙型肝炎过程中还特别重视调护摄养，《医学入门》中说，"若夫病有服药针灸不效者，以其不知保养之方"，指出了患病后注意"保养"的重要性。由于慢性丙型肝炎的病程一般都比较长，病情也易反复，因此除了进行有效治疗外，密切配合精神、饮食、生活起居诸方面的调护摄养，也是必不可少的。叮嘱患者注意保养精神，避免急躁、发怒，取得亲友的密切配合；饮食要清淡，既不可因偏嗜辛辣烟酒而伤肝助热，也不可因多进油腻或失慎于生冷不洁而进一步损伤脾胃之运化；劳逸要适度；起居要有常；慎用可能损肝的药物及保健品。所有这些对慢性丙型肝炎患者的康复都非常关键。

【结语】

余行医近 40 余载，以多年经验认为治疗本病应以疏肝健脾、补肾活血为治疗大法，病性多为本虚标实、痰瘀互结，临床治疗中应首先分清。余将其分为肝郁气滞证，湿热中阻证，痰瘀互结证，脾肾阳虚证，肝肾阴虚证。肝郁气滞证用疏肝解郁法，常用药物有柴胡、白芍、白花蛇舌草、枳壳、郁金、木蝴蝶、半夏、陈皮等；湿热中阻证当化湿清热，常用方药有茵陈蒿、藿香、佩兰、白花蛇舌草、生白术、黄芪、茯苓、板蓝根、龙胆草、连翘等；当遇痰瘀互结之证时，法用理气化痰、活血化瘀，药用陈

皮、半夏、垂盆草、三棱、莪术、丹参、穿山甲、水蛭、露蜂房、蚤休、山慈菇等；脾肾阳虚证时用补益脾肾法，药用焦术、茯苓、杜仲、桑寄生、干姜、党参、黄芪等；肝肾阴虚证则用补益肝肾法，常用方药有熟地、山药、枸杞子、麦冬、女贞子、牡丹皮、丹参、赤芍等。本病病情复杂，迁延难愈。辨证施治时应根据"急则治其标，缓则治其本"的原则结合寒热虚实而灵活用药

第三节 自身免疫性肝炎

一、肝胆湿热兼血瘀证

吴某，女，61岁。

首诊时间：2013年3月1日。

主诉：两胁肋部胀痛，伴腹胀半年，加重10天。

现病史：患者自诉平素嗜食辛辣。半年前无明显诱因出现两胁肋部胀痛，伴腹胀，皮肤发黄，双下肢水肿，至当地医院住院治疗，症状有所好转。10天前，病情反复，症状加重，为求中西医结合系统治疗，遂至我院门诊就诊。患者现症见：两胁肋部胀痛，皮肤、巩膜略黄染，面色晦暗，双下肢可见多处瘀点、瘀斑，伴有凹陷性水肿。口干口苦，食欲不振，寐差，大便干，小便短少。舌质暗红，苔黄腻，脉滑。

辅助检查：①血常规：WBC 2.5×10^9/L，RBC 3.5×10^{12}/L，Hb 117g/L；②肝功：ALT 170U/L，AST 155U/L，TBIL 45.2μmol/L，DBIL 25.8μmol/L，ALP 230U/L，GGT 167U/L；③肝炎系列检查无异常；④ ANA 阳性（1：320），AMA-M2 阳性，抗可溶性肝抗原抗体、抗肝胰抗体阳性；⑤腹部彩超：慢性弥漫性肝病，脾大，腹腔积液。

【辨证分析】患者平素嗜食辛辣，久之伤及脾胃，脾胃运化失司，日久湿热蕴结，酒助湿热，湿热阻滞日久而郁，血行不畅，"不通则痛"，故出现相应症状。然"胃不和则卧不安"，且兼见大便干者，多半睡眠欠佳。湿热蕴结下焦，周身气化不利，故出现下肢凹陷性水肿，且湿热蕴结于膀胱，故见小便短少。面色晦暗，双下肢见瘀点、瘀斑，舌质暗红均为血瘀之征，黄腻苔乃湿热之象，故此病例辨证为肝胆湿热兼水瘀内停之证。

中医诊断：胁痛（肝胆湿热兼血瘀证）。

西医诊断：自身免疫性肝炎。

治法：疏肝健脾，清热祛湿，活血通络。

方药：柴　胡 15 克　　茵陈蒿 25 克　　栀　子 20 克　　黄　芩 20 克

　　　牡丹皮 20 克　　赤　芍 20 克　　川　芎 15 克　　当　归 15 克

　　　炒白术 20 克　　茯　苓 25 克　　泽　泻 25 克　　猪　苓 30 克

　　　佛　手 15 克　　紫苏子 15 克　　枳　实 20 克　　榔　片 20 克

　　　14 剂，日 1 剂，水煎 300 毫升，早晚分服。

二诊：患者服药后双下肢水肿有所减退，黄疸渐消，仍有两胁肋胀痛，口干、口苦，自感下肢关节酸胀，于上方加入丹参 15 克以增其活血通络之性；食欲不振，大便干，入大黄 10 克以峻下通便；寐差，易惊醒，入灵磁石 30 克、煅龙骨 30 克、煅牡蛎 30 克以重镇安神。

方药：柴　胡 15 克　　茵陈蒿 25 克　　栀　子 20 克　　黄　芩 20 克

　　　牡丹皮 20 克　　赤　芍 20 克　　川　芎 15 克　　当　归 15 克

　　　炒白术 20 克　　茯　苓 25 克　　泽　泻 25 克　　猪　苓 30 克

　　　佛　手 15 克　　紫苏子 15 克　　枳　实 20 克　　榔　片 20 克

　　　大　黄 10 克　　灵磁石 30 克　　煅龙骨 30 克　　煅牡蛎 30 克

　　　丹　参 15 克

　　　15 剂，日 1 剂，水煎 300 毫升，早晚分服。

三诊：患者服药后自觉两胁肋胀痛感有所减轻，皮肤、巩膜黄染有所消退，双下肢水肿明显减退，去泽泻、猪苓；口干、口苦减轻，下肢关节酸胀感缓解；食欲欠佳，大便尚可，上方去大黄，加火麻仁 20 克、郁李仁 20 克以助润下通便；睡眠有所改善。

方药：柴　胡 15 克　　茵陈蒿 25 克　　栀　子 20 克　　黄　芩 20 克

　　　牡丹皮 20 克　　赤　芍 20 克　　川　芎 15 克　　当　归 15 克

　　　炒白术 20 克　　茯　苓 25 克　　灵磁石 30 克　　煅龙骨 30 克

　　　煅牡蛎 30 克　　佛　手 15 克　　紫苏子 15 克　　枳　实 20 克

槟　片 20 克　　　丹　参 15 克　　　火麻仁 20 克　　　郁李仁 20 克

10 剂，日 1 剂，水煎 300 毫升，早晚分服。

四诊：患者诉因情绪激动两胁肋胀痛加剧，于上方加入香橼 10 克以理气止痛；皮肤、巩膜黄染明显消退，去茵陈蒿、黄芩、栀子；双下肢水肿基本消失，仍有口干，遂加天花粉 15 克以养阴生津；口苦明显减轻，食欲不振，入焦山楂、炒麦芽、焦神曲 15 克以消食导滞；大便 2 ~ 3 次 / 日，去枳实、槟片、火麻仁、郁李仁，加枳壳 15 克以减泻性而防太过伤正，小便正常。

方药：柴　胡 15 克　　　牡丹皮 20 克　　　赤　芍 20 克　　　川　芎 15 克

　　　当　归 15 克　　　炒白术 20 克　　　茯　苓 25 克　　　灵磁石 30 克

　　　佛　手 15 克　　　紫苏子 15 克　　　香　橼 10 克　　　天花粉 15 克

　　　郁李仁 20 克　　　枳　壳 15 克　　　焦山楂 15 克　　　炒麦芽 15 克

　　　焦神曲 15 克　　　煅龙骨 30 克　　　煅牡蛎 30 克

15 剂，日 1 剂，水煎 300 毫升，早晚分服。

五诊：患者服药后两胁肋疼痛感缓解，双下肢瘀点、瘀斑减轻，下肢关节酸胀明显缓解，口干缓解，口苦基本消失，去牡丹皮、赤芍，食欲有所改善。

方药：柴　胡 15 克　　　川　芎 15 克　　　当　归 15 克　　　炒白术 20 克

　　　茯　苓 25 克　　　灵磁石 30 克　　　佛　手 15 克　　　紫苏子 15 克

　　　香　橼 10 克　　　天花粉 15 克　　　煅龙骨 30 克　　　煅牡蛎 30 克

　　　枳　壳 15 克　　　郁李仁 20 克　　　焦山楂 15 克　　　炒麦芽 15 克

　　　焦神曲 15 克

10 剂，日 1 剂，水煎 300 毫升，早晚分服。

六诊：患者服上药后诸症均有所好转，食欲良好，去焦山楂、炒麦芽、焦神曲。

方药：柴　胡 15 克　　　川　芎 15 克　　　当　归 15 克　　　炒白术 20 克

　　　茯　苓 25 克　　　灵磁石 30 克　　　佛　手 15 克　　　紫苏子 15 克

　　　香　橼 10 克　　　天花粉 15 克　　　煅龙骨 30 克　　　煅牡蛎 30 克

　　　枳　壳 15 克　　　郁李仁 20 克

20 剂，日 1 剂，水煎 300 毫升，早晚分服。

患者服上药后症状明显好转，为巩固疗效，继服 10 剂。复查肝功能基本正常，腹部 B 超未见腹水。

随诊 1 年，病情稳定，未见反复发作。

【按语】

《临证指南医案·胁痛》曰："久病在络，气血皆窒。"《类证治裁·胁痛》谓："血瘀者，跌仆闪挫，恶血停留，按之痛甚。"《证治汇补·胁痛》对胁痛的病因亦提出："因暴怒伤触，悲哀气结，饮食过度，风冷外侵，跌扑伤形……或痰积流注，或瘀血相搏，皆能为痛。至于湿热郁火，劳役房色而病者，间亦有之。"可见古代对该病病因已有了详细的记载。下肢呈现凹陷性水肿从表面上看乃肾气亏虚所致，实为湿热蕴结下焦致肾气气化不利而成，故湿热清则水肿消，方中茵陈蒿利湿退黄；黄芩、栀子、牡丹皮、赤芍共奏清热燥湿而不伐伤阴；茯苓、泽泻、猪苓、薏苡仁、苍术显健脾燥湿与利湿同行；佛手、砂仁、苏子化湿行气，柴胡疏肝解郁，枳实、榔片行气通腑，与健脾药配伍，共减胁肋胀痛、口干口苦、乏力、短气之困。然病久多虚多瘀，故加入川芎、当归理气活血，天花粉、石斛养阴生津。同时应注意调护脾胃，加入焦山楂、炒麦芽、焦神曲以助其消食导滞。全方配伍化裁，共奏疏肝健脾、清热祛湿、活血通络之效，后期助以养阴生津、消食导滞之功。

二、肝阴不足兼脾气亏虚证

赵某，女，52 岁。

首诊时间：2011 年 5 月 23 日。

主诉：右胁肋部隐痛，伴乏力 2 年，加重 10 天。

现病史：患者自诉 2 年前因"肝功能异常原因待查"入我院病区治疗。入院后查自身抗体 ANA 为 1∶400，肝功提示：ALT 86U/L，AST 73 U/L，GGT 235U/L，ALP 175U/L，查肝脏病理符合自身免疫性肝炎病理特征，确诊为"自身免疫性肝炎"，经治疗半月后症状好转出院。10 天前无明显诱因病情反复，为求中西医结合系统治疗，遂再次至我院门诊就诊。患者现症见：右胁肋部隐痛，遇劳加重，伴乏力、气短，纳呆，头晕目眩，失眠，自汗、盗汗，两目干涩，口燥咽干，喜饮水，手足心热，大便日行 1

次，质软，小便量可。舌红苔薄少，舌下脉络略迂曲，脉弦细。

【辨证分析】肝郁日久化热，耗伤肝阴，或久病体虚，精血亏损，不能濡养肝络，故胁肋隐痛，悠悠不休，遇劳加重，盗汗。阴虚易生内热，故两目干涩、咽燥口干、喜饮水、心中烦热、失眠。精血亏虚，不能上荣，故头晕目眩。肝郁乘脾，脾失健运，脾气不能达于周身，故乏力、气短、纳呆。舌红少苔，脉细弦为阴虚之象。

中医诊断：胁痛（肝阴不足兼脾气亏虚证）。

西医诊断：自身免疫性肝炎。

治法：疏肝健脾，益气养阴。

方药：

柴　胡 15 克	黄　芪 20 克	炒白术 20 克	佛　手 20 克
紫苏子 20 克	生　地 20 克	沙　参 20 克	麦　冬 20 克
石　斛 20 克	枸　杞 15 克	知　母 20 克	夜交藤 30 克
合欢花 15 克	炒枣仁 20 克	莲子心 20 克	柏子仁 20 克
麻黄根 15 克	浮小麦 15 克		

15 剂，日 1 剂，水煎 300 毫升，早晚分服。

二诊：患者服药后自觉右胁肋疼痛略有缓解，仍伴有乏力、短气，食欲欠佳，于上方加入陈皮 15 克、鸡内金 15 克以消食导滞；头晕目眩有所缓解，睡眠明显改善，去夜交藤、合欢花，口燥咽干症状缓解。

辅助检查：肝功：ALT 45U/L，AST 48U/L，GGT 125U/L，ALP 118U/L。

方药：

柴　胡 15 克	黄　芪 20 克	炒白术 20 克	佛　手 20 克
紫苏子 20 克	生　地 20 克	沙　参 20 克	麦　冬 20 克
石　斛 20 克	枸　杞 15 克	知　母 20 克	炒枣仁 20 克
莲子心 20 克	柏子仁 20 克	麻黄根 15 克	浮小麦 15 克
陈　皮 15 克	鸡内金 15 克		

20 剂，日 1 剂，水煎 300 毫升，早晚分服。

三诊：患者服药后右胁肋疼痛有所缓解，时有乏力、短气，食欲有所改善，自汗、盗汗症状基本消失，去麻黄根、浮小麦以防收敛太过而留邪；头晕目眩有所缓解，睡眠良好，去炒枣仁、柏子仁、莲子心。

方药：柴　胡 15 克　　黄　芪 20 克　　炒白术 20 克　　佛　手 20 克

　　　紫苏子 20 克　　生　地 20 克　　沙　参 20 克　　麦　冬 20 克

　　　石　斛 20 克　　枸　杞 15 克　　知　母 20 克　　鸡内金 15 克

　　　陈　皮 15 克

　　　20 剂，日 1 剂，水煎 300 毫升，早晚分服。

四诊：患者服药后自觉偶有胃脘部疼痛，恶心欲呕，于上方加入百合 20 克、半夏 15 克以养阴生津、降逆止呕，并嘱患者改为饭后服用；其他诸症良好，无明显不适。

方药：柴　胡 15 克　　黄　芪 20 克　　炒白术 20 克　　佛　手 20 克

　　　紫苏子 20 克　　生　地 20 克　　沙　参 20 克　　麦　冬 20 克

　　　石　斛 20 克　　枸　杞 15 克　　知　母 20 克　　鸡内金 15 克

　　　陈　皮 15 克　　百　合 20 克　　半　夏 15 克

　　　15 剂，日 1 剂，水煎 300 毫升，早晚分服。

五诊：患者服上药后胃脘部疼痛明显缓解，恶心症状消失，故去半夏以防辛温伤阴；无其他明显不适。

方药：柴　胡 15 克　　黄　芪 20 克　　炒白术 20 克　　佛　手 20 克

　　　紫苏子 20 克　　生　地 20 克　　沙　参 20 克　　麦　冬 20 克

　　　石　斛 20 克　　枸　杞 15 克　　知　母 20 克　　鸡内金 15 克

　　　陈　皮 15 克　　百　合 20 克

　　　15 剂，日 1 剂，水煎 300 毫升，早晚分服。

患者服药后胃脘部疼痛基本消失，为巩固疗效，继服 10 剂。

随诊 3 个月，病情稳定，未见反复发作。恢复正常工作生活，肝功能持续正常。

【按语】

肝具有刚强之性，其气主升主动，易亢易逆，被称为"将军之官"。肝主藏血，血属阴，其体阴柔；肝主疏泄，主升主动，其用阳刚，刚柔相济，阴阳和调，则肝的功能正常。《素问·脏气法时论》有言："肝苦急，急食甘以缓之。""肝欲散，急食辛以散之；以辛补之，酸泻之。"仲景在《金匮要略》中亦指出："夫肝之病，补用酸，助用焦苦，益用甘味之药调之。"本方以一贯煎作为基础方，生地、杞果滋养肝肾，沙参、麦冬养阴柔肝，知母、黄芩、栀子益阴清热而不伤阴，柴胡以臣药为量出现，意在防辛燥劫阴之弊。方中诸药合用，配伍化裁，共显疏肝健脾、柔肝养阴、益气生津之性。

三、肝郁脾虚兼血瘀证

童某，女，54岁。

首诊时间：2012年11月14日。

主诉：右胁肋部胀痛1年，近日加重。

现病史：患者自诉1年前曾就诊于外院，查肝功能异常，病毒分型、自身抗体全阴性，考虑"自身免疫性肝炎"，予以强的松、硫唑嘌呤加一般保肝药物治疗50天后症状、肝功能好转而停用强的松，此后单用保肝药物却出现病情反复，复查肝功能：丙氨酸基转移酶263U/L，天门冬氨基转移酶138U/L，现为求中西医结合系统治疗，遂就诊于我院。患者现症见右胁肋部胀痛，胸胁胀闷，每遇情绪激动时加剧，心烦易怒，面色萎黄少华，倦怠乏力，少气懒言，纳呆，大便稀薄，颈部蜘蛛痣，时见肢体瘀点瘀斑。舌质暗淡，苔薄白，脉弦细或涩。

【辨证分析】该患者病属中医"胁痛（肝郁脾虚兼血瘀证）"范畴。肝气失于条达，阻于胁络，故见胁肋胀痛；情志变化与气之郁结关系密切，而气属无形，时聚时散，聚散无常。每遇情绪激动时，肝经气机不畅，聚而为痛，故见胸闷、腹胀，疼痛随情志变化而有所增减；肝气横逆，易犯脾胃，气机不能运化周身，故见倦怠乏力，少气懒言，纳呆；然气行则血行，气滞则血滞，瘀血停着，瘀于肌表，故见蜘蛛痣、瘀点、瘀斑。舌质暗淡，苔薄白，脉弦细或涩为肝郁气滞血瘀之象。

中医诊断：胁痛（肝郁脾虚兼血瘀证）。

西医诊断：自身免疫性肝炎。

治法：疏肝健脾，理气活血。

方药：柴　胡15克　　黄　芪20克　　炒白术20克　　佛　手20克
　　　砂　仁15克　　紫苏子20克　　香　橼15克　　香　附15克

厚　朴 20 克　　豆　蔻 20 克　　草豆蔻 20 克　　乌　药 20 克

川　芎 20 克　　当　归 20 克　　丹　参 15 克

20 剂，日 1 剂，水煎 300 毫升，早晚分服。

二诊：患者服药后自觉胸胁胀痛感略有缓解，仍易怒心烦，倦怠、乏力，食欲略有所改善，呃逆，饭后尤重，于上方加入旋覆花 15 克、代赭石 30 克以重镇降逆。

方药：柴　胡 15 克　　黄　芪 20 克　　炒白术 20 克　　佛　手 20 克

砂　仁 15 克　　紫苏子 20 克　　香　橼 15 克　　香　附 15 克

厚　朴 20 克　　豆　蔻 20 克　　草豆蔻 20 克　　乌　药 20 克

川　芎 20 克　　当　归 20 克　　丹　参 15 克　　代赭石 30 克

旋覆花 15 克

15 剂，日 1 剂，水煎 300 毫升，早晚分服。

三诊：患者服药后胸胁胀痛感有所缓解，倦怠、乏力感减轻，食欲欠佳，于上方加入焦山楂、炒麦芽、焦神曲 15 克以助消食导滞；呃逆缓解，无其他明显不适。

方药：柴　胡 15 克　　黄　芪 20 克　　炒白术 20 克　　佛　手 20 克

砂　仁 15 克　　紫苏子 20 克　　香　橼 15 克　　香　附 15 克

厚　朴 20 克　　豆　蔻 20 克　　草豆蔻 20 克　　乌　药 20 克

川　芎 20 克　　当　归 20 克　　丹　参 15 克　　代赭石 30 克

旋覆花 15 克　　焦山楂 15 克　　炒麦芽 15 克　　焦神曲 15 克

15 剂，日 1 剂，水煎 300 毫升，早晚分服。

四诊：患者服药后胸胁胀痛感明显缓解，故去香橼、香附；时有乏力，食欲尚可，呃逆基本消失，故去代赭石、旋覆花；时有口干欲饮，于上方加入天花粉 15 克、石斛 15 克以养阴生津。

方药：柴　胡 15 克　　黄　芪 20 克　　炒白术 20 克　　佛　手 20 克

砂　仁 15 克　　紫苏子 20 克　　厚　朴 20 克　　豆　蔻 20 克

草豆蔻 20 克　　乌　药 20 克　　川　芎 20 克　　当　归 20 克

丹　参 15 克　　焦山楂 15 克　　炒麦芽 15 克　　焦神曲 15 克

天花粉 15 克　　　石　斛 15 克

15 剂，日 1 剂，水煎 300 毫升，早晚分服。

五诊：患者服药后口干症状好转，睡眠多梦，于上方加入灵磁石 30 克、煅龙骨 30 克、煅牡蛎 30 克以重镇安神；其他诸症无明显变化。

方药：柴　胡 15 克　　　黄　芪 20 克　　　炒白术 20 克　　　佛　手 20 克

　　　砂　仁 15 克　　　紫苏子 20 克　　　厚　朴 20 克　　　豆　蔻 20 克

　　　草豆蔻 20 克　　　乌　药 20 克　　　川　芎 20 克　　　当　归 20 克

　　　丹　参 15 克　　　焦山楂 15 克　　　炒麦芽 15 克　　　焦神曲 15 克

　　　天花粉 15 克　　　石　斛 15 克　　　灵磁石 30 克　　　煅龙骨 30 克

　　　煅牡蛎 30 克

20 剂，日 1 剂，水煎 300 毫升，早晚分服。

六诊：患者服上药后诸症好转，为巩固疗效，继服 20 剂。

随诊半年，病情稳定，复查肝功提示，基本趋于正常。

【按语】

《济生方·胁痛评治》中认为胁痛主要是由于情志不遂所致，"夫胁痛之病，……多因疲极嗔怒，悲哀烦恼，谋虑惊扰，致伤肝脏。肝脏既伤，积气攻注，攻于左，则左胁痛；攻于右，则右胁痛；移逆两胁，则两胁俱痛。"《景岳全书》中进一步指出，胁痛的病因主要与情志、饮食、房劳等关系最为紧切，并将胁痛分为外感和内伤两大类。如《景岳全书·胁痛》言："胁痛有内伤外感之辨，凡寒邪在少阳经，……然必有寒热表证者方是外感，.如无表证，悉属内伤。但内伤胁痛者十居八九，外感胁痛则间有之耳。"《证治汇补·胁痛》对胁痛的病因和治疗原则进行了较为全面系统的描述，云："因暴怒伤触，悲哀气结，饮食过度，风冷外侵，跌仆伤形……或痰积流注，或瘀血相搏，皆能为痛。至于湿热郁火，劳役房色而病者，间亦有之。""治宜伐肝泻火为要，不可骤用补气之剂，虽因于气虚者，亦宜补泻兼施。……故凡木郁不舒，而气无所泄，火无所越，胀甚惧按者，又当疏散升发以达之，不可过用降气，致木愈郁而痛愈甚也。"此病证属中医"胁痛（肝郁脾虚兼血瘀证）"。处方以柴胡疏肝散为基础方，辨证化裁。柴胡入肝、胆、三焦、心包络经，主疏肝解郁，引清气上行，平少阳厥阴邪热，宣降气血，散结调经，有着不可比拟的重要性和特殊性。配伍香附、陈皮以疏肝理气，川芎活血养血；当归、枸杞滋阴清热，焦术健脾燥湿以助止泻，旋覆花、代赭石重镇降逆、和胃止呕；焦山楂、炒麦芽、焦神曲消食导滞以助安眠之性。全方辨证化裁，共奏疏肝健脾、理气活血、消食导滞，佐以养阴生津之功。

四、湿热蕴结兼肝络失和证

吴某，男，60 岁。

首诊时间：2011 年 12 月 4 日。

主诉：两胁肋部疼痛，伴乏力 3 月余，加重 1 周。

现病史：患者诉肝功能异常 30 余年，但无明显不适之症。3 月前无明显诱因出现两胁肋部疼痛，伴乏力、口干，经上海华山医院诊断为"自身免疫性肝炎"，未进行系统治疗。1 周前无明显诱因病情加重，为求中西医结合系统治疗，经网络查询就诊于我门诊。患者现症见：两胁肋部疼痛，伴乏力、口干、眼干，时有头晕，手足心热，纳食一般，大便不畅，夜寐差。舌质淡紫，苔黄腻，脉弦细。

辅助检查：①自身免疫抗体：ANA 1：100，AMA 正常，抗 SSA（＋），抗 SSB（＋）；②生化提示：ALT 130U/L，AST 77U/L，TG 2.3mmol/L，GGT 43U/L。

【辨证分析】湿热蕴结于肝胆，肝失疏泄，气机郁滞，故见胁肋部疼痛；郁热化火，随经络上行，故见口干、眼干、头晕、寐差；湿热滞脾，脾失健运，脾气不能运化周身，固件乏力；湿热下注于大肠，故见大便不畅；舌质淡紫，苔黄腻，脉弦细，均为湿热瘀阻、肝络失和之象。

中医诊断：胁痛（湿热蕴结兼肝络失和证）。

西医诊断：自身免疫性肝炎。

治法：疏肝健脾，清热化湿。

方药：柴　胡 15 克　　炒白术 20 克　　佛　手 20 克　　砂　仁 15 克

　　　紫苏子 20 克　　黄　芩 15 克　　栀　子 15 克　　夏枯草 20 克

　　　枳　实 20 克　　榔　片 20 克　　泽　泻 20 克　　垂盆草 20 克

| 夜交藤 30 克 | 合欢花 15 克 | 炒枣仁 20 克 | 柏子仁 20 克 |
| 莲子心 20 克 | 沙 参 20 克 | | |

15 剂，日 1 剂，水煎 300 毫升，早晚分服。

二诊：患者服药后自觉两胁肋疼痛感略有缓解，仍觉口干，加天花粉 20 克、玄参 20 克以增其养阴生津之性；时有乏力，头晕，手足心热，加地骨皮 20 克以清虚热；大便时稀，去枳实、椰片，加枳壳 15 克以缓其泻下之性；睡眠明显改善，去夜交藤、合欢花。

辅助检查：复查肝功已基本正常。

方药：

柴 胡 15 克	炒白术 20 克	佛 手 20 克	砂 仁 15 克
紫苏子 20 克	黄 芩 15 克	栀 子 15 克	夏枯草 20 克
泽 泻 20 克	垂盆草 20 克	炒枣仁 20 克	柏子仁 20 克
莲子心 20 克	沙 参 20 克	地骨皮 20 克	枳 壳 15 克
天花粉 20 克	玄 参 20 克		

20 剂，日 1 剂，水煎 300 毫升，早晚分服。

三诊：患者服药后诸症减轻，时有头晕，手足心热明显减轻，去地骨皮；饮食良好，去陈皮、鸡内金；睡眠良好，去炒枣仁、柏子仁、莲子心；大便基本正常。

方药：

柴 胡 15 克	炒白术 20 克	佛 手 20 克	砂 仁 15 克
紫苏子 20 克	黄 芩 15 克	栀 子 15 克	夏枯草 20 克
泽 泻 20 克	垂盆草 20 克	沙 参 20 克	枳 壳 15 克
天花粉 20 克	玄 参 20 克		

10 剂，日 1 剂，水煎 300 毫升，早晚分服。

四诊：患者服上药后诸症明显减轻，去沙参；饮食欠佳，加焦山楂、炒麦芽、焦神曲各 15 克以助消食导滞；无其他明显不适。

方药：

柴 胡 15 克	炒白术 20 克	佛 手 20 克	砂 仁 15 克
紫苏子 20 克	黄 芩 15 克	栀 子 15 克	夏枯草 20 克
泽 泻 20 克	垂盆草 20 克	枳 壳 15 克	焦山楂 15 克

炒麦芽 15 克　　　焦神曲 15 克　　　天花粉 20 克　　　玄　参 20 克

15 剂，日 1 剂，水煎 300 毫升，早晚分服。

五诊：患者服上药后诸症好转，为巩固疗效，继服 15 剂。

随诊半年，病情稳定，未见反复发作，复查肝功：AST 40U/L，ALT 36U/L。

【按语】

此病多有湿热之邪留伏，故余在治疗时多以药味平和、稍有偏凉之品，极少用温补之法，恐助邪毒复燃。用药宜轻灵，忌苦寒阻遏，蛮补壅滞，燥湿动火，攻劫伤正。于疏肝解郁的基础上合用清、化、补之法，随症有所侧重，做到清热、解毒、化湿不伤脾胃，理气化瘀而不伤正。使全身气机通畅，阴平阳秘，湿化毒去、正气自复，疾病乃愈。此病例属中医"胁痛（湿热蕴结兼肝络失和证）"。方中黄芩、栀子清热而不伤阴，夏枯草、垂盆草清热解毒，焦术健脾燥湿，沙参、麦冬、石斛益气养阴生津，柴胡疏肝解郁，而焦山楂、炒麦芽、焦神曲则消食导滞，助其行气消胀之性。方中诸药相配伍，充分体现了疏、清、化、补相结合的独到之处。

五、肝郁脾虚兼湿热内结证

温某，男，30 岁。

首诊时间：2013 年 1 月 4 日。

主诉：两胁肋胀满不适 1 年，右侧疼痛加重 10 日余。

现病史：患者自诉既往健康，嗜食肥甘之品，无大量饮酒史。1 年前无明显诱因出现两胁肋胀满不适，但未予以系统治疗。10 日前因饮食不节病情加重，为求中西医结合系统治疗，经多方寻访就诊于我院。患者现症见：两胁肋胀满不适，右侧疼痛尤甚，伴口苦、口干，形体肥胖，头沉头晕，疲劳乏力，大便稀溏，1 日 2 次，纳可，寐可。舌质紫暗，体胖，边有齿痕，黄厚腻苔，脉沉滑。

辅助检查：①腹部彩超：脂肪肝（中 - 重度）；②生化：r-GGT 119U/L，TP 3.98 mmol/L，LDL-C 3.84 mmol/L，TC 7.59 mmol/L，ChE 10889 U/L；③自身免疫抗体：ANA 1∶100，AMA 正常，抗 SSA（+），抗 SSB（+）。

【辨证分析】痰湿为主要病理基础，而痰湿、气滞、瘀血、热邪为本病的主要病理产物，四者互为因果，相互促进，而又以痰湿为要。脾失健运、肝失疏泄致痰湿内结，气机不畅。《素问·奇病论》云"肥者令人内热"，痰湿最易化热，气郁日久也可生热，热邪、痰湿互结形成湿热之邪。肝主藏血，体阴而用阳（以气为用），气郁不达，日久气病及血，可致气滞血瘀。另外，热邪耗损津液，血液浓缩，脉道不利，也可导致瘀血形成。瘀血形成后又可进一步影响气机运行及水津输布，形成恶性循环。最终，痰浊、湿热、瘀血互结于肝络，胶着难去而成本病。余认为本病病位在肝，与脾密切相关。病机属本虚标实，本虚为脾虚，标实为痰湿、气滞、瘀血、热邪互结于肝络，而又以标实为主。

中医诊断：胁痛（肝郁脾虚兼湿热内结证）。

西医诊断：1.自身免疫性肝炎。

2.脂肪肝。

治法：疏肝健脾，清热燥湿。

方药：柴　胡15克　　焦　术20克　　佛　手20克　　砂　仁15克
紫苏子20克　　泽　泻20克　　猪　苓20克　　薏苡仁30克
金钱草30克　　郁　金20克　　姜　黄20克　　白　芷20克
威灵仙20克　　石菖蒲20克

20剂，日1剂，水煎300毫升，早晚分服。

二诊：患者服药后体重有所减轻，胁痛有所缓解，偶有腹部胀满，加豆蔻15克、乌药15克以行气消胀；大便基本成形，每日2～3次，加补骨脂20克、诃子20克以补肾固涩，其他症状无明显变化。

方药：柴　胡15克　　炒白术20克　　佛　手20克　　砂　仁15克
紫苏子20克　　泽　泻20克　　猪　苓20克　　薏苡仁30克
金钱草30克　　郁　金20克　　姜　黄20克　　白　芷20克
威灵仙20克　　石菖蒲20克　　补骨脂20克　　诃　子20克
豆　蔻15克　　乌　药15克

20剂，日1剂，水煎300毫升，早晚分服。

三诊：患者服药后胁痛明显缓解，腹部时有胀满感，大便成形，日行1次，去补骨脂、诃子；食欲欠佳，加焦山楂、炒麦芽、焦神曲各15克以消食导滞。

方药：

柴　胡 15 克	炒白术 20 克	佛　手 20 克	砂　仁 15 克
紫苏子 20 克	泽　泻 20 克	猪　苓 20 克	薏苡仁 30 克
金钱草 30 克	郁　金 20 克	姜　黄 20 克	白　芷 20 克
威灵仙 20 克	石菖蒲 20 克	豆　蔻 15 克	乌　药 15 克
焦山楂 15 克	炒麦芽 15 克	焦神曲 15 克	

20剂，日1剂，水煎300毫升，早晚分服。

四诊：患者服药后腹部胀满感基本消失，食欲尚可，睡眠尚可，无其他明显不适。继服15剂。复查肝功、血脂提示各项指标基本正常；B超提示：轻度脂肪肝。

叮嘱忌生冷油腻，清淡饮食，以低糖、低脂肪、高蛋白质、高纤维素为原则，并做适当的体育锻炼。

随诊1年，体重明显减轻，病情稳定，未见反复发作。

【按语】

脾虚肝郁为基本病机。余认为本病大致可归属于中医学"肥气""胁痛""肝痞""痰证""瘀证"等范畴。一般认为，本病病因主要是饮食不节，劳逸失度，情志失调和久病体虚。病因虽多，但病机却有相似的过程，脾虚肝郁为其基本病机。临床患者多见形体肥胖，或伴有高血糖、高脂血症等。血糖、血脂作为人体营养物质相当于中医学的水谷精微范畴。余认为水谷精微代谢输布主要与肝脾相关，脾主运化水谷精微，以养五脏；肝主疏泄，肝气条达，有助于脾胃的运化功能，正如《素问·经脉别论》云："食气入胃，散精于肝，淫气于筋。"《血证论》曰："木之性主于疏泄，食气入胃，全赖肝木之气以疏泄之，而水谷乃化。"饮食不节，嗜食肥甘厚味，或劳逸失度，或情志失调，或久病体虚，均会导致脾失健运、肝失疏泄，脾胃健运失职，则清不升，浊不降，清浊不降，湿浊内生，诚如《医方论》云："人非脾胃无以养生，饮食不节，病即随之……多食浓厚则痰湿俱生，于是为积累、为胀满、为泻痢，种种俱见。"《血证论》有言："设肝之清阳不升，则不能疏泄水谷，渗泻中满之症，在所不免。"《医贯》谓："七情内伤，郁而生痰。"本案患者胁痛伴口干口苦、乏力、便溏，舌胖，黄厚腻苔，脉沉滑，符合胁痛（肝郁脾虚兼湿热内结证）的诊断，治以疏肝健脾化痰，清热活血化瘀，予化痰降脂方加减。患者右胁痛甚，舌质紫暗，气滞血瘀之象明显，故加金钱草、郁金、白芷、威灵仙以疏肝行气，活血通络止痛；加薏苡仁以增强健脾渗湿之力，有"利小便以实大便"之意；加石菖蒲开心窍、祛湿浊而醒头目；腹胀加佛手、砂仁、白豆蔻、乌药疏肝行气，宽中快脾。全方配伍精当，方证相合，疗效确切。

六、肝郁脾虚兼横逆犯胃证

李某，男，35 岁。

首诊时间：2012 年 12 月 15 日。

主诉：两胁肋胀痛，伴口苦、乏力 1 年余，近日加重。

现病史：患者自诉 1 年前无明显诱因出现两胁肋胀痛，伴口苦、乏力，因公事繁忙未予以重视。近日出现病情加重，为求中西医结合系统治疗，遂求诊于我院。患者现主症：两胁肋胀痛，伴口苦、乏力，纳差，脘腹胀满，不耐劳力，体形肥胖，口唇发绀，呃逆，恶心欲呕。大便秘结，小便黄。舌质紫暗，苔黄腻，脉沉滑。

辅助检查：①腹部彩超：重度脂肪肝；②自身免疫抗体：ANA 1∶110，抗 SSA（＋），抗 SSB（＋）；③肝炎病毒学检测：均为阴性。

【辨证分析】《内经》云："食入于胃，散精于肝，浮气于筋。"李东垣云："脾胃既虚，不能升清，为阳火伤其生发之气。"清·黄元御《四圣心源》云："土者，四维之中气，升降阴阳之权在乎其中，己土升则乙木达而化清阳，戊土降则金下行而化浊阴。"故脾胃升降失常，影响肝之生发之气，肝主气机而藏血，性喜条达，以血为体，以气为用，体阴而用阳，肝郁气机郁滞，气滞血瘀，以致体运失调，又犯脾土，脾土愈虚。因脾主运化，过分摄入营养物质，运化失常，生湿聚痰，脾失升清，胃失和降，气机失调。

中医诊断：胁痛（肝郁脾虚兼横逆犯胃证）。

西医诊断：1. 自身免疫性肝炎。

2.脂肪肝。

治法：疏肝健脾，和胃降逆，降脂通腑。

方药：柴　胡15克　炒白术15克　茯　苓15克　泽　泻15克
　　　猪　苓15克　枳　实15克　槟　片15克　黄　芪30克
　　　厚　朴15克　薏苡仁30克　黄　芩15克　栀　子15克
　　　川　芎15克　当　归15克　代赭石30克　旋覆花15克

20剂，日1剂，水煎300毫升，早晚分服。

二诊：患者服上药后自觉口苦较前明显改善，脘腹胀满减轻，乏力，纳差，大便溏日3～4次，量多，加白扁豆15克以补肾固涩，去枳实、槟片加枳壳15克以缓泻下之性；体形肥胖，胁痛断续，尤以进食后重，入香橼10克以理气止痛；恶心症状基本消失，呃逆缓解。

方药：柴　胡15克　炒白术15克　茯　苓15克　泽　泻15克
　　　猪　苓15克　黄　芪30克　厚　朴15克　薏苡仁30克
　　　黄　芩15克　栀　子15克　代赭石30克　旋覆花15克
　　　川　芎15克　当　归15克　白扁豆15克　香　橼10克
　　　枳　壳15克

10剂，日1剂，水煎300毫升，早晚分服。

三诊：患者服药后口苦症状基本消失，去黄芩、栀子；脘腹胀满有所缓解，时有乏力，食欲尚可，大便溏，日5～6次，加补骨脂20克、诃子20克以补肾固涩，加五味子15克以显酸收之性；形体稍瘦，胁痛缓解，恶心、呃逆等症状消失，去旋覆花、代赭石。

方药：柴　胡15克　炒白术15克　茯　苓15克　泽　泻15克
　　　猪　苓15克　黄　芪30克　厚　朴15克　薏苡仁30克
　　　川　芎15克　当　归15克　白扁豆15克　香　橼10克
　　　枳　壳15克　诃　子20克　五味子15克　补骨脂20克

20剂，日1剂，水煎300毫升，早晚分服。

四诊：患者服药后口苦症状消失，胁痛明显缓解，故去香橼；食欲良好，大便3～4次，其他症状无明显改变。

方药：柴　胡 15 克　　炒白术 15 克　　茯　苓 15 克　　泽　泻 15 克

　　　　猪　苓 15 克　　黄　芪 30 克　　厚　朴 15 克　　薏苡仁 30 克

　　　　川　芎 15 克　　当　归 15 克　　白扁豆 15 克　　枳　壳 15 克

　　　　诃　子 20 克　　五味子 15 克　　补骨脂 20 克

20 剂，日 1 剂，水煎 300 毫升，早晚分服。

五诊：患者服药后诸症好转，然食欲欠佳，遂加入焦山楂、炒麦芽、焦神曲各 15克以助消食导滞。

方药：柴　胡 15 克　　炒白术 15 克　　茯　苓 15 克　　泽　泻 15 克

　　　　猪　苓 15 克　　黄　芪 30 克　　厚　朴 15 克　　薏苡仁 30 克

　　　　川　芎 15 克　　当　归 15 克　　白扁豆 15 克　　枳　壳 15 克

　　　　诃　子 20 克　　五味子 15 克　　补骨脂 20 克　　焦山楂 15 克

　　　　炒麦芽 15 克　　焦神曲 15 克

10 剂，日 1 剂，水煎 300 毫升，早晚分服。

六诊：患者服上药后食欲好转，其他诸症稳定，无明显变化。为巩固疗效，继服20 剂。复查腹部彩超提示：轻度脂肪肝。

随诊 3 个月，病情稳定，未见反复发作。

【按语】

对本例患者，其属于本虚标实之证，其治为攻或为补不可单论，余根据多年实践认为，本病之实，为精微物质不能转化而生为病理产物，由脾胃虚弱而致正气虚，生湿聚痰。对于本病治疗遵通补之旨，采用升清降浊、健脾理气之法，配合活血化瘀的原则治疗。余在治疗上着重疏肝健脾理气，以柴胡、焦术、茯苓、佛手、砂仁、苏子、泽泻、猪苓为基础方。清·沈金鳌说："肝和则生发之气育万物，为诸脏之生化，若衰与亢则能为诸脏之贼；其性喜条达不可郁，其病多为气郁而逆，气逆则三焦受病，又必反脾。"故强调虽郁不可攻伐。遵《内经》之"肝之为病，以辛散之，以辛补之"之旨，亦遵《内经》之酸收、甘缓之理，以柴胡苦之入肝胆经，辛以散之，疏达肝气，解心腹肠胃结气。焦术、茯苓和中运脾，以健中焦使气机条达。另外，气机之理，非责之肝脾。《内经》："左右者，气血之道路也。盖肺位于上焦，主藏气而性降，肝藏血而性升。"佛手入肝，行气于左；苏子入脾肺经，行气于右；砂仁调中焦之气，三药合参，平调升降，燮理气机，疏肝理气行血，宽中行脾。泽泻、猪苓等入膀胱经，消肿通淋去湿浊。泽泻擅利水渗湿，泄血液中之废弃物；猪苓入血分，借消阴和阳之力以利痰湿。而旋覆花、代赭石则为降逆之品中的代表，二者合用，互增其重镇降逆之性。诸药合用，尽显疏肝健脾、和胃降逆、降脂通腑之性，将通补之力发挥得淋漓尽致。

诊疗体会

【中医古典文献对本病的相关论述】

中医学中并没有自身免疫性肝炎这一病名，其可归属于"胁痛""肝着""黄疸""鼓胀"等范畴。但其中的任何一个作为自身免疫性肝炎的中医病名都不能高度概括该病的病症病因病机特点。临床过程中常常根据患者的主要症状，确定中医诊断。以肝脾肿大者，诊为"积聚"，积聚之名首见于《灵枢·五变》："人之善病肠中积聚者……皮肤薄而不泽，肉不坚而淖泽。如此，则肠胃恶，恶则邪气留止，积聚乃伤脾胃之间……"《难经·五十五难》有："故积者，五脏所生，聚者，六腑所成也。积者阴气也，其始发有常处，其痛不离其部，上下有所终始，左右有所穷处；聚者，阳气也，其始发无根本，上下无所留止，其痛无常处。"以两胁肋部胀痛不适时，诊为"胁痛"，最早见于《内经》。《素问·脏气法时论》说："肝病者，两胁下痛引少腹，令人善怒。"表述了临床的主要症状。《灵枢·五邪》言："邪在肝，则两胁中痛。"《丹溪心法·胁痛》曰："胁痛，肝火盛，木气实，有死血，有痰流注。"以腹部撑急，青筋暴露，下肢浮肿时，诊为"鼓胀"，"鼓胀"之名最早见于《内经》，《灵枢·水胀》曰："腹胀身皆大，大与肤胀等也。色苍黄，腹筋起，此其候也。"此为对鼓胀症候的描述。而明·李梴《医学入门·鼓胀》曰："凡胀起是气久则成水……治胀必补中行湿，兼以消积，更断盐酱。"则是对鼓胀的病理过程及治法有了精辟的认识。以目黄、身黄、小便黄时，诊为"黄疸"，病名首见于《素问·平人气象论》："溺黄赤，安卧者，黄疸；……目黄者曰黄疸。"《灵枢·论疾诊尺》曰："身痛面色微黄，齿垢黄，爪甲上黄，黄疸也。"此为黄疸的主要临床表现。《金匮要略·黄疸病脉证并治》曰："黄家所得，从湿得之。"此为黄疸病因病机的高度总结。另有医家诊为"肝着"。陈国中等认为发作时表现为胸痛欲按压则舒，其病机多为邪气留着、肝脏气血滞而不畅所导致。

【中医病因病机】

《足臂十一脉灸经》《阴阳十一脉灸经甲本》及《五十二病方》中，均视胁痛为症状，对病因病机未曾涉及。胁痛病因病机的论述始见于《内经》。宋代以前论胁痛病因病机尤其注重寒邪。《内经》认为疼痛的主要病因是"寒气"："经脉流行不止，环周不休，寒气入经而稽迟，泣而不行，客于脉外则血少，客于脉中则气不通，故卒然而痛。""血少"与"气不通"属互文，概括了疼痛属虚和属实的两种病机，这也是后世提出"不荣则痛"和"不通则痛"的理论根源。《素问·痹论》更明言："痛者，寒气多也，有寒故痛也。"凡具有"寒"的特征的因素均可称之为"寒气"，包括外寒和内寒两个方面。《内经》中没有明论引起胁痛的"寒气"的内外属性，但据其论述多种具体病证的寒邪病因时指外寒，可以推论《内经》较为重视外感寒邪在胁痛发生中的作用。对于阳气不足引起的疼痛（包括胁痛），《内经》也有论述："太阳所谓肿腰脽痛者……正月阳气出在上而阴气盛，阳未得自次也，故肿腰脽痛也。""少阳所谓心胁痛者……九月阳气尽而阴气盛，故心胁痛也。""少阴所谓腰痛者……十月万物阳气皆伤，故腰痛也。"这里从四时阴阳盛衰与六经病变的关系论述了疼痛发生的原因。

至宋代对胁痛病因病机的认识逐渐多样化。《太平圣惠方》对胁痛病机的集中论述基本继承了《诸病源候论》的观点，同时，书中"气滞"一词多达几十处，与胁痛相关者凡9处，已明确将气滞作为胁痛的病因。《太平惠民和剂局方》认识到饮食、饮酒在胁痛发生中的作用，许叔微在《普济本事方》中提出悲哀、烦恼、惊恐导致肝气损伤后引起胁痛，首次认识到情志因素在胁痛发病中的作用。后世张子和《儒门事亲》记载有怀恐胁痛的病案，与此可相互参印。严用和《严氏济生方》认识到了劳倦在胁痛发病中的作用。此外，严氏认为胁痛或在左，或在右，完全是肝气积滞所攻注的部位不同，与《诸病源候论》所载《养生方导引法》的论述有了明显的区别。总之，自先秦到金元，医家们对胁痛病因病机相继提出新的见解，认识日趋深刻和全面。

余认为，该病的发生，来势缓慢，往往由于情志不遂，肝失条达，气机不利，气滞血瘀，或肝郁脾虚，水液运化失职，津液停聚，继而出现积聚、鼓胀；或饮食不节，嗜食膏粱肥腻，烟酒无度，日久脾胃受伤，运化失职，湿浊内生，阻滞中焦，土壅木郁，胆汁被阻，不循常道，浸淫肌肤而出现黄疸。该病的病位在肝，涉及肝、脾、肾三脏。肝郁血瘀是形成该病的基本病机。气滞、血瘀、水停互为因果，疾病进一步发展，阴损及阳，阳损及阴，最终导致气血阴阳亏虚。本病病变的性质是本虚标实，本虚主要为肝脾肾阴阳亏虚，标实主要为气滞、血瘀、水停。

【现代医学对本病的认识】

自身免疫性肝炎（AIH）是一类原因尚未明了的、意见尚未完全统一的肝脏炎症性疾病，它与自身免疫有关，血清学显示高丙球蛋白血症、多种自身抗体阳性以及组织学表现以汇管区浆细胞浸润且界板周围碎屑样坏死（界面炎）为特征的肝脏炎症性疾病。可能为诱发因素、自身抗原、基因易感性和免疫调节网络之间的综合作用结果。女性比男性更易罹患自身免疫性肝炎，男性与女性比例为 1∶3.6，任何年龄、种族的人都可能患病，AIH 在欧美有较高的发病率，肝实质损害往往持续存在，易进展为肝硬化，病死率较高，但 AIH 免疫抑制药治疗有效。因此，早期诊断十分重要。

自身免疫性肝炎的相关辅助检查：

1. 根据 AIH 患者血清自身免疫标志物检测结果可将其分为三种亚型

AIH-I型：即经典型，也是常见的 AIH 类型，其特点是 ANA 和（或）SMA 阳性。该类型可在任何年龄发病，在 10～25 岁和 50～75 岁有两个发病高峰，多发生在女性，常伴随疾病，如溶血性贫血、恶性贫血、溃疡性结肠炎、甲状腺病等，40% 的严重 AIH 患者临床表现类似急性或爆发性肝炎。

AIH-II型：以肝肾微粒体抗体（抗 LKM-1）阳性为特征，或 LC1 阳性，而 ANA、SMA 抗体阴性患者通常半数以上病例发生于少年和儿童，但成年人也可发病，常急性起病，自身免疫现象较 I 型更多见，更易进展为肝硬化。

AIH-III型：特点是 SLA/LP 抗体阳性，而 ANA、SMA 和 LKM-1 抗体检出率极低或阴性。患者在临床表现、实验室检查方面与 I 型 AIH 无法区分，对糖皮质激素治疗反应良好。

2 病理学特征

AIH 的病理改变不仅有助于诊断，且可用于疾病的分级分期及治疗监控，因此病理检查对 AIH 的诊断非常重要。AIH 肝组织病变均呈活动性慢性肝炎改变，尽管临床上少数 AIH 病例可能表现为"急性发病"，但 AIH 的组织学可能均为慢性肝损伤改变。AIH 的相对病理特征为：肝小叶均出现界面炎症且多为中、重度，相对重于乙、丙型肝炎；桥接坏死及小叶中央区的融合性坏死多见，且多为溶解性坏死；由于炎细胞易围绕在肝细胞周围，所以易见肝细胞呈玫瑰花环样改变；小叶内炎症通常明显且弥散，坏死与凋亡夹杂，窦周 MNC 成堆或串状浸润明显，甚至较活动性丙肝为著；汇管区、小叶界面及小叶内坏死灶内 MNC 浸润一般严重，其中在 Ⅰ 型 AIH 中浆细胞比 Ⅱ 型多。交界性肝炎和门脉浆细胞浸润是本病的组织学特征。

【治疗特色】

余在临床实践中，依据中医理论，辨证施治，采用调理脾胃、疏利肝胆、滋阴补肾、活血祛瘀，辅以心理疏导治疗自身免疫性肝炎取得了良好疗效，且具有疗效持久、不易复发、毒副作用小的优点，弥补了西药之不足，值得深入研究。

1. 肝炎活动期宜注重清热利湿

病情活动期常常可见身目发黄、小便黄赤、大便秘结等湿热郁阻的临床表现，若热重于湿，舌苔黄腻，常选用茵陈蒿、栀子、大黄等清热祛湿；若湿重于热，舌苔白腻，酌加苍术、厚朴、姜半夏等温化湿邪。叶天士《温热论》云："湿热病救阴犹易，通阳最难……通阳不在温，而在利小便。"吴鞠通《温病条辨》指出："治湿不利小便，非其治也。"强调了利湿的重要性。故余常选用泽泻、茯苓、猪苓等利湿以退黄。

2. 治疗胁痛宜疏肝柔肝并举

胁痛之病因以肝经气郁、肝失条达为先，故疏肝解郁、理气止痛是治疗胁痛常用之法。然肝为刚脏，体阴而用阳，治疗时宜柔肝而不宜伐肝。疏肝理气药大多辛温香燥，若久用或配伍不当，易耗伤肝阴，甚至助热化火。故临证使用疏肝理气药时，一要选用轻灵平和之品，如香附、苏梗、佛手、香橼等之类；二是要注意配伍柔肝养阴药物，以顾护肝阴，以利肝体，防辛燥劫阴之弊。

3. 疾病始终强调活血祛瘀

余认为该病发展缓慢，待患者就诊时疾病往往发生已久，久病入络，气滞日久，必有瘀血。因此，治疗过程中应始终酌加活血祛瘀药物，常合用郁金行气活血和赤芍凉血活血。

4. 因时而异，辨证化裁

（1）湿热疫毒为病毒性肝炎致病关键，湿性缠绵，也是疾病迁延不愈的重要因素，因此，清热解毒除湿法应贯穿治疗始终。

（2）治疗过程中应适时加入健脾益气药，如白术、茯苓、薏苡仁、山药、白扁豆、党参、黄芪、黄精、太子参等。

（3）滋阴柔肝不可忽略。肝阴不足是自身免疫性肝炎迁延不愈的又一重要因素，临床只要见有肝阴不足的征象，就应及早运用养阴柔肝药。

（4）正确应用活血化瘀药。对自身免疫性肝炎的各个阶段，均酌情运用活血化瘀药，湿热较重者，宜加用凉血活血药，如赤芍、丹参、牡丹皮等；气血虚者，常用养血活血药，如当归、白芍、女贞子、鸡血藤、姜黄、郁金、三七等；在疾病后期又常用活血利水药如泽兰、益母草和活血软坚药如土虫、穿山甲、炙鳖甲等。

（5）走出囿于肝理化指标的误区。应将理化检测作为了解病情的手段，治疗仍应以辨证为主。

【预后与调护】

随医学水平以及医学知识的普及，医患关系的观念已由被动就医向"指导－合作型"或"共同参与型"的模式转化，在一些慢性病的康复过程或相对稳定阶段，提倡在医生指导下的自我疗养，维护相对病理状态下自身的保健，对疾病的康复有重要作用，即"三分治，七分养"，肝炎患者也不例外。只有适当地休息，合理地营养，并注意情志调摄，才能更好地调动机体的主观能动性，提高自身免疫功能，使肝脏得以完全康复。

1. 加强防范意识

肝炎本身由于肝脏功能的损伤，可使机体出现许多功能障碍，严重时还会影响其他器官的功能，给病人带来很大的痛苦。病毒进入人体后不是马上发病，而是经过一段时间才会发病，出现明显症状，比如食欲不振、厌食油腻、疲乏无力、黄疸等，从感染病毒到发病的这段时间称为潜伏期。故平时应加以注意。

2. 在调养中注意休息

肝炎，特别是急性肝炎，是一种有自愈倾向的疾病，大多数患者能在 3～6 个月内完全康复，但要实现这个目标需及时准确的治疗和适当的休息为前提。中医学认为：人卧血归于肝，人动则血运于诸经。说明体位与肝脏血流量有密切联系。所以，当肝脏受损时，患者卧床休息，可以增加肝脏血流量，改善肝脏的营养和氧的供给，并可减少代谢产物特别是乳酸的产生，从而减轻肝脏的负担。然而在急性期或是慢性肝炎活动期，特别是黄疸出现及转氨酶猛升阶段，正是大量肝细胞肿胀坏死的关键时刻，此时休息原则以静为主。而肝炎病人在恢复期强调要适当地进行活动。这样有利于大脑功能的调节，使内脏功能协调，有助于病情的恢复。而且，长期卧床休息亦使胃肠功能发生呆滞，出现腹胀、食欲差、便秘等现象，亦会造成肥胖。故在治疗时应因时而异，动静结合。

3. 调节情志，助缓肝病

《内经》有云："喜伤心、怒伤肝、忧伤肺、思伤脾、恐伤肾。""怒则气上，喜则气缓，悲则气消，恐则气下。……惊则气乱，……思则气结。""凡欲诊病者，必问饮食居住，暴苦暴乐，始乐后苦，皆伤精气，精气竭绝，形体毁沮。""精神不进，志意不治，故病不可愈，今精坏神去，荣泣卫除，故神去之而病不愈也。""五脏安定，血脉和利，精神乃居。""意志和，则精神专直，魂魄不散，悔怒不起，五脏不受邪矣。""恬淡虚无，真气从之，精神内守，病安从来。"可见，人的心理状况对疾病的发展态势极为重要。

4. 合理膳食，顾护脾胃

饮食应清淡易消化，饮食有节，避免暴饮暴食，忌饮酒及食生冷、油腻、辛辣刺激、煎炸硬固之品，以助于脾胃的运化。

【结语】

余经过多年经验积累，反复推敲认为：自身免疫性肝病早期按"胁痛"论治，治法以疏肝理气健脾为主；进展期发黄按"黄疸"论治，以清热祛湿退黄为主，不发黄者按"肝着"论治，以疏肝理气祛瘀为主；晚期按"鼓胀"论治，以活血化瘀利水为主；恢复期以滋阴通络为主。

临证辨证应结合辨病，配合针对性药物。自身免疫性肝炎，病初多以湿热蕴结证为主，病久可出现脾虚、阴虚、血瘀等证，同时兼夹不同程度湿热之征，可用清热解毒、疏肝健脾、化湿行气等治法，结合临床经验和药理研究，选择具有抗病毒、改善肝功能、调节免疫及抗肝纤维化的药物。如胁痛重者，酌加陈皮、郁金以增强理气止痛之性；气郁化火，胁肋掣痛，兼心烦易怒、口干口苦者，可加牡丹皮、赤芍、黄芩、栀子、元胡以清肝理气，活血止痛；若气郁化火伤阴，症见胁肋隐痛、遇劳加重、心烦头晕、睡眠欠佳等症时，可加当归、枸杞、牡丹皮、栀子以滋阴清热，加夜交藤、合欢花、炒枣仁、柏子仁、莲子心以清心热，养心安神；若兼胃失和降，肝气横逆犯胃，症见恶心、呕吐者，酌加陈皮、半夏、藿香、佩兰、砂仁芳香化湿、和胃止呕，症见呃逆者加旋覆花、代赭石以重镇降逆；若湿热交蒸，胆汁不循常道而外溢，出现目黄、身黄、小便黄等症，则加茵陈蒿、黄柏以清热利湿退黄；然若湿热煎熬，结成砂石，阻滞胆道，症见胁肋剧痛，连及肩背者，可加金钱草、郁金、鸡内金以利胆排石；而热盛伤津、大便秘结、腹部胀满者，可加枳实、椰片、大黄以泄热通便。故以症定法，以法定方，以方定药，因人时宜，随证化裁。

第四节　药物性肝病

一、肝郁脾虚兼胆汁外溢证

赵某，女，46岁。

首诊时间：2012年8月10日。

主诉：巩膜及全身皮肤黄染7日。

现病史：患者3个月前，因患"体癣"于皮肤科诊治，服酮康唑片，每日200毫克，连续服用80日。7日前突然出现巩膜及全身皮肤黄染，遂来就诊。现症见：面色晦黄，巩膜及全身皮肤轻度黄染，黄色较淡，恶心，食少纳呆，困倦乏力，小便发黄，大便溏稀，每日1～2次。舌质暗红，黄白腻苔，脉沉弦。

既往史：否认肝胆相关疾病病史。

辅助检查：①肝功：AST 325U/L，ALT 210U/L，ALP 157U/L，ALB 44g/L，GLB 42g/L，TBIL 80μmol/L，DBIL 65.5 μmol/L，IBIL 24.5 μmol/L；②肝炎病毒学检测：正常；③腹部彩超：肝脏实质回声略增粗，胆囊壁毛糙。

【辨证分析】患者既往健康，无肝胆病接触史，因连服 80 日酮康唑后发病。酮康唑为第三代口服咪唑类抗真菌药，对肝脏细胞具有毒副作用。药物毒性损伤肝脏，致肝失疏泄，肝病及脾，肝郁脾虚。肝脏疏泄失调，胆汁淤积泛溢肌肤，则见巩膜及皮肤黄染；累及脾胃，脾胃失和，而致恶心，食少纳呆；脾主四肢，脾气虚弱，久则化源不足，致困倦乏力；脾虚运化水谷精微失职，精微下注，则见大便溏稀。舌脉，均为肝郁脾虚之征。

中医诊断：黄疸（肝郁脾虚兼胆汁外溢证）。

西医诊断：药物性肝炎。

治法：疏肝健脾，利胆退黄。

方药：柴　胡 15 克　　白　芍 15 克　　黄　芪 20 克　　太子参 15 克
　　　焦白术 15 克　　茯　苓 20 克　　茵陈蒿 30 克　　虎　杖 20 克
　　　藿　香 15 克　　佩　兰 15 克　　金钱草 30 克　　郁　金 20 克
　　　泽　泻 20 克　　猪　苓 20 克　　五味子 15 克　　甘　草 15 克

　　　7 剂，日 1 剂，水煎 300 毫升，早晚分服。

嘱患者停服酮康唑。

二诊：患者服药后恶心减轻，自觉皮肤瘙痒，加蛇床子 15 克，地肤子 15 克，祛湿止痒。

方药：柴　胡 15 克　　白　芍 15 克　　黄　芪 20 克　　太子参 15 克
　　　焦白术 15 克　　茯　苓 20 克　　茵陈蒿 30 克　　虎　杖 20 克
　　　藿　香 15 克　　佩　兰 15 克　　金钱草 30 克　　郁　金 20 克
　　　泽　泻 20 克　　猪　苓 20 克　　五味子 15 克　　甘　草 15 克
　　　蛇床子 15 克　　地肤子 15 克

　　　7 剂，日 1 剂，水煎 300 毫升，早晚分服。

三诊：患者服药后皮肤瘙痒消失，减蛇床子、地肤子；恶心消失，减藿香、佩兰；黄疸色泽变浅，仍大便溏稀，小便色黄，于上方加车前子 15 克，利小便而实大便，一举两得；《素问·阴阳应象大论》云："湿胜则濡泄。"予薏苡仁 30 克，苍术 15 克，以健脾燥湿。

方药：柴　胡 15 克　　白　芍 15 克　　黄　芪 20 克　　太子参 15 克

　　　　焦白术 15 克　　茯　苓 20 克　　茵陈蒿 30 克　　虎　杖 20 克

　　　　金钱草 30 克　　郁　金 20 克　　车前子 15 克　　五味子 15 克

　　　　泽　泻 20 克　　猪　苓 20 克　　甘　草 15 克　　薏苡仁 30 克

　　　　苍　术 15 克

15 剂，日 1 剂，水煎 300 毫升，早晚分服。

四诊：患者黄疸已退。复查肝功：AST 80U/L，ALT 60U/L，ALP 31U/L，胆红素已恢复正常。减茵陈蒿、虎杖、金钱草、郁金。仍觉食欲不振，上方加焦山楂、炒麦芽、焦神曲各 15 克，陈皮 15 克，鸡内金 15 克，以助脾胃及药力运化。

方药：柴　胡 15 克　　白　芍 15 克　　黄　芪 20 克　　太子参 15 克

　　　　焦白术 15 克　　茯　苓 20 克　　车前子 15 克　　五味子 15 克

　　　　甘　草 15 克　　陈　皮 15 克　　泽　泻 20 克　　猪　苓 20 克

　　　　焦山楂 15 克　　炒麦芽 15 克　　焦神曲 15 克　　鸡内金 15 克

　　　　薏苡仁 30 克　　苍　术 15 克

15 剂，日 1 剂，水煎 300 毫升，早晚分服。

五诊：自觉无明显不适，腻苔已退，脉和缓有力，饮食如常，二便可，复查各项指标均恢复正常；上方减五味子、甘草、车前子、泽泻、猪苓；加山药 30 克，党参 15 克，继服 20 剂，以固疗效。

方药：柴　胡 15 克　　白　芍 15 克　　黄　芪 20 克　　太子参 15 克

　　　　焦白术 15 克　　茯　苓 20 克　　陈　皮 15 克　　苍　术 15 克

　　　　鸡内金 15 克　　山　药 30 克　　薏苡仁 30 克　　焦山楂 15 克

　　　　炒麦芽 15 克　　焦神曲 15 克　　党　参 15 克

20 剂，日 1 剂，水煎 300 毫升，早晚分服。

随访 1 年，患者状态良好，未见复发。

【按语】

《金匮要略》云："见肝之病，知肝传脾，当先实脾。"肝胆脾胃同居中焦，肝胆属木，脾胃属土，在五行中木土属相克关系，生理上肝胆脾胃相辅相成，肝疏土助其运化之功，脾助木成其疏泄之用；病理上相互影响，肝木易郁，脾土易虚；治疗上需木土同治，余以疏肝健脾为基本大法，治疗初期，以利胆退黄为主，后期以健运脾胃为主。方中柴胡和解少阳表里邪气，疏泄肝气之郁滞；黄芪、太子参合用，补益脾胃，益气生津；芍药养阴柔肝，收敛柴胡之升散之性，防疏泄太过耗伤阴血；茯苓、焦白术、薏苡仁健脾化湿，助太子参健脾益气；金钱草、郁金合用，以疏肝利胆；茵陈蒿、虎杖合用，清热解毒、利湿退黄；"治黄不利小便，非其治也"，以泽泻、猪苓导邪毒从小便而出，与茯苓、茵陈蒿合用，乃取茵陈五苓散之意；甘草，味甘，性缓，能补，能调和诸药，能解药毒，是为余治疗药物性肝损伤之常用药物，并将其与五味子作为对药，以达保肝降酶之用。现代药理研究表明，五味子能促进肝脏的解毒过程，保护肝脏免受毒害，并能再生因滥用酒精、药物或肝炎而受损的肝脏组织，五味子亦能有效地降低不断升高的转氨酶。诸药合用，共奏疏肝健脾、利胆退黄之效。

二、肝胆湿热兼脾胃气滞证

于某，男，25 岁。

首诊时间：2011 年 3 月 20 日。

主诉：右胁肋部疼痛 2 个月，伴皮肤黄染加重 1 周。

现病史：5 个月前患者因消瘦、盗汗、咳嗽咳痰于当地医院就诊，诊断为"肺结核进展期"，予三联药物治疗。2 个月前无明显诱因出现右胁肋部疼痛，检查肝功能提示：血清谷丙转氨酶（ALT）207U/L，血清谷草转氨酶（AST）105U/L，谷氨酰转移酶（GGT）72U/L。继续服用抗结核药治疗，未曾间断。1 周前因疼痛加重、皮肤黄染遂来我处就诊。现症见：面色晦暗，形体消瘦，皮肤及巩膜明显黄染，右胁肋部疼痛，口苦，胃脘胀满，餐后尤甚，恶心呕吐，纳呆，大便黏滞，每日 1 ～ 2 次。舌质暗红，苔黄腻，脉弦滑兼数。

辅助检查：①肝功：ALT 530U/L，AST 234U/L，GGT 199U/L，TBIL 45.5μmol/L，DBIL 19.9μmol/L，IBIL 24.8μmol/L，余无异常；②肝炎病毒学检测：正常。

【辨证分析】本案患者因应用抗结核药物损伤肝脏，影响了肝的疏泄条达功能，肝胆疏泄失司，胆汁不循常道，外溢而发为黄疸，木郁则土壅，脾不能升清，胃不能降浊，蕴湿酿热，致湿热互结。湿热蕴阻，肝胆疏泄失职，气机不畅，则胁肋疼痛，湿热内阻，胆汁不循常道，泛溢肌肤，则身目发黄；湿热郁蒸，胆气上溢，则见口苦；湿热内阻，脾胃气滞，升降失司，胃气上逆，则恶心欲呕，胃脘胀满，纳呆；湿热之邪下注，则见大便黏滞不爽。舌脉，均为肝胆湿热兼脾胃气滞之象。

中医诊断：黄疸（肝胆湿热兼脾胃气滞证）。

西医诊断：药物性肝炎。

治法：疏肝健脾，利湿退黄通腑。

方药： 柴　胡 15 克　　焦白术 20 克　　佛　手 15 克　　紫苏子 15 克
　　　　茵陈蒿 25 克　　金钱草 30 克　　郁　金 15 克　　垂盆草 15 克
　　　　黄　芩 15 克　　栀　子 15 克　　五味子 15 克　　甘　草 10 克
　　　　枳　实 15 克　　焦槟榔 15 克

7 剂，日 1 剂，水煎 300 毫升，早晚分服。

二诊：患者服药后右胁肋部疼痛减轻，仍恶心欲呕，且口气重，加藿香 15 克、佩兰 15 克、黄连 15 克、吴茱萸 5 克，藿香、佩兰相须为用以芳香化浊止恶，黄连、吴茱萸合用，取"左金丸"之意，以清肝泻火、降逆止呕。

方药： 柴　胡 15 克　　焦白术 20 克　　佛　手 15 克　　紫苏子 15 克
　　　　茵陈蒿 25 克　　金钱草 30 克　　郁　金 15 克　　垂盆草 15 克
　　　　黄　芩 15 克　　栀　子 15 克　　五味子 15 克　　甘　草 10 克
　　　　枳　实 15 克　　焦槟榔 15 克　　藿　香 15 克　　佩　兰 15 克
　　　　黄　连 15 克　　吴茱萸 5 克

15 剂，日 1 剂，水煎 300 毫升，早晚分服。

三诊：右胁肋部疼痛消失，黄疸颜色减退，胃胀改善，减栀子、垂盆草以防过用寒凉伤及脾胃，加重气滞；时有咳嗽，余认为其因有三点，一为患者既往有肺结核病史，肺气不利；二为木火刑金，肺失宣降；三为脾胃气滞，母病及子。于上方基础上加百部15克，白前15克以润肺止咳、调畅肺气。此外百部功能润肺下气、止咳杀虫，肺结核中医名为"肺痨"，乃为痨虫致病，遂用百部，实乃一举两得。

方药：柴　胡15克　　焦白术20克　　佛　手15克　　紫苏子15克
　　　　茵陈蒿25克　　金钱草30克　　郁　金15克　　垂盆草15克
　　　　黄　芩15克　　栀　子15克　　五味子15克　　甘　草10克
　　　　枳　实15克　　焦槟榔15克　　藿　香15克　　佩　兰15克
　　　　黄　连20克　　吴茱萸10克　　百　部15克　　白　前15克

15剂，日1剂，水煎300毫升，早晚分服。

四诊：复查肝功，ALT 102U/L，AST 94U/L，其余均恢复正常，面色及肤色恢复如常，减茵陈蒿、金钱草、郁金，黄腻苔转为白腻苔，此为热象已去，湿邪重浊黏滞，仍未除尽，加苍术20克，以健脾燥湿。

方药：柴　胡15克　　焦白术20克　　佛　手15克　　紫苏子15克
　　　　垂盆草15克　　黄　芩15克　　栀　子15克　　五味子15克
　　　　甘　草10克　　焦槟榔15克　　藿　香15克　　佩　兰15克
　　　　枳　实15克　　吴茱萸10克　　百　部15克　　白　前15克
　　　　黄　连20克　　苍　术20克

15剂，日1剂，水煎300毫升，早晚分服。

五诊：患者口气改善，恶心消失，上方减黄连、吴茱萸、藿香、佩兰；大便正常，1日1行，减枳实、焦槟榔，加枳壳15克以宽胸理气；患者自觉乏力，加黄芪20克、太子参15克，以健脾益气扶正。

方药：柴　胡15克　　焦白术20克　　佛　手15克　　紫苏子15克
　　　　垂盆草15克　　黄　芩15克　　栀　子15克　　五味子15克
　　　　甘　草10克　　百　部15克　　白　前15克　　苍　术20克
　　　　枳　壳15克　　黄　芪20克　　太子参15克

15剂，日1剂，水煎300毫升，早晚分服。

六诊：患者诸症好转，自觉无明显不适症状，复查肝功示无异常。

随诊1年，患者状态良好，未见复发。

【按语】

余经多年临床观察，发现长期使用抗结核药物的患者大多湿热并存。因此宗"治湿不利小便，非其治也"，以茵陈蒿、栀子、金钱草、郁金、垂盆草清利肝胆湿热以退黄，茵陈蒿，《神农本草经》云："主风湿寒热邪气，热结黄疸。"现代药理学研究表明，茵陈蒿具有显著的利胆作用，并有解热、保肝、抗肿瘤、降压等作用；脾胃为气机升降之枢纽，脾主升清，胃主降浊，肝随脾升，胆随胃降，在治肝胆同时注重脾胃气机调理，使肝疏脾运，气机条达，脾胃气机升降正常、运化有权，则湿热不生而达标本兼治的目的。故余以柴胡、焦白术同用，以疏肝健脾；砂仁辛温而不燥、行气而不破气、调中而不伤中，佛手、砂仁、苏子合用调畅脾胃气机，使脾胃气机升降如常，助湿热邪毒排除；枳实、焦槟榔合用，行气通腑，调畅气机，使湿热邪毒有所出处；而在治疗后期需注意减轻清热利湿退黄等药的剂量，而加用健脾益气的药物，重点在扶正，兼顾清热利湿解毒；诸药合用使病理产物湿热从大小便两条通路消退，达到减轻炎性肝细胞肿胀，促进胆红素代谢，从而降低药物所致异常增高的转氨酶及胆红素。

三、肝郁气滞兼有血瘀证

陆某，女，40岁。

首诊时间：2010年3月20日。

主诉：右胁肋部刺痛2个月。

现病史：患者自诉半年前于当地医院体检，测量血压为150/90mmHg，诊断为"高血压病"，自服硝苯地平片及药茶（具体成分不详）治疗。2月前自觉右胁肋部刺痛，查肝功示ALT130U/L，AST128U/L，自服护肝片，未见缓解，遂来我处就诊，现症见：面色晦暗，形体消瘦，肝掌明显，右胁肋部刺痛，每因情志不遂加重，胸闷气短，善太息，神疲乏力，痛经，血色暗，并夹有血块。舌质紫暗，两侧有瘀斑，脉弦涩。

辅助检查：①生化：ALT 259U/L，AST 189U/L，ALP 147U/L，TP 86g/L，HDL–C 6.15mmol/L；②腹部彩超：肝脏弥漫性改变，回声略增粗。

【辨证分析】患者平素情志不遂，又逢外来药毒直中脏腑，肝气受损则疏泄失常，不能条达通畅，气机运行受阻，血行亦不畅，络脉不通而成气滞血瘀之证。情志失调，肝失条达，气机郁滞，肝胆络脉失和，故胁痛；情志变化最易引起肝气失畅，故疼痛每因情志变化而增减；胁痛日久，由气及血，导致瘀血停滞，肝胆络脉痹阻，则见胁肋刺痛；气滞血瘀，胞宫经络失和，故痛经，血色暗，并夹有血块；舌脉均为气滞血瘀之证。

中医诊断：胁痛（肝郁气滞兼有血瘀证）。

西医诊断：1.药物性肝炎。

2.高血压病（1级）。

治法：疏肝理气，活血化瘀止痛。

方药：柴　胡 15 克　　白　芍 20 克　　川　芎 20 克　　丹　参 15 克
　　　赤　芍 15 克　　当　归 20 克　　元　胡 15 克　　川楝子 15 克
　　　五灵脂 15 克　　炒蒲黄 15 克　　枳　壳 15 克　　五味子 15 克
　　　甘　草 10 克

10 剂，日 1 剂，水煎 300 毫升，早晚分服。

嘱患者停服药茶。

二诊：服药后胁痛改善，患者自诉口苦，近日小便黄，大便秘结，此乃气郁化火之故，上方加黄芩 15 克、夏枯草 15 克、决明子 15 克，一可清肝火，二取决明子可润肠通便。

方药：柴　胡 15 克　　白　芍 20 克　　川　芎 20 克　　丹　参 15 克
　　　赤　芍 15 克　　当　归 20 克　　元　胡 15 克　　川楝子 15 克
　　　五灵脂 15 克　　炒蒲黄 15 克　　枳　壳 15 克　　五味子 15 克
　　　甘　草 10 克　　黄　芩 15 克　　夏枯草 15 克　　决明子 15 克

15 剂，日 1 剂，水煎 300 毫升，早晚分服。

三诊：服药后胁痛进一步改善，口苦改善，二便正常，减黄芩、夏枯草、决明子、元胡、川楝子，以防过用清热之品，加重血瘀。心烦易怒，上方加香附 15 克、香橼 15 克以疏肝解郁，助柴胡条达肝气，且香附为血中气药，"气为血之帅，血为气之母"，气行则血行。

方药：柴　胡 15 克　　白　芍 20 克　　川　芎 20 克　　丹　参 15 克
　　　　赤　芍 15 克　　当　归 20 克　　五灵脂 15 克　　炒蒲黄 15 克
　　　　枳　壳 15 克　　五味子 15 克　　甘　草 10 克　　香　附 15 克
　　　　香　橼 15 克

15 剂，日 1 剂，水煎 300 毫升，早晚分服。

四诊：服药后胁痛消失，痛经改善，血块减少；自诉前日因情志不遂而现头晕，右侧头痛，晨起测量血压为 150/90mmHg，上方加天麻 15 克，钩藤 15 克，以平肝潜阳、降压。

方药：柴　胡 15 克　　白　芍 20 克　　川　芎 20 克　　丹　参 15 克
　　　　赤　芍 15 克　　当　归 20 克　　五灵脂 15 克　　炒蒲黄 15 克
　　　　枳　壳 15 克　　五味子 15 克　　甘　草 10 克　　香　附 15 克
　　　　香　橼 15 克　　天　麻 15 克　　钩　藤 15 克

15 剂，日 1 剂，水煎 300 毫升，早晚分服。

五诊：患者自诉诸症好转，仍觉神疲乏力，复查肝功：提示各项指标无异常。上方减五味子、甘草、五灵脂、炒蒲黄；加黄芪 25 克，太子参 15 克，以健脾扶正。

方药：柴　胡 15 克　　白　芍 20 克　　川　芎 20 克　　丹　参 15 克
　　　　赤　芍 15 克　　当　归 20 克　　枳　壳 15 克　　香　附 15 克
　　　　香　橼 15 克　　天　麻 15 克　　钩　藤 15 克　　黄　芪 25 克
　　　　太子参 15 克

20 剂，日 1 剂，水煎 300 毫升，早晚分服。

随诊 1 年，未见复发。

【按语】

《血证论》云："以肝属木，木气冲和条达，不致遏郁，则血脉通畅。"故气血运行通利，则脏腑经络功能正常。肝气郁滞则脏腑气血津液皆受其害，其为病繁杂，变证多端，为百病之始，诸郁之首。余以疏肝理气、活血化瘀止痛为大法，方中柴胡、枳壳、香附、陈皮疏肝解郁，宽胸理气；白芍之用有二，一来养血柔肝，与柴胡相伍，养肝之体，利肝之用，且防诸辛香之品耗伤气血，二与甘草合用，以缓急止痛；川芎活血通络；方中川楝子行气疏肝，延胡索行气活血；五灵脂通利血脉，蒲黄活血祛瘀；两方相合，用金铃子散以行气，取失笑散以活血，气畅血通，积块得消，疼痛自止。丹参、赤芍清热凉血，活血化瘀，行血中之滞，使血行通畅，邪毒有出路，赤芍凉血活血，减轻肝细胞的炎症，促进胆红素代谢；诸药合用，共奏疏肝健脾、活血化瘀、行气止痛之功。但需注意临床上疏肝药物多偏于辛燥，清热药多属苦寒，久用辛燥往往耗损阴血，屡用苦寒则有易伤脾阳之弊，另外，破血、破气之品也应中病即止。

四、热毒血瘀兼有痰浊内阻证

曾某，男，40岁。

首诊时间：2012年4月20日。

主诉：右胁肋部灼痛2年，加重1周。

现病史：患者2年前因服用保健类药物后出现胁肋疼痛不适，于当地医院查肝功示转氨酶升高，诊断为"药物性肝损伤"，经西药保肝降酶治疗后，症状缓解，后常因饮食不慎而出现转氨酶反复升高，1周前症状加重，应用西药未见缓解，遂来我处就诊。现症见：面色晦暗黧黑，肝掌及蜘蛛痣明显，右胁肋部灼痛，胸闷气短，脘腹胀满，食少纳呆，痰多色黄，大便秘结。舌质紫暗，舌体胖大，边有齿痕，黄腻苔，脉弦滑兼数。

辅助检查：①肝功：ALT 368U/L，AST 278U/L；②肝炎病毒学检测：正常；③腹部彩超：肝脏实质回声增粗。

【辨证分析】《临证指南医案·郁证》："气郁久则必见热，热郁则津液耗而不流，升降之机失度，初伤气分，久延血分。"可见气郁日久则可生热，郁热日久则可伤及整个肝经甚至可连累他脏他经。王清任《医林改错》云："血受热则煎熬成块。"瘀血既生，肝又为藏血之脏，则积聚于肝。热毒侵肝，肝属风木，内寄相火，禀赋不耐，外中药毒，气火失调，相火妄动，横逆脾土，痰湿内生而致病。病情迁延日久，湿毒留滞经脉，阻遏气血流通，而致气滞血瘀，气滞则肝失条达，瘀血阻滞血运且有碍新血化生，肌肤失养，故面色晦暗黧黑；瘀血留着，积而不去，结于胁下，肝络不通，加之热毒侵袭则见灼热疼痛；肌肤络脉阻塞，则见赤纹丝缕；痰浊血瘀阻碍气机则见胸闷气短，食少纳呆；舌脉均为热毒血瘀兼痰浊内阻之证。

中医诊断：胁痛（热毒血瘀兼有痰浊内阻证）。

西医诊断：药物性肝炎。

治法：清热解毒，化痰活血，祛瘀散结。

方药：柴　胡 15 克　　栀　子 15 克　　丹　参 25 克　　五味子 15 克
　　　甘　草 10 克　　豆　蔻 15 克　　草豆蔻 15 克　　厚　朴 15 克
　　　连　翘 15 克　　板蓝根 15 克　　川　芎 15 克　　当　归 15 克
　　　姜半夏 15 克　　制竹茹 15 克

7 剂，日 1 剂，水煎 300 毫升，早晚分服。

二诊：患者胁痛改善，仍大便秘结，1～2 日一行，上方加火麻仁 15 克，郁李仁 15 克，大黄 15 克（后下），以通腑泄浊。

方药：柴　胡 15 克　　栀　子 15 克　　丹　参 25 克　　五味子 15 克
　　　甘　草 10 克　　豆　蔻 15 克　　草豆蔻 15 克　　厚　朴 15 克
　　　连　翘 15 克　　板蓝根 15 克　　川　芎 15 克　　当　归 15 克
　　　姜半夏 15 克　　制竹茹 15 克　　火麻仁 15 克　　郁李仁 15 克
　　　大　黄 15 克（后下）

10 剂，日 1 剂，水煎 300 毫升，早晚分服。

三诊：患者胁痛进一步改善，大便秘结改善，舌苔由黄腻转为白腻，减栀子、连翘、板蓝根、大黄，以防寒凉久用致瘀血加重。仍食少纳呆，加陈皮 15 克，焦山楂、炒麦芽、焦神曲 15 克，鸡内金 15 克，消食导滞。

方药：柴　胡 15 克　　丹　参 25 克　　五味子 15 克　　甘　草 10 克

豆　蔻 15 克　　草豆蔻 15 克　　厚　朴 15 克　　川　芎 15 克

当　归 15 克　　姜半夏 15 克　　制竹茹 15 克　　火麻仁 15 克

郁李仁 15 克　　陈　皮 15 克　　焦山楂 15 克　　炒麦芽 15 克

焦神曲 15 克　　鸡内金 15 克

15 剂，日 1 剂，水煎 300 毫升，早晚分服。

四诊：服药后诸症好转，胁痛消失，舌质暗红，薄白苔，大便通畅，减火麻仁、郁李仁、姜半夏、制竹茹，加薏苡仁 30 克，苍术 20 克，以健脾燥湿，调护脾胃。

方药：柴　胡 15 克　　丹　参 25 克　　五味子 15 克　　甘　草 10 克

豆　蔻 15 克　　草豆蔻 15 克　　厚　朴 15 克　　川　芎 15 克

当　归 15 克　　陈　皮 15 克　　焦山楂 15 克　　炒麦芽 15 克

焦神曲 15 克　　鸡内金 15 克　　薏苡仁 30 克　　苍　术 20 克

20 剂，日 1 剂，水煎 300 毫升，早晚分服。

五诊：患者诸症好转，自觉无明显不适，复查肝功，各项指标均正常。

随诊 1 年，未见复发。

【按语】

肝以血为体，以气为用，气郁不达，气病及血，可致气滞血瘀，且"气有余，便是火"，火为热之极，火热煎熬血液亦可成瘀，对瘀热互结者，治疗时当在活血化瘀的基础上配合清热解毒。方中以鳖甲滋阴软坚，柔肝之脉络；栀子、连翘、板蓝根合用，清热解毒；丹参、川芎、当归合用，以补血活血；豆蔻、草豆蔻相须为用，化湿和中；厚朴苦燥辛散温通，长于行气、燥湿、消积，为消胀除满之要药，凡湿阻、食积、气滞所致的脘腹胀满均可适用；姜半夏、制竹茹合用，祛痰止呕。然本方攻大于补，体虚者难于久服，且因药味众多，临床作汤剂应用时又应随证加减，若脾气虚弱者，可加黄芪、茯苓、白术等健脾益气。本方中大部分药性沉重，难达病所，《药品化义》："柴胡，性轻清，主升散，味微苦，主疏肝。"故余善用柴胡芳香疏泄，可升可散，清灵通透，又能起到引诸药入经的作用，《医学起源·药类法象》云："柴胡，少阳、厥阴引经药也。"全方诸药合用，紧紧围绕病机关键，相辅相成，直达病所。

五、肝肾亏虚证兼胃阴不足证

宋某，女，45 岁。

首诊时间：2012 年 10 月 15 日。

主诉：胁肋隐痛半年余。

现病史：患者既往腰椎间盘突出病史多年，腰部疼痛，连及右下肢，活动受限，虽经服用中西药、牵引等治疗，症状不减，甚以为苦。近因搬运重物致腰腿疼痛加重明显，遂到当地医院诊治，服中药半个月，疼痛减轻，继续治疗 3 月余，患者腰痛疼痛消失，但相继出现右胁肋部隐痛、足跟痛等症状，经查肝功、彩超等确诊为"药物性肝炎"。停服治疗腰腿痛的中药，应用保肝降酶等西药治疗 1 周，症状不减，听闻我处，遂来就诊。现症见：患者两颧潮红，形体消瘦，胁肋隐痛，悠悠不休，遇劳加重，腰膝酸软，足跟痛，久立久行后加重，神疲乏力，头晕耳鸣，两目干涩，口干欲饮，胃脘灼热，大便秘结，1 日 1 行。舌质暗红，少苔，有裂纹，脉细数。

既往史：否认病毒性肝炎及其他肝胆疾病病史。

辅助检查：①肝功：ALT 98U/L，AST 89U/L，余无异常；②胃镜：慢性萎缩性胃炎。

【辨证分析】药毒之邪留于体内，一方面阻滞肝胆气机，影响脾胃功能，日久致胃阴亏乏；另一方面毒邪伤正，耗损肝肾之阴。肝肾阴亏，精血耗伤，肝络失养，则胁肋隐痛不休；遇劳则进一步耗伤阴血，故胁痛加重；肝肾亏虚，不能上养头目清窍，濡养腰膝，故见头晕耳鸣，两目干涩，腰膝酸软；阴虚阳亢，虚热内生，故见头晕目眩；肝为罢极之本，肝血充足则筋力强健，运动灵活，耐受疲劳，并能较快地解除疲劳，药物损肝，肝血亏虚，筋脉失养，故见神疲乏力；因足少阴肾经起于足小趾之下，斜向足心（涌泉），出于舟骨粗隆下，循内踝之后，进入足跟，肝肾亏损，不能充养于足跟，则见足跟痛；胃阴不足，虚热内生，则见胃脘灼热感；胃阴亏虚，阴津不能上滋，则口干欲饮，不能下润则大便秘结；舌脉均为肝肾亏虚兼胃阴不足之证。

中医诊断：胁痛（肝肾亏损兼胃阴不足证）。

西医诊断：1.药物性肝炎。

2. 慢性萎缩性胃炎。

治法：滋补肝肾，养阴和胃。

方药：

黄　芪 20克	太子参 15克	牛　膝 30克	炒杜仲 15克
生地黄 15克	当　归 15克	北沙参 15克	麦　冬 15克
白　芍 15克	石　斛 15克	天花粉 15克	百　合 15克
五味子 15克	甘　草 15克		

7剂，日1剂，水煎300毫升，早晚分服。

二诊：患者自诉胃脘灼热改善，口干改善，见寐差多梦，此乃虚火上扰、心神不宁之故，上方加夜交藤30克，合欢花15克，柏子仁15克，莲子心15克，以养血安神。

方药：

黄　芪 20克	太子参 15克	牛　膝 30克	炒杜仲 15克
生地黄 15克	当　归 15克	北沙参 15克	麦　冬 15克
白　芍 15克	石　斛 15克	天花粉 15克	百　合 15克
五味子 15克	甘　草 15克	夜交藤 30克	合欢花 15克
柏子仁 15克	莲子心 15克		

15剂，日1剂，水煎300毫升，早晚分服。

三诊：服上药后胁痛改善，睡眠改善，减夜交藤、合欢花、柏子仁、莲子心，月经量少，是为肝肾阴亏、冲任失充之故，加女贞子15克、旱莲草15克，以补肾养肝。

方药：

黄　芪 20克	太子参 15克	牛　膝 30克	炒杜仲 15克
生地黄 15克	当　归 15克	北沙参 15克	麦　冬 15克
白　芍 15克	石　斛 15克	天花粉 15克	百　合 15克
五味子 15克	甘　草 15克	女贞子 15克	旱莲草 15克

20剂，日1剂，水煎300毫升，早晚分服。

四诊：患者复查肝功示转氨酶已恢复正常，减五味子、甘草；仍觉视物模糊，加菊花15克，以滋肾平肝明目。

方药：

黄　芪 20克	太子参 15克	牛　膝 30克	炒杜仲 15克
生地黄 15克	当　归 15克	北沙参 15克	麦　冬 15克
白　芍 15克	石　斛 15克	天花粉 15克	百　合 15克

女贞子 15 克　　　旱莲草 15 克　　　菊　花 15 克

15 剂，日 1 剂，水煎 300 毫升，早晚分服。

五诊：患者自诉诸症好转，无明显不适，二便可，"效不更方"，继服 20 剂以巩固疗效。

随诊 1 年，未见复发。

【按语】

本案乃药毒入内，损及肝肾，直耗阴血，加之脾胃受损，生化乏源，胃阴不足而致；故余以滋补肝肾、养阴和胃为大法，方中生地、枸杞、沙参、麦冬滋养肝肾；当归养血和络；牛膝、炒杜仲补益肝肾；枸杞子性甘、平，入肝、肾经。功能滋补肝肾，益精明目。《本草经疏》云："为肝肾真阴不足，劳乏内热补益之要药……故服食家为益精明目之上品。"黄芪甘温，善入脾胃，为补中益气要药，正所谓"正气存内，邪不可干"，余常将其与太子参合用，共健脾胃。女贞子、旱莲草是为"二至丸"，"二至"指的是采药的季节。女贞子采于冬至前后，旱莲草采于夏至前后。冬至，一阳初动；夏至，阴气微降。此时采集二药，得四季初生之阴阳，对于补益"先天之本"的肾脏，自有独特之妙处。舌体相当于大地，胃阴不足相当于大地久旱，而现裂纹，故余以沙参、石斛、天花粉、麦冬、百合等养阴清热，益胃生津。诸药合用，共奏滋补肝肾、养阴和胃之功效。

六、气血亏虚，虚实夹杂证

单某，女，45 岁。

首诊时间：2011 年 11 月 10 日。

主诉：右胁肋部隐痛 1 年余。

现病史：患者 1 年前因情志不遂见右胁肋部隐痛，后于当地服用中药 4 个月（具体不详），出现面部色素沉着，入睡困难，查肝功示：ALT 104U/L，AST 98U/L，自服护肝片及佐匹克隆片未见缓解，遂来我处就诊。现症见：面部色素沉着，形体消瘦，右胁肋部隐痛，神疲乏力，寐差多梦，健忘，头晕目眩，月经量少、色淡，排便无力感。舌质暗红，舌体胖大，边有齿痕，薄白苔，脉沉。

辅助检查：①肝功：ALT 145U/L，AST 116U/L；②肝炎病毒学检测：正常。

【辨证分析】药物损伤脾胃，脾胃化源不足，日久致气血两虚、虚实夹杂之证。肝络失养，不荣则通，则见右胁隐痛；气血亏虚，不能上荣清窍，故头晕目眩；血虚失养而心神不宁，故寐差多梦，健忘；气血亏虚，胞宫失养，故见月经量少、色淡；排便无力感，及舌脉均为气血亏虚之征。

中医诊断：胁痛（气血亏虚，虚实夹杂证）。

西医诊断：药物性肝病。

治法：疏肝健脾，益气养血安神。

方药：柴　胡15克　　黄　芪20克　　焦白术15克　　茯　苓25克

　　　当　归15克　　川　芎15克　　白　芍15克　　夜交藤30克

　　　合欢花15克　　炒酸枣仁15克　柏子仁15克　　莲子心15克

　　　太子参15克　　五味子15克　　甘　草10克

7剂，日1剂，水煎300毫升，早晚分服。

二诊：服药后右胁肋部隐痛消失，排便如常，时有心慌、胸闷、气短，此乃血不养心之故，上方加灵磁石30克，煅龙骨30克，煅牡蛎30克，三者合用，一则重镇安神，二则治疗心悸，一举两得。此外，灵磁石味咸，入肾经，有纳气之功。

方药：柴　胡15克　　黄　芪20克　　焦白术15克　　茯　苓25克

　　　当　归15克　　川　芎15克　　白　芍15克　　夜交藤30克

　　　合欢花15克　　炒酸枣仁15克　柏子仁15克　　莲子心15克

　　　太子参15克　　五味子15克　　甘　草10克　　灵磁石30克

　　　煅龙骨30克　　煅牡蛎30克

15剂，日1剂，水煎300毫升，早晚分服。

三诊：服药后面部色素沉着改善，头晕目眩减轻，睡眠好转；自诉自汗，活动后尤甚，此乃卫气虚弱，不能顾护肌表所致，上方加麻黄根15克、浮小麦15克；复查肝功示转氨酶已降至正常，遂减去五味子、甘草。

方药：柴　胡 15 克　　　黄　芪 20 克　　　焦白术 15 克　　　茯　苓 25 克

　　　当　归 15 克　　　川　芎 15 克　　　白　芍 15 克　　　夜交藤 30 克

　　　合欢花 15 克　　　炒酸枣仁 15 克　　柏子仁 15 克　　　莲子心 15 克

　　　太子参 15 克　　　灵磁石 30 克　　　煅龙骨 30 克　　　煅牡蛎 30 克

　　　麻黄根 15 克　　　浮小麦 15 克

　　15 剂，日 1 剂，水煎 300 毫升，早晚分服。

四诊：心慌胸闷改善，灵磁石、煅龙骨、煅牡蛎质重，为防其过用损伤脾胃，遂将其减去。仍感神疲乏力，加白参 10 克，白参性味甘平，微苦稍寒，余常用以补气扶正，宁神益智。

方药：柴　胡 15 克　　　黄　芪 20 克　　　焦白术 15 克　　　茯　苓 25 克

　　　当　归 15 克　　　川　芎 15 克　　　白　芍 15 克　　　夜交藤 30 克

　　　合欢花 15 克　　　炒酸枣仁 15 克　　柏子仁 15 克　　　莲子心 15 克

　　　太子参 15 克　　　麻黄根 15 克　　　浮小麦 15 克　　　白　参 10 克

　　15 剂，日 1 剂，水煎 300 毫升，早晚分服。

五诊：患者诸症好转，此次月经血量增多，面部色素沉着消退，自汗消失，减麻黄根、浮小麦，自觉无明显不适，复查肝功示正常。继服 20 剂，以固疗效。

方药：柴　胡 15 克　　　黄　芪 20 克　　　焦白术 15 克　　　茯　苓 25 克

　　　当　归 15 克　　　川　芎 15 克　　　白　芍 15 克　　　夜交藤 30 克

　　　合欢花 15 克　　　炒酸枣仁 15 克　　柏子仁 15 克　　　莲子心 15 克

　　　太子参 15 克　　　白　参 10 克

　　20 剂，日 1 剂，水煎 300 毫升，早晚分服。

随诊半年，未见复发。

【按语】

根据药物性肝损伤的发病特点，患者常有基础病，长期用药，久病邪伤正气，而药毒停留体内，故治疗既要扶正，亦要驱除药毒。故余以疏肝健脾为大法贯穿治疗始终，肝属木，性喜条达，柴胡辛行苦泄，性善条达肝气。《滇南本草》云："柴胡可行肝经逆结之气。"现代药理学研究表明，柴胡有较好的抗脂肪肝、抗肝损伤、利胆、降低转氨酶等作用；黄芪、太子参、焦白术、茯苓合用，补气健脾；当归补血合血，白芍养血合营，川芎活血行气，以使补而不滞，上药合用，共成益气养血之效，是为取"八珍汤"之意；又予夜交藤、合欢花、炒酸枣仁、柏子仁、莲子心合用，以养血安神；五味子，《神农本草经》曰："主益气，补不足，强阴。"现代药理学研究表明，五味子能降血压、利胆、降低血清转氨酶，对肝细胞有保护作用，与甘草合用，一则保肝降酶，二能益气扶正。诸药合用，共奏疏肝健脾、益气养血安神之功。"正气存内，邪不可干"，气血充足，脾胃旺盛，则药毒自清。

诊疗体会

【中医古典文献对本病的认识】

我国传统医学早在几千年前就发现了药物可以致病的规律。早在汉代的《神农本草经》中，就按照药物的有毒无毒等将药物分成上、中、下三品，并对三品药与毒性的关系作了论述："上药无毒，多服久服不伤人；中药无毒有毒，斟酌其宜；下药多毒，不可久服。"提出了药物可以致病的理论。《素问·五常政大论》云："病有久新，方有大小，有毒无毒，固宜常制矣。大毒治病，十去其六；常毒治病，十去其七；小毒治病，十去其八；无毒治病，十去其九；谷肉果菜，食养尽之，无使过之，伤其正也。"这说明《内经》已认识到药物作用的两重性。《诸病源候论》中就有记载，如："凡药物云有毒及有大毒者，皆能变乱于人为害，亦能杀人……但着毒重者，亦令人发病时咽喉强直，而两眼睛疼，鼻干，手脚沉重，常呕吐，腹里热闷，唇口习习，颜色乍青乍赤……言食与药俱入胃，胃能容杂毒，又逐大便泄毒气，毒气未流入血脉，故易治。"到了清代，凌奂更著有《本草害利》，专门搜集古今名医关于"药邪"的论述："遂集各家本草，补入药之害于病者，逐一加注，更曰《本草害利》。欲求时下同道，知药利必有害，断不可粗知大略，辨证不明，信手下笔，枉折人命。"医家们亦逐渐总结药物致病的特点，并总结其使用的规律，如"十八反""十九畏"等，以期更好地指导医师们的用药。

【中医病因病机】

中医学认为，本病属"黄疸""胁痛""药黄"等范畴，其分类，始自《金匮要略·黄疸病脉证并治》，有黄疸、谷疸、酒疸、女劳疸、黑疸之分，称为五疸。其病因有内外两个方面，外因多由感受外邪、饮食不节所致；内因多与脾胃虚寒、内伤不足有关，内外因又互有关联。认为黄疸的发生主要是湿邪为患，病机关键是湿。正如《金匮要略·黄疸病脉证并治》指出："黄家所得，从湿得之。"从脏腑来看，不外脾胃肝胆，且往往由脾胃涉及肝胆。因脾主运化水湿水谷，如饮食不节，嗜酒肥甘，或外感湿热之邪，均可导致脾胃功能受损，脾失健运，湿邪壅阻中焦，则脾胃升降失常，胃气不降，则胆汁的输送排泄失常，导致胆汁侵入血液，溢于肌肤，因而发黄。余认为，当今临床药物性肝病轻则转氨酶升高，重则胆红素升高，是药物直接损伤肝脏所致，由于患者体质、服药剂量和时间等因素，致使药物直接损伤肝脾，引起肝脏疏泄功能失常，胆液不循常道而外溢，进而发为药物性黄疸。更有甚者胆液淤积于胆道，久则化热，再加之药物损伤脾后，脾失健运，湿邪内蕴，与热相合，从而形成湿热内蕴证。部分阳性体质患者平素胃火偏旺，更易致湿热为患，如热毒壅盛、邪入营血，即为湿热瘀毒互结所致的气营两燔证，从而使患者表现为"阳黄"。而素体阳虚患者，药物损伤肝脾后易出现脾阳受损，运化水湿不利，致寒湿为患，即可表现为"阴黄"。

《素问·灵兰秘典论》言："肝者，将军之官，谋虑出焉。"肝主疏泄，维持气血津液运行。某些药物的毒性损害了肝体，使其失于疏泄，致血瘀痰凝，而痰瘀之邪又进一步加重气滞，形成恶性循环。肝与脾同居中焦，肝气郁结，以致脾失健运，痰湿内聚，表现为肝郁脾虚、虚实夹杂。而不同体质类型的个体，对某些致病因素具有不同的易感性。吴德汉在《医理辑要·锦囊觉后篇》中曾有阐述："要知易风为病者，表气素虚；易寒为病者，阳气素虚；易热为病者，阴气素虚；易伤食者，脾胃必亏；易伤劳者，中气必损。"不同的人，对于同样的药物，有着不同的反应。另，《医宗金鉴》有云："人感受邪气虽一，因其形藏不同，或从寒化，或从热化，或从虚化，或从实化，故多端不齐也。"余认为，如今的环境因素与古时候有很大的差别，气温升高，人们生活居处或偏湿热，或偏高温燥热环境，工作节奏加快，或久食辛热肥甘厚味，或久用补益之品等等，容易造成性情急躁，正所谓"气有余便是火"。因此，环境的改变，体质的因素，都是药物性肝病不可忽视的致病因素。

【现代医学对本病的认识】

药物性肝病，又名药物性肝损伤、药物性肝损害，是指在运用药物的过程中，药物本身或其代谢产物引起的肝细胞毒性损害以及肝脏对药物或其代谢产物的过敏反应所致疾病的总称。药物性肝病临床表现和程度变化很大，一般分为急性和慢性两大类。医学科学国际组织委员会将肝功能异常持续时间不超过 3 个月者归为急性肝损伤。而我国以第一次发病，肝功能异常持续半年以内的肝损伤为急性；发病两次以上或肝功能异常持续半年以上者为慢性。急性药物性肝病包括急性肝炎、肝内胆汁淤积、急性脂肪肝和混合病变等。慢性药物性肝病包括慢性肝炎和肝硬化、慢性肝内胆汁淤积、肝血管病变、脂肪肝、肝良性肿瘤和恶性肿瘤。

药物性肝病的发生因素是多样的。药物的毒性、剂量，患者的年龄、性别、对药物的敏感性、免疫状态，同时应用多种不同的药物或长时间用药，已患肝病等都可能是引起药物性肝病的因素。一般对肝细胞有直接毒性的药物，剂量越大，肝损害越严重；老年人比较容易发生药物性肝损害；特异性变态反应引起的药物性肝损害多见于女性，免疫功能低下的人更易发生药物性肝损害；有些药物引起肝损害与用药持续时间有关，如异烟肼引起的肝损害多在用药 3 个月以上发生。肝硬化患者对许多药物的代谢作用均降低，以至于药物易蓄积在肝内，造成肝损害。肝功能严重损害的肝病患者，往往对一般剂量的镇静药（如吗啡类药物）特别敏感，甚至可诱发肝性脑病。

药物性肝病判断标准为 ALT 或 DBIL 升高至正常值上限 2 倍以上；AST、ALP 和 TBIL 同时升高，且其中至少一项升高至正常值上限 2 倍以上。肝损伤可发生在以往没有肝病史的健康者或原来就有严重疾病的患者，在使用某种药物后发生程度不同的药物性肝损伤。

药物性肝损伤临床表现、实验室检查和临床类型并无特异性，与各种肝病表现相似。也有患者出现非特异性的恶心、呕吐、厌食，及特异性的右上腹痛、皮疹、瘙痒、黄疸、腹水和肝性脑病。部分药物性肝损伤的患者，症状不典型或较轻，临床表现隐匿，易被患者及临床医师所忽视。故在急性药物性肝损伤的诊断过程中，特别强调排除引起肝损伤的其他病因的诊断，强调收集详细的用药史及其肝损伤反应过程的临床数据，从而获得与药物反应特征有关的临床标识性证据。

根据报道统计，致肝损害的药物共有1000多种，发生率最高的是抗肿瘤药，其次为抗生素和降血脂药、降糖药及激素类药。抗肿瘤药、抗生素、激素、抗结核、降血压、抗痛风药多引起肝细胞型损害，精神类药、抗病毒药、降血脂、降血糖药多引起混合型肝损害。

目前西医对于药物性肝病尚无特异性诊断试验，也没有一种可靠的方法能从患者所接受的诸多治疗药物中分辨出引起肝损伤的药物，因此，当出现药物性肝损伤时，临床医师必须凭经验决定停用或替换某种药物。但是无论如何，停用致损伤药物，去除病因，是治疗中最为关键的一步。

【治疗特色】

1. 调畅气机，注重升降

《素问·举痛论》曰："百病生于气也。"《素问·六微旨大论》云："出入废，则神机化灭；升降息，则气立孤危。故非出入，则无以生、长、壮、老、已；非升降，则无以生、长、化、收、藏。故器者，生化之宇，器散则分之，生化息矣。故无不出入，无不升降。化有小大，期有近远。四者之有而贵常守，反常则灾害至矣。"可见气机升降出入的协调平衡是保证生命正常活动的重要环节。而五脏六腑皆有气机升降的规律。脾主升清，胃主降浊；肝随脾升，胆随胃降。而余遣方用药常利用药物的升降浮沉之性来纠正气机升降之偏，达到治疗目的。常以佛手、砂仁、苏子合用以调节全身气机。佛手辛、苦，温，归肝、脾、胃、肺经，具有疏肝解郁、理气和中、燥湿化痰的功效。砂仁辛，温，归脾、胃经，具有化湿行气、温中止呕止泻、安胎的作用。苏子辛，温，归肺、大肠经，具有降气化痰、止咳平喘、润肠通便的功效。三药合用，行气下膈，气机通畅，脾胃升降功能恢复正常，则痞满自消。余也用白豆蔻配草豆蔻来进一步加强行气健脾之功。另外余还常用柴胡配茯苓、焦术来调理脾胃气机，一则取柴胡升举阳气之性来升发脾胃清阳，以达到健运脾胃的目的；二则柴胡具有疏肝解郁之功效，肝气条达、疏泄有时，则枢机得畅，自无克伐中土之忧。对于理气药，应用时要分清虚实，避免因补气而行气，使气更虚，当行气而补气，使气愈滞。且理气药多为辛温香燥之品，易耗气伤阴，余多选用佛手、香橼、枳壳、乌药之类，药性柔和，慎用木香、青皮、川楝子等峻厉之品。如此肝脾气机同调，则全身气机调畅，气血津液输布正常而百病不生也。

2. 辨证论治，肝脾同调

肝藏血，主疏泄；脾统血，主运化，为气血生化之源。肝脾关系首先在于肝疏泄和脾运化功能之间的相互影响。脾的运化有赖于肝的疏泄，肝的疏泄功能正常，则脾的运化功能健旺。《素问·宝命全形论》说："土得木而达。"脾五行属土，性喜芳香而爱暖。余针对疾病特点，用药多取气味平和之品，顾护胃气，重视津液。用药常以沙参、石斛、百合，配以黄芪、太子参养阴益气，茯苓、焦白术健脾，苍术、薏苡仁燥湿，砂仁、豆蔻、草蔻芳香化湿，猪苓、泽泻利水渗湿，蒲公英、土茯苓解毒除湿，枳实、槟片、大黄以通腑，火麻仁、郁李仁以润燥，配合厚朴、乌药温中行气，炒蒲黄、五灵脂、丹参化瘀通络，使腑气通，湿邪去，脾胃自然健运有力。肝属木，主疏泄，喜条达恶抑郁，而肝的疏泄功能很重要的一方面是对情志的调节作用。余认为，脾胃是人的第二个大脑，即脾胃病对人的情志变化最为敏感。治疗本病，每用柴胡，取其能够疏肝解郁、宣发脾胃之气。《神农本草经》载："柴胡主肠胃中结气，饮食积聚，推陈致新。"柴胡用量不宜大，常为佐使，防其劫阴耗气之弊。配佛手、香橼、香附、九香虫等和中理气，气和则志达，郁结得散，中土得安，药毒自除。

3. 健运脾胃，湿热自除

余认为，药物性肝病的病因乃邪毒内侵，病机特点为肝失疏泄，脾失健运，肝脾同病。盖肝为刚脏，内寄相火，乃风木之脏，喜润而恶燥，最忌热邪燔灼，湿热之邪蕴郁于肝，将军之官失其舒展升发之性，致枢机不利，木郁克土，脾失健运；同时，脾为中土，喜燥而恶湿，湿为阴邪，易损阳气，湿邪羁留，困遏脾阳，脾主运化，升清降浊，得阳始运，湿热困脾，致脾运失健，以致肝郁脾虚，肝脾同病。所以在临床上，药物性肝病患者除表现为胁肋隐痛的症状之外，多伴有纳食减退、嗳气、恶心、上腹饱胀、肢倦乏力、便溏或干溏不一等脾气亏虚或肝郁脾虚的症状，据此特点，治疗上应在疏肝行气、清热解毒的基础上，增以健脾培土，肝脾同治。湿热蕴结，是为本虚标实，虚以致实，湿热互结，缠绵难愈。治湿当以温药合之，助脾运以化湿，清热宜苦寒燥湿，但寒凉不宜太过而伤脾阳。因脾虚生湿，湿邪阻滞气机，日久又可化热，故湿热蕴结，湿为阴邪，热为阳邪，病理矛盾交错，病难速已。治疗上祛湿当以温药，清热宜用苦寒，用清热药宜中病即止，过则苦寒损伤脾气脾阳；热减宜及时加入健脾利湿之品，临床上余常选用薏苡仁、苍术合用，以治其本。同时佐以疏肝理气之柴胡、陈皮等，气行则湿行，湿去则热无所存。

4. 明辨病因，慎用攻伐

余察大量患者，从其临床表现来看，大多表现为肝脾失调证。原因有二：第一，由于药物损害脾胃运化功能，脾失健运，水湿内停，困遏脾阳，或湿久化热，湿热熏蒸肝胆，导致肝之疏泄失职，而见纳呆、胸胁胀痛、呕吐、黄疸等症，此为"土虚木郁"；第二，由于药物直接损伤肝脏，肝失疏泄，侮脾犯胃，引起脘腹胀满、食欲不振、嗳气泛酸，此为"肝脾不调"。故笔者认为，药物性肝损害的基本病机是正气受伤，肝脾同损，因此治疗上不能单治肝，应肝脾同治，基本治法为疏肝健脾，此乃"见肝之病，知肝传脾，当先实脾"。如果因患者的临床症状表现为湿热蕴结肠胃，郁阻肝胆，而滥用苦寒清利，忽视了脏腑气机的升降出入，阴阳平衡，同时脾之气升发则一身清气皆升，肝属木，主少阳春升之气。其性升发，苦寒之药虽可清热利湿，但用之过度就会遏制肝脏升发之气，致使升发无权，疏泄无力，同时又会伐伤脾胃之阳，致使受纳运化不及，而出现升降乖戾、气机逆乱之候，故治疗应以疏肝健脾为主，避免过用苦寒碍胃、破血伐肝之品。

5. 化瘀解毒，合理配伍

余察药物性肝病患者初多属气机失调，导致脾不健运，运化失常，仅表现为食欲不振，胃部不舒。但日久不愈则气血运行不畅，久则成郁，终致血瘀，正如"久病则血瘀"。故余在治疗病程较久的患者时都会酌加一些活血化瘀药，如当归配川芎。当归甘、辛，性温，补血活血止痛；川芎辛，温，可活血行气、祛风止痛。二药配伍，补血而不滞血，行气而不伤阴血，还可以起到止痛的效果。由于血瘀日久则易变生瘀毒，最终形成癥瘕。对于血瘀较重而成癥瘕者，余常用三棱、莪术，二者破血行气、消积止痛之力强，对于气滞血瘀所致的癥瘕积聚、心腹瘀痛者有很好的疗效。但由于三棱、莪术药性猛烈，有耗伤正气之虞，故余常配伍黄芪、白术、党参，这样既无耗气之忧，又可达调气和血健胃之功。

6. 灵活用药，利胆退黄

余在继承中医"黄家所得，从湿得之"及"治黄不利小便，非其治也"等经典理论的基础上，结合临床经验总结，认为药物性肝病的治疗应以祛邪兼顾扶正为原则。具体治法为通腑泻浊、利湿退黄、活血消肿、柔肝健脾，临床常选用唐·孙思邈《千金要方·黄疸》中的茵陈蒿汤。余对此方进行灵活加减，即为临床常用的加味茵陈蒿汤。其组成为茵陈蒿、栀子、大黄、黄连、黄芩、金钱草、车前草、五味子等。方中茵陈蒿苦寒清热利湿，且能疏利肝胆；大黄导热下行，以泄湿热郁结之毒邪，又活血化瘀，有推陈致新之功；栀子苦寒以除烦热，清泄三焦而通调水道；金钱草、车前草通利小便而利胆退黄。五药合用，苦泄下降，使邪有去路，则黄疸自退。方中黄连、黄芩苦寒燥湿，清热解毒，可加强茵陈蒿的清热利湿退黄之效；赤芍、茜草凉血化瘀、活血消肿，可助大黄活血化瘀。现代中药药理研究证明，赤芍、茜草能促进受损肝细胞的再生和修复，改善肝脏微循环。此外，五味子酸而柔肝养肝，现代中药药理研究证明其有保肝作用。如临床上遇到少数阴性体质表现为阴黄的患者，则应适当减少清热解毒的黄连、黄芩，而加上少量附子、干姜、炙甘草等以温中焦脾胃，达到温化寒湿而退黄之效。以上诸药灵活配伍使用，可使病理产物湿热瘀毒或寒湿之邪从大小便两条通路分消，达到减轻炎性肝细胞肿胀，促进胆红素代谢，从而降低药物所致异常增高的转氨酶及胆红素。

7. 中医为体，西医为用

余认为，中西医虽为截然不同的两种医学理论体系，但各有其长。在诊治疾病时，应以中医理法方药为体，通过四诊进行辨证治疗，同时以西医的各种检查仪器为用。现代医学的各项检查仪器是用来帮助了解病情、确诊疾病的，它可以辅助了解病变的部位、病情的轻重、疾病的预后、治疗的效果等，可为中医治疗提供数据。但不主张仅仅以检查仪器所得出的结果作为中医辨证用药的根据。

【预后与调护】

绝大多数药物性肝病患者停药后可恢复正常，发生临床和组织学的改善，快的仅需几周，慢的需几年。少数发生严重和广泛的肝损伤，引起暴发性肝功能衰竭或进展为肝硬化，如不进行肝移植，将发生死亡。在预防上对肝、肾病患者，新生儿和营养障碍者，药物的使用和剂量应慎重考虑；对以往有药物过敏史或过敏体质的患者，用药时应特别注意；一旦出现肝功能异常或黄疸，立即终止药物治疗；对有药物性肝损害病史的患者，应避免再度给予相同或化学结构相类似的药物。

一般来说，急性药物性肝损害如能及时诊断、及时停药，预后多数良好。经适当治疗后，大多数患者于 1～3 个月内肝功能逐渐恢复正常。少数发生急性重型肝炎、急性脂肪肝者，需人工肝支持或肝移植治疗，病死率较高；慢性药物性肝损害，临床表现隐匿，常常不能及时诊断和停药而预后不好。慢性肝内胆汁淤积，轻者预后较好，重者黄疸迁延而发展到胆汁淤积性肝硬化后，预后较差。

在中药治疗的同时还应格外注重日常的调护，余将其分为三个方面：

1. 起居有常

应早睡早起，定期到户外活动，以增强体质和提高抵抗疾病的能力。

2. 饮食调护

古人云："病从口入。"张仲景指出："饮食滋味养于身，食之有妨，反能为害。"说明饮食与人体健康的重要关系。合理而完善的饮食为机体提供营养，保证正常生理功能，提高机体抗病能力。饮食宜卫生，宜有节，宜清淡、易消化，宜富营养；忌生冷、硬固、辛辣、油腻之品。古云："秽饭、馁肉、臭鱼，食之皆伤人。"说明饮食卫生对人类健康的重要性。如果食入不卫生、腐败恶质的食物，可刺激消化道黏膜引起胃肠道不适，加重脾胃负担。饮食应有规律，坚持定时定量进餐原则，饥饱无度或暴饮暴食，可引起胃肠道功能紊乱，脾胃失司而旧疾复发。《金匮要略》云："夫肝之病，补用酸，助用焦苦。"因此，肝病者可适当食用带酸苦味的食物。另外，发作期应清淡软食，甚至以流质食物为主，缓解期间可进易消化且富营养性的饮食，但应注意少量多餐，遵照饮食宜忌的原则。保证足够的营养，以促进康复。

3. 情志调护

中医认为，肝主疏泄，能调畅情志，肝气旺盛，疏泄正常，情志舒畅，心胸开阔；反过来，如果情志忧思郁怒太过，也会致气机升降失常，气血运行不畅，从而影响肝脏的正常功能。因此，使患者保持良好稳定的情绪，积极向上的心理，是预防和治疗疾病、促进康复的有利因素，而肝病患者因长期受病痛的折磨，不能正常参加社会活动等，易出现孤僻、疑虑和失望情绪，甚至脾气暴躁等，会严重影响治疗效果。因此，应指导患者及时有效地进行心理调整，树立战胜疾病的信心，积极配合治疗，可早日康复。总之，在药物性肝病的自我调护中，做好以上 3 个方面，对患者的康复具有重要的临床意义。

【结语】

无论是祖国传统医学的中草药，还是现代医学的各种药物制剂，大都是通过肝脏代谢，完成其在人体中抵御邪气、帮助人体恢复健康的功用的。而这些药物在肝脏的代谢过程中，在治愈疾病的同时，也会由于其自身的因素，以及服药人机体的特殊环境，对肝脏及其功用即肝之生理功能产生损伤。有些损伤是很微小的，不易被发现，可以很快恢复；有些则可能产生严重的后果，甚至危及生命。余认为药物性肝病的治疗应遵循祖国传统医学的"整体观念"原则，重视古代医家"见肝之病，知肝传脾，当先实脾"的思想。治疗重点应从肝脾关系入手，遣方用药时须知酸味药物可入肝经，养肝柔肝，但实证即勿用之；也应注意升提脾胃之气与条达肝经之气的结合。正所谓"形之于肝，治本在脾，虽治在脾，正以救肝"的"肝脾同治"思想。而停用致损伤药物，始终是治疗药物性肝损伤的关键。导致药物性肝损伤的基本致病因素是外来药物毒邪，其病理性质当属正虚邪实，其中正虚是发病和邪气留阻的关键，而肝脏局部的气滞血瘀是邪实的主要特点。临床常见证型为：热毒炽盛、肝胆湿热、气滞血瘀、肝郁脾虚、肝肾亏虚气血两虚等。但实际病情中，单一证型少见，而多型并见者居多，治疗也应多药联用，或清热解毒为主，或补益正气为主，或兼用他法。在治疗中，应以扶正祛邪为原则，一方面调理肝脾，补养气血；另一方面，解毒排毒，活血化瘀。遣方用药，当详察病情，四诊合参，以人定法，以法定方，以方定药，见微知著，了然于胸，方能药到病除。

第五节 非酒精性脂肪肝

一、肝郁脾虚兼有湿热证

李某，男，32 岁。

首诊时间：2012 年 12 月 18 日。

主诉：右胁肋部胀痛反复发作 3 年余，加重半个月。

现病史：患者 3 年前因一次大怒后出现右胁肋部疼痛不适症状，于当地医院就诊行彩超检查示：中度脂肪肝。自服"护肝片""维生素C片"未见缓解。半月前因饮食辛辣后症状加重，遂来我门诊就诊。现症见：面色晦暗，形体肥胖，右胁肋部胀痛，伴神疲乏力，上腹饱胀不适，纳呆，大便黏滞，平均每日2次。舌质暗红，舌体胖大，边有齿痕，苔黄腻，脉沉弦兼滑。

辅助检查：①生化：GGT 119 U/L，TG 3.98 mmol/L，LDL-C 3.84 mmol/L，CHO 7.59 mmol/L；②腹部彩超：肝脏弥漫性改变——中度脂肪肝。

既往史：否认病毒性肝炎病史等其他肝病病史。

个人史：平素嗜食肥甘厚味，无大量饮酒史。

【辨证分析】《素问·宝命全形论》曰："土得木而达。"表明脾胃对食物的受纳、腐熟及对水谷精微的运化输布功能，不仅需要自身功能正常，而且需要肝主疏泄的功能正常。反过来，肝脏精气的贮存，又需要脾胃所运化的水谷精微的涵养。本案患者乃因情志不遂，郁怒伤肝，肝失条达，横乘脾土，损伤脾气，脾失健运，湿壅木郁，肝失疏泄而成。肝失疏泄，肝气郁滞则右胁肋部胀痛；肝气横逆犯脾，脾气虚弱，不能运化水谷，则纳呆、神疲乏力；脾虚生湿，每食辛辣致成湿热，湿热阻于中焦，气机失调，故上腹饱胀不适，湿热下注则见大便黏滞；舌脉为肝郁脾虚兼有湿热之象。

中医诊断：胁痛（肝郁脾虚兼湿热证）。

西医诊断：非酒精性脂肪肝。

治法：疏肝健脾，清热利湿。

方药：柴　胡15克　　茯　苓20克　　焦白术20克　　薏苡仁30克
　　　　苍　术20克　　泽　泻20克　　猪　苓20克　　龙胆草25克
　　　　决明子15克　　姜　黄20克　　白　芷15克　　黄　芩15克
　　　　栀　子15克　　枳　实15克　　焦槟榔15克

10剂，日1剂，水煎300毫升，早晚分服。

二诊：服药后胸胁胀痛减轻，原方减姜黄、白芷；仍感腹胀，在上方基础上加佛手15克，砂仁15克，紫苏子15克，以增行气之功效。

方药：柴　胡15克　　茯　苓20克　　焦白术20克　　紫苏子15克
　　　　薏苡仁30克　　苍　术20克　　泽　泻20克　　猪　苓20克

龙胆草 25 克　　决明子 15 克　　黄　芩 15 克　　栀　子 15 克

枳　实 15 克　　焦槟榔 15 克　　佛　手 15 克　　砂　仁 15 克

15 剂，日 1 剂，水煎 300 毫升，早晚分服。

三诊：舌苔由黄腻苔转为白腻苔，上方减黄芩、栀子、龙胆草；大便黏滞改善，1
日 1 行，减枳实、焦槟榔，加枳壳 15 克，取枳壳作用和缓而行气宽中除胀。

方药：柴　胡 15 克　　茯　苓 20 克　　焦白术 20 克　　紫苏子 15 克

薏苡仁 30 克　　苍　术 20 克　　泽　泻 20 克　　猪　苓 20 克

决明子 15 克　　佛　手 15 克　　砂　仁 15 克　　枳　壳 15 克

15 剂，日 1 剂，水煎 300 毫升，早晚分服。

四诊：服药后诸症好转，仍食欲欠佳，原方加焦山楂 15 克，麦芽 15 克，鸡内金
15 克，《日用本草》提到"山楂可化食积，行结气，健胃宽膈，消血痞气块"故予焦山
楂消食祛浊降脂；张锡纯治疗慢性肝病时，升散肝郁，善用生麦芽，求其萌芽生发之
性，与肝木同气相求，能宣通肝气的郁结，助脾胃之运化。

方药：柴　胡 15 克　　茯　苓 20 克　　焦白术 20 克　　紫苏子 15 克

薏苡仁 30 克　　苍　术 20 克　　泽　泻 20 克　　猪　苓 20 克

决明子 15 克　　佛　手 15 克　　砂　仁 15 克　　枳　壳 15 克

焦山楂 15 克　　麦　芽 15 克　　鸡内金 15 克

15 剂，日 1 剂，水煎 300 毫升，早晚分服。

五诊：患者体重减轻，复查肝功正常，B 超示：轻度脂肪肝。略感乏力，余无其
他明显不适。此时，湿热已除，脾虚症状明显，遂减决明子、枳壳，加黄芪 20 克，太
子参 10 克，以助脾胃健运。

方药：柴　胡 15 克　　茯　苓 20 克　　焦白术 20 克　　薏苡仁 30 克

苍　术 20 克　　泽　泻 20 克　　猪　苓 20 克　　佛　手 15 克

砂　仁 15 克　　黄　芪 20 克　　太子参 10 克　　紫苏子 15 克

焦山楂 15 克　　麦　芽 15 克　　鸡内金 15 克

20 剂，日 1 剂，水煎 300 毫升，早晚分服。

嘱患者注意饮食调护及适当运动。随诊 1 年，未见复发。

【按语】

《素问·五运行大论》云："气有余，则制己所胜而侮所不胜；其不及，则己所不胜，侮而乘之，己所胜，轻而侮之。"肝在五行中属木，脾属土，木亢则会乘土，导致脾胃受病，反过来，脾胃受病也会影响到肝，可见慢性肝病从脾胃论治不无道理。余以为本病病位虽在肝，但脾胃运化失职是本病发生的基础，故在治疗中余每以肝脾同治，健脾则湿热自消，邪无所生，疏肝则使木无以克土。方中以柴胡、茯苓、焦白术为君，疏肝健脾。《用药心法》曰："茯苓，淡能利窍，甘以助阳，除湿之圣药也。味甘平补阳，益脾逐水，生津导气。"白术亦能健脾益气、燥湿利水。另予薏苡仁、苍术配伍，更奏健脾祛湿之功效。患者生化全项检查示 GGT 升高，TG 升高，LDL-C 升高，一予决明子、泽泻、猪苓，清热利湿降脂；二予姜黄、白芷，止痛降脂。佛手、砂仁、紫苏子合用，更达行气和胃之功。治疗初期，湿热为盛，故予黄芩、栀子清热而不伤阴；治疗后期，若一味地应用消脂之品，忽略了脾虚病机，则土不养木，木不疏土，湿浊邪壅更甚，致使病情缠绵难愈，故更应重视脾胃的调护，余在临床中常将黄芪、太子参合用以健旺脾胃。诸药合用，共奏疏肝健脾、清热利湿之效。

二、肝郁气滞兼痰湿中阻证

董某，男，47 岁。

首诊时间：2011 年 7 月 12 日。

主诉：胸胁满闷窜痛反复发作 2 年余，加重 1 周。

现病史：患者 2 年前因与人发生口角后而见肝区胀闷不舒，未予重视，期间反复发作，自诉曾服柴胡疏肝散，起初略见好转，随后则不见疗效。1 周前因情志不遂症状加重，遂来我门诊就诊。现症见：面色晦暗，形体肥胖，胸胁满闷窜痛，善太息，心烦易怒，头晕头沉，呕吐痰涎，恶心纳呆，咽部异物感，大便黏滞，每日 1 ～ 2 次。舌质暗红，舌体胖大，边有齿痕，白腻苔，脉弦滑。

既往史：无病毒性肝炎病史。

个人史：无大量饮酒史。

辅助检查：①生化：GGT 90U/L，TG 4.8mmol/L；②腹部彩超：肝脏弥漫性改变——中度脂肪肝。

【**辨证分析**】《血证论》云："木之性主于疏泄，食气入胃，全赖肝木之气以疏泄之，而水谷乃化。"肝之生理为体阴而用阳，主疏泄，喜条达而恶抑郁。肝气郁滞，则津液的输布代谢障碍，导致膏脂痰浊阻于肝络形成本病。肝失疏泄，经气郁滞，则胸胁窜痛；太息可引气舒展，气郁得散，胀闷疼痛可减，故善太息；肝气郁滞，情志不畅，肝失柔顺之性，则心烦易怒；"脾为生痰之源"，肝郁日久，脾胃乃伤，运化水谷精微失职，痰湿自生，痰湿阻于清窍，故见头晕头沉；痰湿中阻，胃失和降，则见恶心纳呆，呕吐痰涎；痰湿阻碍咽喉气机，则见咽部异物感，舌脉为肝郁气滞兼痰湿中阻之象。

中医诊断：胁痛（肝郁气滞兼痰湿中阻证）。

西医诊断：非酒精性脂肪肝。

治法：疏肝理气，祛痰化湿。

方药：柴　胡 15 克　　焦　术 20 克　　泽　泻 20 克　　猪　苓 25 克

　　　制半夏 20 克　　姜厚朴 15 克　　豆　蔻 20 克　　草豆蔻 20 克

　　　砂　仁 15 克　　陈　皮 15 克　　香　附 15 克　　香　橼 15 克

　　　川楝子 15 克　　元　胡 15 克

10 剂，日 1 剂，水煎 300 毫升，早晚分服。

二诊：患者服药后，胸胁窜痛好转，减川楝子、元胡防其耗伤脾气；呕吐痰涎量多，予全瓜蒌 20 克，古代医家王秉衡曰："人第知栝蒌润燥开结，荡热涤痰，而不知其舒肝郁，润肝燥，缓和肝急而有独优也。"一令其祛痰化浊；二使其舒肝郁，润肝燥，缓肝急；三取其润肠通便。

方药：柴　胡 15 克　　焦　术 20 克　　泽　泻 20 克　　猪　苓 25 克

　　　制半夏 20 克　　姜厚朴 15 克　　豆　蔻 20 克　　草豆蔻 20 克

　　　砂　仁 15 克　　陈　皮 15 克　　香　附 15 克　　香　橼 15 克

　　　全瓜蒌 20 克

15 剂，日 1 剂，水煎 300 毫升，早晚分服。

三诊：患者服药后呕吐痰涎量减少，恶心减轻，大便正常，原方减制半夏、姜厚朴、全瓜蒌，加藿香 15 克、佩兰 15 克以芳香化湿祛浊。

方药：柴　胡 15 克　　焦　术 20 克　　泽　泻 20 克　　猪　苓 25 克

　　　豆　蔻 20 克　　草豆蔻 20 克　　砂　仁 15 克　　陈　皮 15 克

　　　香　附 15 克　　香　橼 15 克　　藿　香 15 克　　佩　兰 15 克

　　　15 剂，日 1 剂，水煎 300 毫升，早晚分服。

四诊：患者服药后诸症好转，减豆蔻、草豆蔻；只见头晕头沉，加石菖蒲 20 克、白芷 15 克，开心窍、祛湿浊而醒头目。

方药：柴　胡 15 克　　焦　术 20 克　　泽　泻 20 克　　猪　苓 25 克

　　　砂　仁 15 克　　陈　皮 15 克　　香　附 15 克　　香　橼 15 克

　　　藿　香 15 克　　佩　兰 15 克　　石菖蒲 20 克　　白　芷 15 克

　　　15 剂，日 1 剂，水煎 300 毫升，早晚分服。

五诊：患者体重减轻，自觉无明显不适症状，饮食正常，二便正常，复查生化示各项指标已恢复正常，腹部超声检查示轻度脂肪肝。上方减石菖蒲、白芷、砂仁，加茯苓 20 克、薏苡仁 30 克，一则健运脾胃，二则淡渗利湿。

方药：柴　胡 15 克　　焦　术 20 克　　泽　泻 20 克　　猪　苓 25 克

　　　陈　皮 15 克　　香　附 15 克　　香　橼 15 克　　薏苡仁 30 克

　　　藿　香 15 克　　佩　兰 15 克　　茯　苓 20 克

　　　10 剂，日 1 剂，水煎 300 毫升，早晚分服。

随诊 1 年，患者状态良好，未见复发。

【按语】

肝喜条达而恶抑郁，肝失疏泄则气机郁滞，而脾胃乃伤。若肝气条达，则脾气健运，肝体得以濡养，两者相辅相成。针对肝郁气滞之证，吾常根据病情轻重，巧用疏肝药。若气滞轻者，常用陈皮、佛手、香橼、香附等疏肝理气之品；气滞稍重者，常用枳壳、元胡、川楝子等疏肝行气止痛；更甚者，当用青皮、枳实等破气消滞。陈皮理气健脾、燥湿化痰，常用于治疗脾胃病，《本草汇言》曰："陈皮味辛善散，故能开气；胃苦开泄，故能行痰；其气温平，善于通达，故能止呕、止咳，健脾和胃者也。"

元胡是行气止痛、活血化瘀之妙品，既入血分，又入气分，既能行血中之气，又能行气中之血，气畅血行，通则不痛，配伍川楝子，一温一寒，疏肝行气之力更甚；《本草经疏》曰："砂仁气味辛温而芬芳，香气入脾，辛能润肾，故为开脾胃之要药，和中气之正品。"脾健则运化有常，湿无所生。制半夏散结降逆，有助于厚朴理气，姜厚朴理气燥湿，有助于半夏化痰散结，二者合用，乃取半夏厚朴汤之意。泽泻、猪苓合用，一予湿邪以出路，二行降脂功效。诸药合用，共奏疏肝理气、祛湿化痰之功效。嘱其生活规律，注意饮食，适当锻炼以巩固疗效。

三、肝郁化火兼胆腑不利证

周某，男，39 岁。

首诊时间：2010 年 9 月 20 日。

主诉：右胁肋部灼痛反复发作 2 年，加重 1 周。

现病史：患者 2 年前因饮食辛辣后出现右胁肋部灼痛不舒，于当地医院予保肝消炎治疗，出院后症状反复发作，1 周前因情志不遂致症状加重，来我处就诊。现症见：面色红赤，形体肥胖，右胁肋部灼痛，后背及右肩酸沉，急躁易怒，口苦，口干欲饮，大便秘结，3～4 日一行，自服麻仁滋脾丸未见缓解。舌质暗红，黄腻苔，脉弦。

既往史：否认病毒性肝炎病史。

个人史：平素嗜食辛辣，无大量饮酒史。

辅助检查：①肝功：GGT 47U/L，TP 68g/L，TBIL 16.5U/L，DBIL 5.0μmoL/L；②肝炎病毒学检测：正常；③腹部 CT：肝脏密度降低，低于脾脏，肝内血管显示不清；④腹部彩超：肝弥漫性改变——中度脂肪肝；胆囊壁增厚，0.5cm，欠光滑。

【辨证分析】《傅宗翰医术集锦》云："叶天士常谓：肝和脾升，胆和胃降。盖胆为中精之府，能净脂化浊；肝乃藏血之脏，职司疏泄。若肝胆失疏，则脾胃升降失常，而运化停滞，清浊难分；胆郁不畅，则清净无能，脂浊难化。"患者平素嗜食辛辣，加之情志不遂，肝郁日久化火，连及胆腑不利，净脂化浊功能失职，发为本病。肝郁化火，热灼气阻，则见胁肋灼痛；肝火夹胆气上溢，则口苦；火邪灼津，故口干欲饮，肠道津液亏乏，则大便秘结；肝火循经上攻头目故面色红赤；肝胆相表里，肝郁化火致胆腑气机不利，故后背及右肩酸沉不适；舌脉为肝郁化火兼胆腑不利之象。

中医诊断：胁痛（肝郁化火兼胆腑不利证）。

西医诊断：1. 非酒精性脂肪肝。

2. 慢性胆囊炎。

治法：疏肝利胆，清热通腑。

方药：柴　胡 15 克　　决明子 25 克　　姜　黄 15 克　　厚　朴 20 克

　　　枳　实 20 克　　泽　泻 20 克　　猪　苓 20 克　　槟　片 15 克

　　　金钱草 30 克　　郁　金 20 克　　火麻仁 15 克　　郁李仁 15 克

　　　夏枯草 20 克　　石　斛 15 克　　北沙参 15 克

10 剂，日 1 剂，水煎 300 毫升，早晚分服。

大黄 15 克，单包，7 剂代茶饮。

二诊：服药后大便秘结改善，1～2 日一行，右胁肋部灼痛改善，口干欲饮改善，另见睡眠欠佳，此乃腑气不通，肝胆之火上扰心神所致，上方加夜交藤 30 克，合欢花 15 克，莲子心 15 克，柏子仁 15 克，一则养血安神，二则取仁类润肠通便。

方药：柴　胡 15 克　　决明子 25 克　　姜　黄 15 克　　厚　朴 20 克

　　　枳　实 20 克　　泽　泻 20 克　　猪　苓 20 克　　槟　片 15 克

　　　金钱草 30 克　　郁　金 20 克　　火麻仁 15 克　　郁李仁 15 克

　　　夏枯草 20 克　　石　斛 15 克　　北沙参 15 克　　夜交藤 30 克

　　　合欢花 15 克　　柏子仁 15 克　　莲子心 15 克

15 剂，日 1 剂，水煎 300 毫升，早晚分服。

三诊：服药后睡眠好转，上方减安神药夜交藤、合欢花、柏子仁、莲子心，另见两目干涩不舒，此乃肝郁化火灼伤肝阴而致，上方减厚朴、枳实、槟片；加白芍 15 克、枸杞子 15 克，以养肝血，柔肝阴。白芍与柴胡相配，防止柴胡劫肝阴；《本草经疏》曰："枸杞子，润而滋补，兼能退热，而专于补肾、润肺、生津、益气，为肝肾真阴不足、劳乏内热补益之要药。"药理学研究亦证实枸杞子有增加机体免疫力及抗脂肪肝作用。

方药：柴　胡 15 克　　决明子 25 克　　姜　黄 15 克　　泽　泻 20 克

猪　苓 20 克　　金钱草 30 克　　郁　金 20 克　　火麻仁 15 克

郁李仁 15 克　　夏枯草 20 克　　石　斛 15 克　　北沙参 15 克

白　芍 15 克　　枸杞子 15 克

15 剂，日 1 剂，水煎 300 毫升，早晚分服。

四诊：患者诸症好转，大便正常，复查肝功均为正常值范围之内，CT 检查示轻度脂肪肝。守方继服 20 天，以巩固疗效。并嘱患者清淡饮食，忌食辛辣油腻之品，适当锻炼。

随诊半年，患者体重减轻，未见复发。

【按语】

膏脂的消化吸收需要胆汁的辅助，而胆汁来源于肝，为肝之余气所化，胆汁泄注于小肠，又有赖于气机的调畅。所以胆的活动，胆汁的分泌与排泄，实际上取决于肝主疏泄的功能。肝的疏泄功能正常，则胆汁排泄通畅，有助于食物特别是膏脂的消化。故余在治疗上以疏肝利胆同时进行，并清热通腑为大法，予柴胡疏肝解郁，条达肝胆之气，其既能疏肝理气活血，又能引诸药达病所，启开少阳之枢，辛开苦降，疏散肝胆郁热。金钱草、郁金合用清热利胆，然余认为利胆必须通腑，用大黄荡涤一切积滞从大便而下，功专而效速。大黄久煎通便之功不显，遂将大黄单包，嘱患者代茶饮，用量可根据大便情况自行调节，另予火麻仁、郁李仁助大黄润肠通便。泽泻、猪苓、决明子、姜黄合用，清肝止痛降脂；夏枯草，苦、辛，寒，为清泻肝火之良药；厚朴、枳实、榔片行气通腑，调畅气机；石斛、北沙参一增津液，二防大量清热药物伤津。上述诸药合用，标本同治，使肝气得以条达，胆腑气机得以输利，则脂浊自除，药到病除。

四、肝肾亏虚兼血瘀证

李某，女，35 岁。

首诊时间：2011 年 4 月 20 日。

主诉：右胁肋部刺痛不适 3 年余。

现病史：患者 5 年前因食辛辣油腻后出现右胁肋部疼痛不适，于当地医院行止痛消炎治疗后好转，3 年前症状加重，刺痛不适，寻访中医治疗，多予攻伐之品，时好时坏，半年前出现月经停闭，于西医行人工周期后偶可行经，停则不至。辗转听闻我处，遂来就诊。现症见：面色晦暗，形体肥胖，体重增加迅速，口唇发绀，眼眶色黑，右胁肋部刺痛不舒，痛处固定，月经停闭，腰部酸痛，大便秘结，2 日 1 行。舌质紫暗，脉沉涩。

既往史：否认病毒性肝炎病史。

个人史：无大量饮酒史。

辅助检查：①皮质醇正常，性腺六项正常；②生化：GGT 120 U/L，LDL-C 4.78mmol/L；③腹部彩超：肝内脂肪沉积，重度脂肪肝；④妇科彩超：未见明显异常。

【辨证分析】患者平素嗜食辛辣致素体阴亏，后又久用攻伐，耗血伤阴，病程迁延日久致肝肾亏损兼血瘀之证。由于肾阴虚，不能涵养肝木，而肝肾阴虚，阴精不足，则升发异常，脾胃升降失宜，而水谷精微之气不能正常输散，传化失常，瘀浊内结，造成肝脏脂肪过多不易输出而积聚。瘀血内积，气血运行受阻，不通则痛，则见右胁肋部刺痛；肝肾亏损，胞宫失养，又因血瘀阻滞，致月经停闭；肠道津亏，则大便秘结；腰部失于濡养，则见腰部酸痛。舌质紫暗，脉沉涩，为肝肾亏损兼血瘀之征。

中医诊断：胁痛（肝肾亏虚兼血瘀证）。

西医诊断：1. 非酒精性脂肪肝。

2. 功能性月经不调。

治法：滋补肝肾，活血通经。

方药：柴　胡 15 克　　姜　黄 15 克　　川　芎 20 克　　当　归 20 克

丹　参 15 克　　路路通 20 克　　牛　膝 30 克　　杜　仲 20 克

土鳖虫 10 克　　刘寄奴 20 克　　枳　实 15 克　　榔　片 15 克

水　蛭 10 克

10 剂，日 1 剂，水煎 300 毫升，早晚分服。

二诊：患者服药后月经来潮，痛经，量少，右胁肋部刺痛改善，上方减水蛭防其过用伤正；大便仍秘结不通，加火麻仁 15 克、郁李仁 15 克，以润肠通便。

方药：柴　胡 15 克　　姜　黄 15 克　　川　芎 20 克　　当　归 20 克

丹　参 15 克　　路路通 20 克　　牛　膝 30 克　　杜　仲 20 克

土鳖虫 10 克　　刘寄奴 20 克　　枳　实 15 克　　榔　片 15 克

火麻仁 15 克　　郁李仁 15 克

20 剂，日 1 剂，水煎 300 毫升，早晚分服。

三诊：服药后大便秘结改善，1 日 1 行，减火麻仁、郁李仁；仍感腰部酸痛不舒，另见脱发明显，此乃肝肾亏虚、血不荣发所致，上方加制首乌 15 克，女贞子 15 克，《本草备要》记载女贞子："能益肝肾，安五脏，强腰肾，明耳目，乌须发，除百病。"制首乌补肝肾，益精血，活血通络而不耗血。

方药：柴　胡 15 克　　姜　黄 15 克　　川　芎 20 克　　当　归 20 克

丹　参 15 克　　路路通 20 克　　牛　膝 30 克　　杜　仲 20 克

土鳖虫 10 克　　刘寄奴 20 克　　枳　实 15 克　　榔　片 15 克

女贞子 15 克　　制首乌 15 克

20 剂，日 1 剂，水煎 300 毫升，早晚分服。

四诊：服药后月经恢复正常，量可，减刘寄奴、路路通；大便正常，减枳实、榔片；另见时有头晕，测量血压为 145/90mmHg，此乃肝肾亏虚日久，肝失濡养，肝风内动，上扰清窍所致，加天麻 15 克，桑寄生 20 克，取天麻钩藤饮之意。

方药：柴　胡 15 克　　姜　黄 15 克　　川　芎 20 克　　当　归 20 克

丹　参 15 克　　牛　膝 30 克　　杜　仲 20 克　　土鳖虫 10 克

制首乌 15 克　　女贞子 15 克　　天　麻 15 克　　桑寄生 20 克

20 剂，日 1 剂，水煎 300 毫升，早晚分服。

五诊：服药后诸症好转，体重减轻，血压正常，无明显不适症状，复查生化正常，轻度脂肪肝。

随诊 1 年，患者状态良好，未见复发。

【按语】

此案患者乃肝肾亏损，又经迁延不愈，邪入血分，血脉不畅致瘀浊留滞，发为本病，虚实夹杂，病机复杂，余以补益肝肾、活血通经为法则。用杜仲、牛膝之类补益肝肾、固本培元。《本草纲目》曰："杜仲，古方只知滋肾，惟王好古言是肝经气分药，润肝燥，补肝虚，发昔人所未发也。"体内正气充足则邪不复扰，疾病得愈。从寻根溯源的观点出发，"见肝之病，其源在肾"，木失水涵则干枯，肝失肾滋则失柔，通过补肾而达到养肝柔肝的目的。肝为藏血之脏，理血至关重要，予女贞子养肝阴理肝血之功；川芎、当归、丹参合用，补血而不留瘀，化瘀而不伤正；更予路路通、刘寄奴活血行经，用水蛭破血逐瘀、消癥散结，且据现代药理研究，水蛭含水蛭素、肝素、抗血栓素等，有明显的降血脂、降血黏度、改善微循环作用。治疗初期活血药活血化瘀，正是对症，然患者病程日久，正气已虚，破血之品，更伤正气，其人愈虚，亦有出血之虞。故在月经正常后递减破血逐瘀药，另可在方中加黄芪等补气药，但应权衡药量，以求功不致虚，补不助邪。正如张锡纯《医学衷中参西录》中所言："盖极虚之人，补药难为功，而破药易见过也。"

五、肝火犯胃兼痰热证

许某，男，45岁。

首诊时间：2009年3月2日。

主诉：胸胁胀满疼痛伴胃胀半年余。

现病史：患者平素嗜食辛辣及肥甘厚味之品，半年前因情志不遂出现胸胁胀满疼痛伴胃胀，自服和胃止痛药物后缓解，但每因饮食不节或情志不遂后反复发作，现于我门诊就诊，症见：胸胁胀满疼痛，伴胃胀、嗳气、反酸、烧心、口干口苦、纳呆、咳痰色黄，大便秘结2～3日一行。舌质暗红，黄腻苔，脉弦滑。

既往史：否认病毒性肝炎病史。

个人史：无大量饮酒史。

辅助检查：①腹部彩超：肝弥漫性改变——中度脂肪肝；②胃镜：慢性浅表性胃炎伴糜烂。

【辨证分析】患者平素嗜食辛辣及肥甘厚味，又常情志不遂，致肝失疏泄，肝气横逆犯胃，胃失和降，则见胸胁胀满疼痛、走窜不定及胃胀；胃气上逆，而见嗳气；气郁化火犯胃，胃主受纳之职失调则见反酸、烧心、纳呆；口干口苦乃肝火旺盛、灼伤津液所致；肝郁化火，损伤脾胃，水谷精微代谢失常，痰湿内生，日久化热，则见咳痰色黄；火灼津液，肠道失养，故见便秘；舌质暗红，黄腻苔，脉弦滑，正为肝火犯胃兼有痰热之象。

中医诊断：胁痛（肝火犯胃兼痰热证）。

西医诊断：1.非酒精性脂肪肝。

2.糜烂性胃炎。

治法：疏肝健脾，抑酸和胃，降逆通腑。

方药：柴　胡 15 克　　浙贝母 30 克　　瓦楞子 30 克　　海螵蛸 30 克

海蛤粉 30 克　　焦　术 20 克　　佛　手 15 克　　紫苏子 15 克

泽　泻 20 克　　猪　苓 20 克　　决明子 20 克　　全瓜蒌 20 克

姜　黄 15 克　　代赭石 30 克　　旋覆花 15 克　　大　黄 15 克

黄　芩 15 克　　栀　子 15 克

10 剂，日 1 剂，水煎 300 毫升，早晚分服。

二诊：服药后胁肋胀满疼痛缓解，反酸好转，原方减浙贝母、瓦楞子、海蛤粉；仍胃脘胀满，加枳实 15 克、焦槟榔 15 克，以行气通腑。

方药：柴　胡 15 克　　海螵蛸 30 克　　焦　术 20 克　　佛　手 15 克

紫苏子 15 克　　泽　泻 20 克　　猪　苓 20 克　　决明子 20 克

全瓜蒌 20 克　　姜　黄 15 克　　代赭石 30 克　　旋覆花 15 克

大　黄 15 克　　黄　芩 15 克　　栀　子 15 克　　枳　实 15 克

焦槟榔 15 克

10 剂，日 1 剂，水煎 300 毫升，早晚分服。

三诊：服药后大便秘结改善，1 日 1 行，舌苔好转，减大黄、黄芩、栀子；嗳气好转，上方减代赭石、旋覆花。自诉偶有反酸，加黄连 15 克，吴茱萸 5 克。

方药：柴　胡 15 克　　海螵蛸 30 克　　焦　术 20 克　　佛　手 15 克

紫苏子 15 克　　泽　泻 20 克　　猪　苓 20 克　　决明子 20 克

全瓜蒌 20 克　　姜　黄 15 克　　枳　实 15 克　　焦槟榔 15 克

黄　连 15 克　　　吴茱萸 5 克

15 剂，日 1 剂，水煎 300 毫升，早晚分服。

四诊：患者服药后诸症好转，咳痰消失，减全瓜蒌；口气改善，减黄连、吴茱萸；食欲欠佳，加焦山楂 15 克，陈皮 15 克，鸡内金 15 克，消食导滞。

方药：柴　胡 15 克　　海螵蛸 30 克　　焦　术 20 克　　佛　手 15 克

紫苏子 15 克　　泽　泻 20 克　　猪　苓 20 克　　决明子 20 克

姜　黄 15 克　　枳　实 15 克　　焦槟榔 15 克　　焦山楂 15 克

陈　皮 15 克　　鸡内金 15 克

15 剂，日 1 剂，水煎 300 毫升，早晚分服。

五诊：患者除略感乏力外，无明显不适症状，饮食、二便均可。上方减枳实、焦槟榔。予黄芪 20 克，太子参 15 克，益气养阴，健脾和胃。继服 1 个月。

方药：柴　胡 15 克　　海螵蛸 30 克　　焦　术 20 克　　佛　手 15 克

紫苏子 15 克　　泽　泻 20 克　　猪　苓 20 克　　决明子 20 克

姜　黄 15 克　　焦山楂 15 克　　陈　皮 15 克　　鸡内金 15 克

黄　芪 20 克　　太子参 15 克

30 剂，日 1 剂，水煎 300 毫升，早晚分服。

1 月后诸症消失，复查示轻度脂肪肝，慢性浅表性胃炎。

随诊 1 年，未见复发。

【按语】

《冯氏锦囊秘录》云："故善治痰者，不治痰而治气，气顺则一身之津液亦随气而顺，更不治痰而补脾，脾得健运，而痰自化矣。"治当旨在化痰降浊，应以健脾益气以助痰浊化消。余以疏肝健脾、抑酸和胃、降逆通腑为大法，予柴胡、焦术疏肝健脾，浙贝母、瓦楞子、海螵蛸、海蛤粉合用抑酸和胃，佛手、砂仁、苏子并用行气和胃，调畅中焦气机；代赭石、旋覆花并用降上逆之胃气，诸药合用，肝火得消，肝气得疏，脾胃得健，则痰热自除。

六、脾肾阳虚兼寒湿阻络

姚某，女，48 岁。

首诊时间：2012 年 11 月 1 日。

主诉：胸胁满闷不舒反复发作 3 年。

现病史：患者平素嗜食寒凉，3 年前因贪食饮冷出现胸胁胀闷不舒伴大便溏稀，未予重视，后症状加重，多方就医，未见明显好转，后行风湿系列检查示类风湿因子阳性，服用西药后疼痛略微缓解，但每遇寒凉仍加重，多方辗转听闻我处，遂来就诊。现症见：面色晦暗，形体适中，胸胁满闷不舒，畏寒肢冷，食欲不振，倦怠乏力，关节疼痛，受凉尤甚，腰膝少腹冷痛，大便溏稀 2～3 次 / 日。舌质淡，舌体胖大，边有齿痕，白腻苔，脉沉。

既往史：否认病毒性肝炎病史。

个人史：无大量饮酒史。

辅助检查：①腹部彩超：肝肿大，肝区光点细密，后方有衰减，肝内管状结构欠清晰；②风湿系类：类风湿因子阳性。

【辨证分析】本案患者平素嗜食寒凉，致脾阳受损，未予重视，日久损伤肾阳，脾肾阳气同时损伤，虚寒内生，温化无权，水谷精微不化，郁于肝中，变为脂浊；浊为阴邪，不但害清，更易伤阳，肾中阳气不足，无力鼓动肝脾之疏泄运化，其病益甚，病性当属本虚标实。脾肾阳虚，运化、吸收水谷精微及排泄二便功能失职，则见大便溏稀；腰膝失于温养，故腰膝冷痛，阳虚阴寒内盛，气机凝滞，故下腹冷痛；阳气虚衰，不能达于四末，则见畏寒肢冷；寒湿凝滞关节，不通则痛，故关节疼痛，受凉尤甚。面色㿠白、舌脉均为脾肾阳虚兼寒湿之征。

中医诊断：胁痛（脾肾阳虚兼寒湿阻络证）。

西医诊断：1.非酒精性脂肪肝。

        2.类风湿性关节炎。

治法：补肾健脾，温通经脉。

方药：柴　胡 15 克　　　泽　泻 20 克　　　猪　苓 30 克　　　黄　芪 30 克

　　　　茯　苓 20 克　　　焦　术 20 克　　　穿山龙 20 克　　　地　龙 20 克

　　　　狗　脊 20 克　　　续　断 20 克　　　牛　膝 30 克　　　土鳖虫 10 克

　　　　炒杜仲 30 克　　　独　活 20 克　　　桑寄生 20 克　　　羌　活 20 克

　　　15 剂，日 1 剂，水煎 300 毫升，早晚分服。

　　二诊：服药后患者腰痛好转，双下肢轻微浮肿，按之凹陷，上方加五加皮 15 克、泽兰 20 克，以祛风湿，利水消肿。

方药：柴　胡 15 克　　　泽　泻 20 克　　　猪　苓 30 克　　　黄　芪 30 克

　　　　茯　苓 20 克　　　焦　术 20 克　　　穿山龙 20 克　　　地　龙 20 克

　　　　狗　脊 20 克　　　续　断 20 克　　　牛　膝 30 克　　　土鳖虫 10 克

　　　　炒杜仲 30 克　　　独　活 20 克　　　桑寄生 20 克　　　羌　活 20 克

　　　　五加皮 15 克　　　泽　兰 20 克

　　　10 剂，日 1 剂，水煎 300 毫升，早晚分服。

　　三诊：服药后患者浮肿减轻，关节疼痛减轻，上方减五加皮、泽兰、穿山龙、地龙防其过用损伤阳气，加威灵仙、木瓜、防己，以祛风湿，止痛，利水消肿；另见夜尿频，加菟丝子 15 克，覆盆子 15 克，补肾固尿。

方药：柴　胡 15 克　　　泽　泻 20 克　　　猪　苓 30 克　　　黄　芪 30 克

　　　　茯　苓 20 克　　　焦　术 20 克　　　狗　脊 20 克　　　续　断 20 克

　　　　牛　膝 30 克　　　土鳖虫 10 克　　　炒杜仲 30 克　　　独　活 20 克

　　　　桑寄生 20 克　　　羌　活 20 克　　　菟丝子 15 克　　　覆盆子 15 克

　　　15 剂，日 1 剂，水煎 300 毫升，早晚分服。

　　四诊：服药后患者诸症好转，夜尿减少，上方减菟丝子、覆盆子，加薏苡仁 30 克，苍术 20 克，健脾利湿。

方药：柴　胡 15 克　　　泽　泻 20 克　　　猪　苓 30 克　　　黄　芪 30 克

　　　　茯　苓 20 克　　　焦　术 20 克　　　狗　脊 20 克　　　续　断 20 克

　　　　牛　膝 30 克　　　土鳖虫 10 克　　　炒杜仲 30 克　　　独　活 20 克

桑寄生 20 克　　　羌　活 20 克　　　薏苡仁 30 克　　　苍　术 20 克

20 剂，日 1 剂，水煎 300 毫升，早晚分服。

五诊：患者自诉无明显不适，复查彩超示肝脏大小正常，肝区光点细密。

随诊 1 年，未见复发。

【按语】

脾阳不振，日久损伤肾阳，肾阳是气之根，若肾阳不足，不能助肝疏泄，津液不布而生脂膏、痰浊。故健脾泄浊、补肾升阳可助肝行使疏泄之职。余以补肾健脾、温通经脉为法，方中予柴胡、黄芪、焦术、茯苓疏肝健脾；穿山龙、地龙通经活络，但因性味寒凉，本案应谨守中病即止，不宜多用；独活辛、苦，微温，善祛深伏筋骨之风寒湿邪，且性善下行以治腰膝之痛；防风祛一身之风而胜湿，与独活、羌活共奏胜湿散寒止痛之功；牛膝、杜仲、桑寄生补益肝肾，祛风湿而强筋骨，牛膝尚能活血以通利肢节筋脉；祛邪不伤正，扶正不留邪，取独活寄生汤之意。全方攻补兼施、标本兼顾，共奏补肾健脾、温通经脉之功效。

诊疗体会

【中医古典文献对本病的相关论述】

中医学虽无脂肪肝的病名，但对其病因病机及症状表现很早就有论述。脂肪肝以体形肥胖、肝脏肿大、右胁疼痛不适、倦怠乏力等为主要临床特征。属中医"胁痛""积聚""肝着""肝癖"等范畴。胁痛一证，最早见于《内经》，该书多处见有胁痛的记载。《素问·脏气法时论》云："肝病者，两胁下痛引少腹，令人善怒。"经文明言胁痛与肝脏及情志密切相关，且七情与脏腑联系密切。《灵枢·五邪》："邪在肝，则两胁中痛，寒中，恶血在内，善瘛，时节肿，取之行间以引胁下，补三里以温胃中，取血脉以散恶血，取耳间青脉，以去其瘛。"指出"恶血"致胁痛之病机，并谓治疗当取血脉以散恶血，为后世从血论治胁痛确立了最初的依据。"积聚"之名首见于《灵枢·五变》："人之善病肠中积聚者，皮肤薄而不泽，肉不坚而淖泽；如此，则肠胃恶，恶则邪气留止，积聚乃作。"有关其病因病机，《内经》中主要谈到寒邪外侵及内伤忧怒，邪气稽留，津液涩渗，着而不去，渐结成积。《内经》中尚有"伏梁""息贲""肥气"等病名，亦属积聚范畴。治疗方面，《素问·至真要大论》提出的"坚者削之""结者散之""留者攻之"等原则，具有一般的指导作用。可见自《内经》时代之医者，认为积聚乃因血气稽留，津液涩渗，着而不去，渐结而成，可从气、血、湿论治积聚。《难经·五十六难》在《内经》基础上，明确将肥气、伏梁、痞气、息贲、奔豚定为五脏积之病名，并分别描述各病具体临证表现。汉代张仲景在《金匮要略·痰饮咳嗽病脉证并治》篇有"水在肝，胁下支满，嚏而痛。……留饮者，胁下痛引缺盆，咳嗽则辄已。……心下有留饮，胸胁支满，目眩，苓桂术甘汤主之"，开从水湿留饮论治胁痛之先河，详列其辨证施治，理法方药均备，本证型虽乍看之下和脂肪肝无关，但临床上常见于脾湿小运或土虚木郁型，表现出胁痛的脂肪肝患者。《金匮要略·五脏风寒积聚病脉证并治》本《内经》及《难经》之义，进一步阐述积、聚之名。李梴《医学入门·卷四》："胁痛本是肝家病，宜分左右审虚实。"实者，肝气实也，痛则手足烦躁不安卧，小柴胡汤加当归、白芍、苍术、青皮、龙胆草，或单用黄连丸代；左为怒火与死血，右食痰饮七情居，两胁常兼左右证。大都沿用至今。临床应用，强调脾虚不健，湿浊内停，形成积聚之病机。谓"积聚痞满，皆太阴湿土之气"。明代王肯堂《证治准绳·积聚》提出治疗该病必分初、中、末之法的主张。谓"初者，治其始感之邪与留结之客者，除之、散之、行之，虚者补之；中者，当祛湿热之邪，坚者削之，咸以软之，此时因病邪久踞，正气尤虚，必以补泻相迭为用；末则，补益其气，兼导达经脉，使荣卫流通，则块自消矣。虽分期别治，以祛湿、治气调血治则择一"。明代龚信《古今医鉴》："夫胁痛者，厥阴肝经为病也，有内因外因之分，治之当以散结顺气、化痰和血为主。"方贤《奇效良方》："或谓肝血蓄于左胁，作块而痛者，为肝积，名肥气也。""而脾所系于右，其经湿胜，故痰饮湿能化之，随经流入于右胁。左胁痛者，多因留血而作；右胁痛者，悉是痰气；两胁痛者，岂可一概而言哉？论病之由，当分外之六淫，内之五邪。若暴怒伤触，悲哀气结，饮食过度，冷热失调，颠仆伤形者，或因痰积流注，与气血相搏，皆能为痛。"其论兼及外感、内伤、瘀血、湿停、气滞等多方面。清代叶天士《临证指南医案》对胁痛之属久痛入络者，善用辛香通络、甘缓理虚、辛泄宣瘀等法，立方选药，颇具巧思，对后世医家颇有影响。清代王清任《医林改错》特别强调积聚之成无不与瘀血有关，他认为："无论何处皆有气血，气无形不能结块，结块者必有形之血也。"并创膈下逐瘀汤以治疗多部位之积块。林佩琴《类证治裁》分胁痛为肝郁、肝瘀、痰饮、食积、肝虚诸类，对叶天士的治法亦颇多发明。

【中医病因病机】

非酒精性脂肪肝属中医"胁痛""积聚""肝着""肝癖"等范畴。主要由于饮食失节，情志失调，劳逸失度以及他病迁延引起痰湿浊瘀内停所致。王肯堂指出："久食膏粱厚味，肥甘之品，伤人心脾。"亦如缪希雍在《神农本草经疏》中所云："脾胃由寒湿生痰，或饮啖过度，好食油面猪脂，浓厚胶固，以致脾气不利，壅滞为患，或不思食，或腹胀、泄泻，皆痰所为。"饮食不节，过饱，尤以过食肥甘厚味，伤及脾胃，脾失健运，痰浊中阻，气滞血瘀；饮食不洁，湿热疫毒或秽浊之物从口而入，损伤脾胃，化热生毒，移聚肝脏。肝主疏泄，性喜条达而恶抑郁。现代社会竞争激烈，生活、工作压力日益增大，情志抑郁不畅也是本病的常见病因之一。所谓"土得木而达"，肝气条达有助于脾胃气机升降。倘若肝气郁滞，肝胆疏泄失常，肝郁乘脾，脾胃升降失职，日久生痰，气血互相瘀结则成本病。《金匮翼·积聚统论》中指出："气滞成积也，凡忧思郁怒，久不得解者，多成此疾。"朱丹溪在《医林绳墨》中亦云："气也，常则安……逆则祸，变则病，生痰动火，升降无穷，燔灼中外，血液稽留，为积为聚。"七情内伤常导致肝气郁结，气机逆乱；或气滞不行则血行不畅，血痛内阻；或肝气横逆，损伤脾胃，滞留不去；或肝郁化火，灼津为痰，湿热痰火留着肝胆而成本病。此外，本病的发生与久坐少动、过于安逸的生活方式亦有密切关系。如陆九芝在《逸病解》中提出："逸之病，脾病也。"体力运动的缺乏，造成气血运行不畅，易导致脾胃功能虚弱，生湿生痰，积聚于肝脏而发病。王孟英在《湿热经纬》中指出："过逸则脾滞，脾气因滞而少健运，则饮停湿聚矣。"另外，中老年人脾肾精气日衰，亦或他病迁延日久，耗气伤阴，导致肾气亏虚，气化无力，水液运行障碍，气血不足，血行不畅，脾胃虚弱，更易聚湿成痰成瘀，从而导致本病的发生。《景岳全书》曰："凡人之气血犹如源泉也，盛则流畅，少则壅滞，故气血不虚不滞，虚则无有不滞者。"由此可见，各种因素导致的脾胃运化失职，痰湿内生，气血痰湿瘀滞于肝都可导致本病的发生。痰、湿是本病的主要病理产物。病位在肝，与脾胃关系密切。脾胃为后天之本，气血生化之源，脾主升清，胃主降独，水谷精微的输布依赖于脾胃的运化。若脾胃升降失常，则易生湿生痰，诚如《证治准绳》所云："脾虚不运清浊，停留津液而痰生。"痰湿之邪积聚于肝脏而成本病。因此，脾胃运化失职乃本病病机之关键。

本病病机特点是本虚标实，本虚指脾气亏虚，肾气不足，标实指气滞、痰湿、血瘀留滞于肝。无论饮食不节、脾失健运、情志失调、肝失疏泄，还是劳逸失度、他病传变、肾精亏虚，最终都影响肝的疏泄，脏腑气血津液皆受其害，痰浊湿瘀滞于肝而成。脂肪肝的发展是个漫长的过程，早期因各种病因致脾失健运、肝失疏泄，以肝郁脾虚为主要病机；中期，在肝郁脾虚基础上反复迁延，导致痰湿内阻，湿浊不化，郁而生热，此期以痰湿内蕴和湿热内蕴为主；后期，非酒精性脂肪肝迁延不愈，在原基础上将进一步加重，湿浊内阻，气滞血瘀，痰、湿、瘀互结于肝，痹阻脉络，此期以气滞血瘀为主要病机。

综上所述，脂肪肝的发生与肝脾关系密切，而其发生多由饮食不节，过食肥甘厚味，或情志所伤，肝木犯土，导致脾失运化，痰浊膏脂积聚。膏脂痰浊积聚，又可阻滞气机，使气不行血，形成痰瘀互生，最终导致膏脂痰浊，气滞血瘀滞于肝脉而形成。

【现代医学对本病的认识】

非酒精性脂肪性肝病（NAFLD）是指除外酒精和其他明确的损肝因素所致的，以弥漫性肝细胞大泡性脂肪变为主要特征的临床病理综合征，包括单纯性脂肪肝以及由其演变的脂肪性肝炎（NASH）和肝硬化。其是一种由多种诱因引起的疾病，同时也是多种肝脏疾病发展中的一种病理过程，是最常见的弥漫性肝病之一。非酒精性脂肪肝的症状不典型，绝大多数患者无明显症状，常在常规体检时发现肝肿大，或 B 超、CT 检查以及肝功等检查异常，提示可能存在脂肪肝。乏力可能是最常见的症状，部分病人有右上腹不适、隐痛、消化不良、上腹部饱胀感等非特异性症状，当进展为失代偿期肝硬化时，可有腹水、水肿、黄疸等表现。

非酒精性脂肪肝的病因：①营养方面：肥胖、2 型糖尿病、高脂血症、蛋白质、热量营养不良、饥饿等；②手术：空 - 回肠旁路术、空 - 结肠旁路术；③药物：肾上腺皮质激素、雌激素、钙离子通道阻滞剂、四环素类、水杨酸类等；④代谢遗传性疾病：Wilson 病、脂肪营养不良、血脂蛋白异常等。除营养因素外，其他均为继发性脂肪肝。

现代医学在治疗非酒精性脂肪肝方面，主要是以抑制胆固醇的合成及转运蛋白的活性等为主，主要采用降脂性药物（如贝特类、他汀类、烟酸及蛋氨酸等）和护肝类药等来进行治疗。目前尚缺乏治疗非酒精性脂肪肝的特效药物，鉴于肥胖、2型糖尿病、高脂血症等代谢综合征是非酒精性脂肪肝的易感因素，因此控制体重，控制血糖、血脂，改善胰岛素抵抗是治疗非酒精性脂肪肝的首要目标。另外对于脂肪性肝炎患者，应保肝抗炎治疗，阻止肝病进展，减少或防止肝硬化、肝癌及其他并发症的发生。

【治疗特色】

1. 以人定法，随症加减

以胁痛为主诉者，治宜疏肝解郁、理气通络。用药上余遵"肝为刚脏，非柔润不能调和"的思想，强调理气药不宜香燥，常选用佛手、乌药、川楝子等，气滞重而痛甚，可选用郁金、金钱草、姜黄、白芷、威灵仙等理气活血通络之品，同时酌加当归、川芎、丹参养血活血，以防伤阴。若瘀重而刺痛明显，则加乳香、没药、延胡索、桃仁、红花等加强活血化瘀止痛之力。活血化瘀同时，余常用炙鳖甲养肝阴，软坚散结，以防其变。若见疲劳乏力明显属脾虚者，余常用黄芪、党参、白术益气健脾。若见反酸烧心属肝火犯胃者，加黄连、吴茱萸，重者加煅龙骨、煅牡蛎、煅瓦楞等。若见恶心、厌油腻，口干口苦属肝胆湿热者，用龙胆草、栀子、黄芩清利肝胆湿热。若见纳差、嗳腐属食积不化者，加鸡内金、焦山楂、炒麦芽、焦神曲、陈皮运脾消食和胃。若见口干口渴属肝胃阴虚者，合一贯煎加减，常选用沙参、麦冬、石斛、天花粉滋养阴液。

2. 肝脾同调，善用对药

余根据多年的临床经验认为，本病与肝脾两脏有密切关系。脾主运化，为后天之本，气血生化之源，脾虚失运是导致非酒精性脂肪性肝病初起的原因，但随着病程的发展，土虚木乘，肝脾失调，痰湿内生，形成新的病理产物，造成恶性循环。肝与脾的关系特别是肝与脾的乘侮关系很重要，正所谓"气有余，则制己所胜而侮所不胜；其不及，则己所不胜，侮而乘之，己所胜，轻而侮之"。余在临证时会常使用一些对非酒精性脂肪肝有效的药对，如在本病中常用茯苓、焦白术，有疏肝健脾的作用；薏苡仁、苍术为燥湿健脾之药对；猪苓、泽泻为利湿之药对；佛手、砂仁具有疏肝理气的功效。膏脂潴留，聚而成痰，留而成瘀，痰瘀互结，浸淫脉道，痹阻血络，所以选用活血化瘀之药对，如：当归、川芎。非酒精性脂肪肝患者往往会出现疲劳倦怠等症状，可加黄芪、党参之药对。非酒精性脂肪肝患者还会伴随血脂升高的症状，姜黄、白芷之药对有降低血脂的功效。这些药对都具有保护肝细胞、减轻肝细胞脂肪变性、抑制肝纤维化形成的作用。

3. 顺肝之性，助肝之用

肝为风木之脏，其气春，性喜条达而恶抑郁。其功能主疏泄，主筋膜，主藏血，主藏魂，主爪甲。肝体阴而用阳，具刚柔曲直之性，能敷布一身之阴阳气血。故《素问·五常政大论》说："木德周行，阳舒阴布，五化宣平……"若因饮食、情志、酒毒所伤，致肝气内变，津液不能正常敷布，化为脂膏沉积于肝。《素问·五运行大论》说："在气为柔，在脏为肝。其性为喧，其德为和，其用为动……"故治肝之病当顺其喜动、性喧，喜条达之性，同时应运脾、调肝生血以助肝之用。柴胡、白芍合用，一宣一散、一收一敛、有开有合，符合气机运动的特点，故可疏肝、畅达气机，可顺肝之性。炙何首乌、当归合用，可养肝血、补肝体、助肝之用。焦槟榔、陈皮、生大黄合用，可行气泄浊、助肝疏泄。

4. 治肝之时，勿忘脾肾

余认为凡肝之病妄补、妄泄、妄疏均是不恰当的。必须认清肝与脾、肝与肾的关系而辨证论治。"见肝之病，知肝传脾，当先实脾。"脾的运化有赖于肝的疏泄，肝的疏泄功能正常，则脾能将水谷化为精微，疏布全身，升清降浊。若肝失疏泄，脾失健运，则水谷不能归于正化，精微不布，化为脂膏、痰浊沉积于肝。肝与肾乙癸同源，肝与肾所藏之精血不但可互化，肝气与肾气之间亦存在着密切的关系。肾阳鼓动肾阴，肾阴之精得阳气之煦化生为气，气微动而生少火。少火是人体生理活动的原动力，少火助肝疏泄。肾阳是气之根，若肾阳不足，不能助肝疏泄，津液不布而生脂膏、痰浊。故健脾泄浊、补肾升阳可助肝行使疏泄之职。制首乌、菟丝子，二者一阴一阳，不燥不腻，可补肝肾生少火；运脾可用苍术配茯苓；湿邪偏盛者可选用砂仁；泄浊可用车前子、猪苓、泽泻。

5. 权衡病机，痰湿为要

余认为，痰湿内生为非酒精性脂肪肝的主要病机。如《素问·通评虚实论》中指出"肥贵人"乃"膏粱之疾"。《素问·奇病论》："肥者令人内热，甘者令人中满。"有"肥人多痰"之说，嗜食肥甘厚腻，损伤脾胃，湿热熏蒸，炼液为痰，痰浊膏脂瘀积。脾喜燥恶湿，湿浊进而阻碍脾气。水谷运化失司，加重痰湿内生，并可溢于肌肤，阻滞经络，或脾病及肾，脾肾阳虚，水湿运化无权，加重体内湿浊，痰脂泛溢肌肤，而发肥胖，导致非酒精性脂肪肝的发生。故治疗上应注重祛痰除湿，邪气去，则正气自复。

6. 久病必瘀，防其传变

肝病既久，可以入络。络脉不和，肝失疏泄而生气滞之候。日久肝乘脾，脾失健运，水湿内停。若失治、误治，水湿痰饮不去，土壅而侮木，肝瘀更甚。因肝为藏血之脏，故可累及于血而生血瘀。久病入肾，则肝脾肾三脏功能失调，气滞、瘀血、水饮互结于腹中转为鼓胀之候。故当本病症见胁下痞块，胁痛引背，入夜加剧，舌暗有瘀点等血瘀之征象者，当行气活血，化瘀消积。余常喜用复元活血汤加味。同时在运用活血化瘀法治疗本病时，余认为应该注意以下几个方面的问题：①活血化瘀药多辛香走窜，用量过大易伤阴耗血，可适当配伍地黄、当归、白芍等；②气虚血瘀、气滞血瘀宜分别对待，气虚血瘀时益气药量宜大，活血药量宜小，取气行血行之效；气滞血瘀时宜理气活血，活血药量常应大于理气药量，以调理气机于轻灵之中；③瘀血征象较明显，是有顽血阻隔经络，可适当加破血之品，如三棱、莪术之属，但应注意其破血耗气之副作用。

7. 衷中参西，宏微并重

余在发挥中医特色的同时还重视利用现代医学科技手段，使治病达到更好疗效。非酒精性脂肪肝患者早期症状不明显，难以察觉。因此利用现代医学检查手段如B超、CT检查、肝功检查，为非酒精性脂肪肝的明确诊断提供了重要依据。临证时，通过检查结果，再结合相关病史，对患者进行中医辨证论治，体现了"治未病"预防思想。并根据中药现代研究成果对症用药，如在非酒精性脂肪肝基础上合并血压升高属肝火旺盛者，宜加决明子、天麻、钩藤、夏枯草等；血脂升高属痰浊内盛者，加用泽泻、猪苓；血糖升高属内热明显者，加黄精、天花粉、沙参、石斛、黄连等。

【预后与调护】

以往认为，非酒精性脂肪肝（急性妊娠期脂肪肝及脑病脂肪综合征除外）预后良好，不留后遗症，但目前研究发现本病亦可呈进行性发展，并提出了非酒精性脂肪肝的发展途径：非酒精性脂肪肝——脂肪性肝炎——脂肪性肝硬化。根据肝细胞内脂滴大小的不同，将脂肪肝分为大泡型脂肪肝和小泡型脂肪肝两大类，前者无论何种病因均可发展为肝纤维化和肝硬化，后者主要见于妊娠期急性脂肪肝、四环素中毒性脂肪肝，尽管其脂肪肝程度有时很重，但痊愈后不会发生肝纤维化和肝硬化。一般而言，非酒精性脂肪肝预后良好，但因病因不同，部分可发展至肝硬化。如能早期诊治，可防止非酒精性脂肪肝的进一步发展，甚至使其逆转，达到完全治愈。本着"既病防变"的思想，笔者认为非酒精性脂肪肝患者应尽早诊治。

除对症给药外，还制定饮食、运动计划。痰湿者饮食以清淡为原则，可多食葱、海藻、海带、冬瓜、萝卜、橘等具有辛温燥湿、淡渗利湿和化痰散结作用的食物。居住环境宜干燥而不宜潮湿，平时多进行户外活动，在湿冷的气候条件下，减少户外活动，避免受寒淋雨。不要过于安逸，贪恋床榻，以免气滞生痰酿湿。湿热者饮食以清淡为原则，可多食赤小豆、绿豆、黄瓜、丝瓜、葫芦、冬瓜、藕、西瓜等甘寒、甘平、苦寒、淡渗泄热的食物，少食羊肉、狗肉、韭菜、生姜、辣椒、酒、蜂蜜等甘酸滋腻及火锅、烹炸、烧烤等辛温助热的食物。应戒除烟酒。气虚者可多食具有益气健脾作用的食物，如鸡肉、香菇、大枣、桂圆、蜂蜜等。少食具有耗气作用的食物。不要过于劳作，以免损伤正气。可做一些柔缓的运动，并持之以恒。瘀血质者可多食黑豆、海藻、海带、紫菜、山楂、醋、玫瑰花等具有活血、散结、行气、舒肝解郁作用的食物；少食肥猪肉等滋腻之品。不可过于安逸，以免气机郁滞而致血行不畅。可进行一些有助于促进气血运行的运动项目，以达到改善体质的目的。及时消除不良情绪，保持心情愉快，防止郁闷不乐致气机不畅。只要患者坚持长期、规律、循序渐进的体育锻炼，再加上合理的饮食疗法，配合中药治疗，可加速非酒精性脂肪肝的康复。

【结语】

非酒精性脂肪肝形成原因诸多，余将其大致分为肝郁脾虚、肝郁气滞、肝胆火盛、肝胃不和、肝肾亏虚、脾肾阳虚六型，而痰湿、气滞、瘀血、热邪则为本病的主要病理产物，四者互为因果，相互促进，而又以痰湿为要。本病病位在肝，又与脾肾密切相关。脾失健运、肝失疏泄致痰湿内结、气机不畅。《素问·奇病论》云"肥者令人内热"，痰湿最易化热，气郁日久也可生热，热邪、痰湿互结形成湿热之邪。肝主藏血，体阴而用阳，气郁不达，日久气病及血，可致气滞血瘀。另外，热邪耗损津液，血液浓缩，脉道不利，也可导致瘀血形成。瘀血形成后又可进一步影响气机运行及水津输布，形成恶性循环。最终，痰浊、湿热、瘀血互结于肝络，胶着难去而成本病。病机属本虚标实，本虚为脾虚，标实为痰湿、气滞、瘀血、热邪互结于肝络，而又以标实为主。故治疗上余主张实邪中阻，当遵"实者泻之"之意，达到"邪去而正复"的目的，然"痰之成，本在脾"，故应兼顾补虚，以加快疾病康复。临床辨治还应在分期治疗的基础上，或以治痰为主，或以治瘀为主，或痰瘀同治，又或从脾论治，或从肝论治，或肝脾肾同调，灵活对待，随证施治，方能取得满意的临床疗效。

第六节　肝炎后肝硬化

一、瘀毒兼有湿浊型

施某，女，52 岁。

首诊时间：2013 年 3 月 1 日。

主诉：两胁肋胀痛 1 年余，加重 1 月。

现病史：患者 1 年前自觉胁肋部不适，经多家医院检查诊断为丙型病毒性肝炎后应用干扰素治疗，患者症状无明显好转，发展为丙肝后肝硬化，曾多处就诊无效。后经朋友介绍来我处就诊。现患者面色少华，形体肥胖，腰痛如折，两胁肋胀满不适，大便不规律，3 ～ 5 日 1 行，腹部灼痛。舌质紫暗，体胖大，边有齿痕，苔白腻，脉沉。

既往史：3 年前有修牙史，丙型肝炎应用干扰素治疗 1 年。

辅助检查：① HCV-RNA 定量测定：$2.84 \times 10^6 \text{Iu/mL}$；②肝功：TBIL 70.6μmol/L,

DBIL 13.6μmol/L，IBIL 57μmol/L，TBA 22.7μmol/L，血清前白蛋白 122g/L；③血常规：WBC 2.8 × 10^9/L，NEUT 1.74 × 10^9/L，MONO% 12.5%，PLT 59 × 10^9/L，LYMPH 0.69 × 10^9/L；④腹部彩超：肝脏弥漫性改变，考虑肝硬化，肝囊肿（0.6cm × 0.5cm），胆囊壁欠光滑，胆囊多发结石（1.0cm），脾大（厚 5.4cm），脾静脉增宽（1.1cm）。

【辨证分析】患者 3 年前因修牙后感染恶气邪毒，因肝经布两胁，瘀毒之邪留于肝经、停于胁肋部，不通则痛，故患者自觉胁肋部疼痛不适。胁痛初痛在经，久必入络，经主气，络主血。因患者感邪已有 3 年余，故已伤血，日久化瘀成瘀毒。加之患者形体肥胖，"胖人多痰湿"，脾虚湿盛日久湿邪瘀而化热，更助恶气邪毒。湿热日久炼液成痰，则成积聚，此为肝囊肿形成原因。患者因脾虚运化无力，大便次数减少，甚至无规律；脾虚水液输布失常，故舌体胖大，边有齿痕，余以为此症状为早起水肿的表现。故将该患诊断为瘀毒兼有湿浊型。

中医诊断：胁痛（瘀毒兼有湿浊型）。

西医诊断：1. 丙肝后肝硬化。

2. 肝囊肿。

3. 胆囊结石。

治法：疏肝化瘀解毒，清热利湿。

方药：柴　胡 15 克　　黄　芪 30 克　　焦白术 20 克　　佛　手 20 克

枳　实 20 克　　槟　榔 20 克　　砂　仁 15 克　　连　翘 20 克

紫苏子 20 克　　炙鳖甲 15 克　　水飞蓟 20 克　　田基黄 20 克

板蓝根 20 克　　赤　芍 15 克　　百　合 15 克　　金钱草 20 克

10 剂，日 1 剂，300 毫升，早晚分服。

二诊：患者服药后大便规律，2 ～ 3 日 1 行，现患者自觉身重，牙龈出血，故原方加三七 15 克以止血不留瘀，化瘀不伤正；加厚朴、豆蔻，以行气燥湿；为防止燥湿伤阴，方中加入太子参、石斛、沙参，太子参合黄芪共奏健脾补气之功，太子参合沙参、石斛生津，太子参入脾肺，沙参入肺胃经，石斛入肾经，中医认为水液的生成输布与肺、脾、胃、肾紧密相关，故在防止燥湿伤阴之时也要顾及肺、脾、胃、肾。上方去砂仁、连翘、紫苏子、板蓝根。

方药：柴　胡 15 克　　黄　芪 30 克　　焦白术 20 克　　佛　手 20 克

　　　　枳　实 20 克　　槟　榔 20 克　　炙鳖甲 15 克　　北沙参 15 克

　　　　水飞蓟 20 克　　田基黄 20 克　　赤　芍 15 克　　百　合 15 克

　　　　太子参 15 克　　厚　朴 20 克　　豆　蔻 20 克　　石　斛 15 克

　　　　金钱草 20 克　　三　七 15 克

　　　　20 剂，日 1 剂，300 毫升，早晚分服。

三诊：现患者右胁肋部时有绞痛，此乃胆囊结石引起，方中加郁金 15 克，苦寒降泄，行气力强且能凉血，以治血热瘀滞之证为宜，又能利胆退黄，用于湿热黄疸。金钱草加量至 30 克。金钱草、郁金合枳实、槟榔共同达到行气利胆排石之功效。患者皮肤瘾疹时现，方中加川芎、当归活血行气，可用于因血虚引起的皮肤瘾疹。

方药：柴　胡 15 克　　黄　芪 30 克　　焦白术 20 克　　佛　手 20 克

　　　　枳　实 20 克　　槟　榔 20 克　　炙鳖甲 15 克　　太子参 15 克

　　　　水飞蓟 20 克　　田基黄 20 克　　赤　芍 15 克　　百　合 15 克

　　　　厚　朴 20 克　　豆　蔻 20 克　　石　斛 15 克　　北沙参 15 克

　　　　金钱草 30 克　　郁　金 15 克　　川　芎 20 克　　当　归 15 克

　　　　20 剂，日 1 剂，300 毫升，早晚分服。

四诊：患者一般症状较前好转。方中去水飞蓟、田基黄。

方药：柴　胡 15 克　　黄　芪 30 克　　焦白术 20 克　　佛　手 20 克

　　　　枳　实 20 克　　槟　榔 20 克　　炙鳖甲 15 克　　当　归 15 克

　　　　赤　芍 15 克　　百　合 15 克　　太子参 15 克　　川　芎 20 克

　　　　厚　朴 20 克　　豆　蔻 20 克　　石　斛 15 克　　北沙参 15 克

　　　　金钱草 30 克　　郁　金 15 克

　　　　20 剂，日 1 剂，300 毫升，早晚分服。

五诊：患者右胁肋部绞痛消失，大便规律、成形，去槟榔、枳实。

方药：柴　胡 15 克　　黄　芪 30 克　　焦白术 20 克　　佛　手 20 克

　　　　炙鳖甲 15 克　　当　归 15 克　　金钱草 30 克　　郁　金 15 克

赤　芍 15 克　　　百　合 15 克　　　太子参 15 克　　　川　芎 20 克

厚　朴 20 克　　　豆　蔻 20 克　　　石　斛 15 克　　　北沙参 15 克

20 剂，日 1 剂，300 毫升，早晚分服。

随诊至今，患者无明显不适，嘱避免剧烈运动，多休息，避寒暑，调情志，软食，忌大怒。

【按语】

余以为丙肝后肝硬化无论有无黄疸，多与湿热内阻有关，湿热内阻可见脾虚不运、胃弱损纳、气机不畅，临床表现为神疲乏力，四肢无力，纳谷欠馨，大便溏薄；湿阻中焦则脘腹胀满，泛泛欲呕，或胁肋隐痛，纳少口干，寐差易醒。治疗丙肝后肝硬化兼有湿浊者应当先实脾，待脾胃生机恢复，运化有权，湿浊得利，病情渐见稳定，缓缓收功。此患为"慢性"丙型病毒性肝炎，当量小轻投，正所谓"化湿宜缓也"。此证型为恶气疫毒外感兼夹湿浊之气久羁蕴毒，在治疗时均需加入解毒的药物，因"湿热毒邪瘀结，则湿热益盛。湿热益盛，则毒邪益炽，热助毒邪，毒助热威"。方中入燥湿健脾之药如厚朴、豆蔻；若不加解毒之药，则湿难以化散，故用水飞蓟、田基黄、板蓝根、连翘。兼顾邪毒与湿热二者之间的关系为此病治疗成败的关键所在，也是本人治疗此病的独特之处。方中黄芪为君药，臣以白术助黄芪健脾行水；鳖甲、赤芍配伍，软坚散结、化瘀凉血止痛。佐以砂仁、苏子、槟榔疏肝行气，枳实破气消积，用于瘀滞胁痛疗效甚好，且枳实配伍黄芪、白术增强健脾之功效；佐助药鳖甲、赤芍化瘀散结，可用于肝硬化。使药柴胡引药入肝经直达病所，百合防止伤阴。

二、肝郁脾虚兼有阴虚型

吴某，女，41 岁。

首诊时间：2011 年 11 月 29 日。

主诉：胸胁苦满胀痛半年，加重 1 月余。

现病史：患者平素易怒，半年前受刺激后常常两胁肋部不适，时有疼痛，以右侧为甚，时连少腹，未经治疗，病情逐渐加重，患者在其家属劝说下来医院就诊。患者现胸胁苦满胀痛，心下逆满，伴嗳气、恶心，甚则吞酸，倦怠乏力，胃胀痛，大便溏薄，生气后加重，形体适中，面色萎黄，时有腰酸，口渴喜饮，多尿，盗汗，手足心热。舌质暗红，苔白腻，脉弦细涩。

既往史：糖尿病 7 年，乙型病毒性肝炎 16 年。

辅助检查：①腹部彩超：肝硬化，脾大；②肝功：ALT 70U/L，AST 87U/L，A/G 1.36，前白蛋白 183mg/L；③ HBV-DNA 定量测定：8.52×10^4Iu/mL。

【辨证分析】《素问·脏气法时论》中说："肝病者，两胁下痛引少腹，令人善怒。"故肝郁之人两胁肋部疼痛，痛引少腹，平素易怒。肝气上犯于胃则心下逆满，伴嗳气、恶心甚则吞酸，木郁乘土，可见脾虚倦怠乏力，大便溏薄。患者时有腰痛伴有盗汗、手足心热，乃阴虚之征。

中医诊断：胁痛（肝郁脾虚兼有阴虚）。

西医诊断：1. 肝炎后肝硬化。

　　　　　2. 糖尿病。

治法：疏肝健脾，化瘀解毒，补肾滋阴。

方药：制鳖甲 10 克　　柴　胡 20 克　　茯　苓 10 克　　焦　术 20 克

　　　佛　手 15 克　　砂　仁 10 克　　焦山楂 15 克　　炒麦芽 15 克

　　　焦神曲 15 克　　生　地 20 克　　陈　皮 15 克　　半枝莲 30 克

　　　白花蛇舌草 30 克 五味子 15 克　　丹　参 20 克　　川　芎 10 克

　　　狗　脊 15 克　　牡丹皮 20 克　　旋覆花 15 克

15 剂，日 1 剂，300 毫升，早晚分服。

二诊：患者嗳气吞酸缓解，去旋覆花，大便略成形，仍有胸胁胀痛感，倦怠乏力。于上方中加用垂盆草、连翘助半枝莲、白花蛇舌草增强清热解毒之功，垂盆草甘、淡、微酸，入肝胆经，能够利湿退黄、清热解毒，改善因肝炎后肝硬化引起的面色萎黄，还具有保肝的作用。三棱、莪术相须为用，三棱偏于破血，莪术偏于破气，二者合用治疗癥瘕积聚结块疗效显著。

方药：垂盆草 25 克　　连　翘 30 克　　制鳖甲 20 克　　三　棱 15 克

　　　莪　术 15 克　　柴　胡 15 克　　茯　苓 20 克　　焦　术 20 克

　　　佛　手 15 克　　砂　仁 10 克　　紫苏子 10 克　　焦山楂 20 克

炒麦芽 20 克	焦神曲 20 克	陈　皮 20 克	半枝莲 20 克
白花蛇舌草 20 克	生　地 20 克	丹　参 25 克	川　芎 10 克
黄　芪 10 克			

20 剂，日 1 剂，300 毫升，早晚分服。

三诊：胃胀、嗳气、呃逆症状均消失，大便成形，舌质暗红，苔黄厚腻，体胖，少津，脉弦细涩。患者自诉 3 日前因家中琐事，情志不遂，随即舌苔黄厚腻。此乃肝克脾、脾虚热郁化热，方中加黄芩、栀子清热利湿、泻火兼能解毒。根据辅助检查可知现患者病毒复制低。原方中减连翘、半枝莲、白花蛇舌草，留垂盆草解毒护肝。加白芍柔肝缓急止痛，柔肝与疏肝相结合，共济软肝散结之功。

复查：①生化：ChE 12845U/L，Glu 9.07mmol/L；② HBV DNA 定量测定：小于 1.0 × 10³Iu/mL；③ HBsAg（＋），HBcAb（＋），pre-S1（＋）；④ 血常规：HCT 34.2%，PLT 90 × 10⁹/L。

方药：垂盆草 25 克	制鳖甲 20 克	生　地 20 克	栀　子 10 克
三　棱 10 克	莪　术 15 克	柴　胡 15 克	茯　苓 20 克
焦　术 20 克	砂　仁 10 克	紫苏子 15 克	当　归 15 克
焦山楂 15 克	炒麦芽 15 克	焦神曲 15 克	陈　皮 15 克
丹　参 20 克	川　芎 10 克	黄　芩 15 克	白　芍 15 克
黄　芪 15 克			

10 剂，日 1 剂，300 毫升，早晚分服。

四诊：现患者舌质暗红，苔白，脉弦滑力软，较之前沉敛，乃肝气畅达之象，去破气破血之三棱、莪术，防攻伐太过伤肝脏气血；舌苔白，无湿热之象，去黄芩、栀子，去清热解毒的垂盆草；将原方中生地改为熟地，增强益肾填精的作用；黄芪加量至 20 克，加太子参 15 克，主补气健脾。

方药：制鳖甲 20 克	黄　芪 20 克	熟　地 20 克	柴　胡 15 克
茯　苓 20 克	丹　参 20 克	川　芎 10 克	焦　术 20 克
砂　仁 10 克	紫苏子 15 克	当　归 15 克	焦山楂 15 克
炒麦芽 15 克	焦神曲 15 克	陈　皮 15 克	白　芍 15 克

太子参 15 克

20 剂，日 1 剂，300 毫升，早晚分服。

五诊：患者现无明显不适，自诉肝功正常。嘱患者守上方继服 1 月，随诊 1 年无病毒复制。

【按语】

肝主疏泄，性喜条达，为罢极之本。慢性乙型肝炎后肝硬化多以肝郁脾虚居多，当育阴健脾，用生地、牡丹皮、沙参以养阴，黄芪、太子参、白术、茯苓益气健脾。"知肝之病，则气郁血瘀，治疗概宜疏肝又须祛瘀。胃为生之本，肝病每使胃不和，治宜和之，和者当重视胃气，不可使胃气有伤。胃气衰老，病必不除，胃气败则死。"因此疏肝、祛瘀、和胃三者为治肝病之原则。患者虽有嗳气、呃逆之症多由于木强侮土，因而此患者重在疏肝，肝气疏胃气自合，因而达到肝气条达，则不治胃而治在其中。治法上疏肝健脾益气扶正为主，药用柴胡、白芍、当归养血疏肝；佛手、砂仁、苏子理气止痛；六曲、陈皮、鸡内金和胃助消化。患者前白蛋白减少，虽现无腹水出现，加黄芪、太子参为纠正白蛋白异常有效药物，扶正兼利水并行，防止腹水产生。不可见肝硬化就以软坚化瘀为主，应以疏肝健脾益气扶正为主兼以软坚化瘀，否则肝功无法改善。肝肾同源，肝为风木之脏，因有相火内济，体阴而用阳，其性刚，主升主动，若肾水以涵之则为柔和之体，顾该患在治疗时还应兼顾肾阴，水能涵木，肝之气血方能条达。慢性肝炎病毒活动期，转氨酶升高与肝肾阴亏虚有关，多两目干涩，治以滋养肝阴为主，如沙参、生地、当归、五味子，肝阴复，转氨酶自降。三棱、莪术药性猛烈，化血之力三棱优于莪术，理气之力莪术优于三棱，二者配伍，相得益彰，二者与黄芪、太子参并用，能开胃进食，调和气血，收效良好。尤其配伍鳖甲治疗肝硬化，佐黄芪、太子参，诸药合用，久服无弊，两周后肝区胁痛即可缓解。

三、脾肾阳虚兼有湿浊型

刘某，男，52 岁。

首诊时间：2012 年 12 月 23 日。

主诉：患者持续低热 1 月，加重 1 周。

现病史：患者平素嗜食寒凉之品，半年前曾因饮用冰镇啤酒，出现胃脘痛，迟迟不能缓解，随后出现呕吐，呕吐物为红色，遂到医院就诊，诊断为"上消化道出血，丙型肝炎后肝硬化"，住院10天症状好转。一月前患者开始出现持续低热，全身皮肤泛黄，日渐加重，经多方打听来到我处就诊。患者现低热，面色晦暗，目珠色黄，全身皮肤瘙痒，胃脘胀满伴呃逆，形体适中，足面浮肿，畏寒肢冷，神疲乏力，食欲不振，夜尿频多，小便短少，大便完谷不化，色淡。舌体胖大，边有齿痕，苔白腻，脉沉细无力。

辅助检查：①腹部彩超：肝硬化声像，胆囊炎增厚，胆囊息肉样病变，脾大，门静脉、脾静脉增宽，盆腔积液，肝脏多发小囊肿；②生化：ALT 430U/L，AST 320U/L，TBIL 65μmol/L，总白蛋白65g/L，前白蛋白28g/L；③PT 14.1s；④血常规：WBC 2.41 × 10^9/L，LYMPH 0.767 × 10^9/L，PLT 40.5 × 10^9/L；⑤肿瘤标记物：CA-199 46.28U/mL；⑥HCV-RNA定量测定：5.68 × 10^{4}Iu/mL。

【辨证分析】患者长期恣食生冷，损伤脾阳导致脾虚寒湿内生，困遏中焦，壅塞肝胆，致使胆液不循常道，外溢肌肤而为黄疸，见面色晦暗、目珠发黄。正如《类证治裁·黄疸》说："阴黄系脾脏寒湿不运，与胆液浸淫，外渍肌肉，则发而为黄。"水邪久居，肾阳受损，又不能温养脾阳，导致脾肾阳气同时受损，虚寒内生，温化无权，水谷不化，水液潴留。表现为大便完谷不化，足面浮肿，腹部胀满。脾主四肢肌肉，脾阳虚不能温煦故全身畏寒，四肢发凉。舌体胖大、边有齿痕，为脾虚之舌象，脉沉无力为虚象。

中医诊断：胁痛（脾肾虚寒兼有血瘀型）。

西医诊断：1.丙肝后肝硬化失代偿期。

2.胆囊息肉。

3.肝囊肿。

治法：温补脾肾，化湿利胆。

方药：附　子15克　　　干　姜20克　　　肉　桂20克　　　枳　实15克

柴　胡15克　　　焦　术20克　　　茯　苓20克　　　焦山楂15克

炒麦芽 15 克	焦神曲 10 克	大腹皮 20 克	半枝莲 20 克
半边莲 20 克	炙鳖甲 15 克	厚 朴 15 克	茵陈蒿 25 克
党 参 15 克	白花蛇舌草 20 克		

15 剂，日 1 剂，300 毫升，早晚分服。

二诊：服药后腹围减小，每日尿量 1600～2000mL，热退，全身皮肤色泽正常，目珠仍有黄染，无肝区疼痛，大便每日 2 次，脾胃之气仍弱，方中入山药 20 克、陈皮 15 克、鸡内金 20 克，炒麦芽减为 10 克。

方药：

附 子 15 克	干 姜 20 克	肉 桂 20 克	枳 实 15 克
柴 胡 15 克	焦 术 20 克	茯 苓 20 克	焦山楂 10 克
炒麦芽 10 克	焦神曲 10 克	大腹皮 20 克	半枝莲 20 克
半边莲 20 克	炙鳖甲 15 克	厚 朴 15 克	茵陈蒿 25 克
党 参 15 克	山 药 20 克	陈 皮 15 克	鸡内金 20 克
白花蛇舌草 20 克			

20 剂，日 1 剂，300 毫升，早晚分服。

三诊：患者现目珠色泽正常，全身皮肤无瘙痒，去茵陈蒿；食欲尚可，腹部不胀，足面浮肿消失，原方去大腹皮；患者虽然黄退但丙型肝炎病毒仍有复制，加板蓝根 25 克。

方药：

附 子 15 克	干 姜 20 克	肉 桂 20 克	枳 实 15 克
柴 胡 15 克	焦 术 20 克	茯 苓 20 克	焦山楂 10 克
炒麦芽 10 克	焦神曲 10 克	半枝莲 20 克	半边莲 20 克
炙鳖甲 15 克	厚 朴 15 克	板蓝根 25 克	党 参 15 克
山 药 20 克	陈 皮 15 克	鸡内金 20 克	白花蛇舌草 20 克

20 剂，日 1 剂，300 毫升，早晚分服。

四诊：患者手足尚温，自觉无畏寒症状，去附子；腹水消失，不可过用利水消肿之药，去半边莲；方中加白芍 20 克，取其养血柔肝的功效。

方药：

干 姜 20 克	肉 桂 20 克	枳 实 15 克	鸡内金 20 克
柴 胡 15 克	焦 术 20 克	茯 苓 20 克	焦山楂 10 克

炒麦芽 10 克	焦神曲 10 克	半枝莲 20 克	陈　皮 15 克
炙鳖甲 15 克	厚　朴 15 克	板蓝根 15 克	党　参 15 克
山　药 20 克	白　芍 20 克	白花蛇舌草 20 克	

20 剂，日 1 剂，300 毫升，早晚分服。

五诊：现患者无明显不适，胃纳消化均好，上方去厚朴；偶感神疲乏力，加黄芪 15 克、太子参 15 克。

方药：

干　姜 20 克	肉　桂 20 克	枳　实 15 克	鸡内金 20 克
柴　胡 15 克	焦　术 20 克	茯　苓 20 克	焦山楂 10 克
炒麦芽 10 克	焦神曲 10 克	半枝莲 20 克	陈　皮 15 克
炙鳖甲 15 克	板蓝根 15 克	党　参 15 克	黄　芪 15 克
山　药 20 克	白　芍 20 克	太子参 15 克	白花蛇舌草 20 克

20 剂，日 1 剂，300 毫升，早晚分服。

复查：总胆红素 10μmol/L，转氨酶正常，总蛋白 70g/L，白蛋白 45g/L，复查病毒量无复制。

随访 1 年，患者病情稳定，未见明显不适。嘱患者多休息，调畅情志，忌刺激性食物。

【按语】

肝炎后肝硬化引发的黄疸有湿热黄疸、寒湿黄疸之分，不可见黄疸有热即认为是湿热发黄，而投用大量苦寒清热药物，然肝炎患者多为病毒所致，不可不用清热解毒之药，故方中应根据患者体质适当入温热之品，来佐制寒凉药物伤及中阳，尤其对慢性肝炎后肝硬化、久病正虚、脾肾亏损者。本证阳气与血俱亏，治疗抓住其根，从培补脾肾着手，待先、后天之阳气、精血振奋，则康复有望，正如《景岳全书》云："阴黄证，则全非湿热，而总由气血之败。"若不大补脾胃，调整脾胃升降之功，速救其元气，则终无复元之理。方中附子、干姜、肉桂三药均入脾肾二经，肉桂能引火归原，三药合用温里回阳、祛寒通脉；茵陈蒿与附子、干姜合用可治阳气不得宣运之阴黄；焦山楂、炒麦芽、焦神曲、陈皮、鸡内金、山药，健脾利湿帮助脾胃运化，调理脾胃升降之功；黄芪、党参、白术升运脾阳。方中用白花蛇舌草清热解毒利湿，白花蛇舌草性苦寒，但与附子、干姜、肉桂等大辛大热之药同用，解毒而不伤脾肾之阳气。柴胡与白芍同用，疏肝柔肝养血，防止柴胡劫肝阴。同时不忘软坚散结，加鳖甲、穿山甲。

四、血瘀兼有胃热型

张某，女，50岁。

首诊时间：2013年3月6日。

主诉：全身皮肤发黄半月余，加重3天。

现病史：患者牙龈反复出血1年余，曾口服多种维生素均未见好转，熬夜、劳累后出血尤甚。半年前患者因右胁肋部疼痛去医院检查发现感染乙肝，当地医院诊断为"肝炎后肝硬化"，应用恩替卡韦等抗病毒药物，患者为求中医诊疗来我处就诊。现症见：患者面色萎黄，全身皮肤黄染，有光泽，胁肋部刺痛，面颈部有赤丝，鱼际泛红，口臭，消谷善饥，鼻衄、齿衄，小便利，大便色黑，寐差、梦多纷扰。舌质紫暗，有瘀斑，脉弦涩。

辅助检查：①腹部彩超：肝脏弥漫性改变，考虑肝硬化，肝脾肿大；②生化：ALT 190U/L，AST 246U/L，TBIL 85μmol/L，总白蛋白65g/L，前白蛋白50g/L；③凝血功能：PT 14.1s，PT% 活动度42.3%；④血常规：WBC 2.41×10^9/L，LYMPH 0.767×10^9/L，Hb 119g/L，PLT 50.2×10^9/L；⑤便常规：大便隐血（+）；⑥ HBsAg（+），HBeAg（+），HBcAb（+）；⑦ HBV-DNA定量测定：3.02×10^6Iu/mL；⑧钡餐透视：食道中下段静脉曲张。

【辨证分析】《张氏医通·杂门》指出"有瘀血发黄，大便必黑，腹胁有块或胀，脉沉或弦"，"脾胃火热，热伤于心，心主血，热气盛，故发黄而动血"，出现鼻衄、齿衄。瘀血阻于肝脾络脉，散发于皮腠之间，出现肝掌、蜘蛛痣。肝主藏血，脾主统血，瘀血瘀积于肝脾则见肝脾肿大且质地坚硬。口臭、消谷善饥为胃火亢盛的表现。中医讲"胃不和则卧不安"，患者胃火亢盛故寐差且多梦。

中医诊断：黄疸（血瘀兼有胃热型）。

西医诊断：肝炎后肝硬化。

治法：凉血活血，清胃泻火，佐以解毒。

方药：赤　芍 30 克　　生　地 50 克　　当　归 20 克　　桃　仁 15 克

白　芍 15 克　　三　棱 15 克　　莪　术 10 克　　土　虫 15 克

香　附 20 克　　郁　金 20 克　　牡丹皮 15 克　　半枝莲 20 克

蒲公英 30 克　　蒲黄炭 20 克　　三　七 20 克　　柏子仁 15 克

莲子心 15 克　　黄　连 15 克

10 剂，日 1 剂，300 毫升，早晚分服。

二诊：患者服上方后齿衄、鼻衄消失，大便色泽好转，口臭消失，去黄连；睡眠好转，患者寐差源自胃火，胃火降则睡眠安，原方中减柏子仁、莲子心；患者现目痒，为瘀血阻滞、营血不能运达荣养双目所致，原方中入柴胡 15 克，升举阳气，引活血之药上行入目，改善目痒的症状，同时行气助活血之力，柴胡配当归养肝血。

方药：赤　芍 30 克　　生　地 50 克　　当　归 20 克　　桃　仁 15 克

白　芍 15 克　　三　棱 15 克　　莪　术 10 克　　土　虫 15 克

香　附 20 克　　郁　金 20 克　　牡丹皮 15 克　　半枝莲 20 克

蒲公英 30 克　　蒲黄炭 20 克　　三　七 20 克　　柴　胡 15 克

黄　连 15 克

20 剂，日 1 剂，300 毫升，早晚分服。

三诊：患者现口干口渴症状，加天花粉 15 克、石斛 15 克，天花粉清胃经实热，又能生津止渴，石斛益胃生津。

方药：赤　芍 30 克　　生　地 50 克　　当　归 20 克　　桃　仁 15 克

白　芍 15 克　　三　棱 15 克　　莪　术 10 克　　土　虫 15 克

香　附 20 克　　郁　金 20 克　　牡丹皮 15 克　　半枝莲 20 克

蒲公英 30 克　　蒲黄炭 20 克　　三　七 20 克　　柴　胡 15 克

天花粉 15 克　　石　斛 15 克　　黄　连 15 克

20 剂，日 1 剂，300 毫升，早晚分服。

四诊：患者服上方 20 剂后口不干，去天花粉、石斛、黄连，现全身皮肤色泽正常，无明显不适症状，加强柔肝软坚散结，原方中加鳖甲 10 克。

方药：
赤　芍 30 克	生　地 50 克	当　归 20 克	桃　仁 15 克
白　芍 15 克	三　棱 15 克	莪　术 10 克	土　虫 15 克
香　附 20 克	郁　金 20 克	牡丹皮 15 克	半枝莲 20 克
蒲公英 30 克	蒲黄炭 20 克	三　七 20 克	柴　胡 15 克
鳖　甲 10 克			

20 剂，日 1 剂，300 毫升，早晚分服。

五诊：现患者睡眠极酣，无黄疸，食欲佳，无口气，乙型肝炎病毒定量正常，彩超提示肝脾大小均正常，守上方继服 10 剂。

随诊 1 年，患者无明显不适症状，近期复查乙型肝炎病毒定量、肝功、凝血结果均为正常。

【按语】

《张氏医通》所说："诸黄虽多湿热，然经脉久病，不无瘀血阻滞也。"肝炎后肝硬化患者几乎都有不同程度的血瘀证，血瘀又可加重病情，导致黄疸迟迟不退。血瘀型黄疸的主要特点是大便色黑，小便自利。正如古人云："诸黄皆小便不利，唯瘀血发黄，小便自利。"此外瘀血可加重肝炎病毒复制，在瘀血加重的患者中，常为瘀热互结，瘀血日久化热伤阴，邪毒深伏，多数患者见病毒含量有所上升，黄疸加重，正所谓："瘀热在里，身必发黄。"治疗时凉血宜防苦寒伤正，活血宜防攻伐而动血耗血。根据瘀血的不同原因，在治疗时可采取清热凉血活血、助阳活血化瘀、理气活血化瘀、养阴活血化瘀等法。此证为胃热导致，当用清胃凉血、活血化瘀的治法。用黄连苦寒泻火，直折胃腑之热。当胃热盛已经侵及入血，耗伤阴血，加生地。柴胡、白芍条达肝气，疏肝而不过。桃仁、牡丹皮活血化瘀去干血。蒲公英入肝胃二经，解肝脏之毒，清胃中之火，还可以退黄，有较好的降酶作用，不反弹。郁金利胆退黄，活血止痛。肝硬化伴有食管胃底静脉曲张出血的患者，本不适合用活血药，治疗时应与止血药物合用，加三七、蒲黄炭，止血不留瘀、化瘀不伤正，《本草新编》曰："三七根，止血之神药也，无论上中下之血，凡有外越者，一味独用亦效，加入补血补气药之中则更神。盖止药得补而无沸腾之患，补药得止而有安静之休也。"鳖甲软坚散结，与土虫相配，助破血消癥之力。

五、肝脾两虚兼有湿热型

汪某，男，53 岁。

首诊时间：2012 年 11 月 9 日。

主诉：发热伴右上腹不适半月。

现病史：患者平素善忧思，工作压力大，劳倦太过，半月来出现持续发热，误以为外感发热，应用抗生素治疗无效，后出现皮肤色泽泛黄，经多方辗转来我诊室治疗。现患者胁肋部隐隐作痛，头晕目眩，面色萎黄，神疲乏力，大便溏薄，口干，口味甜，少寐，皮肤有瘀斑。

舌脉：舌质淡，少许黄腻苔，脉细弦。

辅助检查：①腹部彩超：肝脏弥漫性改变，考虑肝硬化，肝脾肿大；②生化：ALT 70U/L，AST 65U/L，TBIL 73μmol/L，LDL-C 4.13mmol/L，总白蛋白65g/L，前白蛋白87g/L；③凝血功能：PT 13.4s，PT% 活动度 60.3%；④血常规：WBC 2.41 × 10^9/L，LYMPH 0.767 × 10^9/L，RBC 3.9 × 10^{12}/L，Hb 90g/L，PLT 50.2 × 10^9/L；⑤肝炎病毒学检测：HBsAg（＋），HBeAg（＋），HBcAb（＋）；⑥HBV-DNA 定量：2.06 × 10^5Iu/mL；⑦丙型肝炎抗原（－）。

【辨证分析】"黄疸之病，众口一词，皆责诸脾经湿热。若平素饮食不节，长期嗜酒，或劳倦太过，或有其他疾病，损伤脾胃，脾失健运，水精不布，湿从内生，此时尤易感受湿热。"（《古今名医临证金鉴·黄疸胁痛鼓胀卷》）忧思伤脾，脾虚生湿，内外合邪，致湿热有增无减，首先侵犯脾胃，导致脾胃功能受遏，进而壅阻肝胆，肝体受损。脾胃虚弱，化源不足，导致肝脏气血不足，肝开窍于目，肝血不足，目失所养，故目眩；血虚不能上荣头面则头晕。患者口中味甜，舌苔黄腻，肌肤色黄如金均为湿热之征。甘味入脾，脾气虚则甘味上泛。

中医诊断：黄疸（肝脾两虚兼有湿热型）。

西医诊断：乙型肝炎后肝硬化。

治法：养血调肝，益气健脾化湿，清热解毒。

方药：党　参25克　　白　术20克　　茯　苓20克　　白　芍20克

　　　当　归20克　　丹　参20克　　陈　皮15克　　郁　金15克

　　　龙眼肉15克　　酸枣仁15克　　川　芎10克　　知　母10克

　　　薏苡仁20克　　垂盆草20克　　蒲公英20克

　　　20剂，日1剂，300毫升，早晚分服。

　　二诊：患者服药后自觉神疲乏力好转，时有自汗，加煅龙骨15克，煅牡蛎15克，安神敛汗收湿，兼可治疗皮下瘀斑，一药多用。《本草备要》记载，牡蛎"涩以收脱，止嗽敛汗，固大肠"。方中加板蓝根20克以清热解毒，凉血，同时能减低血清中甘油三酯、胆固醇。

方药：党　参25克　　白　术20克　　茯　苓20克　　白　芍20克

　　　当　归20克　　丹　参20克　　陈　皮15克　　郁　金15克

　　　龙眼肉15克　　酸枣仁15克　　川　芎10克　　知　母10克

　　　薏苡仁20克　　垂盆草20克　　蒲公英20克　　煅龙骨15克

　　　煅牡蛎15克　　板蓝根20克

　　　20剂，日1剂，300毫升，早晚分服。

　　三诊：患者现睡眠尚可，去酸枣仁、龙眼肉；自汗、皮下出血症状消失，去煅龙骨、煅牡蛎；口气臭秽，且口中自觉黏腻不爽，加藿香15克、佩兰10克，芳香化浊，用于脾经湿热、口中黏腻、口臭效果颇佳。去板蓝根。

方药：党　参25克　　白　术20克　　茯　苓20克　　白　芍20克

　　　当　归20克　　丹　参20克　　陈　皮15克　　郁　金15克

　　　川　芎10克　　知　母10克　　垂盆草20克　　蒲公英20克

　　　薏苡仁20克　　藿　香15克　　佩　兰10克

　　　20剂，日1剂，300毫升，早晚分服。

　　四诊：患者现大便成形，口中黏腻感消失，去藿香、佩兰。前日患者受风后出现鼻塞、头痛，疼痛部位为眉骨上方，方中加白芷15克、防风15克。白芷治阳明头痛，前额连眉棱骨处痛；防风辛，散上部风邪。

方药：党　参 25 克　　白　术 20 克　　茯　苓 20 克　　白　芍 20 克

当　归 20 克　　丹　参 20 克　　陈　皮 15 克　　郁　金 15 克

川　芎 10 克　　知　母 10 克　　垂盆草 20 克　　蒲公英 20 克

薏苡仁 20 克　　白　芷 15 克　　防　风 15 克

20 剂，日 1 剂，300 毫升，早晚分服。

五诊：患者现无明显不适，上方去白芷、防风，加鳖甲 20 克，软坚散结，和白芍一起柔肝软坚、消除硬化。

方药：党　参 25 克　　白　术 20 克　　茯　苓 20 克　　白　芍 20 克

当　归 20 克　　丹　参 20 克　　陈　皮 15 克　　郁　金 15 克

川　芎 10 克　　知　母 10 克　　垂盆草 20 克　　蒲公英 20 克

薏苡仁 20 克　　炙鳖甲 20 克

20 剂，日 1 剂，300 毫升，早晚分服。

随访至今复查 3 次肝功均正常，乙肝病毒定量较前下降。

【按语】

治疗肝炎后肝硬化肝脾同虚证，应用养血调肝、益气健脾法，肝气本虚之人，也可有气滞血瘀之证，但此时切记不可贸然采用疏肝之法，疏肝即为行气，大量疏肝会损伤肝气，用药避免燥热伤阴和滋腻碍脾。气虚血滞致瘀血留滞，着而不去，与湿热相互蕴结，阻滞血络而成痞块，进而凝缩坚硬。气虚血滞为本，湿毒热邪稽留血分为标，故在治疗时，把握气虚之本，兼顾湿热之标，不可先补益气血，因补气助湿热，亦不可先去湿热，因去湿热必伤及正气。丹参性苦、微寒，对血热瘀滞之证尤为相宜，川芎为血中气药，活血行气，当归为补血良药，兼能活血，丹参、当归、川芎三药齐用，既能治疗气虚血瘀，又能用于湿热阻滞血络。党参甘、平，力缓，益气不助湿热。白术健脾益气，同时去湿，用于脾虚湿困而偏于虚证者。《成方便读》中云："夫肝藏魂，有相火内寄。烦自心生，心火动则相火随之，于是内火扰乱，则魂无所归。故凡有夜寐魂梦不安之证，无不皆以治肝为主。"不寐，加龙眼肉、酸枣仁，二药合用，用于肝脾两虚引起的失眠，酸枣仁甘酸质润，入肝经，可敛耗散之魂，养血补肝；龙眼肉补益心脾。川芎之辛散与酸收的酸枣仁相伍，辛散与酸收并用，补血与行血相结合，补中有行。知母苦寒质润，与丹参合用，在全方中清热除烦，使全方养中有清。

六、脾肾不足兼有阴虚内热型

刘某，女，49岁。

首诊时间：2013年1月15日。

主诉：神疲乏力半年余，加重1月。

现病史：患者乙型肝炎病史9年余，曾于当地医院应用抗病毒治疗接近2年后"大三阳"转为"小三阳"，3年前彩超提示"脾大，胆囊结石"，行脾及胆囊切除术；2012年6月查转氨酶正常，彩超提示肝硬化。患者欲寻求中医系统治疗，来我处就诊。现症见：头晕乏力，少气懒言，劳倦神疲，口干欲饮，腰酸足软，常有饱胀感，无恶心呕吐，脘腹胀满胁痛，巩膜及皮肤无黄染，无肝掌、蜘蛛痣，餐后嗜睡，二便调。舌红苔薄黄，脉沉细无力。

既往史：乙肝病史15年。

辅助检查：①肝炎病毒学检测：HBsAg（＋），HBeAb（＋），HBcAb（＋），丙肝抗体（－）；②HBV-DNA定量测定：8.5×10^4Iu/mL；③腹部彩超：肝硬化，脾及胆囊切除术后；④生化：A/G 0.9；⑤肿瘤标志物：AFP正常。

【辨证分析】阳虚阴盛则现嗜睡，患者脾虚清阳不升，头目失养，则头晕目眩；脏腑功能减弱，化源匮乏，中气不足，少气懒言；脾气虚弱，运化失职，输精散精无力，水湿不运，故见食欲不振，进食量少，脘腹胀满，食后脾气愈困，故胀满愈甚；饥饿时，脾气更乏，中虚气滞，故饥饿时也有饱胀感；肾主骨生髓，肾气亏虚，腰膝、脑神失养，则腰膝足软；阴虚津亏、虚火内炽，可见口渴咽干；舌红苔薄黄为阴液亏乏，虚火上炎；脉沉细无力为虚象。

中医诊断：肝积（脾肾不足兼阴虚内热证）。

西医诊断：乙型肝炎后肝硬化代偿期。

治法：健脾益肾，养阴清热。

方药：焦　术20克　　苍　术10克　　杜　仲20克　　狗　脊15克
　　　黄　芪20克　　山　药20克　　白豆蔻15克　　乌　药10克

白　芍15克	连　翘25克	牡丹皮15克	丹　参20克
生　地20克	板蓝根20克		

10剂，日1剂，300毫升，早晚分服。

二诊：患者仍有头晕，口干更甚，夜寐稍差，便秘2～3日1行，舌红苔白，脉弦细，辨此脉弦乃肝阴不足内热之脉，去生地、丹皮，加大黄10克，女贞子15克，知母20克，地骨皮20克。女贞子滋补肝肾，《本草纲目》曰："强阴，健腰膝。"地骨皮凉血除蒸，用治阴虚发热，本品清热除蒸泄火之中，尚能生津止渴，改善口干症状。知母清热泻火，滋阴润燥，润肠通便，治疗阴虚肠燥便秘。

方药：

焦　术20克	苍　术10克	杜　仲20克	狗　脊15克
黄　芪20克	山　药20克	白豆蔻15克	乌　药10克
白　芍15克	连　翘25克	板蓝根20克	大　黄10克
地骨皮20克	丹　参20克	知　母20克	女贞子15克

10剂，日1剂，300毫升，早晚分服。

三诊：患者稍感乏力，偶有头晕，口干、腰酸足软皆好转，盗汗，心烦，易咽痛，有痰，属阴虚内热、炼液为痰，方中加煅龙骨35克，煅牡蛎35克。

方药：

焦　术20克	苍　术10克	杜　仲20克	狗　脊15克
黄　芪20克	山　药20克	白豆蔻15克	乌　药10克
白　芍15克	连　翘25克	板蓝根20克	大　黄10克
地骨皮20克	丹　参20克	知　母20克	女贞子15克
煅龙骨35克	煅牡蛎35克		

20剂，日1剂，300毫升，早晚分服。

四诊：服上方20剂后，患者时有胸闷，少腹时有不适，舌苔白腻，脉弦细兼有滑，辨证属肝肾阴虚致痰阻于胸中，胸部憋闷不舒，加瓜蒌15克，陈皮20克，瓜蒌清热化痰，宽胸散结，润肠通便，治疗痰热互结胸膈痞满，配陈皮理气健脾化痰，古人云："治痰先理气，气顺痰自消。"

方药：

焦　术20克	苍　术10克	杜　仲20克	狗　脊15克
黄　芪20克	山　药20克	白豆蔻15克	乌　药10克

白 芍 15 克	连 翘 25 克	板蓝根 20 克	大 黄 10 克
地骨皮 20 克	丹 参 20 克	知 母 20 克	女贞子 15 克
煅龙骨 35 克	煅牡蛎 35 克	瓜 蒌 15 克	陈 皮 20 克

15 剂，日 1 剂，300 毫升，早晚分服。

五诊：此时患者已无明显特殊不适。以此方为基础加减，继续巩固治疗。

辅助检查：①肝功：未见明显异常；②腹部彩超：肝脏炎性浸润，胆囊及脾脏切除术后。

方药：
焦 术 20 克	苍 术 10 克	杜 仲 20 克	狗 脊 15 克
黄 芪 20 克	山 药 20 克	白豆蔻 15 克	乌 药 10 克
白 芍 15 克	连 翘 25 克	牡丹皮 15 克	丹 参 20 克
生 地 20 克	板蓝根 20 克		

15 剂，日 1 剂，300 毫升，早晚分服。

随诊 1 年，患者现乙型肝炎病毒 DNA 正常，肝功能正常，彩超提示：肝脏炎性浸润，脾脏及胆囊切除术后。患者无明显不适，生活质量佳，疗效满意。

【按语】

患者在不同的病理阶段表现为不同的临床证候，当灵活施治。本患者初诊正气衰弱，治疗当扶正为主，正所谓"养正则积自除"，先是脾肾不足兼阴虚内热，予补益脾肾之白术、山药、黄芪，养阴清热之生地、牡丹皮等药；后转化为肝肾阴虚兼内热，予滋补肝肾、清虚热，加入地骨皮、女贞子等药；继之转化为气阴两虚兼痰湿，予益气养阴敛汗，兼理气化痰，根据痰停留部位不同采用不同的祛痰药物，痰在咽喉部用桔梗引胖大海上行至咽部；痰在胸部阻滞气机引起胸闷，用化痰宽胸散结之瓜蒌合陈皮，二药合用理气宽胸散结。此时病情已以邪实为主，治以祛邪扶正，患者正气已复，追加清热解毒软坚之品专攻疫毒之邪。由此可见，肝炎后肝硬化脾肾不足兼有内热证的病机复杂，变化多端，病程长，久治不愈。应谨查病情，机发圆活，随证治之。知母、地骨皮虽多用于阴虚之人，脾虚之人不宜使用，但整观此方，有益气健脾之品，如焦白术、太子参、茯苓等。但在此案例中可用大黄行气活血化瘀，正如张锡纯云："大黄，能入血分，破一切瘀血。其气香故兼入气分，少用亦能调气，治气郁者。"

诊疗体会

【中医古典文献对本病的认识】

中医学中无肝炎后肝硬化的病名，根据患者的临床表现将肝炎后肝硬化分属中医学"胁痛""黄疸""积聚""鼓胀"等范畴。《灵枢·五邪》曰："邪在肝，则两胁中痛……恶血在内。"认为胁痛是由于毒邪、恶血停留于两胁肋部而引起。《诸病源候论》中认为胁痛为邪气与肝胆肾中的正气抗争而引起，有言云："胸胁痛者，由肝与胆及肾之支脉……此三经三支脉，并循行胸胁，邪气乘于胸胁，故伤其经脉。邪气之与正气交击，故令胸胁相引而急痛也。"《诸病源候论·急黄候》指出："脾胃有热，谷气郁蒸，因为热毒所加，故卒然发黄。"阐释了饮食中感染了病毒引起发黄的病因。《景岳全书·积聚》："积聚之病，凡饮食、气血、风寒之属，皆能致之，但曰积曰聚，当详辨也。"又言："是坚硬不移者，本有形也，故有形者曰积。皆积之类，其病多在血分，血有形而静也。"

【中医病因病机】

肝炎后肝硬化与肝、脾、肾三脏密切相关，其中肝主疏泄，主藏血，喜条达而恶抑郁；而脾主运化，主升清，统摄血液，为气血生化之源，后天之本；肾主藏精，主生长、发育和生殖，主水液，主纳气，濡养温煦脏腑，肾藏有"先天之精"，为脏腑阴阳之本、生命之源，故称为先天之本。而本病为各种原因导致肝之疏泄功能受损，气机受遏，肝气不舒，加之血不自行，赖气以动，久病入络，而成肝气郁滞、瘀血阻络；而依据五行相克，肝气郁滞而肝木乘脾土，脾主运化，为气血生化之源，脾失健运则气血化源不足，出现气血亏虚，从而加重气滞血瘀之象，此时可气滞血瘀与气血亏虚同时存在，而肝藏血，脾乃后天之本，气血生化之源，精血同源，故肝脾久病必累及于"先天之本"，致肝、脾、肾同病。病机主要突出脾气虚弱，血液运行不畅，气血痰湿转输失常而为病，病机突出了脾虚与血瘀。本病为本虚标实，本虚为正气虚弱，即气血阴阳亏耗；标实即邪气实，为痰饮湿浊瘀血内阻。

还有医者认为肝硬化的主要病因病机为浊、毒、虚共同致病，认为浊邪在肝硬化的发展中，不光是病理产物，而且还是致病原因，指出正气虚衰、浊毒内侵是肝硬化形成的基本病机。

【现代医学对本病的认识】

肝炎后肝硬化是指以病毒性肝炎所致者为最常见，主要由慢性活动性肝炎引起，亚急性重症肝炎治愈后多发展为本病。按病理形态分类：根据 WHO 制定的肝硬化形态学标准，按结节大小分为 3 型：①小结节性肝硬化：结节大小均匀，一般 <3mm，纤维隔较规则，再生结节较少；②大结节性肝硬化：结节较粗大，大小不均，一般 >3mm，最大可达数厘米，纤维隔不规则，再生结节多见；③混合性肝硬化：小结节和大结节两种形态混合存在。病理分型：按结节内所含腺泡功能单位主要分为 3 型：①单腺泡性肝硬化：至少 75% 的病变区是由单腺泡组成，其特征是结节内不含有或只含有一个汇管区；②多腺泡性肝硬化：至少 75% 的病变区是由多腺泡功能单位组成的，结节内含有一个以上的汇管区；③混合腺泡性肝硬化：单腺泡性及多腺泡性硬化性结节至少各占病变区 25% 以上。

病理发生机制：第一，肝脏功能减退。发生肝炎后肝细胞大量坏死，可导致肝功能减退，肝脏血浆白蛋白和凝血因子合成较少，胆色素的代谢、有害物质的解毒及内分泌激素的灭能等功能下降。第二，门静脉高压。因肝小叶的结构破坏，纤维组织增生，门静脉血液减少；同时，由于门静脉与肝动脉分支之间直接交通，使门静脉压力升高。当门静脉压力超过 $300mmH_2O$（$2.94kPa$）时，可出现胃肠道瘀血、脾大、腹腔积液形成及门静脉与腔静脉的侧支循环建立等临床表现。在建立的侧支循环中以食管静脉曲张出现较早，其可能的原因有：①食管静脉距门静脉近，易受门脉高压的影响；②食管静脉位置甚浅，处于黏膜下层疏松结缔组织中；③食管静脉位于胸腔，吸气时胸内负压可使门静脉血液更易流入。

肝炎后肝硬化诊断标准：慢性肝炎诊断依据主要包括：①乙型肝炎病毒感染或乙肝表面抗原（HBsAg）阳性史超过 6 个月，现 HBsAg 和（或）HBV-DNA 仍为阳性者，可诊断为慢性 HBV 感染；② HCV 感染超过 6 个月，或发病日期不明、无肝炎史，但肝脏组织病理学检查符合慢性肝炎者，可诊断为慢性 HCV 感染。肝组织活检病理做免疫组织化学法检测，可显示肝细胞中有无 HBsAg 和 HbcAg 的表达。HBsAg 胞浆弥漫型与胞膜型，以及 HBcAg 胞浆型与胞膜型表达，提示 HBV 复制活跃。HBsAg 包涵体型与周边型及 HBcAg 核型表达则提示肝细胞内存在 HBV。早期肝硬化诊断比较困难，许多病理组织学证实为肝硬化的患者，常可无任何症状或仅出现非特异性的消化道症状。代偿性肝硬化的临床诊断要点主要包括：①可有轻度乏力、食欲减少或腹胀症状，但无明显肝功能不全表现；②肝脏储备功能正常或基本正常，血清胆红素 <2mg/dL（35μmol/L），血清白蛋白正常或偏低，但仍 ≥ 35g/L，凝血酶原活动度 >60%；③可有门静脉高压症，如表现有轻度食管静脉曲张，但无腹腔积液、上消化道出血及肝性脑病等。以下手段有助于肝硬化的早期诊断：①对病毒性肝炎患者必须严密随访观察；②对原因不明的肝大，特别是肝质地坚实、表面不光滑者，有肝病面容者，出现蜘蛛痣、肝掌及毛细血管扩张等体征者，应采用包括超声、腹腔镜及肝组织活检等检查手段帮助确定性质。肝硬化失代偿期是指中、晚期肝硬化，一般肝功能属 Child-Pugh 分级 B 与 C 级。主要临床诊断要点包括：①有明显肝功能不全表现；②肝脏储备功能异常，血清白蛋白 <35g/L，A/G<1.0，血清胆红素 >35μmol/L，凝血酶原活动度 <60%；③出现门静脉高压症，表现为脾大、腹腔积液及门静脉高压引起的食管胃底静脉曲张或破裂出血等。

肝炎后肝硬化临床表现：肝炎后肝硬化由于肝细胞变性、坏死、炎症以及再生情况和所形成的大小结节性病变不同，临床表现差异颇大。①大结节性肝炎后肝硬化起病急骤，潜伏期短，症状明显，多有食欲不振、恶心、黄疸、肝区痛、腹痛及明显腹胀，或发热、腹泻，肝功能呈持续性、进行性损害，ALT 多明显增高，往往早期出现腹水，常有出血倾向，病程发展较快，往往在尚未出现显著的门脉高压前发生肝功能衰竭，因之有"急性肝硬化"之称。此型即既往所谓的"坏死后性肝硬化"（Post-necrotic Cirrhosis），本型肝炎后肝硬化 5 年生存率低，预后极差。②小结节性肝炎后肝硬化临床表现起病缓慢，症状不多，亦不严重，不少人无明显症状，主为乏力，食欲差或肝区、腹部不适，虽有时 ALT 增高，肝功能损害较轻，病程虽反复发作但发展缓慢，常常在慢性肝病基础上逐渐发展，出现门脉高压征象，仅在本病晚期大量腹水或有并发症时才出现黄疸与肝功能衰竭。

早期肝硬化治疗可以完全去除"瘢痕"，逆转肝脏纤维，如果发展为肝脏硬化就很难去除瘢痕。早期肝硬化可以经过治疗后恢复正常形态。组织细胞再生技术通过运用植入肝脏组织细胞的方式，使纤维化的肝脏得到滋养和修复，恢复肝脏的正常形态，逆转病情。在传统意义上，肝硬化早期的治疗，首先是去除病因，如酒精性肝硬化就是要戒酒，药物中毒性肝硬化就是要中断药物的使用；之后就是进行肝脏纤维化的治疗，如通过干扰素或是秋水仙碱等药物的服用，改善肝脏纤维化。临床研究发现，抗纤维化药物对于早期肝硬化的治疗会有一些治疗效果。一些状况良好的患者可以通过这种治疗实现肝脏早期纤维化的逆转。

【治疗特色】

1. 以证定法，以法定方

中医讲求整体观念，辨证施治，中医对疾病的诊治贵在"辨证"二字，这是中医特色所在，中医不拘泥于辅助检查和病毒，根据病人的不同证型选择不同的治疗方法，再根据此法定方、定药，此所谓"同病异治"。辨证为主，辨病为辅；即辨人为主，检查为辅。现代检查可以反映病的本质，但不能反映人的本质，然病不能离开客体，与人不可分离，需通过客观检查了解病的实质，通过辨证了解人的体质，将二者灵活地结合在一起，方能达到治好病的目的。这就是中医能够将肝炎病毒有效地控制在正常范围内，减少其对肝细胞的进一步损坏，达到防治肝炎后肝硬化的重要原因之一。

2. 辨证严格，变通化裁

从事临床工作四十余年，准确辨证、辨病位对疾病的诊疗至关重要，差之毫厘失之千里。如患者食欲不振，有病在脾、胃之分：见食不喜者病在胃，可用鸡内金；食后胃胀甚者病位在脾，为脾虚运化无力。大便溏结不调者有肝、脾、大肠之分：大便时干时稀为肝脾不调，治疗时疏肝行气解郁，用木香、砂仁等；大便先干后稀为脾虚，多用健脾的山药、茯苓；大便泻下如黄糜且黏滞不爽，多为湿热蕴结大肠，应用黄芩、黄连。呃逆、呕吐之人有肝、胃之别：脉缓口淡，兼厌食痞满者其病在胃，应用旋覆花、代赭石；脉弦口苦，兼胁肋胀痛者其病在肝，适用黄连、吴茱萸。

3. 审识标本，明察病机

古人云："知标本者，万举万当，不知标本者是妄行。"肝炎后肝硬化病毒仍在活动期，标本有时不易区分，这种病人往往虚实夹杂，容易混淆。要从整体状况分析病情，须知黄疸可分为湿热、寒湿、血虚、血瘀、火盛等原因。对于具体病人，正虚邪实或正邪俱实，其治则大相径庭。对舌苔黄腻之人，并非全为湿热，阴虚湿困之人也有黄腻苔，再或者是脾虚生湿、湿郁化热，均当慎重辨别。对于病机复杂，临床症状不明显者，治疗时必须抓住兼证，兼顾他证。

4. 清热除湿，多加斟酌

湿热逗留乃肝炎后肝硬化的主要病理机制，治疗时清热祛湿为关键。然湿与热本来就是一对矛盾，湿为阴邪，热为阳邪，热邪伤阴，湿邪困阳，湿邪应利应燥，热邪应清应下。治疗一定注意清热不助湿，去湿不助热，组方时，可从药物的质和量两个方面来考虑：首先是选用清热解毒而苦寒性相对低和化湿不伤阴助热的药物；其次药味不宜过多，用药如用兵，贵精不贵多，处方用药以精简轻灵见长，处方平淡，但收效颇佳，正所谓药不贵险峻，唯其中病而已。以防清热药过多而增加苦寒之性，芳香之品过重会耗气伤血。选药要精，不可重复罗列相同功效的药物，尽量选用一药多能之品。湿热之毒最易伤阴，临床常见肝肾阴虚的情况，肝炎后肝硬化虽病位在肝，与脾肾关系密切，《医觺》中将去湿和除热与肝、脾、肾三者的关系生动地阐述为："大抵人之虚，多是阴虚火动，脾胃虚弱，真水者水也，脾胃者土也。土虽喜燥，然太燥则草木枯槁；水虽喜润，然太润则草木湿烂。"

5. 调肝养脾，兼顾肺肾

肝炎后肝硬化病位主要在肝脾，肝炎病毒伤肝损脾，病后续发，肝脾受戕，导致肝失疏泄，气滞血瘀，进而横逆乘脾，脾主运化，脾病则运化失健，水湿内聚，进而土壅木郁，以致肝脾俱病。在肝脾两脏之间，张仲景有"肝病传脾""四季脾旺不受邪"之说，叶天士认为："肝为起病之源，胃为传病之所。"肝病伐脾有古训，脾虚肝郁是主因。脾胃虚弱，不仅可以导致肝木乘侮，而且脾气衰败，土败木贼，脾不制水，所以腹胀较甚，腹水持续增长，甚至水湿泛滥而成水肿，水气凌心犯肺而为喘促、心悸、神烦、惊厥等症，由于肝肾乙癸同源，脾肾为先后天之本，所以病久可以及肾，肾关开合不利，水湿不化，则胀满愈甚。脾与肺是母子关系，土能生金，若土不生金，可以导致肺气肺阴亏虚，脾失健运，痰湿内生，上贮于肺，则肺失宣肃；肺与肝的关系主要表现在气机升降方面，肺主降而肝主升，两者相互协调对于全身气机调畅是一个重要环节，"肝升太过气火上逆，可以出现咳嗽、咯血，肺失清肃，燥热内盛，亦可致肝失条达"。

6. 肝积之人，分段治之

肝积患者治疗时应分清病情发展的阶段给予相应的治疗。初期正气未虚，以邪实为主；中期，积块较硬，正气渐伤，邪实正虚；后期日久，瘀结不去，则正虚为主。正如《医宗必读·积聚》中指出："初者，病邪初起，正气尚强，邪气尚浅，则任受攻；中者，受病渐久，邪气较深，正气较弱，任受且攻且补；末者，病魔经久，邪气侵凌，正气消残，则任受补。"

《素问·刺法论》中云："正气存内，邪不可干"，"邪之所凑，其气必虚"。故在治疗本病的各个阶段，都应注重益气健脾，扶助正气，既可推动气血运行，又可化生气血，还可防止滋腻太过，故应重用或佐用益气健脾之药，如黄芪、白术、茯苓、党参、白扁豆等药。

7. 活血化瘀，防止传变

肝病既久，可以入络。络脉不和，肝失疏泄而生气滞之候。日久肝乘脾，脾失健运，水湿内停。若失治、误治，水湿痰饮不去，土壅而侮木，肝瘀更甚。因肝为藏血之脏，故可累及于血而生血瘀。久病入肾，则肝脾肾三脏功能失调，气滞、瘀血、水饮互结于腹中转为鼓胀之候。故当病症见胁下痞块，胁痛引背，入夜加剧，舌暗有瘀点等血瘀之征象者，当行气活血、化瘀消积。余常喜用复元活血汤加味。同时在运用活血化瘀法治疗本病时，余认为应该注意以下几个方面的问题：一方面，活血化瘀药多辛香走窜，用量过大易伤阴耗血，可适当配伍地黄、当归、白芍等；另一方面，气虚血瘀、气滞血瘀宜分别对待，气虚血瘀时益气药量宜大，活血药量宜小，取气行血行之效，气滞血瘀时宜理气活血，活血药量常应大于理气药量，以调理气机于轻灵之中；再者，瘀血征象较明显，是有顽血阻隔经络，可适当加破血之品，如三棱、莪术之属，但应注意其破血耗气之弊。

【预后与调护】

肝炎后肝硬化多为肝炎病毒侵袭肝脏细胞，大量病毒复制导致肝细胞迅速发生硬化，如不及时控制病毒复制将会发展为肝癌，50%～90%的肝炎后肝硬化患者进展为原发性肝癌。故发现感染肝炎就应及时治疗，急性期要注意避免发生延缓恢复，消除一切诱发机制以及可能造成机体正气亏虚的病因，治疗及时即可减少慢性病毒性肝炎的发生机制，从而从源头杜绝肝炎后肝硬化的发生；如果急性肝炎失治误治，病毒没能及时控制，迁延为慢性肝炎，进而演变为肝炎后肝硬化，则应积极配合医生治疗，调节情志，代偿期的患者还是可以治愈，对于失代偿期的患者，经过中医辨证施治有效控制病毒，配合柔肝化瘀等方法，绝大多数患者的生活质量还是可以提高的，延长生命周期达15年。尤其对于35岁以上乙肝、丙肝病史大于5年，有肝癌家族史的患者，要定期做甲胎蛋白和彩超筛查，争取早诊断、早治疗。代偿期的患者宜适当减少运动，避免劳累，保证休息；失代偿期患者根据病情卧床休息，以高热量、高蛋白和维生素丰富而易消化的食物为原则。禁酒，忌用对肝脏有损害的药物。有食管胃底静脉曲张的患者避免进食粗粮、坚硬食物。

【结语】

　　肝炎在我国流行已久，若不能及时发现、提早治疗，均会逐渐迁延为肝硬化。余在治疗肝炎后肝硬化时认为当标本兼顾，攻补兼施，针对主症，首当其冲，不忘治其所遗。根据"内外合邪""久病入络""木旺乘土""久病必虚"的病机，分别采用清热解毒、行气祛湿，养血活血、软坚祛瘀，疏肝健脾、降逆和胃，补益肝肾、扶正祛邪四种治疗法则。肝炎后肝硬化初期多为湿热与毒邪合病，此时当清热解毒、行气祛湿，余根据临床治愈者的经验总结治疗的关键是不可过早的使用补药，补不当助湿生热，使毒邪留恋，使疾病迁延不愈。肝脾之气本就相通，生理上相互为用，病理上相互影响，一荣俱荣，一损俱损，肝炎后肝硬化之初，肝气太盛本就伤脾胃之气，若再过用辛燥疏肝之药，伤及脾气，脾弱碍胃，病缠绵于中焦难愈，《内经》曰："厥阴不治，取之阳明。"故肝郁之人不可太用疏泄之法，疏肝同时护脾胃之气，采用降阳明以治横逆之肝气和健阳明以疏厥阴之法，达到不治肝而肝病自愈的目的。对于肝炎后肝硬化久病入络者不可一法到底，应整体辨证，如气虚者本就气血不足，当适当益气补血，适时而变，使补血不助瘀滞方才适度。肝炎后肝硬化后期正虚不能抗邪，当扶正祛邪，肝炎之虚必当立足于肝，若有他脏之虚亦当兼顾。用补之方当配用行气活血之品，因肝主藏血，肝病日久，疏泄失常，郁生瘀血，若不活血唯用补肝之法则会加重血瘀之证，此乃徒有其名，恐收效甚微；若不行气，久服有滋腻碍胃之弊。

第七节　酒精性肝硬化

一、肝郁脾虚兼有湿毒型

何某，男，46 岁。

首诊时间：2014 年 2 月 28 日。

主诉：胁肋部胀满疼痛反复发作 1 年余，加重 1 周。

现病史：患者 1 年前自觉面色黧黑，未太在意，随即出现胁肋部胀满疼痛，于当地医院就诊，经检查确诊为"肝硬化"。患者为寻求中医系统治疗，经朋友介绍遂来我处就诊。患者现症见：面色黧黑，右胁肋部胀满疼痛，形体消瘦，腹部微大，神疲乏力，双腿浮肿，口苦口干，善叹息，每因情志不遂后加重，大便黏滞。舌质暗红，苔黄腻，脉弦滑数。

个人史：20 年饮酒史，现已戒酒。

既往史：否认病毒性肝炎病史。

辅助检查：①腹部彩超：腹腔液体暗区，前后径 4.2cm，肝脏弥漫性声像，胆囊炎性声像伴胆结石（9.4mm）；②尿常规：uBG（＋）；③生化：ALP159U/L，ChE 2525U/L，CK56U/L，ALB32.9g/L，GLO43g/L，血清胱抑素 C1.51mg/L，TBIL35.8μmol/L，DBIL18.2μmol/L，HDL-C0.79mmol/L，Ca2mmol/L。

【辨证分析】《诸病源候论》认为："酒性有毒，而复大热，饮之过多，故毒热气渗溢经络，浸溢腑脏，而生诸病也。"患者有 20 年嗜酒史，酒为湿热毒邪，损伤肝脾肾三脏。《灵枢·经脉》曰："肝足厥阴之脉，抵少腹……属肝，络胆，布胁肋。"故患者两胁肋部胀满疼痛不舒，肝主疏泄，肝气郁滞，腹胀善太息，肝与胆相表里，肝失疏泄，胆汁淤积，轻者则口苦口干，重者出现黄疸，患者湿重于热则面色黧黑，此为肝郁之症；《张氏医通》言："嗜酒之人，病腹胀如斗，此得之湿热伤脾。胃虽受谷，脾不运输，故成痞胀。"脾喜燥恶湿，常年饮湿热之酒，必伤及脾气，湿热下注大便黏滞，舌质暗红、舌苔黄腻为湿邪化热；肾主水，湿热毒邪伤肾，肾气虚则气化无权，体内津液输布排泄失司，水湿下注，则下肢浮肿。

中医诊断：鼓胀（肝郁脾虚兼有湿毒型）。

西医诊断：1. 酒精性肝硬化。

2. 胆囊炎。

3. 胆囊结石。

治法：疏肝健脾，清热利湿，软坚散结。

方药：
柴　胡 15 克	黄　芪 20 克	太子参 15 克	白　术 20 克
郁　金 20 克	砂　仁 15 克	紫苏子 15 克	丹　参 15 克
猪　苓 20 克	炙鳖甲 15 克	薏苡仁 25 克	防　己 20 克
五加皮 20 克	赤　芍 15 克	龙胆草 15 克	泽　泻 20 克

10 剂，日 1 剂，水煎 300 毫升，早晚分服。

二诊：患者服上方后口干口苦、善太息改善，时有鼻衄，加三七 10 克、白及 10 克，以止血、改善肝脏血液循环，继服 20 剂。

方药：
柴　胡 15 克	黄　芪 20 克	太子参 15 克	白　术 20 克
郁　金 20 克	砂　仁 15 克	紫苏子 15 克	丹　参 15 克
猪　苓 20 克	炙鳖甲 15 克	薏苡仁 25 克	防　己 20 克
五加皮 20 克	赤　芍 15 克	龙胆草 15 克	泽　泻 20 克
三　七 10 克	白　及 10 克		

20 剂，日 1 剂，水煎 300 毫升，早晚分服。

三诊：患者现鼻衄缓解，无牙龈出血，无黑便，原方减三七、白及；患者口唇发绀，两目黄染，蜘蛛痣明显，双侧小腿皮肤痒甚，遂在原方基础上加地肤子 20 克、蛇床子 20 克以利湿退黄止痒，丹参、赤芍加至 20 克，以凉血活血，改善口唇发绀、蜘蛛痣。

方药：
| 柴　胡 15 克 | 黄　芪 20 克 | 太子参 15 克 | 白　术 20 克 |
| 郁　金 20 克 | 砂　仁 15 克 | 紫苏子 15 克 | 丹　参 20 克 |

猪　苓 20 克	炙鳖甲 15 克	薏苡仁 25 克	防　己 20 克
五加皮 20 克	赤　芍 20 克	龙胆草 15 克	泽　泻 20 克
蛇床子 20 克	地肤子 20 克		

20 剂，日 1 剂，水煎 300 毫升，早晚分服。

四诊：患者皮肤瘙痒消失，腹水减少，双下肢浮肿缓解，方中去龙胆草、地肤子、蛇床子；仍有神疲乏力，口唇发绀，上方基础上加茯苓 15 克、山药 15 克以健脾气，改善神疲乏力症状。

方药：

柴　胡 15 克	黄　芪 20 克	太子参 15 克	白　术 20 克
郁　金 20 克	砂　仁 15 克	紫苏子 15 克	丹　参 20 克
猪　苓 20 克	炙鳖甲 15 克	薏苡仁 25 克	防　己 20 克
五加皮 20 克	赤　芍 20 克	泽　泻 20 克	山　药 15 克
茯　苓 15 克			

20 剂，日 1 剂，水煎 300 毫升，早晚分服。

五诊：患者腹水、双下肢浮肿消失，上方减防己、猪苓、五加皮、泽泻；患者偶有食后腹胀，加焦山楂 20 克、炒麦芽 20 克、焦神曲 20 克，以助健脾消化。丹参、赤芍改为 15 克。加金钱草 20 克、泽泻 20 克、大黄 10 克。

方药：

柴　胡 15 克	黄　芪 20 克	太子参 15 克	白　术 20 克
郁　金 20 克	砂　仁 15 克	紫苏子 15 克	丹　参 15 克
金钱草 20 克	炙鳖甲 15 克	薏苡仁 25 克	赤　芍 15 克
泽　泻 20 克	大　黄 10 克	茯　苓 15 克	山　药 15 克
焦山楂 20 克	炒麦芽 20 克	焦神曲 20 克	

20 剂，日 1 剂，水煎 300 毫升，早晚分服。

随诊：患者诸症好转，随访 1 年，未见黄疸，蜘蛛痣，复查彩超：肝脏弥漫性声像，胆囊结石（最大 4.1mm），无腹腔积液。其余均正常。

【按语】

酒精性肝硬化多数为肝郁脾虚兼有湿毒型，其病因病机主要为嗜食肥甘、饮酒过度导致肝脾肾三脏受损，致气、血、液相互交织逐步演变成鼓胀。酒为湿热有毒之品，大量饮酒，酒毒湿热内蕴，肝脾损伤，气血不和，痰湿内生，气血痰湿相互搏结停于胁下，形成积聚，迁延日久，肝脾肾三脏功能障碍，水湿积聚于腹而成鼓胀。湿热邪毒或受之于外或结聚于内，外内合邪是酒精性肝硬化肝郁脾虚兼有湿毒型形成的重要的病因病机。在治疗时以疏肝健脾为主，使肝气条达，理脾气以运化水谷精微，同时防止疏泄太过伤及肝阴。余擅用小柴胡汤与五苓散为基础方加减，用以治疗酒精性肝硬化兼有腹水，疗效观察，其可有效地改善肝功能、自觉症状、体征。方中用柴胡、香附，疏肝解郁理气；白术、茯苓、猪苓、山药健脾助运，使痰湿无所滞留；瘀血重者，加土虫破血逐瘀，并增强鳖甲软坚散结的作用，配以川芎、枳壳活血行气、镇痛，白芍养血柔肝，缓急镇痛，诸药合用，共同达到疏肝解郁、软坚散结、活血镇痛的作用。丹参活血养肝，防疏泄太过伤阴，肝阴充足，则能藏血；三七活血止血补虚，在该病治疗中既能改善肝脏循环，又可止鼻衄，还能用于肝硬化引起的神疲乏力；白及可治体内外诸多出血症；阿胶为血肉有情之品，是补血、止血要药。据《本草经疏》所述："蛇床子苦能除湿，温能散寒，辛能润肾，甘能益脾。"本例用蛇床子，取其不仅能健脾燥湿，更在于其宣痹、止痒的功效。一药多能，标本兼治，既协调心、肾、脾胃之脏腑功能，又宣通经脉之痹阻。诸药合用，标本同治，并结合整体护理，可有效地提高治疗效果，减少并发症的发生，能延缓疾病的进程和恶化，进而提高患者生活质量，延长寿命。

二、肝胆湿热兼有血瘀型

李某，男，50 岁。

首诊时间：2012 年 5 月 11 日。

主诉：右胁肋部疼痛 3 年余，加重 2 月。

现病史：患者自诉 3 年前偶有右胁肋部刺痛感，逐渐加重，遂于当地医院就诊，经系统检查诊断为"酒精性肝硬化"，入院治疗，病情反复发作，未见明显好转，后经多方辗转来我处就诊。现症见：面色晦暗，形体消瘦，口唇发绀，右胁肋部刺痛，痛处拒按，夜间尤甚，伴有鼻衄，口苦、口干不欲饮，腹部胀满不舒，厌食油腻，背部放射痛，睡眠不佳，大便不通，2 日 1 行。舌质紫暗，舌体胖大，边有齿痕，舌苔黄腻，脉弦滑数。

个人史：嗜酒 15 年。

既往史：高血压病史 10 余年。

辅助检查：①彩超提示：肝脏弥漫性改变，胆囊炎，脾大，慢性胰腺炎，腹水（中等量）；②生化：ALT214U/L，AST210U/L，r–GGT941U/L，TB57g/L，A/G0.9，TBIL105.6μmol/L，DBIL78.9μmol/L，GLU6.88mmol/L，TG2.54mmol/L，HDL–C0.45mmol/L，TBA199.7μmol/L，K3.4mmmol/L，Na122mmol/L，P0.77mmol/L；③血常规：PCT0.085%，MCH34.1pg；④凝血：PT17.2s，PT 活动度 42.3%；⑤血尿淀粉酶：正常；⑥血压：150/90mm/hg。

【辨证分析】患者平素嗜食肥甘厚味、辛辣之品，损伤脾胃之气，脾胃运化无力，水湿停聚，日久湿郁化热，酒性辛辣，助湿化热，"湿热交滞，痼结不解，淹粘难化"，故患者反复发作，迁延不愈。患者出现口干不欲饮，此为湿热内阻中焦，津液不能上承于口；腹部胀满不舒，舌体胖大，边有齿痕，舌苔黄腻，均为湿热停于中焦、水湿不能运化的表现；湿邪阻滞于肝胆，日久化热，上犯于口，出现口苦，肝位于横隔之下，右胁之内，肝经布两胁，胆附于肝内，湿热犯及肝胆必现胁痛，湿热熏蒸头面可见面色晦暗，正如《诸病源候论》曰："血瘀在内，则时时热体而发黄。"故血瘀之热与湿热相交结为基本病因病机。血属阴，故夜间刺痛较甚，血瘀属实证，痛处拒按，口唇发绀，舌质紫暗均为瘀血之象。

中医诊断：胁痛（肝胆湿热兼有血瘀型）。

西医诊断：1. 酒精性肝硬化。

　　　　　2. 胆囊炎。

　　　　　3. 高血压病 2 级。

治法：清热利湿，活血化瘀，利胆通腑。

方药：柴　胡 15 克　　炙鳖甲 15 克　　大腹皮 15 克　　泽　泻 15 克

　　　猪　苓 15 克　　白　术 20 克　　薏苡仁 25 克　　苍　术 10 克

　　　川　芎 15 克　　当　归 15 克　　火麻仁 15 克　　黄　芩 20 克

郁李仁 15 克　　肉苁蓉 10 克　　厚　朴 10 克　　金钱草 20 克

10 剂，日 1 剂，水煎 300 毫升，早晚分服。

二诊：患者现面色晦暗，眼干涩，自诉血压下降，心率改善，咳嗽痰多，腹胀减轻，大便尚可。腹胀减轻去大腹皮，继续使用泽泻、猪苓、薏苡仁以巩固疗效；酒精性肝硬化患者易出现疲劳乏力，用黄芪、太子参以扶助正气；"一味丹参，功同四物"，治黄应活血，方中加入丹参以活血化瘀，并补气血。

方药：柴　胡 15 克　　炙鳖甲 15 克　　泽　泻 15 克　　猪　苓 15 克

白　术 20 克　　薏苡仁 25 克　　苍　术 10 克　　厚　朴 10 克

川　芎 15 克　　当　归 15 克　　火麻仁 15 克　　郁李仁 15 克

肉苁蓉 10 克　　黄　芩 20 克　　金钱草 20 克　　黄　芪 25 克

太子参 20 克　　丹　参 10 克

15 剂，日 1 剂，水煎 300 毫升，早晚分服。

三诊：患者面色少华，症状好转，咳嗽，痰多色白，无腹痛，偶有呃逆、嗳气，睡眠不佳。加旋覆花、代赭石，以降逆止呕、重镇安神。

方药：柴　胡 15 克　　炙鳖甲 15 克　　泽　泻 15 克　　猪　苓 15 克

白　术 20 克　　薏苡仁 25 克　　苍　术 10 克　　厚　朴 10 克

川　芎 15 克　　当　归 15 克　　火麻仁 15 克　　郁李仁 15 克

肉苁蓉 10 克　　黄　芩 20 克　　金钱草 20 克　　黄　芪 25 克

太子参 20 克　　丹　参 10 克　　旋覆花 15 克　　代赭石 30 克

20 剂，日 1 剂，水煎 300 毫升，早晚分服。

四诊：服上方后患者呃逆、嗳气消失，咳嗽好转，原方减旋覆花、代赭石。患者现面色微黄，鼻衄好转，睡眠尚可，二便利，此时继续软坚散结，同时兼顾正气，防止伤正。辅助检查：谷丙转氨酶 71U/L，谷草转氨酶 42U/L，胆红素正常。

方药：柴　胡 15 克　　炙鳖甲 15 克　　泽　泻 15 克　　猪　苓 15 克

白　术 20 克　　薏苡仁 25 克　　苍　术 10 克　　厚　朴 10 克

川　芎 15 克　　当　归 15 克　　火麻仁 15 克　　郁李仁 15 克

肉苁蓉 10 克　　黄　芩 20 克　　金钱草 20 克　　黄　芪 25 克

　　太子参 20 克　　　丹　参 10 克

　　20 剂，日 1 剂，水煎 300 毫升，早晚分服。

　　患者现无明显不适，肝功正常，寐可，二便利，嘱患者守上方继服 1 月后停药，嘱患者注意休息，避免劳累，调情志，慎饮食，随诊 1 年，患者状态良好，未见复发。

【按语】

　　湿热灼伤阴液，日久成为瘀血，血瘀日久则形成包块硬结，正如唐容川所言："瘀在经络脏腑之间，则结为癥瘕。"因血液的运行有赖于气的推动，正如"血不自行，赖气以动"，"气为血之帅"之说，故在治疗瘀血时以凉血活血化瘀为主，佐以行气药以助活血化瘀如乌药、柴胡等。又因患者有出血症状，故在治疗此种患者时要防止活血太过加重出血症状；内热与脾湿相结合，中焦气机运行失畅，湿热壅滞伏结，可使病情反复，故治疗上必须辨审得当，疏利透达，清化湿热。"肝主藏血，脾主统血"，酒使湿热内蕴，损伤肝脾，脾气不足不能统血则会出现吐血、便血、肌衄。肝主藏血，指肝主凝血、防止出血，气有固摄血液之能，肝气充足则能固摄肝血而不致出血；又因阴气主凝，肝阴充足，肝阳被涵，阴阳协调，则能发挥凝血功能而防止出血。故明·章潢《图书编》说"肝者，凝血之本"，在治疗出血症时，药当止血不留瘀，可选用蒲黄炭。临床上本人常用炙鳖甲配甲珠来治疗瘀血重、结块已成者，鳖甲咸寒，归于肝肾经，具有滋阴潜阳、软坚散结之功；鳖甲还具有抑制肝、脾之结缔组织增生，提高血浆蛋白水平，及抗肿瘤等作用。大腹皮理气宽中，化湿行水，善消腹中之水。泽泻乃治眩晕良药，用于高血压引起的眩晕疗效甚好。患者便秘，加肉苁蓉、火麻仁、郁李仁，润肠通便，利胆通腑。现代研究表明，代赭石对中枢神经系统有镇静作用；加旋覆花，取其降逆止呕作用。诸药合用，共奏清热利湿，活血化瘀，软坚散结之效。

三、肝肾阴虚兼有痰浊型

石某，男，60 岁。

首诊时间：2012 年 11 月 10 日。

主诉：右胁肋部疼痛 3 年，加重 2 月余。

现病史：患者 3 年前曾因"肝硬化门静脉高压"于哈尔滨医科大学附属医院住院

行脾栓塞手术，术后患者体质虚弱，每因劳累或天气变化后易出现身体不适，患者为求系统调理，曾多处就诊，但效果未能令其满意，后经一西医大夫介绍随即来我处就诊。患者现面色黧黑，形体消瘦，右胁肋部疼痛，伴有腰膝酸软，喜揉喜按，神疲乏力，手足心热，两目干涩，口干不欲饮，足面浮肿，大便秘结，2～3日1行。舌质暗红，苔黄腻，脉弦细数。

个人史：嗜酒史30年。

既往史：糖尿病史10年。

辅助检查：①彩超示：肝硬化，胆囊炎，胆囊结石，脾栓塞术后；②肝功提示：ALT137U/L，AST61U/L，γ-GGT63.1U/L，TP83.5g/L，GLO48 g/L，TBIL56.7μmol/L，DBIL21.3 μmol/L，IBIL35.4μmol/L，GLU11.1mmol/L；③血常规：HGB164g/L，PLT89g/L，PCT0.03%，MCV107fL，MPV4.3fL；④凝血功能：PT18.5s，国际标准化比值1.48，D-二聚体503μg/mL。

【辨证分析】腰为肾之府，肝肾阴虚，肾失所养，故出现腰酸，喜揉喜按；肝开窍于目，两目干涩，为肾水亏虚不能涵木；肝肾阴虚，津液不能上承于口，故口干，又因阴虚火旺，炼液成痰，故患者口干不欲饮；肝肾阴虚血亏，津液不能下润大肠，大肠干涩无液以运化，故见便秘。病位主要在肝肾，诊断为肝肾阴虚兼有痰浊型。舌质暗红、少津乃阴虚之象，舌苔黄腻为痰湿之症候。

中医诊断：胁痛（肝肾阴虚兼有痰浊型）。

西医诊断：1.酒精性肝硬化。

2.胆囊结石。

治法：补肝肾，化痰去浊，疏肝利胆。

方药：柴　胡 20克　　狗　脊 15克　　半　夏 15克　　续　断 10克

茯　苓 20克　　焦　术 20克　　佛　手 15克　　知　母 20克

紫苏子 15克　　炙鳖甲 20克　　山茱萸 20克　　牡丹皮 20克

金钱草 20克　　郁　金 20克

7剂，日1剂，水煎300毫升，早晚分服。

二诊：服药后腰膝酸软好转，仍时有神疲乏力，双腿浮肿，手足心热，胁肋部疼痛，口干不欲饮，咽部有异物感，咳之不出，咽之不下，舌质暗红，脉弦细。患者腰酸好转，去狗脊；因患者咽部有异物感，加玄参滋胃肾之阴，木蝴蝶能够利咽开暗，桔梗引药至咽部；加牛膝25g，能够利水消肿。

方药：柴　胡 20 克　　半　夏 15 克　　续　断 10 克　　茯　苓 20 克
　　　焦　术 20 克　　佛　手 15 克　　知　母 20 克　　紫苏子 15 克
　　　炙鳖甲 20 克　　山茱萸 20 克　　牡丹皮 20 克　　金钱草 20 克
　　　郁　金 20 克　　牛　膝 25 克　　木蝴蝶 15 克　　玄　参 20 克
　　　桔　梗 15 克

20 剂，日 1 剂，水煎 300 毫升，早晚分服。

三诊：现患者乏力倦怠，下肢浮肿已缓解，咽部异物感改善，原方中去桔梗、玄参、木蝴蝶；胁肋部时有绞痛，此为结石引起的疼痛，故加强利胆通腑以助排石，加火麻仁、郁李仁通腑。消化系统彩超提示：肝硬化，胆囊多发结石。

方药：柴　胡 20 克　　半　夏 15 克　　续　断 10 克　　茯　苓 20 克
　　　焦　术 20 克　　佛　手 15 克　　知　母 20 克　　紫苏子 15 克
　　　炙鳖甲 20 克　　山茱萸 20 克　　牡丹皮 20 克　　金钱草 20 克
　　　郁　金 20 克　　牛　膝 25 克　　泽　泻 10 克　　郁李仁 10 克
　　　火麻仁 10 克

20 剂，日 1 剂，水煎 300 毫升，早晚分服。

四诊：腹胀痛好转，乏力倦怠，无下肢浮肿，去泽泻；胁肋部时有绞痛，面色萎黄，睡眠尚可，大便微稀，去火麻仁、郁李仁；仍有五心烦热，舌质暗红、少苔，滋补肾阴，加熟地黄 15 克。

方药：柴　胡 20 克　　半　夏 15 克　　续　断 10 克　　茯　苓 20 克
　　　焦　术 20 克　　佛　手 15 克　　知　母 20 克　　紫苏子 15 克
　　　炙鳖甲 20 克　　山茱萸 20 克　　牡丹皮 20 克　　金钱草 20 克
　　　郁　金 20 克　　牛　膝 25 克　　熟地黄 15 克

20 剂，日 1 剂，水煎 300 毫升，早晚分服。

守上方继续服用 1 月，患者无明显不适，复查肝功、凝血均正常，随诊 1 年未见复发。

【按语】

肾为五脏阴阳之本，五脏阴阳亏损日久必累及肾之阴阳，肾之阴阳不足又加重五脏阴阳之亏虚。酒精性肝硬化乃饮酒过度或嗜食肥甘厚味致脾虚生湿，酒属湿热毒邪，湿热内阻，日久及肾，肾为水，肝为木，水生木，肾阴虚，则水不涵木，可致肝体失养，肝肾阴亏。患者肝肾阴虚，痰浊久郁化火，饮食不节，过食肥甘厚味醇酒，遏伤脾阳，脾失健运，痰湿中阻，气机郁滞，肝胆疏泄失司而致胁痛；痰浊阻于中焦，胆腑通降不能，胆汁排泄不畅，内郁而化热生火，湿浊热邪交蒸日久煎熬，结成砂石，阻滞胆道而致胁肋剧痛。在此证型的治疗中以滋补肝肾为主，同时患者兼有消渴病史 10 年，消渴的病机"阴虚为本，燥热为标"，通过滋补肝肾之阴从而改善内环境可以达到控制血糖的目的。临床上对于酒精性肝硬化肝肾阴亏型、阴津亏虚者，本人常予鳖甲、沙参、石斛、麦冬等。鳖甲归肝肾经，能滋阴清热，软坚散结；沙参、石斛、麦冬配伍，治疗阴津不足的口干、舌绛少津，亦可治疗肝肾阴虚引起的咽部异物感。患者腰膝酸痛，阴虚为本，狗脊、续断、牛膝强腰健骨，牛膝能够引火下行，引药入肾经；燥热为标，用牡丹皮、丹参凉血活血，同时丹参具有护肝、抗纤维化的作用，知母、黄柏清肾脏之火；金钱草、郁金疏肝利胆、排石，鳖甲能抑制炎症反应，调节免疫，促进肝细胞修复和再生，保护肝细胞，改善肝内微循环，抑制纤维增生，促进胶原溶解和再吸收，并能提高血浆蛋白含量。

四、脾肾阳虚兼有气滞型

白某，男，53 岁。

首诊时间：2012 年 4 月 2 日。

主诉：面色晦暗 3 年，加重半年。

现病史：患者 2 年前因出现黄疸于当地医院住院治疗，经系统检查诊断为酒精性肝硬化，给予保肝降酶治疗后症状缓解，面色虽有好转，但患者右胁肋部疼痛时有，此次发病一身皮肤面目俱黄，患者遂转看当地中医，给予清热利湿之黄芩、栀子等药，服药后患者胃冷痛不适，症状未见缓解，后经其家属介绍来我处就诊。现形体消瘦，面色晦暗，全身皮肤晦暗、黧黑，蜘蛛痣明显，肝掌，右胁肋部隐痛，痛处走窜，善太息，腹胀、胃脘部疼痛，每遇寒凉后加重，喜温喜按，食欲不振，五更泻、腰冷痛，形寒肢冷、乏力倦怠。舌质淡白，舌体胖大，边有齿痕，苔白滑，脉细弱。

个人史：嗜酒史 30 年。

辅助检查：①彩超提示：肝硬化，脾大，少量腹水；②肝功提示：ALT140U/L，AST81U/L，γ-GGT73.1U/L，TP63.5g/L，GLO58g/L，TBIL65.7μmol/L，DBIL31.3 μmol/L，IBIL35.4μmol/L，GLU7.1mmol/L；③血常规：HGB159g/L，PLT90g/L，MCV107fL，MCH38pg，MPV4.3fL；④凝血功能：PT19s，国际标准化比值 1.48，D-二聚体 498μg/mL。

【辨证分析】脾主运化，脾阳不足，腐熟水谷无力，精微物质不能荣养全身导致形体消瘦，四肢倦怠乏力；脾阳虚弱无以上承温养胃气，故胃脘冷痛，喜揉喜按，阳气虚，全身失于温养，故见形寒肢冷；酒食伤肝脾肾，脾阳虚衰，运化失健，湿浊聚而成水，肾阳虚衰，肾失开阖，水道不利，水湿内停则形成鼓胀，并见小便不利；肾阳不足，水不暖火，脾失健运则久泄不止，完谷不化，五更泄泻，腰府失于温煦则见腰部冷痛；因脾阳受伤，湿从寒化，寒湿瘀滞，中阳不振，脾虚失运，胆液为湿邪所阻，表现为全身皮肤晦暗、黧黑。患者善叹息，痛处走窜不定乃气行于肋间。面颈部赤丝红纹、肝掌是气滞血瘀之征。舌质淡白、体胖，边齿痕，苔白滑均为脾阳虚之舌象。

中医诊断：黄疸（脾肾阳虚兼有气滞型）。

西医诊断：酒精性肝硬化。

治法：温肾健脾，疏肝行气，化瘀软坚。

方药：柴　胡 15 克　　黄　芪 20 克　　干　姜 15 克　　茯　苓 20 克
　　　党　参 15 克　　肉豆蔻 20 克　　白　术 15 克　　白豆蔻 20 克
　　　诃　子 10 克　　炙鳖甲 15 克　　丹　参 20 克　　白扁豆 15 克
　　　狗　脊 20 克　　续　断 20 克　　猪　苓 20 克　　甘　草 15 克
　　　泽　泻 15 克

10 剂，日 1 剂，水煎 300 毫升，早晚分服。

二诊：患者现腹水减少，去泽泻；食欲不佳，饭后胃胀，原方基础上加焦山楂、炒麦芽、焦神曲15克，消食导滞，助肠胃运化以改善餐后胃胀症状，脾胃运化正常，水谷精微方能吸收；上方基础上加茵陈蒿20克，与干姜共奏温化寒湿浊邪之效。

方药：柴　胡15克　　黄　芪20克　　干　姜15克　　茯　苓20克
　　　　党　参15克　　肉豆蔻20克　　白　术15克　　白豆蔻20克
　　　　诃　子10克　　炙鳖甲15克　　丹　参20克　　白扁豆15克
　　　　狗　脊20克　　续　断20克　　猪　苓20克　　甘　草15克
　　　　茵陈蒿20克　　焦山楂15克　　炒麦芽15克　　焦神曲15克

20剂，日1剂，水煎300毫升，早晚分服。

三诊：共服药1月，现腹水消失，原方去猪苓，猪苓虽去但方中不少温阳健脾之药，阳气复，水湿得运。现大便改善，每日醒后如厕，便质略稀，食欲好转。佐以女贞子15克，《本草备要》云："女贞子，益肝肾，安五脏，强腰膝……除百病。"加入方中，补肾养肝，以奏阴阳共济，除湿而不伤正。

方药：柴　胡15克　　黄　芪20克　　干　姜15克　　茯　苓20克
　　　　党　参15克　　肉豆蔻20克　　白　术15克　　白豆蔻20克
　　　　诃　子10克　　炙鳖甲15克　　丹　参20克　　白扁豆15克
　　　　狗　脊20克　　续　断20克　　甘　草15克　　茵陈蒿20克
　　　　焦山楂15克　　炒麦芽15克　　焦神曲15克　　女贞子15克

20剂，日1剂，水煎300毫升，早晚分服。

四诊：患者现食欲尚可，胃脘痛消失，无腹胀，去焦山楂、炒麦芽、焦神曲；大便正常，去诃子、白扁豆、肉蔻；面色好转，目珠无黄染，去茵陈蒿；面颈部仍有赤丝红纹，肝掌面积减小，故方中加大行气活血力度，原方基础上加草豆蔻15克、赤芍20克、当归20克，草豆蔻温中行气燥湿，赤芍、当归活血化瘀通络。

方药：柴　胡15克　　黄　芪20克　　干　姜15克　　茯　苓20克
　　　　党　参15克　　白　术15克　　白豆蔻20克　　炙鳖甲15克
　　　　丹　参20克　　狗　脊20克　　续　断20克　　甘　草15克
　　　　当　归20克　　赤　芍20克　　草豆蔻15克　　女贞子15克

15 剂，日 1 剂，水煎 300 毫升，早晚分服。

五诊：患者自觉症状好转，无明显不适，舌质红，舌体适中，苔白，脉细弱。方中去大辛大热的干姜，加清补之品太子参 15 克，此方继服 1 月，作为病后调补之方，以巩固疗效。

方药：

柴　胡 15 克	黄　芪 20 克	太子参 15 克	茯　苓 20 克
党　参 15 克	白　术 15 克	白豆蔻 20 克	炙鳖甲 15 克
丹　参 20 克	狗　脊 20 克	续　断 20 克	甘　草 15 克
当　归 20 克	赤　芍 20 克	草豆蔻 15 克	女贞子 15 克

30 剂，日 1 剂，水煎 300 毫升，早晚分服。

随诊 1 年，患者面色尚可，复查结果均无异常，嘱患者定期复查，调畅情志、避寒暑、慎饮食，不可使用寒凉之品。

【按语】

肝硬化后期，主要病机为脾肾阳虚。患者本就脾胃虚寒，不可过用寒凉伤脾胃之品，亦不可见黄疸即云是湿热，而用黄芩、栀子等泻火燥湿之剂。《景岳全书》云："阴黄证，则全非湿热，而总由血气之败。"可见本病迁延日久，累及脾肾之阳气，肾为先天之本，脾为后天之本，脾肾共为五脏之根本。脾肾虚则无力抗邪，日渐虚弱。治疗本型主要予以补虚药，辅以祛邪之品。治疗酒精性肝硬化应时刻顾护脾胃之功能，有言云："存一分胃气，便有一分生机。"用药主要予以补脾益气、补肾助阳之品，水湿之所以形成，脾虚难辞其咎，因此利水湿不忘健脾，如黄芪、茯苓、焦白术、党参、补骨脂、狗脊、续断等，配以利湿之品，如薏苡仁、苍术、猪苓、泽泻等。白术善补，苍术善行，且苍术消食纳谷，止呕住泄亦同白术，而泄水开郁，苍术独长。故余治疗肝硬化脾虚水肿者，苍术重用。另者，重用苍术，脾阳得助，阳足则脾得以运，水肿则消。薏苡仁、苍术配伍治疗脾虚水湿内阻所致脘腹胀闷、食少泄泻。苍术气味辛烈，燥土利水，薏苡仁甘补淡渗，健脾止泻，功力缓和。二者配伍以达到健脾、利水除湿之效。泄泻不止者加诃子、白扁豆；胁肋胀痛者加白蔻、草蔻、乌药；纳呆者加焦山楂、炒麦芽、神曲等。脾肾阳虚，水湿不化，停聚于内，形成鼓胀，临床上利水湿常用猪苓、泽泻、大腹皮等配伍使用。若转氨酶高，加五味子、甘草，此二药为余喜用药对，五味子酸甘化阴，甘草缓和诸药，缓急止痛，益气补虚，二者配伍有很好的保肝降酶的功效。另酌加白芍以柔肝缓急止痛。

五、湿热内蕴兼有瘀毒型

朱某，男，63 岁。

首诊时间：2012 年 5 月 4 日。

主诉：右胁肋部疼痛 5 年，加重 1 年。

现病史：患者饮酒 40 年，5 年前聚会后右胁肋部疼痛难忍，送于当地医院就诊，诊断为"急性胃出血、酒精性肝硬化"，经治疗后胃脘部出血好转，患者为求中医治疗酒精性肝硬化，遂出院后来我诊室就诊。现患者面色萎黄，形体适中，腹部胀大，神疲乏力，有胁肋部疼痛，阴囊潮湿，口苦口黏，食欲不振，厌油腻，胸闷纳呆，小便黄，大便不爽，每日 3～4 次。舌质紫暗，体胖，苔黄腻，脉弦滑。

既往史：乙型肝炎 8 年。

个人史：嗜酒史 40 年。

辅助检查：①乙肝六项：HBsAg（+）、HBcAb（+）、pre-S$_1$（+）；② HBV–DNA 2.01 × 10^3 Iu/mL；③肝功：ALT128.4U/L，AST97.6U/L，γ–GGT643.9U/L，TBIL5.5μmol/L，TPA40.7μmol/L，PAB140mg/L；④肿瘤系列：AFP66.54ng/mL，CA19–9 39.13U/mL；⑤血常规：WBC3.9 × 10^9/L，MCV3.9fL，MCH37.7pg，NEUT1.76 × 10^9/L，PLT65 × 10^9/L；⑥彩超提示：肝硬化声像，肝脏结节，胆囊炎性改变，前列腺炎；⑦腹部增强 CT 提示：肝硬化，脾大，少量腹水，肝脏右叶低密度影，肺右叶点状高密度影，左肾窦小结节。

【辨证分析】若饮食不节，嗜食肥甘厚味或辛辣炙煿之品，郁遏脾胃，积湿生热；耽饮醇酒，酒热伤肝伐胃，以致脏腑热偏盛，中焦湿热蕴结，肝脾疏运失司，故患者出现口苦口黏，胸闷纳呆，湿热下注膀胱则小便黄，湿热下注大肠大便不爽。《素问·缪刺论》中言："邪客于足少阳之络，令人胁痛不得息。"故胁肋部疼痛。肝经抵少腹，环阴器，肝经湿热下注出现男性阴囊潮湿。若患者饮食不节，摄入被肝炎病毒污染的不洁之物，湿热与毒邪互结，更易化火入血，出现厌油腻之表现。舌质紫暗为热毒之邪日久成瘀，舌体胖大，苔黄腻为湿热之气表现在舌。

中医诊断：胁痛（毒热内蕴兼有痰湿型）。

西医诊断：酒精性肝硬化；慢性乙型病毒性肝炎。

治法：清热燥湿，化瘀解毒。

方药：柴　胡 15 克　　黄　芪 30 克　　白　术 20 克　　薏苡仁 30 克

苍　术 15 克　　三　棱 20 克　　莪　术 20 克　　炙鳖甲 20 克

佛　手 15 克　　砂　仁 15 克　　太子参 15 克　　半枝莲 30 克

水飞蓟 20 克　　泽　泻 20 克　　猪　苓 20 克　　白花蛇舌草 30 克

10 剂，日 1 剂，水煎 300 毫升，早晚分服。

二诊：患者现神疲乏力好转，腹部胀大缓解，转氨酶仍然偏高，以初诊方剂为基础加五味子 20 克、甘草 15 克，以降转氨酶。

方药：柴　胡 15 克　　黄　芪 30 克　　白　术 20 克　　薏苡仁 30 克

苍　术 15 克　　三　棱 20 克　　莪　术 20 克　　炙鳖甲 20 克

佛　手 15 克　　砂　仁 15 克　　太子参 15 克　　半枝莲 30 克

水飞蓟 20 克　　泽　泻 20 克　　猪　苓 20 克　　五味子 20 克

甘　草 15 克　　白花蛇舌草 30 克

20 剂，日 1 剂，水煎 300 毫升，早晚分服。

三诊：复查乙型肝炎 DNA 定量正常，方中减半枝莲、白花蛇舌草、水飞蓟。患者现大便每日 2～3 次，仍黏腻不爽，方中加黄芩 15 克、黄连 15 克、白茅根 20 克，黄芩、黄连增强解毒燥湿止泻之力，同时白茅根清热利尿，使湿热从小便出。

方药：柴　胡 15 克　　黄　芪 30 克　　白　术 20 克　　薏苡仁 30 克

苍　术 15 克　　三　棱 20 克　　莪　术 20 克　　炙鳖甲 20 克

佛　手 15 克　　砂　仁 15 克　　太子参 15 克　　白茅根 20 克

黄　芩 15 克　　黄　连 15 克　　泽　泻 20 克　　猪　苓 20 克

五味子 20 克　　甘　草 15 克

20 剂，日 1 剂，水煎 300 毫升，早晚分服。

四诊：患者腹水消失，上方去泽泻、猪苓，口苦口黏好转，患者时有夜寐不安，睡后易醒，方中加酸枣仁 20 克、合欢皮 15 克，酸枣仁以养心益肝安神，合欢皮入心肝经安神解郁，兼能活血祛瘀。

方药：柴　胡 15 克　　黄　芪 30 克　　白　术 20 克　　薏苡仁 30 克

苍　术 15 克　　三　棱 20 克　　莪　术 20 克　　炙鳖甲 20 克

佛　手 15 克　　砂　仁 15 克　　太子参 15 克　　白茅根 20 克

黄　芩 15 克　　黄　连 15 克　　酸枣仁 20 克　　合欢皮 15 克

五味子 20 克　　甘　草 15 克

20 剂，日 1 剂，水煎 300 毫升，早晚分服。

随诊记录：患者继续服用上方 20 剂，转氨酶、甲胎蛋白下降至正常值。随诊 1 年，患者未出现任何不适症状，嘱患者严格禁酒、定期复查。

【按语】

酒精与病毒可相互作用，共同抑制机体的抗病毒免疫反应，共同损伤在导致肝硬化病因中的比例明显增加，长期嗜酒可增强机体对肝炎病毒的易感性，促进病毒的复制，引起肝损伤，加剧肝炎病毒对肝脏的损伤，从而导致肝硬化。历代医家认为：酒属湿热有毒之品，味甘、苦、辛，性温，有毒，入心肝肺胃经。《本草求真》指出："酒，其味有甘有辛，有苦有淡，而性皆热。若恣饮不节，则损烁精，动火生痰，发怒助欲，湿热生病，殆不堪言。"中医认为，少量饮酒有益，过则为害。《本草纲目》谓："少饮则和气血，多饮则杀人顷刻。"过量饮酒后，酒毒湿热内蕴，肝脾损伤，气血不和，痰湿内生，气血痰湿相互搏结停于胁下，形成积块，迁延日久，肝脾肾三脏功能障碍，水湿积聚于腹而成鼓胀。水飞蓟、田基黄、半枝莲、白花蛇舌草清热解毒、抑制病毒复制疗效甚好，尤其用于湿热较重者。治疗湿热与疫毒互结，可用清热燥湿解毒的治法，亦可用清热解毒、凉血散血化瘀之法，二者的区别则在于湿热与毒邪的侧重不同，前者用于湿热偏重之人，后者用于热毒偏盛瘀血重之人。清热解毒、凉血散血化瘀治法中加生地、赤芍、栀子，生地清热凉血生津，"能消瘀血，凉血补血之功"；赤芍"行血破瘀血，散血块，以散血热"；栀子清热凉血泻火，保肝利胆。

诊疗体会

【中医古典文献对本病的相关论述】

中医学中没有肝硬化称谓，但根据其临床症候可将其归属于中医学中的"胁痛""黄疸""积聚"和"鼓胀"等病症的范畴。胁痛之名，首见于《内经》，如《素问·脏气法时论》云："肝病者，两胁下痛引少腹，令人善怒。"又如《灵枢·五邪》言："邪在肝，则两胁中痛。"均指出了胁痛的临床症候主要为两胁肋部的疼痛不适。黄疸之名，首见于《素问·平人气象论》，曰："溺黄赤，安卧者，黄疸……目黄者曰黄疸。"《症因脉治》："酒疸之因：其人以酒为事，或饮时浩饮，大醉当风，入水，兼以膏粱积热，互相蒸酿，则酒疸之症成矣。"积聚二字早在秦汉时期已出现，《灵枢·五变》："百疾之始期也，必生于风雨寒暑，循毫毛而入腠理，或复还，或留止……或为寒热，或为留痹，或为积聚……"《难经》则对积聚进行鉴别："积者，阴气也；聚者，阳气也。故阴沉而伏；阳浮而动。气之所积名曰积；气之所聚名曰聚。故积者，五脏所生；聚者，六腑所成也。积者阴气也，其始发有常处，其痛不离其部，上下有所终始，左右有所穷处；聚者，阳气也，其始发无根本，上下无所留止，其痛无常处，谓之聚。故以是别知积聚也。"另《难经》还提出了"五脏积"，将积病分为了肝积、心积、脾积、肺积、肾积五类。鼓胀之名，首见于《素问·腹中论》："黄帝问曰：有病心腹满，旦食则不能暮食，此为何病？岐伯对曰：名为鼓胀。"《灵枢·水胀》曰："鼓胀何如？岐伯曰：腹胀，身皆大，大与肤胀等也，色苍黄，腹筋起，此其候也。"指出鼓胀的临床表现为腹大，肤色黄，腹筋显露，即腹壁静脉曲张，这与肝硬化腹水的临床表现一致。《景岳全书》中述："单腹胀者，名为鼓胀，以外虽坚满，而中空无物，其象如鼓，故名鼓胀。又或以血气结聚，不可解散，其毒如蛊，亦名蛊胀。且肢体无恙，胀惟在腹，故又名单腹胀。"亦对鼓胀的症候进行阐述，并指出气机阻滞、瘀血内停为其病机之一。

【中医病因病机】

湿热蕴阻肝胆，脉络受阻之胁痛，因湿热交蒸，逼胆汁外溢，则可同时合并黄疸。肝郁气滞所致胁痛，经久不愈，瘀血停着，胁下积块则可转为积聚。因肝失疏泄，脾失健运，久而影响及肾，导致气血水内停腹中，则可转为鼓胀等等。黄疸，《金匮要略》曰："黄家所得，从湿得之。"《景岳全书》："凡发黄、黄疸等证，多由湿热。"指出黄疸病机之一为湿邪。并《圣济总录·黄疸门》曰："大率多因酒食过度，水谷相并，积于脾胃，复为风湿所搏，热气郁蒸，所以发为黄疸。"指出饮食不节，脾胃受损，脾失健运而湿不化，湿热相搏则发黄，正如古人云：脾胃不病则无湿，肝胆不病则无黄。积聚，《诸病源候论》曰："积聚者，由阴阳不和，腑脏虚弱，受于风邪，搏于腑脏之气所为也……诸脏受邪，初未能为积聚，留滞不去，乃成积聚。"《黄帝素问宣明论方》曰："积聚、留饮、痞膈、中满湿积、霍乱吐下、癥瘕坚硬、腹满，皆太阴湿土，乃脾胃之气，积聚之根也。"指出了脾胃为积聚之根。鼓胀，《素问·至真要大论》曰："诸湿肿满，皆属于脾。"指出了鼓胀形成的根本原因为脾运失常。《医学入门·鼓胀》曰："凡胀起是气久则成水……治胀必补中行湿，兼以消积，更断盐酱。"对鼓胀的病理过程及治法进行了阐述。中医学虽无酒精性肝硬化之称，但早在《金匮要略·黄疸病脉证并治》中记载的酒疸类似于今天西医所说的酒精性肝硬化。《兰室秘藏》谓："膏粱之人，食已便卧，使湿热之气不得施化，致令腹胀满。"由此可见酒臌的形成与气滞、血瘀、水停、正虚交织错杂，从而构成酒鼓的病理变化实质。

【现代医学对本病的认识】

西医认为，酒精因素通过氧化应激促使反应性氧化物增加，而诱发肝脏脂肪聚集，在氧化应激相关的脂质过氧化及炎症细胞因子的作用下，使脂肪变性的肝细胞发生炎症、坏死和肝纤维化，最后导致肝硬化。

酒精性肝硬化诊断标准：①大多数患者都有饮酒史：酒精量男性 ≥ 40g/d，女性 ≥ 30g/d，一般连续 5 年以上可发展为酒精性肝硬化，存在个体差异。②临床症状：可无明显症状，或有右上腹胀痛、食欲不振、乏力、面部色素沉着、黄疸、消化道出血、牙龈出血、皮肤黏膜瘀点及紫癜等出血倾向；男性患者因雌激素增多导致性欲减退、睾丸萎缩、毛发脱落及乳房发育；女性患者出现月经不调、闭经、不孕。醛固酮增多使远端肾小管对钠的重吸收增加。抗利尿激素增多使集合管对水分的重吸收增加，钠水潴留使尿量减少和浮肿，对腹水的形成和加重也起了重要作用。③肝功能检查：谷丙转氨酶、谷草转氨酶、r-谷氨酰转肽酶、胆碱酯酶升高，凝血酶原时间及活动度延长，胆红素升高。肝纤维化 5 项的血清学指标中Ⅳ型胶原、层粘连蛋白显著增高可考虑肝硬化代偿期。B超或CT检查：在肝硬化早期可发现肝肿大，肝回声显著增强、增粗。内镜检查：提示食管胃底静脉曲张。目前肝脏活检是诊断肝硬化的"金标准"。

西医目前对酒精性肝硬化的治疗方案：①减轻肝脏炎症，保护肝细胞：如还原型谷胱甘肽、S-腺苷蛋氨酸、维生素E等抗氧化剂；前列腺素E1等脂氧酶抑制剂；尼群地平等钙通道阻滞剂。②阻断肝脏星状细胞激活增生：维生素E、干扰素等。③抑制细胞外胶质合成及促进其降解：如基质金属蛋白酶和尿激酶型纤溶酶原激活剂等。④抑制肝纤维化的因子：肝细胞生长因子，N-乙酰半胱氨酸等。⑤肝纤维化的基因治疗等。但对酒精性肝硬化反复大量出血尚缺乏较好的治疗方法，一旦发生，死亡率很高。西医认为肝移植是酒精性肝硬化的有效治疗手段，但供肝者少、费用高等原因使其实施受到限制。

【治疗特色】

1.整体辨证，分段治疗

酒精性肝硬化致鼓胀患者累及肝脾肾三脏，出现三脏功能失调，造成虚实夹杂，其根乃五脏六腑在疏利、运化、输布过程中气血津液不能各归其位，形成气机郁结、营血凝滞、水液犯逆之象。如酒精性肝硬化初期，肝郁脾虚，肝气横逆犯脾胃，肝脾同病，症见胁肋部胀满不适，走窜痛，每因情志不遂后加重，烦躁、喜太息、嗳气、反酸、纳谷不香，厌食油腻，此段治疗时以疏肝健脾、消食导滞为主，肝气条达，脾气恢复，方能运化水谷精微。常用药物为陈皮、山楂、神曲、麦芽、柴胡、黄连、吴茱萸。柴胡入肝胆经，主疏肝解郁，保肝，引清气上行，平少阳厥阴邪热，宣畅气血，散结调经，是本人在临证治疗肝胆系统疾病时必不可少的要药之一。山楂、神曲、麦芽消食导滞，黄连、吴茱萸和胃降逆，治疗肝火犯胃引起的嗳气、嘈杂吞酸。病势继续发展至第二阶段时，久病及血，出现气血同病之象。临床可见：右胁肋胀满不适加重，以刺痛为主，痛处拒按，形体消瘦，面色萎黄甚至黧黑，出现肝掌、蜘蛛痣。此阶段以柔肝理脾、活血化瘀通络为主，药用丹参、白芍、姜黄、厚朴、川芎、川楝子等。川楝子、厚朴疏肝行气止痛；姜黄、川芎加大血中气药之力，达到活血化瘀之功；白芍柔肝缓急止痛；丹参有活血化瘀、软坚散结的作用，能够纠正肝脏微循环障碍，促进肝细胞再生和增强抗肝纤维化的作用。若患者病情继续发展至第三阶段时，出现腹部胀大如鼓，青筋暴露，尿少，双下肢浮肿甚则呕血、便血的临床表现，此乃病久及肾，肾失主水之能，此时肝脾肾三脏同病，有气、血、水兼见之症，治疗上不可峻下逐水，当淡渗利水，药用大腹皮、猪苓、苍术、蒲黄炭、防己、泽兰等。泽兰、大腹皮活血散瘀，通经行水，泽兰尤善通利腿部水湿；苍术、防己、猪苓燥湿化湿，分利腹腔；蒲黄炭为止血行瘀之良药，有止血不留瘀的特点。若患者胁肋部痛甚，可酌加延胡索以行气、活血、止痛。

2. 把握病机，病势回转

肝硬化患者根据病机不同，采取的治法不尽相同，可分为"疏肝""柔肝""补肝"三法，肝郁者当疏，以疏理为主，柔养次之，并行不悖，开合有度，二者不能全然分开，同时疏肝不忘和胃，疏肝多用柴胡、川楝子，柔肝多用沙参、枸杞子、生地；虚者当补，"肝体阴而用阳"，阴常不足，此时当补，乙癸同源，补肝需益肾，肝肾同治，方能提高疗效，可用六味地黄汤加柴胡、白芍。肝郁脾虚患者，肝气不舒，必有气滞血瘀，肝犯脾胃日重，疏利太过，肝血亏损，治上中焦不得畅达，此为治疗肝郁脾虚证之关键，把握此病机，即可使病势回转。

3. 明确病因，提防误治

酒精性肝硬化患者舌苔黄腻居多，此为湿热，多伴有舌体胖大，边有齿痕，但并非所有黄腻苔患者均为湿热证。酒精性肝硬化患者最初感受湿热之邪，病程早期以湿热之证为主，但随着病情迁延，或失治误治，亦或素体阴虚，致使邪毒留滞，湿热郁久化火，灼伤阴液，导致肝肾阴虚。此时患者可伴有两目干涩，腰膝酸软，失眠多梦，纳少口苦等症。治疗时当滋补肝肾，又防止滋腻太过助湿生热，根据湿困与阴虚的不同程度采取不同的治疗方法，大致分为三种：一是祛湿为主，养阴为辅；二是先祛湿后养阴；三是祛湿与养阴兼顾。也有湿困脾阳日久导致脾胃虚寒者，湿久可以化热，湿与热结而成湿热，临床表现为黄腻苔，但此为标而非本也，是脏腑功能失调的病理产物。

4. 疏肝补脾，调理气血

《灵枢·营卫生会》曰："人受气于谷，谷入于胃，上传于肺，五脏六腑皆以受气。"脾胃为生气之源，脾主运化，胃主受纳，共同完成对饮食水谷和水谷精微的吸收，水谷精微化生的血和津液，可作为化气之源。《灵枢·五味》曰："故谷不入，半日则气衰，一日则气少矣。"脏腑之气、经络之气，不和则为邪气伤人。情志不遂，郁久必现上亢，气机不得舒畅，打破柔肝和疏泄的生理状态，导致情志异常，消化障碍，气血逆乱，疏利三焦太过，故酒精性肝硬化发生首先责之肝气。血统于脾，藏于肝，血流量的调节与肝之疏泄功能密切相关。当肝失条达，使本有节律地流动于经脉的气血受到制约，出现气滞血瘀；肝气犯脾，则脾之传输不利，故肝脾功能决定血液的流畅程度。故治疗时调畅气机以疏肝健脾，益气活血，肝气疏利，脾得运化，使精气、营血、津液各归其位，从而肝之郁结得解，脾气恢复，水谷运化正常，气血调畅，瘀血得化，使病症缓解、好转乃至康复，从而延长患者生存期。如肝郁脾虚证，治以理气开郁、疏通气血、健脾疏肝为主，肝气舒畅、脾气健运，气血运行顺畅，自然调和，临床常选用柴胡、苏子、砂仁、白术、黄芪、茯苓、焦山楂、炒麦芽、焦神曲、鸡内金、丹参等药。

5. 重视后天，以养先天

酒精性肝硬化患者多数来我处就诊时病情在第一、二阶段，并未见腹水，为防止疾病进一步发展出现腹水，在疾病早、中期就应适当重视后天，养护先天之本。酒精性肝硬化一旦出现腹水，则提示病入晚期，为脏器大虚之结果。在早、中期其病位虽在肝，而治疗时应重视脾肾。治疗时采用补脾运中、补肾化气之法，佐以化瘀、行气、强腰之品。此时当细辨阴阳，根据体质酌加药物，阳虚之人加仙茅、仙灵脾、肉桂、杜仲，阴虚之人加枸杞、生地、山茱萸、山药。肝用之太过，侮其所胜，脾土失健运之功，水谷精微不归正化，水反为湿，谷反为滞，脾病及肾，肾火虚少，则关门不利，则会聚水为肿，导致足部水肿甚至双下肢浮肿，故尤其重视温养肾阳，不忘健脾，加入白术、薏苡仁、茯苓、山药等药物。山药甘、平，健脾补肾，益气养阴，对脾肾俱虚者，其补后天亦有益于充养先天；白术益气健脾，燥湿利水，被前人誉之为"脾脏补气健脾第一要药"；薏苡仁、茯苓利水渗湿，健脾，去水湿而不伤正，利中有补。

【预后与调护】

患者治疗期间禁烟禁酒，调整饮食结构，以易消化、高蛋白质（蛋白质最好是含有各种氨基酸的牛奶、蛋类、肉、鱼类等高价动物蛋白为佳）、丰富维生素、适量碳水化合物、低脂肪饮食为原则，控制体重；糖分、谷类、豆类、新鲜蔬菜、水果、肉蛋类含有丰富的 B 族维生素以及维生素 C、D、E、A、K，在饮食中应占一定比例。有腹胀、消化不良者要适当控制糖分和豆制品。为缓解消化道症状，指导患者家属给患者选择易消化清淡饮食，少食多餐，注意饮食卫生，避免易产气引起腹胀的食物如牛奶、豆浆。卧床休息，生活有规律，睡眠充足，避免劳累，从而增加肝脏血流量，有利于肝细胞恢复；适当锻炼，禁止剧烈运动，调畅情志，不可大怒、剧烈咳嗽，防止肝硬化门脉高压所致的食管胃底静脉曲张因剧烈运动、咳嗽而破裂出血。酒精性肝硬化患者一旦被确诊，常难接受，表现为恐惧、焦虑、沮丧，且对陌生的环境产生紧张心理，针对患者的心理状况，我们做宣教时要用亲切诚恳和充满爱的语言取得患者的信任，努力创造良好、安静、舒适的休养环境，使患者情绪稳定；经常介绍有关保护肝脏、控制和稳定病情的知识，嘱患者一定要保持心情舒畅，"肝为刚脏，喜条达恶抑郁"，保持心情舒畅有利于肝之疏泄功能，有利于病情的缓解。

【结语】

迄今为止，酒精性肝硬化尚未引起公众足够重视，余以为加强酒精性肝硬化的宣传和防治研究是当前面临的重要课题。欧美国家的肝硬化 2/3 以上为酒精性肝硬化，在我国酒精性肝硬化已成为仅次于病毒性肝硬化的第二大肝硬化疾病。酒精性肝硬化经过辨证可将其分为五型，包括肝郁脾虚型、肝肾阴虚型、脾肾阳虚型、湿热蕴结型、气滞瘀毒型，但在临床治疗中并不单纯见以上五型，常常间杂其他，寒热虚实、气血阴阳，病情错综复杂。辨证需当谨慎，治法得当，同时用药考究，防止因用药不慎引起他症，如在治疗肝肾阴虚兼有湿浊型患者时矛盾在于"滋阴有碍化湿，化湿太过又易伤阴"，故余喜用焦白术，因其性甘能补，被誉为"脾脏补气健脾第一要药"，"补"通过健脾以扶助正气，白术宜焦用，因焦用可以香燥化湿，湿化则脾气健运，脾健则肝木能条达疏泄。余常以白术作为治疗肝病的主药，因白术滋而不腻，补而不滞，化湿不伤阴，生津不碍湿，补中有滋，滋中有消，配伍得当，有益无弊。肝病补而痊愈者，乃正气充足，肝之疏泄正常，肝脏损害逐渐得到缓解甚至恢复，虽有复发也易治，此所谓"正气存内，邪不可干"；若用攻伐，正气受损，恐难治也。

第八节 胆汁性肝硬化

一、肝郁脾虚兼有湿浊型

邢某，女，45岁。

首诊时间：2012年5月9日。

主诉：乏力2年余，近1月加重。

现病史：患者平素抑郁，喜叹息，时有轰然汗出，半年前疑为更年期遂于当地中医院就诊，给予中药调理后，患者自觉轰然汗出症状好转。但仍自觉心烦易怒，前几日怒动肝火后，出现腿软无力，其家属经多方打听来我处就诊。患者现情绪不佳，喜太息，胸胁胀痛，头身困重，面白无华，纳差、乏力嗜睡，脘腹痞胀，每因情志不遂后即出现腹痛欲便、泻后痛减，小便利。舌质淡，舌体胖，边有齿痕，脉弦缓。

辅助检查：①肝炎系列：甲、乙、丙、戊（－）；②抗核抗体提取物：阴性；③生化：AST85U/L，γ-GGT342U/L，ALP235U/L；④蛋白电泳：IgG 17.64g/L，IgA 7.13g/L，IgM 4.7g/L；⑤自身抗体：AMA 1∶320，AMA-Mb 146RU/mL；⑥彩超：肝脏弥漫性改变，肝硬化；⑦凝血酶原时间：13s。

【辨证分析】患者因情志不遂，郁怒伤肝，肝失条达，横乘脾土，湿壅木郁，肝失疏泄，经气郁滞，不通则痛，则胁肋胀满窜痛，因太息可引气疏散，使胀痛减轻，肝气壅滞，情志不畅，精神抑郁；肝气横逆脾气导致水谷精微不能运化，则出现纳差，或食少痞胀，精气不能濡养周身出现乏力、面色无华；脾虚日久，湿邪内生，困遏脾阳，阻滞精气向上运至头部则头重如裹，湿性向下留于四肢最先表现为身重。

中医诊断：胁痛（肝郁脾虚兼有湿浊型）。

西医诊断：胆汁淤积性肝硬化。

治法：疏肝健脾，活血行气，兼利胆祛湿。

方药：
焦 术20克	生晒参15克	柴 胡15克	茯 苓20克
当 归20克	白 芍15克	炙乳香15克	炙没药15克
丹 参20克	威灵仙15克	金钱草20克	生 姜10克

黄　芪 20 克　　薄　荷 10 克　　炙鳖甲 15 克　　鸡内金 15 克

10 剂，日 1 剂，水煎 300 毫升，早晚分服。

二诊：患者服用上方后自觉乏力、肝痛均有减轻，纳差，食后仍有胃脘胀满，加焦山楂、炒麦芽、焦神曲 20 克，陈皮 15 克，健脾消食和胃，陈皮助脾行气。

方药：焦　术 20 克　　生晒参 15 克　　柴　胡 15 克　　茯　苓 20 克

当　归 20 克　　白　芍 15 克　　炙乳香 15 克　　炙没药 15 克

丹　参 20 克　　威灵仙 15 克　　金钱草 20 克　　生　姜 10 克

黄　芪 20 克　　薄　荷 10 克　　炙鳖甲 15 克　　鸡内金 15 克

焦山楂 20 克　　炒麦芽 20 克　　焦神曲 20 克　　陈　皮 15 克

20 剂，日 1 剂，水煎 300 毫升，早晚分服。

三诊：服上方 20 剂后，患者无不适感觉，大便间断不成形，无乏力和肝痛。去生晒参、炙乳香、炙没药、生姜。仍有嗜睡，原方中加肉豆蔻 10 克、砂仁 10 克，砂仁化湿行气，温中止泻，与肉豆蔻均为芳香醒脾之品，可治疗由于脾虚引起的嗜睡，效果颇佳。

方药：焦　术 20 克　　柴　胡 15 克　　茯　苓 20 克　　当　归 20 克

白　芍 15 克　　丹　参 20 克　　威灵仙 15 克　　金钱草 20 克

黄　芪 20 克　　薄　荷 10 克　　炙鳖甲 15 克　　鸡内金 15 克

砂　仁 10 克　　焦山楂 20 克　　炒麦芽 20 克　　焦神曲 20 克

陈　皮 15 克　　肉豆蔻 10 克

14 剂，日 1 剂，水煎 300 毫升，早晚分服。

四诊：现患者病情稳定，诸症好转，无嗜睡症状，大便成形，减肉豆蔻、砂仁，前几日因坐凉地后小腹冷痛，白带量多，方中加车前子 15 克、小茴香 15 克、山药 20 克，小茴香暖肝治疗小腹冷痛，车前子渗利水湿，使湿浊从小便而出，山药健脾固肾止带。

方药：焦　术 20 克　　柴　胡 15 克　　茯　苓 20 克　　当　归 20 克

白　芍 15 克　　丹　参 20 克　　威灵仙 15 克　　金钱草 20 克

黄　芪 20 克　　薄　荷 10 克　　炙鳖甲 15 克　　鸡内金 15 克

焦山楂 20 克　　　炒麦芽 20 克　　　焦神曲 20 克　　　陈　皮 15 克

小茴香 15 克　　　车前子 15 克　　　山　药 20 克

14 剂，日 1 剂，水煎 300 毫升，早晚分服。

五诊：患者现诸症消，纳谷极香，复查肝功能，除碱性磷酸酶略高，其余均正常。上方去车前子继服 1 月。

随访 1 年患者无任何不适症状，嘱患者定期体检。

【按语】

胆汁淤积性肝硬化多发于中年女性，因中年女性工作忙碌，生活压力大，精神紧张，常有情志不遂，肝失疏泄条达，木克脾土，脾胃运化不利。女性"以肝为先天"，临床极常见忧郁难安等情志不遂表现，若肝气郁结，肝的疏泄功能失调，累及胆腑，导致胆络失畅，久病入络，伤及血分，气滞血瘀络阻，血瘀停于肝内加重胆道瘀阻，出现黄疸之候。肝病伐脾，脾失健运，胆汁疏泄功能失常，湿浊内生胶着不化，气滞血瘀络阻，又可加重湿浊瘀郁肝胆，湿浊和瘀毒可作为一种病理产物和致病因素进一步加重肝胆瘀滞、胆络不利。方中以逍遥散为主方随症加减，木郁不达致脾虚不运加白术、茯苓健脾益气，能实脾土以御木侮，且使营血生化有源，丹参、乳香、没药活血行气化瘀止痛，此三药与健脾药同用使旧血能去，新血能生；同时加白芍、鳖甲柔肝软坚，芍药专治腹痛，"每谓腹痛是肝木凌脾，芍药一则益脾阴而收摄至阴耗散之气，二则补肝阴而和柔刚木，助脾土而克肝木，故为腹痛之主药"。本病使用此药以柔肝养阴健脾。黄芪补气健脾，为防止补气太过导致肝郁化火，助湿成热，加薄荷少许，疏散郁遏之气，条达肝经郁热；方中生姜少许，取其辛散之性，温运和中，助脾胃阳气使湿邪能化；方中加鸡内金利胆助消化。诸药合用，肝郁得疏，脾弱得复，血瘀能化。

二、脾胃气虚兼有寒湿型

张某，女，56 岁。

首诊时间：2013 年 3 月 24 日。

主诉：腹胀 2 月，加重伴胁痛半月余。

现病史：患者曾因便秘难解口服大黄，渴饮冷水，后出现大便清稀。2月以后每进食油腻食品或生气后即恶心、呕吐、腹胀。疑为胆囊炎于医院就诊，行彩超提示：肝脏弥漫性改变，肝硬化。半月前症状加重，经多方辗转于我诊室就诊。患者现症见：形体消瘦，面色萎黄，少气懒言，右胁肋部疼痛，腹胀纳呆，全身皮肤偶有瘙痒，冷吐清水，口淡不渴，形寒肢冷，大便清稀或完谷不化，小便短少。舌淡胖，边有齿痕，苔白滑，脉沉迟无力。

辅助检查：①肝功能：ALT40U/L，AST88U/L，TBIL5.13μmol/L，DBIL2.13μmol/L，γ-GGT308U/L，ALP170U/L；②蛋白电泳：A 45.2%，y 35.3%，IgG 25.4g/L，IgA 5.53g/L，IgM 11.78g/L；③自身抗体：AMA 1：640；④彩超提示：肝弥漫性病变，考虑肝硬化，脾大，厚5.2cm；⑤甲、乙、丙、戊型肝炎病毒学检测均为阴性。

【辨证分析】患者曾经口服大黄损伤脾胃之阳气，亡其津液，渴饮冷水，脾土为阴湿所困，故患者出现大便清稀；脾胃气虚，受纳、腐熟水谷功能减退，脾胃失和，气滞中焦，则出现痞胀，不思饮食；脾胃气虚，脾失健运，化源不足，气血虚少，不能上荣于面，则面色萎黄；脾胃气虚，全身脏腑机能衰减，形体消瘦，则少气懒言；脾失健运，影响胃气下降，故泛泛欲呕；脾失健运，湿滞气机，则口淡不渴；寒湿阻遏中阳，可出现形寒肢冷；舌质胖，边有齿痕，为脾胃气虚之象，苔白滑，为寒湿内盛之象。

中医诊断：胁痛（脾胃气虚兼有寒凝型）。

西医诊断：胆汁淤积性肝硬化代偿期。

治法：健脾益气，除湿止泻。

方药：黄　芪20克　　焦　术15克　　干　姜20克　　茯　苓15克

党　参15克　　山　药20克　　白扁豆15克　　肉豆蔻10克

当　归15克　　川　芎15克　　薏苡仁20克　　香　附15克

乌　药20克　　白　芍20克　　砂　仁15克

10剂，日1剂，水煎300毫升，早晚分服。

二诊：患者服用上方后自觉面色好转，大便稀溏改善。现出现失眠，加夜交藤15克、酸枣仁10克、五味子15克。五味子宁心安神，兼能降酶；夜交藤养血安神，能止痒；酸枣仁安神，养心益肝，能够增强免疫力，为养心安神第一要药。

方药：黄　芪 20 克　　焦　术 15 克　　干　姜 20 克　　茯　苓 15 克

　　　党　参 15 克　　山　药 20 克　　白扁豆 15 克　　肉豆蔻 10 克

　　　当　归 15 克　　川　芎 15 克　　薏苡仁 20 克　　香　附 15 克

　　　乌　药 20 克　　白　芍 20 克　　砂　仁 15 克　　夜交藤 15 克

　　　酸枣仁 10 克　　五味子 15 克

20 剂，日 1 剂，水煎 300 毫升，早晚分服。

三诊：患者现大便正常，原方中去白扁豆、砂仁；乏力、胸闷明显，加枳壳 15 克，枳壳作用较缓和，常于行气宽胸，宽中除胀。

方药：黄　芪 20 克　　焦　术 15 克　　干　姜 20 克　　茯　苓 15 克

　　　党　参 15 克　　山　药 20 克　　肉豆蔻 10 克　　五味子 15 克

　　　当　归 15 克　　川　芎 15 克　　薏苡仁 20 克　　香　附 15 克

　　　乌　药 20 克　　白　芍 20 克　　夜交藤 15 克　　酸枣仁 10 克

　　　枳　壳 15 克

20 剂，日 1 剂，水煎 300 毫升，早晚分服。

四诊：患者现睡眠好转，去酸枣仁、夜交藤；腹胀好转仍有纳差，加焦山楂、炒麦芽、焦神曲 20 克；正气复可柔肝散结，加丹参 15 克、鳖甲 20 克，以保护肝细胞，柔肝软坚。

方药：黄　芪 20 克　　焦　术 15 克　　干　姜 20 克　　茯　苓 15 克

　　　党　参 15 克　　山　药 20 克　　肉豆蔻 10 克　　五味子 15 克

　　　当　归 15 克　　川　芎 15 克　　薏苡仁 20 克　　香　附 15 克

　　　乌　药 20 克　　白　芍 20 克　　枳　壳 15 克　　焦山楂 20 克

　　　炒麦芽 20 克　　焦神曲 20 克　　炙鳖甲 20 克　　丹　参 15 克

20 剂，日 1 剂，水煎 300 毫升，早晚分服。

五诊：患者诸症好转，守上方巩固疗效，又服药月余，无明显不适。复查肝功示正常。

随访 1 年患者无明显不适，病情稳定，嘱患者避寒暑，调情志，多休息，忌劳累。

【按语】

原发性胆汁淤积性肝硬化从中医临床分析，由脾胃涉及肝胆较为常见。肝硬化病程缠绵，病情复杂，正邪交争日久，正气日渐损耗，以脾胃气虚为关键；脾胃气虚，升降失调，脾为湿土而主升，胃为燥土而主降，脾胃受病，湿邪内蕴，脾胃气虚，升降失常，导致肝胆气郁不畅，从而胆汁淤积，瘀久阻滞肝脏，血行不畅，成积聚。在治疗上，正如《内经》言："厥阴不治，求于阳明。"治以益气健脾、扶正固本为首要；对于脾胃气虚导致完谷不化之人，常用参苓白术散加减，党参、焦术、茯苓益气健脾渗湿；砂仁醒脾和胃，行气化湿；白扁豆助白术、茯苓、薏苡仁健脾渗湿止泻；干姜主入脾胃，长于温中散寒、健运脾阳，为温暖中焦之主药，助脾胃散寒湿；乌药性温祛寒，入脾宽中，能行气散寒止痛；乌药、香附合用，行肝气，助白芍柔肝，正如《本草求真》云："凡一切病之属于气逆，而见胸腹不快者，皆宜用此，功与木香、香附同为一类。香附辛、苦，入肝胆二经，开郁散结，每于忧郁则妙。"

三、气阴两虚兼有气滞型

白某，女，48岁。

首诊时间：2011年3月4日。

主诉：口干乏力半年余。

现病史：患者3年前单位体检发现转氨酶增高，甲、乙、丙、戊各项肝炎病毒学指标均为阴性，未予治疗。3年来间断出现右上腹不适、乏力。患者为求中医系统诊疗，经多方打听辗转来我处就诊。现症见：面色少华，形体消瘦，肝区略有隐痛，皮肤微痒，时有头晕，纳差，气短懒言，神疲乏力、口干，爪甲色淡，月经时至，量少、色淡，尿少色黄，便秘，2～3日1行，时有轰然汗出、盗汗。舌淡红，苔薄白，脉沉细。

辅助检查：①甲、乙、丙、戊型肝炎病毒学检测均为阴性；② ANA：（－）；③生化：AST75U/L，γ-谷GGT396U/L，ALP335U/L；④蛋白电泳：IgG 18.64g/L，IgA 8.13g/L，IgM 5.7g/L；⑤自身抗体：AMA 1∶640，AMA-Mb 146RU/mL；⑥彩超：肝脏弥漫性改变，肝硬化；⑦ PT14.2s，PT%活动度42.3%。

【辨证分析】患者久病，气血耗伤，脏腑机能减退，出现气短、懒言、神疲乏力，气虚不能推动营血上行，故出现头晕目眩，面色少华，舌质淡红；气血虚少不能充养四末，故爪甲色淡；阴液亏少，不能濡润滋养机体，阴不制阳，阳热之气相对旺盛而生内热，故出现盗汗、口干、尿黄；阴亏不能向下润养肠道，导致肠道干涩，出现便秘；月经量少色淡为血少不荣所致，脉沉细为气阴两虚的脉象。

中医诊断：胁痛（气阴两虚兼有气滞型）。

西医诊断：原发性胆汁淤积性肝硬化。

治法：补气养阴，软坚散结。

方药：

黄　芪 25 克	当　归 20 克	川　芎 15 克	赤　芍 15 克
生　地 20 克	牡丹皮 15 克	丹　参 20 克	白　芍 15 克
玄　参 15 克	麦　冬 15 克	焦白术 15 克	佛　手 15 克
炙鳖甲 20 克	煅龙骨 20 克	煅牡蛎 20 克	五味子 15 克
陈　皮 15 克	鸡内金 15 克		

7 剂，日 1 剂，水煎 300 毫升，早晚分服。

二诊：患者服上方后肝区疼痛减轻，出现胸闷、气短，活动加重，原方基础上加山萸肉 20 克、蛤蚧 15 克，患者病史较长，久病及肾，肾不纳气，故加山萸肉、蛤蚧，纳气平喘，蛤蚧能够补肺益肾，质润不燥，补肾助阳兼能益精养血，有固本培元之功，还能够阳中求阴。

方药：

黄　芪 25 克	当　归 20 克	川　芎 15 克	赤　芍 15 克
生　地 20 克	牡丹皮 15 克	丹　参 20 克	白　芍 15 克
玄　参 15 克	麦　冬 15 克	焦白术 15 克	佛　手 15 克
炙鳖甲 20 克	煅龙骨 20 克	煅牡蛎 20 克	五味子 15 克
陈　皮 15 克	鸡内金 15 克	山茱萸 20 克	蛤　蚧 15 克

14 剂，日 1 剂，水煎 300 毫升，早晚分服。

三诊：患者现肝脏疼痛消失，面色好转，爪甲略显红润，二便正常，原方中去玄参、丹参、白芍、五味子；皮肤仍痒，方中加白鲜皮 15 克，取其祛风止痒之功。

方药： 黄　芪 25 克　　　当　归 20 克　　　川　芎 15 克　　　赤　芍 15 克

生　地 20 克　　　牡丹皮 15 克　　　麦　冬 15 克　　　焦白术 15 克

佛　手 15 克　　　炙鳖甲 20 克　　　煅龙骨 20 克　　　煅牡蛎 20 克

陈　皮 15 克　　　鸡内金 15 克　　　山茱萸 20 克　　　蛤　蚧 15 克

白鲜皮 15 克

14 剂，日 1 剂，水煎 300 毫升，早晚分服。

四诊：患者现诸症好转，纳食极香，形体较初诊时略胖些。原方中去蛤蚧、鸡内金。

方药： 黄　芪 25 克　　　当　归 20 克　　　川　芎 15 克　　　赤　芍 15 克

生　地 20 克　　　牡丹皮 15 克　　　麦　冬 15 克　　　焦白术 15 克

佛　手 15 克　　　炙鳖甲 20 克　　　煅龙骨 20 克　　　煅牡蛎 20 克

陈　皮 15 克　　　山茱萸 20 克　　　白鲜皮 15 克

14 剂，日 1 剂，水煎 300 毫升，早晚分服。

五诊：患者自觉无明显不适，复查肝功示正常，继服 20 剂以巩固疗效。

随诊 1 年，患者状况良好，未见明显不适。

【按语】

《会心录》云："胁痛一证，不徒责在肝、胆，而他经亦累及之，有寒热虚实之不同，痰积瘀血之各异。"本案例患者气阴不足，形体消瘦，治疗当补益气血，滋养阴分，以复本元。《素问》有云"正气存内，邪不可干""邪之所凑，其气必虚"。《医宗必读》曰："积之所成，正气不足而后邪气居之。"古人云："人之气阴依胃为养。"故养气阴必养胃，方中用焦山楂、炒麦芽、焦神曲、陈皮、鸡内金。血虚风燥者引起皮肤瘙痒用四物汤加减，方药中加白鲜皮，以养血润燥，祛风止痒。方中用生地与白芍相配，滋阴养血，能够坚固其本。善太息，肝区胀闷不适除加佛手外，还可以加香橼等药。煅龙骨、煅牡蛎收敛，肺主气，肾纳气，肾为气之本，肺为气之主，凡喘气上冲、不能接续，为肾气不归元也。故方中加蛤蚧，既入肺经又能入肾经，正如《本草纲目》言："补肺气，益精血，定喘止咳，疗肺痈，消渴，助阳道。"人之阴有三，肺胃之阴津液也，心脾之阴血脉也，肝肾之阴真精也。若患者口干舌红干燥少津，加石斛、天花粉等药。

四、肝肾阴虚兼有虚热型

焦某，女，52岁。

首诊时间：2011年4月8日。

主诉：胁肋隐痛2月余，加重2周。

现病史：患者平素属阴虚体质，血压不稳定，常手足心热，夜晚难以入睡，两月前曾因此就诊于当地中医院，服药后患者失眠好转，但仍感手足心热，2周前出现夜间身热如烙症状，伴有全身皮肤瘙痒。现症见：两颧潮红，形体消瘦，肝掌明显，腹部膨隆，胁肋隐痛，劳累后加重，腰酸腿软，偶有齿衄，两目干涩，夜间身热如烙，五心烦热，双耳耳鸣，大便秘结，2日一行，小便短少。舌质红，少苔，脉细数。

辅助检查：①彩超：肝硬化，肝内胆管结石，脾大，脾厚4.8cm，门脉内径1.4cm，腹水形成；②血常规：RBC 3.11 × 10⁹/L，HGB 101g/L，PLT 80 × 10⁹/L；③肝功：AST 44.0 U/L，GGT 78.0 U/L，ALP 140.0 U/L，TBIL 19.80μmol/L，DBIL 12.60μmol/L，TBA 32.03μmol/L，CHE 4136.0 U/L；④ ANA-IF（+），ACA（+），AMA（+），IgA 5.55，IgM 12.10 g/L；⑤肝炎病毒学检测：均为阴性。

【辨证分析】患者素体阴虚，肝脏失养，肝血瘀阻，疏泄失常，胆汁瘀滞，日久发为本病。肝肾阴亏，精血耗伤，肝络失养，则胁肋隐痛；遇劳则进一步耗伤阴血，可见胁痛加重；阴虚液耗，津不上承，则见口干咽燥；阴虚阳亢，虚热内生，则见五心烦热，身热如烙；肝藏血，开窍于目，肝阴不足，不能上荣于目，故见两目干涩；肝肾亏虚，肾府失养，故见腰酸痛；肝肾阴虚，血虚津少，不能下润大肠，肠道干涩，故大便秘结；患病日久，损及脾胃，运化水湿失常，水湿内停于腹，则见腹部膨隆；舌脉均为阴虚内热之象。

中医诊断：胁痛（肝肾阴虚兼有虚热型）。

西医诊断：原发性胆汁性肝硬化。

治法：滋补肝肾，清热凉血。

　　方药：北沙参 15 克　　当　归 20 克　　麦　冬 15 克　　牡丹皮 15 克

　　　　　秦　艽 15 克　　牛　膝 15 克　　炒杜仲 15 克　　猪　苓 15 克

　　　　　炙鳖甲 20 克　　生　地 15 克　　枳　实 15 克　　泽　泻 20 克

　　　　　榔　片 15 克　　大　黄 15 克

　　　　　15 剂，日 1 剂，水煎 300 毫升，早晚分服。

　　二诊：服药后大便秘结改善，1 日 1 行；自觉皮肤瘙痒，加白鲜皮 15 克、白蒺藜 15 克，祛风止痒。

　　方药：北沙参 15 克　　当　归 20 克　　麦　冬 15 克　　牡丹皮 15 克

　　　　　秦　艽 15 克　　牛　膝 15 克　　炒杜仲 15 克　　猪　苓 15 克

　　　　　炙鳖甲 20 克　　生　地 15 克　　枳　实 15 克　　泽　泻 20 克

　　　　　榔　片 15 克　　大　黄 15 克　　白鲜皮 15 克　　白蒺藜 15 克

　　　　　15 剂，日 1 剂，水煎 300 毫升，早晚分服。

　　三诊：大便略溏，1 日 2 次，减大黄，防过用伤阴；口干欲饮，乃伤及胃阴，加天花粉 15 克、石斛 15 克。

　　方药：北沙参 15 克　　当　归 20 克　　麦　冬 15 克　　牡丹皮 15 克

　　　　　秦　艽 15 克　　牛　膝 15 克　　炒杜仲 15 克　　猪　苓 15 克

　　　　　炙鳖甲 20 克　　生　地 15 克　　枳　实 15 克　　泽　泻 20 克

　　　　　榔　片 15 克　　白鲜皮 15 克　　白蒺藜 15 克　　天花粉 15 克

　　　　　石　斛 15 克

　　　　　20 剂，日 1 剂，水煎 300 毫升，早晚分服。

　　四诊：自觉诸症好转，腹胀减轻，复查肝功基本恢复正常，彩超提示已无腹水，血常规：RBC $3.41 \times 10^9/L$，HGB 103g/L，PLT $90 \times 10^9/L$；减泽泻、猪苓；虚热已除，减秦艽、牡丹皮、生地；加山药 20 克、山萸肉 15 克，补脾益肾。

　　方药：北沙参 15 克　　当　归 20 克　　麦　冬 15 克　　牛　膝 15 克

　　　　　炒杜仲 15 克　　炙鳖甲 20 克　　枳　实 15 克　　榔　片 15 克

　　　　　白鲜皮 15 克　　白蒺藜 15 克　　天花粉 15 克　　石　斛 15 克

　　　　　山　药 20 克　　山萸肉 15 克

20 剂，日 1 剂，水煎 300 毫升，早晚分服。

五诊：患者自诉无明显不适，减枳实、椰片防止过用伤阴，改加枳壳 15 克，继服 20 剂。

方药：北沙参 15 克　　当　归 20 克　　麦　冬 15 克　　牛　膝 15 克

炒杜仲 15 克　　炙鳖甲 20 克　　白鲜皮 15 克　　白蒺藜 15 克

天花粉 15 克　　石　斛 15 克　　山　药 20 克　　山萸肉 15 克

枳　壳 15 克

20 剂，日 1 剂，水煎 300 毫升，早晚分服。

随诊 1 年，病情稳定，状态良好。

【按语】

此案患者既有阴津亏虚，又有水湿阻滞，呈现矛盾之象，滋补阴液不利水湿的消散，利湿行水有碍于滋补阴液，治疗上互为矛盾；故应权衡利弊，恰当选药，做到滋阴扶正不碍化湿利水，化湿利水之时不可再伤阴液；且阴虚生热，易于化火动血，故余予以凉血止血、化瘀止血之品。方中生地、北沙参、麦冬取一贯煎之意，滋养肝肾；"肝肾同源"，另加牛膝、炒杜仲以增滋补肝肾之力；泽泻、猪苓淡渗祛湿利水；鳖甲味咸，长于软坚散结，余多用于治疗肝脾肿大，癥瘕积聚，《本草便读》："性本咸寒，入肝达络，功行瘀滞，退热潜阳。"功能软坚散结，通肝络，对本病尤为适宜；患者门脉压力过高，余在临证时必应令其腑气通畅，大黄泄下攻积，清热泻火，凉血解毒，逐瘀通经，与枳实、椰片合用，使腑气得通；三七、白及化瘀止血，使旧血去，新血生；诸药合用，养阴而无滋腻，清热而不伤阴，共奏滋补肝肾、清热凉血之功效。

五、湿热蕴结兼有血瘀型

石某，女，47 岁。

首诊时间：2012 年 6 月 5 日。

主诉：乏力 4 年，尿黄 1 周。

现病史：患者神疲乏力 4 年余，1 周前在烈日下工作后自觉胸痞满闷不舒，以为中暑随即回家休息，症状好转，但自觉小便色黄，身目俱黄，口中有黏腻感，逐渐加重，经多方打听来我诊室就诊。患者现症见：身目萎黄，色晦暗，形体适中，偶有胸闷，腹胀纳少，胁下痞块，坚硬不移，右胁肋部刺痛，入夜尤甚，难以入睡，大便稀溏，小便短赤色黄。舌质暗，苔黄腻，脉弦细涩。

辅助检查：①甲乙丙丁戊肝病毒学检测均为阴性；②肝功：TBIL56μmol/L，DBIL15μmol/L，ALP200U/L，GHO6.93mmol/L，TBA12μmol/L，γ-GGT50U/L；③PT：13.2s；④免疫学检查：AMA（＋）；⑤尿常规：BIL（＋）；⑥彩超提示：肝脏弥漫性改变，肝脾肿大。

【辨证分析】患者发病之时为夏季，此时为四季中暑湿最盛之时，连日务农，乍雨乍晴之天，湿热之邪在所难免。中焦湿浊郁久化热，湿热留滞，肝胆疏泄失常，胆汁不循常道外溢而成黄疸；湿热瘀阻脉络，复加气滞、阴血不足，气血运行不畅而成瘀血，结于胁下肝脾而成积聚，故患者右胁肋部以刺痛为主，入夜尤甚，疼痛导致患者难以入睡。湿邪中阻则胸闷腹胀，湿热熏蒸肝胆，则发目黄。肝经湿热下注则小便短赤，尿黄。

中医诊断：黄疸（湿热蕴结兼有瘀血型）。

西医诊断：原发性胆汁淤积性肝硬化。

治法：清热利湿，活血消癥。

方药：黄　芩 20 克　　滑　石 15 克　　茵陈蒿 25 克　　白豆蔻 20 克
　　　　金钱草 15 克　　郁　金 20 克　　石菖蒲 15 克　　丹　参 20 克
　　　　白　芷 10 克　　威灵仙 15 克　　蒲公英 10 克　　白茅根 15 克
　　　　山　药 20 克　　白　术 20 克　　黄　柏 15 克　　莪　术 15 克
　　　　三　棱 10 克

10 剂，日 1 剂，水煎 300 毫升，早晚分服。

二诊：服上方 10 剂后患者胸闷症状缓解，去清热解暑化湿的滑石。患者皮肤瘙痒，为湿热浸淫引起皮肤瘙痒，加地肤子 15 克、白鲜皮 10 克、土茯苓 15 克，以清热燥湿兼能泻火解毒。

方药：黄　芩 20 克　　茵陈蒿 25 克　　白豆蔻 20 克　　金钱草 15 克
　　　　郁　金 20 克　　石菖蒲 15 克　　丹　参 20 克　　白　芷 10 克

威灵仙 15 克	蒲公英 10 克	白茅根 15 克	山 药 20 克
白 术 20 克	黄 柏 15 克	莪 术 15 克	三 棱 10 克
土茯苓 15 克	地肤子 15 克	白鲜皮 10 克	

20 剂，日 1 剂，水煎 300 毫升，早晚分服。

三诊：服上方后患者现皮肤不痒，方中去地肤子、白鲜皮、土茯苓；黄疸消退，去苦寒之品茵陈蒿；小便利，去白茅根、黄柏。

方药：

黄 芩 20 克	白豆蔻 20 克	金钱草 15 克	郁 金 20 克
石菖蒲 15 克	丹 参 20 克	白 芷 10 克	威灵仙 15 克
蒲公英 10 克	山 药 20 克	白 术 20 克	莪 术 15 克
三 棱 10 克			

20 剂，日 1 剂，水煎 300 毫升，早晚分服。

四诊：患者自诉现食欲尚可，但每日饭后仍有饱胀感，故以上方为基础方加焦山楂、炒麦芽、焦神曲 15 克，陈皮 15 克，行气助消化以改善饱胀感。

方药：

黄 芩 20 克	白豆蔻 20 克	金钱草 15 克	郁 金 20 克
石菖蒲 15 克	丹 参 20 克	白 芷 10 克	威灵仙 15 克
蒲公英 10 克	山 药 20 克	白 术 20 克	莪 术 15 克
三 棱 10 克	焦山楂 15 克	炒麦芽 15 克	焦神曲 15 克
陈 皮 15 克			

20 剂，日 1 剂，水煎 300 毫升，早晚分服。

五诊：患者现自觉状态良好，右胁肋部疼痛缓解，去焦山楂、炒麦芽、焦神曲，加鳖甲、白芍以养血柔肝、缓急止痛，此时邪势已去，恰是补血活血、柔肝软坚之时。复查肝功正常。彩超提示：肝脏弥漫性改变，未见肝脾肿大。

方药：

黄 芩 20 克	白豆蔻 20 克	金钱草 15 克	郁 金 20 克
石菖蒲 15 克	丹 参 20 克	白 芷 10 克	威灵仙 15 克
蒲公英 10 克	山 药 20 克	白 术 20 克	莪 术 15 克
三 棱 10 克	陈 皮 15 克	白 芍 20 克	炙鳖甲 15 克

20 剂，日 1 剂，水煎 300 毫升，早晚分服。

随访至今，患者未见神疲乏力，定期复查肝功均正常。嘱患者适当休息，不可过度劳累，调畅情志，避寒暑，饮食以易消化为主。

【按语】

此证为肝中先有湿热，又为外感暑湿，其热益甚，导致胆管肿胀，不能输其胆汁于小肠，而溢于血中随血运行周身，导致周身无处不黄。茵陈蒿配金钱草，二药伍用，利胆清热退黄作用增强，用于肝经湿热之黄疸。郁金辛、苦，性寒，归肝、胆、心经。主要作用为活血止痛，清心凉血，行气解郁，利胆退黄。本品能行能散，活血行气，擅治气血瘀滞之痛证，入肝胆经能清理肝胆湿热。《本草备要》："行气解郁、泄血、破瘀，凉心热，散肝郁。"胆汁性肝硬化病因病机多为湿邪郁遏，脾胃升降失常，肝失疏泄，而致气滞血瘀，胆汁外溢，为本虚标实之证。郁金可以作用于胆汁性肝硬化的各个病机环节，实为治疗该病之要药。治疗本虚之时则当行气化湿，悦脾和中，方中加白豆蔻、石菖蒲、藿香，令脾胃之气顺畅，湿气化解。方中滑石清热解暑，茵陈蒿清利湿热退黄，黄芩清热燥湿、泻火解毒，三药合用，正和湿热病重之病机。蒲公英清热解毒，防止湿热郁结成毒。威灵仙通经络，利胆效果明显，助金钱草、郁金利胆退黄，《本草汇言》："大抵此剂宣行五脏，通利经络，其性好走，亦可横行直往。"白芷辛温香燥，和山药、白术健脾除湿；方中加黄柏、白茅根治疗湿热下注引起的尿赤。三棱、莪术行气活血祛瘀。《金匮要略》云："湿热久郁，阴血必耗，宜滋其阴。"故湿热后期如有阴伤之人可酌加滋阴药如生地、女贞子、丹参、枸杞子。

诊疗体会

【中医古典文献对本病的认识】

中医古籍中本无"胆汁性肝硬化"的病名，依据此病不同病程阶段的临床表现、病因、病机的不同，可归属于中医"黄疸""胁痛""积聚""鼓胀""皮肤瘙痒"等范畴。历代医家对"黄疸""胁痛""积聚""鼓胀"论述颇多。其中对于黄疸的记载最多，早在《素问·平人气象论》中就记载："溺黄赤，安卧者，黄疸。……目黄者，曰黄疸。"《灵枢·论疾诊尺》进一步指出："身痛色微黄，齿垢黄，爪甲上黄，黄疸也。"指出身黄、目黄、小便黄是黄疸病的三大特征。汉代张仲景《伤寒论》中将黄疸的病理因素归结为湿热、寒湿、瘀血、火邪，尤为强调湿热和寒湿在发病中的重要地位。《伤寒论·辨阳明病脉证并治》称"伤寒发汗已，身目为黄，所以然者，以寒湿在里不解故也"，并强调"瘀热在里，身必发黄"。《金匮要略·黄疸病脉证并治》亦重申"黄家所得，从湿得之"的主张。隋代巢元方《诸病源候论·黄病诸候·酒疸候》强调："凡诸疸病，皆由饮食过度，醉酒劳伤，脾胃有瘀热所致。"金元医家亦非常重视湿邪在黄疸病中的作用，《丹溪心法·疸》曰："疸不用分其五，同是湿热，如盦曲相似。"肝藏血主疏泄，喜条达，脾统血主运化，喜燥恶湿，酒食不节，饥饱失常，忧思恼怒则伤脾，脾失健运，水湿不化则湿浊内生，积久成热，湿热交阻，熏蒸肝胆，胆汁不循常道而泛溢，熏染身目肌肤而发黄；或者寒凉饮冷损伤脾阳，或者脾阳素虚，湿从寒化，胆汁为湿所阻，浸渍肌肤而发黄。《医学心悟·伤寒兼证》指出："瘀血发黄，亦湿热所致。瘀血与积热熏蒸，故见黄色也。"《临证指南医案》："气血不行则发黄"，"阳黄之症湿从热化，瘀热在里，胆热液泄所致"。《灵枢·邪气脏腑病形》指出："若有所大怒，气上而不下，积于胁下，则伤肝。"《素问·缪刺论》言："邪气客于足少阳之络，令人胁痛不得息。"《诸病源候论·胸胁痛候》："胸胁痛者，由胆与肝及肾之支脉虚，为寒气所乘故也。"宋·严用和亦认为胁痛之成因主要在于情志所伤，如《严氏济生方·胁痛评治》称："夫胁痛之病，……多因瘀极嗔怒，悲哀烦恼，谋虑惊忧，致伤肝脏，肝脏既伤，积气攻注，攻于左，则左胁痛；攻于右，则右胁痛，移积两胁，则两胁俱痛。"积聚之名，始见于《内经》，《灵枢·五变》所谓"人善病肠中积聚者"是也，并指出"皮肤薄而不泽，肉不坚而淖泽"之人易罹患此病，强调体质因素在发病中的重要作用。《灵枢·百病始生》云："积之始生，得寒乃生，厥乃成积。……若内伤于忧怒，则气上逆，气上逆则六俞不通，温气不行，凝血蕴里而不散，津液涩渗，著而不去，而积皆成矣。"指出积证与寒邪外中、内伤忧怒有关。隋代巢元方创虚劳积聚说，《诸病源候论·虚劳积聚候》："虚劳之人，阴阳伤损，邪气凝聚，不能宣通经络，故积聚于内也。"明清医家对积聚的认识趋于全面，张介宾、李中梓除强调正气不足在发病中的重要地位外，对治法尤为发挥。《金匮要略·水气病脉证并治》："肝水者，其腹大，不能自转侧，胁下腹痛，时时津液微生，小便续通。"《医门法律·胀病论》："胀病亦不外水裹、气结、血瘀。"《丹溪心法》："七情内伤，六淫外侵，饮食不节，房劳致虚……清浊相混，隧道壅塞，郁而为热，热留为湿，湿热相生，遂成胀满。"黄疸、胁痛日久均会导致气血不和，气虚或气滞，血脉不畅，瘀阻脉络，聚湿成痰，成积聚之证。积聚日久，肝脾肾三脏俱伤，肝之疏泄失职，气机不利，血行缓慢而瘀滞，脾失运化，水湿内停，肾不主水，水湿泛溢，导致气滞、血瘀、水裹于腹内，形成鼓胀，水湿泛溢肌肤四肢则为水肿。《医门法律·胀病论》言："凡有癥瘕、积块、痞块，即是胀病之根，日积月累，腹大如箕，腹大如瓮，是名单腹胀。"《灵枢·刺节真邪》记载："……搏于皮肤之间其气外发，腠理开，毫毛摇，气往来行，则为痒。"《诸病源候论》："风瘙痒者，是体虚受风，风入腠理与血气相搏而俱往来在皮肤之间，邪气不能冲击为痛，故但瘙痒也。"指出瘙痒乃血虚不荣、肌肤失于濡养所致。

【中医病因病机】

1. 先天禀赋不足或异常

张景岳《类经》云："夫禀赋为胎元之本，精气之受于父母者是也。"先天禀赋不足或异常，可致后天脏腑功能失调，邪自内生而引起疾病。

2. 饮食内伤，脾胃气虚

脾胃为后天之本，气血生化之源。《脾胃论·脾胃虚实传变论》中提出："元气之充足，皆由脾胃之气无所伤，而后能滋养元气。若胃气之本弱，饮食自倍，则脾胃之气既伤，而元气亦不能充，而诸病之所由生也。"饮食不节，形体劳倦，或外感湿邪引起脾胃气虚，是发病的主要内因，脾胃气虚，脾失健运，气血生成不足，临床则见乏力倦怠，食欲不振，消瘦，脾虚不能升津以濡润头面部孔窍，则兼见口干、眼干、鼻干。

3. 情志失调，肝失疏泄

肝喜条达而恶抑郁，情志不遂，抑郁忿患，或"土虚木壅"。如李东垣所云："盖肝为木气，全赖土以滋培，若中土虚，则木不升而郁。"脾虚日久，而致肝郁，使肝失条达，疏泄失职，气机阻滞，而见胸胁胀满窜痛；肝郁日久化火，灼伤肝之阴血，或劳欲过度，久病耗伤，使肝肾之阴血亏虚，肝脉失养；肝肾同源，精血互生，肾阴亏虚，则见腰酸膝软，耳鸣健忘；精虚血少、肝脉不荣而见胁肋隐痛，正如《金匮要略·胁痛统论》所言："肝虚者，肝阴虚也，阴虚则脉细急，肝之脉贯膈布胁肋，阴血燥则经脉失养而痛。"肝血不足，冲任亏虚，可见妇女月经量少，甚至闭经。肝开窍于目，肝血不足，不能上滋头目，则见两目干涩，视力减退；阴亏津不上承，则口咽干燥，舌红，干燥无苔或剥苔。阴虚不能制阳，虚热内蒸，则五心烦热，虚火内灼营阴则为盗汗。

4. 脾胃气虚，湿浊内生

脾失健运，水谷精微不布，反成湿浊痰饮，"诸湿肿满皆属于脾"，痰湿阻滞，脾阳受困，运化失职，气机不畅，故见纳呆、腹胀、呕恶、便溏、脘腹痞闷、胸胁胀痛、舌苔厚等。过食肥甘厚味或长期嗜酒过度，损伤脾胃，湿热内生；或脾虚湿困日久化热，湿热交阻，蕴结中焦，熏蒸肝胆，"土壅木郁"，肝胆疏泄失职，胆汁不循常道，泛溢肌肤而成黄疸。湿从热化，发为阳黄。若过用寒凉，脾阳受伤，湿从寒化，寒湿阻遏胆汁，胆汁泛溢肌肤，发为阴黄，正如《临证指南医案》曰："阴黄之作，湿从寒化，脾阳不能化热，胆汁为湿所阻，渍于脾，浸淫肌肉，溢于皮肤，色如熏黄。"湿热壅滞，胆汁泛溢肌表或血虚肝旺生风生燥而见皮肤瘙痒。

5. 久病入络，瘀血阻滞

罹病日久，正气耗损，气虚推动无力，"气虚浊留"，导致血液运行不畅，而见神疲乏力、面色不华或晦暗青灰，舌淡暗有瘀点或瘀斑，肝区刺痛不移拒按；或肝郁气结，气滞日久，血行不畅；或湿浊内阻，阻遏气机，气机郁滞，血行不畅，形成瘀血。瘀血阻于头面，则面色晦暗，发脱不生；《血证论》云："瘀血在经络脏腑之间，则结为癥瘕。"瘀血结于胁下，则为肝脾大之癥积，癥瘕一证，当辨在气在血，起初癥瘕或聚或散，兼见肝区胀痛，嗳气腹胀，其病在气。结聚日久，胁下逐渐形成肿块而质硬，兼见面色晦暗或黧黑，两胁刺痛，舌质紫暗，其病在血。癥积不消，耗伤气血，临床可见血象低下。

6. 脏腑虚损，变证由生

疾病晚期，脾失健运，湿浊困阻中焦，土壅木郁，肝失条达，气机不畅，肝脾受损，迁延日久，伤及于肾，终至肝、脾、肾俱伤，脏腑功能失调。肝气郁结，气机阻滞，血液瘀滞，脾虚运化水液失常，水湿内停，肾失开阖，不能蒸化水液，水湿内停加重，小便不利。气、血、水互结，积于腹内，渐成鼓胀；此证虽与肝脾肾密切相关，但病位关键仍然在脾，病人表现为单腹胀大而四肢枯瘦，皮色苍黄，黄为脾土之本色外露，脾在体合肌肉，主四肢，脾虚气血不充，而见四肢消瘦。《素问·金匮真言论》曰："腹为阴，阴中之至阴，脾也。"脾主大腹，单腹胀大责之于脾，正如喻嘉言在《寓意草·面议何茂倩令嫒病单腹胀脾虚将绝之候》中所说："单腹胀，则中州之地，久窒其四运之轴，而清者不升，浊者不降，互相结聚，牢不可破，实因脾气之衰微所致。"晚期水饮泛溢肢体而成水肿；脾不统血，气虚不摄，血溢脉外或阴虚血热，迫血妄行，致使血液不循常道，而成血证。血液逆于上则吐衄，泻于下则便血。

综上所述，余认为脾胃气虚，运化失职，湿浊内生，日久化热，湿热交阻，蕴结中焦，熏蒸肝胆，胆汁外溢而成黄疸；土壅木郁，肝失疏泄，气机阻滞，气滞血瘀，或脾胃气虚，推动无力，气虚血瘀；气郁日久化火，灼伤肝肾之阴；病久入络，瘀血结于胁下，则为肝脾大之癥积，癥积不消，日久耗伤气血；晚期，肝脾俱损，伤及于肾，气滞、瘀血、水饮互结，积于腹内，终成鼓胀。

【现代医学对本病的认识】

胆汁性肝硬化是一种病因未明，以肝内胆汁淤积为主要特征的慢性进展性自身免疫性疾病，逐渐发展至肝纤维化、肝硬化和肝衰竭。胆汁性肝硬化系由于长期肝内胆汁滞留，或肝外胆道梗阻所引起。前者称为原发性胆汁性肝硬化，后者称为继发性胆汁性肝硬化。该病 90% 发生于女性，特别多见于 40～60 岁的妇女，男女比例为 1:8。胆汁性肝硬化起病隐匿，患者多无明显的食欲减退和体重下降，早期往往无症状。患者常因体检肝功能异常或治疗其他自身免疫病时发现自身免疫抗体异常进而确诊。常见早期症状有：轻度疲乏和间歇发生的皮肤瘙痒，黄疸，皮肤改变（皮肤色素沉着，黄斑瘤，蜘蛛痣），腹泻等。晚期胆汁性肝硬化患者可出现肝功能失代偿和门静脉高压症的表现和并发症，如食管胃底静脉曲张、腹水和肝性脑病等。西医常用熊去氧胆酸、D-青霉胺、免疫抑制药以及对症治疗。熊去氧胆酸治疗某些患者肝组织病变能够得到改善；D-青霉胺能降低肝内铜水平，抑制炎性反应，减轻纤维化，延长患者生存期，但应长期治疗，会出现严重不良反应如皮疹、蛋白尿、血小板或粒细胞减少，应每周查尿蛋白，4周后每月查 1 次，观察白细胞计数变化，必要时还应中止治疗。免疫抑制药可改善胆管的排泄，似对皮肤瘙痒有效，需长期用药，但副作用较大，且不能阻止肝细胞功能衰竭。对症治疗包括针对瘙痒、骨质疏松及骨化、夜盲症、凝血机制障碍等的治疗。甚者采用肝移植。

【治疗特色】

1. 祛邪扶正，标本兼顾

辨证施治是中医诊治疾病的特色关键与精髓，是中医整体观念的灵活运用，胆汁性肝硬化本虚标实、虚实兼夹，由于各阶段病因病机不尽相同，临床表现错综复杂，疾病进展过程中，诸多证候往往相互兼夹、转化。通过灵活运用辨证分型施治，方能达到扶正祛邪、标本兼顾的目的。本病各阶段均对机体产生不同程度的影响，临床治疗上应根据病程久暂，辨明标本缓急，分清虚实主次，有所侧重，祛邪兼顾正气、扶正谨防纵邪。久病必虚，肝从阴伤而化火，脾病阳虚而生湿，日久湿热胶着，此时虽表现为湿热邪实之象，但病之根本实属本虚，故在辨证时应当仔细。胆汁性肝硬化代偿期多表现为瘙痒、积聚、黄疸、胁痛诸症，以邪实为主，应重视运用祛邪之法，因当下"祛邪""顾虚"，邪不去则正难安，亦可加重正虚，正虚而后祛邪恐伐正，体弱难以消受矣，祛邪时不忘顾正气，或加入滋养肝脾、温阳补肾之品佐以扶正；失代偿期患者五脏皆损，可出现鼓胀、血证、厥证等严重并发症，正虚表现尤为突出，应注重运用补虚之法，扶正佐以祛邪，勿一味攻伐损伤正气。

2. 肝脾同病，顾护中州

余认为胆汁性肝硬化无论是早期乏力、皮肤瘙痒，还是晚期黄疸、鼓胀，均与脾胃虚弱有关。《诸病源候论·黄疸诸候》中说："黄疸之病，此由酒食过度，脏腑不和，水谷相并，积于脾胃……瘀结不散，热气郁蒸。"余认为脾胃运化水谷精微，为气血生化之源、后天之本，酒食不节，寒温不适，劳倦内伤，久之脾胃虚弱，运化无权，不能化生气血则见乏力，血虚生风则见瘙痒，脾胃不能运化水谷和水湿则水湿停留为痰为饮，肝胆失于疏泄，胆汁外溢肌肤，则出现黄疸，气、血、水聚于腹中，则形成鼓胀。肝主藏血，脾主统血，肝脾在调节全身的血液循环中发挥着重要的作用。脾胃居中州，为后天之本，胃主受纳，脾主运化，脾胃健则气血生化有源，脾主升清，胃主降浊，脾胃功能正常，则气机条畅，顺应肝的生发条达之性。《医宗金鉴·删补名医方论》："肝为木气，全赖土以滋培，水以灌溉。"清·沈目南《沈注金匮要略》云："人五脏六腑之血，全赖脾气统摄。"唐容川《血证论·脏腑病机论》中说："木之性主于疏泄，食气入胃，全赖肝木之气以疏泄之，而水谷乃化。"无论在生理还是病理状态下，肝脾总是相互影响。"见肝之病，知肝传脾，当先实脾。"故余治疗肝病临证用药中常加健脾护胃之品，常选用白术、陈皮、茯苓、砂仁等。

3. 升清降浊，阴阳平衡

人体各脏腑之气的运动调畅处于一个协调的对立统一体中，从而保证了机体不断从自然界中摄取人体生命活动所需物质，并经过脏腑的升清降浊，摄取精微，排泄废物，维持物质代谢和能量转换的动态平衡。肝主升发，脾主生清，胃主降浊，胆胃之气通降则一身之浊气皆降。当机体出现气机升降失常时就会出现脏腑功能失调，故在治疗时应使欲升者可升，当降者得降，不升者助之使升，不降者调之使降。肝属木，主少阳春生之气，其性升发，苦寒之药虽可清热利湿，但用之过度就可郁遏肝脏的升发之气，导致升发无权，疏泄无力，同时是苦寒之药又能伐伤脾胃之阳气，使纳化呆滞，运化不及，而出现升降乖戾、气机逆乱之候，此辨之虽有理而施之太过，治疗亦无成效。

4. 肝胆同治，以通为用

余认为胆汁性肝硬化病位在肝胆，与脾胃肾关系密切。"胆者，居六腑之首，又隶属于奇恒之腑。"《灵枢·本输》称："胆者，中精之腑，内藏清净之液，即胆汁。"胆汁的生化和排泄，由肝的疏泄功能控制和调节。肝主疏泄，喜条达，恶抑郁，湿、热、瘀、毒等各种病理因素留于肝脏，影响肝的疏泄功能，导致胆汁排泄不畅，胆汁不循常道，胆汁溢于肌肤发为黄疸。肝木与脾土生理上的相克关系，决定了肝病时最易传脾。此外，肝病伐脾，则脾失健运，生湿化热，又可致湿热更甚，壅塞肝胆，疏泄不利，又可加重黄疸。肝失疏泄，脾失健运，日久正气不足，又可累及于肾。在正虚为主的基础上，湿、热、瘀、毒互相胶结，或湿热蕴结，或瘀热互结，或肝郁化火，或湿阻气滞血瘀，诸邪夹杂，故疾病病深难已。治疗时应注意各种病理因素兼夹情况，使热清，湿化，毒解，瘀消，从而使机体恢复正常生理功能，处处不忘利胆和络之则。六腑以通为用，攻下通腑为通，疏利去邪、扶正和络亦为通，临证时根据病理因素的不同，使邪去正安，胆腑恢复通畅。

5. 谨守病机，以防劫阴

余认为，肝为阳脏，肝气郁结，气郁化火，火劫伤阴，可致肝之阴血亏损。脾虚失运，水湿停聚，与气血搏结而为鼓胀。由气滞血瘀发展为水湿内停时，常既有痰血互阻、腹水等邪实的一面，又有气血大亏、脾失运化等正虚的一面。水停是脾肾俱衰、运化无权、水无所制之故，阴亏则是肝郁化火、营阴内耗或肝病及肾、肾阴受损而起。因此治疗宜谨守病机，攻补兼施。疏肝与健脾虽是治疗的重点，但亦应适当考虑养阴利水。故余多选甘平凉润、淡渗利湿之剂以养阴护肝、利水祛湿，方用一贯煎加减，药用沙参、麦冬、白扁豆、山药、白芍、石斛、茯苓、薏苡仁、猪苓、泽泻之类。余认为，此期应在疏肝健脾、化瘀消痰、软坚散结的基础上结合临床表现、理化检查辨证施治，常用制鳖甲、牡蛎等软坚散结为主入肝散结消癥，配伍三棱、莪术、炮甲珠、丹参、赤芍、延胡索以行气祛瘀通络、消癥散结。鼓胀病乃气虚之甚，气虚过极，不能行血化水，可致血瘀水结。余常用黄芪以补气升阳行水，本品配软坚药可促使结块消散。余从多年临床经验得出，凡舌质淡有齿印，或舌体胖大湿润者，使用黄芪很快便可收气足水退之效，正所谓"大气一转，其结乃散"，绝不能一味破气以免攻伐伤正，但阴虚火毒盛，出血者慎用。

6. 分清阶段，明确治则

肝硬化早期可无症状，后期可出现肝功能减退、门脉高压等各种表现，属中医学"胁痛""积聚""癥瘕"范畴，后期出现腹水者属"鼓胀"范畴。《灵枢·百病始生》篇："卒然外中于寒，若内伤于忧怒，则气上逆，气上逆则六输不通，温气不行，凝血蕴里而不散，津液涩渗，著而不去，而积皆成矣。"余根据此认识指出"凝血蕴里"是本病的首要病机。余认为，肝主疏泄、主藏血，肝气不舒、疏泄失职进而导致血瘀内阻，肝脾脉络，脾失健运，聚湿生痰，日久痰瘀互结，形成"积聚"。治疗当以疏肝行气、活血祛瘀为原则，组方中常用肝经引经药柴胡为君以疏肝解郁，配以郁金、佛手、苏子、陈皮等疏肝理气，丹参、桃仁、红花、三七、川芎等活血化瘀，共奏行气消瘀之效。

肝硬化多为慢性肝病迁延日久所致，湿热毒邪在病情发展中起重要作用，使得病情反复发作且逐渐加重，因此，清热利湿解毒仍应作为基本治法贯穿治疗的始终。余常在组方用药中加入黄芩、夏枯草、连翘、板蓝根等清热解毒药；如有黄疸，则视湿热轻重选药，如若表现为身目黄染，其色鲜明，舌红苔黄腻者，属湿热较重，此时常有胆红素和转氨酶升高，选用茵陈蒿、栀子、大黄、垂盆草、龙胆草等清热利湿，降酶退黄；如湿热之象不明显者，则选用茵陈蒿、田基黄、土茯苓等；如病毒复制活跃，则常用半枝莲、白花蛇舌草、蒲公英等清热解毒药。药理研究表明，半枝莲、白花蛇舌草还有防癌、抗癌作用，在治疗的同时可防止肝硬化发展为恶变。

7. 病到后期，多脏兼顾

若胆汁淤积性肝硬化在代偿期未能及时治疗或调理肝脾未见明显成效，症状反复加重，即可出现鼓胀、血证等。鼓胀是久病及肾，虚致正不胜邪，若有瘀血之证为肝从阴而化火，火热之邪久瘀炼血成积。此病病位在肝胆，涉及脾肾胃等多个脏腑，病性为本虚标实，其本虚为脾肾气虚，标实为气滞、血瘀、湿阻，总属脾肾虚弱、水湿内停，兼有气滞血瘀之象。

《金匮要略》谓："经为血，血不利则为水。"而血不自行，赖气以动，且"气为血之帅，血为气之母"。肝硬化腹水的形成是由于气、血、水互结于腹内，肝、脾、肾三脏功能失调而致。肝主疏泄，调畅气机，且肝主藏血，调节血运，肝气郁则血行受阻，终致气滞血瘀而水停。气滞血瘀，以致瘀血停留，着而不去，阻滞血络，脉道受阻，则络脉怒张，青筋暴露。故余认为，在健脾利水的基础上应同时注重行气活血，要贯穿肝硬化腹水治疗的全过程，用四逆散加减。柴胡既可疏解肝郁，又可升清阳以使郁热外透，用为君药；芍药养血敛阴，与柴胡相配，一升一敛，使郁热透解而不伤阴，为臣药；佐以枳实行气散结，以增强疏畅气机之效；炙甘草缓急和中，又能调和诸药为使。同时可酌加陈皮、大腹皮、泽兰、丹参、当归等行气活血之品。

【预后与调护】

原发性胆汁性肝硬化常因起病隐袭或临床表现不典型而造成漏诊或误诊，在诸多早期的病例中不乏患者辗转求治不知所得何病，而最终确诊时已是肝硬化失代偿期，出现腹水、消化道出血等严重并发症，错过了治疗的最佳时期，甚为惋惜。所以，应该重视该病的早期诊断。肝硬化期，肝脾肿大明显，触之坚硬而有结节感，随着病程进展日趋严重进入失代偿期时黄疸明显，出现腹水、食管胃底静脉曲张破裂出血、腹腔感染和肝性脑病等，病情危重。此外，由于结合胆酸分泌减少，胆酸排泄障碍，小肠胆酸浓度降低，或胰腺功能不全，可并发脂肪肝，常导致体内维生素 A、D、K、E 缺乏，肝性骨病等疾病接踵而来。日常调护以高蛋白、高热量、低脂饮食为主；适当补充维生素 A、K、E 等，防治脂溶性维生素缺乏；注意休息，适当户外运动，但避免劳累；对于门脉高压的患者，余常嘱其做到"三防"：第一防止用力咳嗽，防止过怒，防止饮食过硬及过饱。

【结语】

余认为，胆汁性肝硬化病机关键是以脾胃病变为中心，脾胃气虚贯穿疾病始终。病性属本虚标实、虚实兼见而以脾胃为病变中心。病位主要在肝、脾，累及于肾。中医病机存在正虚、邪实两个方面的因素。正虚可见到不同程度的肝、脾、肾等多种脏腑及其气血阴阳虚损的表现，邪实包括有血瘀、气滞、郁热、水湿、热毒。病机在疾病过程中虚实相兼、复杂多变。余在治疗本病时以健脾益气、利湿退黄、疏肝理气、养阴、活血化瘀为法，所用药物以黄芪、茵陈蒿、柴胡、白芍、郁金为多，说明本病本虚以气虚、阴虚为主。主要辨证分型可分为：肝郁脾虚证、脾肾亏虚证、肝肾阴虚证、肝胆湿热证、肝胆血瘀证。在以上证型中可出现多种兼证，兼证中以湿热、气滞多见。在治疗上，多以益气、养阴、疏肝利胆退黄为本，辅以理气、清热利湿、活血、软坚，扶正祛邪，利胆退黄，标本兼顾。证型分布情况在年龄、病程上的变化存在一定规律：肝郁脾虚型多出现于疾病早、中期，肝肾阴虚、脾肾亏虚出现于中、晚期。故在治疗过程中，也要根据疾病不同阶段，权衡标本缓急，虚实兼顾，选择恰当治法和方药。

第九节　肝硬化合并腹腔积液

一、水热蕴结证

田某，男，30 岁。

首诊时间：2014 年 4 月 10 日。

主诉：两侧胁肋部隐痛 5 年，加重 2 个月伴有腹胀。

现病史：患者 2009 年无明显诱因出现两侧胁肋部隐痛，反复发作，未给予足够重视，2010 患者胁痛症状加重伴有腹部胀大，遂就诊于哈尔滨医科大学附属第二医院，经腹部彩超及肝脏 CT 提示"腹腔中等量积液"后确诊为"乙肝后肝硬化失代偿期"，经住院治疗后患者腹水减少，出院复查腹腔仍有少量积液。2014 年 4 月患者诸症加重再次就诊于该院，住院给予"保肝降酶、利尿"治疗 1 月后腹水无明显消退，后又辗转至黑龙江省医院治疗，但腹水量持续不减，并且腹胀加重，后经人介绍至我处就诊。现症见：腹胀坚满，腹壁胀急，伴烦热口苦，渴而不欲饮水，大便秘结，小便黄赤。腹围 125cm。舌质暗红，舌体胖大，黄腻苔，脉弦滑数而有力。

既往史：乙肝后肝硬化病史 4 年。

辅助检查：①肝功：AST 76U/L，ALT 55U/L，ALB 33.6g/L，TBIL 82μmol/L，DBIL 60μmol/L，IBIL 22μmol/L；②肾功：正常；③ HBsAg（＋）；④腹部彩超：符合肝硬化声像，腹水（中等量）。

【辨证分析】患者主因"两侧胁肋部隐痛 5 年，加重 2 个月伴有腹胀"就诊，属于中医鼓胀病的范畴。患者腹胀坚满，腹壁胀急，以标实为主，烦热口苦，渴而不欲饮水，属水热蕴结之证，湿热蕴结肠道致大肠传导功能失常，故大便秘结，湿热流注膀胱遂小便黄赤，舌质暗红，舌体胖大，黄腻苔，脉弦滑数而有力，均为水热蕴结之征。

中医诊断：鼓胀（水热蕴结证）。

西医诊断：乙型肝炎后肝硬化失代偿期。

治法：清热利湿，行气利水。

方药：苍　术 20 克　　猪　苓 15 克　　泽　泻 20 克　　大　黄 15 克
　　　黄　芩 15 克　　黄　连 15 克　　大腹皮 30 克　　柴　胡 10 克
　　　黄　芪 20 克　　炒白术 20 克　　茯　苓 15 克　　紫苏子 15 克
　　　厚　朴 15 克　　火麻仁 15 克　　枳　实 15 克　　槟　榔 15 克

7 剂，日 1 剂，水煎 300 毫升，早晚分服。

二诊：患者腹胀缓解，排气排便增多，大便一日 2～3 次，24 小时小便量 1600mL，腹围 110cm，但患者仍有黄腻苔，上方减大黄，加车前子 15 克，路路通 15 克，通经利水，使水湿之邪从小便而下。

方药：苍　术 20 克　　猪　苓 15 克　　泽　泻 20 克　　黄　芩 15 克

　　　　黄　连 15 克　　大腹皮 30 克　　柴　胡 10 克　　黄　芪 20 克

　　　　炒白术 20 克　　茯　苓 15 克　　紫苏子 15 克　　厚　朴 15 克

　　　　火麻仁 15 克　　枳　实 15 克　　槟　榔 15 克　　车前子 15 克

　　　　路路通 15 克

7 剂，日 1 剂，水煎 300 毫升，早晚分服。

三诊：患者腹胀明显缓解，口干欲饮，小便频而量多，24 小时尿量 2000 毫升，腹围 98 厘米，舌质淡，舌苔暗红少津，脉沉弦。上方减苍术为 15 克，加石斛 15 克、沙参 15 克、焦栀子 15 克，利湿而不伤阴。

方药：苍　术 15 克　　猪　苓 15 克　　泽　泻 20 克　　黄　芩 15 克

　　　　黄　连 15 克　　大腹皮 30 克　　柴　胡 10 克　　黄　芪 20 克

　　　　炒白术 20 克　　茯　苓 15 克　　紫苏子 15 克　　厚　朴 15 克

　　　　火麻仁 15 克　　枳　实 15 克　　槟　榔 15 克　　车前子 15 克

　　　　路路通 15 克　　石　斛 15 克　　沙　参 15 克　　焦栀子 15 克

10 剂，日 1 剂，水煎 300 毫升，早晚分服。

四诊：患者腹部平坦，无移动性浊音，小便量多，舌质淡，舌苔淡红，脉沉。腹部彩超提示：腹腔少量积液。上方减大腹皮为 15 克，去黄连、黄芩、枳实、槟榔，加山药 15 克、山茱萸 15 克，以扶正固本。

方药：苍　术 15 克　　猪　苓 15 克　　泽　泻 20 克　　大腹皮 15 克

　　　　柴　胡 10 克　　黄　芪 20 克　　炒白术 20 克　　茯　苓 15 克

　　　　紫苏子 15 克　　厚　朴 15 克　　火麻仁 15 克　　车前子 15 克

　　　　路路通 15 克　　石　斛 15 克　　沙　参 15 克　　焦栀子 15 克

　　　　山　药 15 克　　山茱萸 15 克

15 剂，日 1 剂，水煎 300 毫升，早晚分服。

五诊：患者无腹腔积液，乏力明显，口干欲饮水，厌食油腻，舌质暗红少津，脉沉弱。患者肝病日久耗气伤血，调整方药以调补脾肾、益气养血为主。

方药：北沙参 20 克　　石　斛 15 克　　黄　芪 20 克　　太子参 15 克

炒白术 20 克　　山　药 20 克　　山茱萸 15 克。

7 剂，日 1 剂，水煎 300 毫升，早晚分服。

患者久病耗气伤阴，清热利湿更易伤阴，故用北沙参、石斛、太子参、黄芪益气养阴，山药、山茱萸平补阴阳，养肺脾肾，三脏同调，以固本虚。

随诊半年患者腹水未见复发。

【按语】

《格致余论·鼓胀论》："今令七情内伤，六淫外侵，房劳致虚，脾土之阴受伤，转输之官失职，胃虽受谷不能运化，故阳自升阴自降，而成天地不交之否。于斯时也清浊相混，隧道壅塞，气化浊血瘀郁而为热。热留而久，气化成湿，湿热相生，遂成胀满。经曰鼓胀是也。"这里指明了鼓胀水热蕴结证的形成过程，故在清热利湿、行气利水的同时要佐以健脾化湿、升清降浊之药。猪苓、泽泻利水渗湿，黄芩、黄连清湿热，气能化湿，气行则湿易行，故重用大腹皮、紫苏子、厚朴行气宽中以利湿；柴胡亦取其疏通畅达气机，促进气血津液的输布；湿邪流注日久易困阻脾胃，且脾为生湿之源，故佐以白术、苍术、茯苓等以杜生湿之源；火麻仁、枳实、槟榔、大黄通腑气，一则予湿热之邪以出路，一则腑气通则气机调畅。

二、肝郁气滞兼湿阻证

杨某，女，48 岁。

首诊时间：2014 年 1 月 6 日。

主诉：腹部胀大 10 年，加重 1 年余。

现病史：患者十年前曾因腹部胀大在阿城区某医院就诊，被确诊为"丙型肝炎后肝硬化"，此后多次因腹部胀大而就诊于哈尔滨医科大学附属第一、第二医院治疗，病情得到缓解。2013 年 11 月患者腹胀加重，并伴有情绪抑郁，两胁走窜疼痛，乏力明显以及饮食减少，食后即胀，得嗳气后稍减，到哈尔滨市传染病医院就诊，腹部彩超提示：肝硬化、腹腔积液（大量）、脾大（轻度）。住院治疗后，腹胀减轻，复查腹部彩超提示：腹腔积液（少量）。后又继续住院 2 月治疗，少量腹水持续不减。现症见：多年来精神负担较重，情绪抑郁明显，腹胀按之不坚，时有两胁走窜胀满疼痛，乏力明显、纳呆，食后即胀，得嗳气、矢气后稍减，小便不畅、量少，小腹胀满疼痛，便溏。舌质暗红，舌苔薄白腻，脉弦。

既往史：丙型肝炎后肝硬化病史 10 年。

辅助检查：①肝功：AST 45U/L，ALT 55U/L，ALB 37.6g/L，TBIL 108μmol/L，DBIL 60μmol/L，IBIL 48μmol/L；②丙肝抗体（＋）；③腹部彩超：肝脏弥漫性改变，符合肝硬化声像，腹水（少量）。

【辨证分析】患者主因"腹部胀大 10 年，加重 1 年余"为主诉就诊于我院，属于中医鼓胀病的范畴，患者腹胀按之不坚，时有两胁走窜胀满疼痛，证属肝郁气滞。肝郁气滞，脾失健运，湿浊中阻发为鼓胀。肝主疏泄，有助于脾的运化功能，脾主健运，气机通畅，有助肝气的疏泄，肝失疏泄，经气郁滞，故胸胁胀满窜痛，太息则气郁得达，胀闷得舒，故喜太息，气机郁结不畅，故精神抑郁；条达失职，则急躁易怒。脾运失健，气机郁滞，故纳呆腹胀；气滞湿阻，则便溏不爽，肠鸣矢气；腹中气滞则腹痛，排便后气滞得畅，故泻后疼痛得以缓解。本证寒热现象不显，故仍见白苔，若湿邪内盛，可见腻苔，弦脉为肝失柔和之征。舌质暗红，舌苔薄白腻，脉弦，均为肝郁气滞兼湿阻之征。

中医诊断：鼓胀（肝郁气滞兼湿阻证）。

西医诊断：丙型肝炎后肝硬化失代偿期。

治法：疏肝理气，运脾利湿。

方药：柴　胡 15 克　　炒白芍 15 克　　泽　泻 20 克　　川　芎 15 克
　　　猪　苓 15 克　　大腹皮 30 克　　炒白术 20 克　　茯　苓 15 克
　　　紫苏子 15 克　　厚　朴 15 克　　苍　术 25 克　　香　附 15 克
　　　郁　金 15 克　　川楝子 10 克　　陈　皮 15 克

7 剂，日 1 剂，水煎 300 毫升，早晚分服。

二诊：患者口干口苦，欲饮水，心情烦躁，苔腻微黄，脉弦数，为气郁化火，加牡丹皮 15 克、焦栀子 15 克、石斛 10 克。减苍术为 20 克，以清肝泻火。

方药：柴　胡 15 克　　炒白芍 15 克　　泽　泻 20 克　　川　芎 15 克

猪　苓 15 克　　大腹皮 30 克　　炒白术 20 克　　茯　苓 15 克

紫苏子 15 克　　厚　朴 15 克　　苍　术 20 克　　香　附 15 克

郁　金 15 克　　川楝子 10 克　　陈　皮 15 克　　牡丹皮 15 克

焦栀子 15 克　　石　斛 10 克

10 剂，日 1 剂，水煎 300 毫升，早晚分服。

三诊：患者口干口苦症状好转，仍有小腹胀痛，小便量尚可，感排尿不畅，舌质暗，苔白滑，脉弦。上方加路路通 15 克，益母草 15 克，减猪苓，以利水通经。

方药：柴　胡 15 克　　炒白芍 15 克　　泽　泻 20 克　　川　芎 15 克

路路通 15 克　　大腹皮 30 克　　炒白术 20 克　　茯　苓 15 克

紫苏子 15 克　　厚　朴 15 克　　苍　术 20 克　　香　附 15 克

郁　金 15 克　　川楝子 10 克　　陈　皮 15 克　　牡丹皮 15 克

焦栀子 15 克　　石　斛 10 克　　益母草 15 克

15 剂，日 1 剂，水煎 300 毫升，早晚分服。

四诊：患者胁下刺痛明显，头痛，口干不欲饮水，失眠多梦。上方加延胡索 15 克、炙乳香 15 克、炙没药 15 克、当归 15 克。此为肝郁气滞日久导致的肝血瘀之证，治宜行气活血化瘀，行气易伤血，故同加养血之品。

方药：柴　胡 15 克　　炒白芍 15 克　　泽　泻 20 克　　川　芎 15 克

路路通 15 克　　大腹皮 30 克　　炒白术 20 克　　茯　苓 15 克

紫苏子 15 克　　厚　朴 15 克　　苍　术 20 克　　香　附 15 克

郁　金 15 克　　川楝子 10 克　　陈　皮 15 克　　牡丹皮 15 克

焦栀子 15 克　　石　斛 10 克　　益母草 15 克　　延胡索 15 克

炙乳香 15 克　　炙没药 15 克　　当　归 15 克

10 剂，日 1 剂，水煎 300 毫升，早晚分服。

五诊：患者腹泻，厌食油腻，食油腻后偶有恶心感，乏力明显，小便量多。上方重新调整为：

方药：柴　胡 15 克　　黄　芪 15 克　　紫苏子 20 克　　佛　手 15 克

　　　　砂　仁 15 克　　焦山楂 15 克　　神　曲 15 克　　麦　芽 30 克

　　　　鸡内金 10 克　　苍　术 15 克　　车前子 15 克　　泽　泻 20 克

　　　　泽　兰 15 克　　煅龙骨 30 克　　陈　皮 5 克

10 剂，日 1 剂，水煎 300 毫升，早晚分服。

另嘱患者避免劳累；注意营养，避免饮酒过度，病后应忌酒及粗硬饮食，腹水期应忌盐；宜安心静养，避免郁怒伤肝。

六诊：患者复查腹部彩超提示无腹水，但睡眠欠佳，多梦，大便偏干，口干咽干欲饮水，舌质暗红少津，脉弦细。气滞时行气易伤阴，肝郁化火、利湿亦可伤阴，患者为疾病转归期，治宜益气养阴，养血安神。

方药：太子参 15 克　　黄　芪 20 克　　石　斛 15 克　　沙　参 20 克

　　　　木蝴蝶 15 克　　玄　参 15 克　　炒白术 20 克　　茯　苓 15 克

　　　　炒枣仁 15 克　　合欢花 15 克

15 剂，日 1 剂，水煎 300 毫升，早晚分服。

伤阴用太子参、黄芪、石斛、沙参益气养阴，白术、茯苓健脾以杜生湿之源，炒枣仁、合欢花养血安神。

随诊半年患者诸症好转，腹水未见复发。

【按语】

肝主疏泄，分泌胆汁，胆汁输入肠道，帮助脾胃对食物的运化。所以，脾得肝之疏泄，则升降协调，运化功能健旺。脾主运化，为气血生化之源。脾气健运，水谷精微充足，滋养于肝，肝得以发挥正常的作用。所谓"土得木而达"，"木赖土以培之"。故在治疗肝病的同时要注意健脾助运。《金匮要略》提出了"夫治未病者，见肝之病，知肝传脾，当先实脾，四季脾旺不受邪，即勿补之"。可见在我国古代历代医家对肝和脾疾病传变关系已有较为深刻的认识。余深受《金匮要略》的启发，本病中患者为鼓胀病，辨证为肝郁气滞兼湿阻证，治宜疏肝理气、运脾利湿，以顾其本。方中柴胡疏肝理气，白芍养阴柔肝止痛，防止肝气升发太过；猪苓、泽泻、茯苓、苍术运脾利湿，健脾渗湿；厚朴、苏子、香附、陈皮行气运湿；川芎，郁金活血行气，防止气滞血瘀；

川楝子疏肝泄热，止痛。

三、肝脾血瘀兼水停证

吕某，男，48 岁。

首诊时间：2014 年 3 月 12 日。

主诉：腹胀 1 年，加重 4 月伴有失眠。

现病史：患者 1 年前曾因腹胀在黑龙江省医院就诊，被确诊为"乙型肝炎后肝硬化"，之后多次因腹胀而就诊于哈尔滨医科大学附属第二医院及黑龙江省中医研究院治疗，病情未得到明显缓解。2014 年 3 月患者出现腹胀加重，伴有胁肋刺痛，失眠，头痛、夜间加重，饮食减少。到哈尔滨医科大学附属第二医院就诊，腹部彩超提示：肝硬化、腹腔积液（大量）、脾大（中度），遂来我门诊就诊。现症见：腹大坚满，按之不陷而硬，青筋怒张，胁腹刺痛拒按，面色晦暗，头颈胸臂等处可见红点赤缕，唇色紫褐，大便色黑，肌肤甲错，口干饮水不欲下咽，失眠，头痛、夜间加重，饮食减少。舌质紫暗，边有瘀斑，脉细涩。

既往史：乙肝后肝硬化病史 1 年。

辅助检查：①肝功：AST 45U/L，ALT 55U/L，ALB 37.6g/L，TBIL 108μmol/L，DBIL 60μmol/L，IBIL 48μmol/L；②乙肝六项：HBSAg（＋），HBeAg（＋）；③腹部彩超：腹水（少量）。

【辨证分析】患者主因"腹部胀大 1 年，加重 4 月伴有失眠"为主诉就诊于我院，属于中医鼓胀病的范畴，腹大坚满，按之不陷而硬，青筋怒张，辨证属肝脾血瘀兼水停证。本证以腹部胀大伴有胁肋刺痛，痛如针刺，痛有定处，拒按，肿块，唇舌爪甲紫暗，脉涩等为辨证要点。由于瘀血阻塞经脉，不通则痛，故疼痛是瘀血证候中最突出的一个症状。瘀血为有形之邪，阻碍气机运行，故疼痛剧烈如针刺，部位固定不移。由于夜间血行较缓，瘀阻加重，故夜间头痛甚。积瘀不散而凝结，则可形成肿块，故外见肿块色青紫，内部肿块触之坚硬不消。瘀血内阻，津不上承，故口干欲饮。舌质紫暗或边有瘀斑，脉细涩，均为肝脾血瘀兼水停之征。

中医诊断：鼓胀（肝脾血瘀兼水停证）。

西医诊断：1.乙型肝炎后肝硬化失代偿期。

          2.腹腔积液。

治法：活血化瘀，行气利水。

方药：川　芎 20 克　　赤　芍 15 克　　大　黄 20 克　　莪　术 15 克

      延胡索 10 克　　当　归 20 克　　瞿　麦 15 克　　槟　榔 15 克

      葶苈子 15 克　　桑白皮 20 克　　大腹皮 30 克　　陈　皮 15 克

      生　姜 10 片

      7 剂，日 1 剂，水煎 300 毫升，早晚分服。

二诊：患者小便正常，大便质地少、排便不畅，排气增加，腹围 145cm，舌质紫暗或边有瘀斑，脉细涩，上方加路路通 15 克、车前子 10 克、益母草 10 克、枳实 15 克、炒白术 20 克。路路通、车前子、益母草利水通经，枳实增加行气通腑之力。

方药：川　芎 20 克　　赤　芍 15 克　　大　黄 20 克　　莪　术 15 克

      延胡索 10 克　　当　归 20 克　　瞿　麦 15 克　　槟　榔 15 克

      葶苈子 15 克　　桑白皮 20 克　　大腹皮 30 克　　陈　皮 15 克

      路路通 15 克　　车前子 10 克　　益母草 10 克　　枳　实 15 克

      炒白术 20 克　　生　姜 10 片

      10 剂，日 1 剂，水煎 300 毫升，早晚分服。

三诊：患者大便次数增加，一日 4 ～ 5 次，小便量多而频，24 小时尿量 2000 毫升左右，余无其他不适，上方减大黄。

方药：川　芎 20 克　　赤　芍 15 克　　莪　术 15 克　　炒白术 20 克

      延胡索 10 克　　当　归 20 克　　瞿　麦 15 克　　槟　榔 15 克

      葶苈子 15 克　　桑白皮 20 克　　大腹皮 30 克　　陈　皮 15 克

      路路通 15 克　　车前子 10 克　　益母草 10 克　　枳　实 15 克

      生　姜 10 片

      7 剂，日 1 剂，水煎 300 毫升，早晚分服。

四诊：患者口干、咽干，欲饮水，舌质暗有裂纹，少津，脉弦细涩。瘀血阻滞经络，津不上承，故口干欲饮水，舌质暗有裂纹，在活血化瘀的同时应养阴，但不可过度滋阴，以免助湿恋邪。上方加木蝴蝶 15 克。续服 7 剂。

方药：川　芎 20 克　　赤　芍 15 克　　莪　术 15 克　　炒白术 20 克

延胡索 10 克　　当　归 20 克　　瞿　麦 15 克　　槟　榔 15 克

葶苈子 15 克　　桑白皮 20 克　　大腹皮 30 克　　陈　皮 15 克

路路通 15 克　　车前子 10 克　　益母草 10 克　　枳　实 15 克

生　姜 10 片　　木蝴蝶 15 克

7 剂，日 1 剂，水煎 300 毫升，早晚分服。

五诊：患者口干欲饮症状缓解，大小便量多，腹围 110cm。舌质暗，有裂纹。上方加太子参 15 克，续服 10 剂。

方药：川　芎 20 克　　赤　芍 15 克　　莪　术 15 克　　炒白术 20 克

延胡索 10 克　　当　归 20 克　　瞿　麦 15 克　　槟　榔 15 克

葶苈子 15 克　　桑白皮 20 克　　大腹皮 30 克　　陈　皮 15 克

路路通 15 克　　车前子 10 克　　益母草 10 克　　枳　实 15 克

生　姜 10 片　　木蝴蝶 15 克　　太子参 15 克

10 剂，日 1 剂，水煎 300 毫升，早晚分服。

六诊：患者复查彩超提示腹腔少量积液，偶有乏力，舌质暗红少津，脉沉弱。患者肝病日久耗气伤血，以调补脾肾、益气养血为主。自拟方药调整如下：

方药：当　归 15 克　　川　芎 20 克　　北沙参 20 克　　石　斛 15 克

黄　芪 20 克　　山茱萸 15 克　　太子参 15 克　　炒白术 20 克

山　药 20 克

10 剂，日 1 剂，水煎 300 毫升，早晚分服。

随诊 3 个月患者诸症好转，未见腹水复发。同时嘱患者注意保暖，避免反复感邪；注意劳逸结合，症状反复时应多卧床休息；注意营养，避免饮酒过度，病后应忌酒及粗硬饮食，腹水期应忌盐。

【按语】

《金匮要略》谓："经为血，血不利则为水。"而血不自行，赖气以动，且"气为血之帅，血为气之母"，若肝失疏泄未能及时改善，气机郁结日久，必将影响血液和津液的正常运行与输布，产生血瘀和痰湿水饮。若此血瘀和痰湿水饮郁积日久，则会由经入络，致使肝络痹阻，脾络不通。最终血不利则为水，气滞、瘀血、水饮互结，形成鼓胀。治宜活血化瘀，行气利水。方中川芎、赤芍、大黄、莪术、延胡索、当归活血化瘀利气；槟榔、葶苈子、桑白皮、大腹皮、陈皮行气利尿；甘遂行经遂水湿而通经；大枣顾护胃气。腹水为本病最主要证候，故应以治水为先，治水必兼行气、活血。患者久病耗气伤阴，清热利湿更易伤阴，故余喜用北沙参、石斛、太子参、黄芪益气养阴，山药、山茱萸平补阴阳，养肺脾肾，三脏同调，以善其后。

四、肝肾阴虚兼血瘀证

孙某，男，46岁。

首诊时间：2014年5月9日。

主诉：腹部胀大伴有心烦失眠2年余。

现病史：患者2年前因腹部胀大在黑龙江省医院就诊，被确诊为"乙型肝炎后肝硬化"，之后曾因"肝性脑病"而就诊于哈尔滨市人民医院，住院治疗后病情得到明显缓解。2013年5月患者诸症加重，出现腹大坚满，腹部青筋暴露，形体日渐消瘦，心烦失眠。患者在哈尔滨医科大学附属第二医院就诊，腹部彩超提示：肝硬化，腹腔积液（大量），脾大（轻度），胆囊炎性声像。后经人介绍来我处门诊就诊。现症见：腹大坚满，腹部青筋暴露，形体消瘦，面色晦暗，口燥咽干，纳差乏力，心烦失眠，五心烦热，牙龈容易出血，牙根干枯无泽，小便短少，肝掌明显，胸部可见蜘蛛痣。舌红绛少津，脉弦细数。

既往史：乙肝后肝硬化2年。

辅助检查：①肝功：AST 152U/L，ALT 55U/L，TBIL 156μmol/L，DBIL 23μmol/L，ALB 28.30g/L；②乙肝六项：HBSAg（+），HBcAb（+），HBeAg（+）；③腹部彩超：腹水（大量），胆囊结石，胆囊炎性声像，脾、胰未见异常。

【辨证分析】患者以"腹部胀大伴有心烦失眠 2 年余"为主诉就诊于我院，属中医鼓胀病的范畴，辨证为肝肾阴虚兼血瘀证。本病以腹大坚满，腹部青筋暴露，形体消瘦，面色晦暗，口燥咽干为辨证要点。营阴受损，阴虚内热，脾脏转输失常，运迟则水湿蕴郁，肝脾两伤，统藏失职，脾虚水停，故腹大胀满。阴虚内热，耗伤津液，见口燥咽干，形体消瘦，阴虚生内热，热扰心神，见心烦失眠，五心烦热，肾为先天之本，肾主骨，肾阴亏损，见牙根干枯无泽，虚火内扰，灼伤脉络，则牙龈出血。舌红绛少津，脉弦细数均为肝肾阴虚之征。

中医诊断：鼓胀（肝肾阴虚兼血瘀证）。

西医诊断：1. 乙型肝炎后肝硬化失代偿期。

2. 腹腔积液。

治法：滋养肝肾，凉血化瘀。

方药：生　地 30 克　　　炙首乌 20 克　　　玉　竹 15 克　　　赤　芍 15 克

牡丹皮 10 克　　　龙胆草 6 克　　　鸡内金 9 克　　　白茅根 30 克

山　药 30 克　　　山茱萸 15 克　　　当　归 15 克

10 剂，日 1 剂，水煎 300 毫升，早晚分服。

二诊：患者腹大坚满未缓解，小便量多，腹围 115cm。排尿不畅，胃脘胀满不适，反酸烧心，口干欲饮缓解，舌质红绛少津，脉弦细数。上方加瓦楞子 15 克，石斛 20 克，紫苏子 20 克，路路通 15 克，以利水通经。

方药：生　地 30 克　　　炙首乌 20 克　　　玉　竹 15 克　　　赤　芍 15 克

牡丹皮 10 克　　　龙胆草 6 克　　　鸡内金 9 克　　　白茅根 30 克

山　药 30 克　　　山茱萸 15 克　　　当　归 15 克　　　瓦楞子 15 克

石　斛 20 克　　　紫苏子 20 克　　　路路通 15 克

15 剂，日 1 剂，水煎 300 毫升，早晚分服。

三诊：患者腹大坚满减轻，胃脘胀满及反酸烧心不适缓解，口干欲饮水，食欲减退，乏力明显，排气增加，大便 1 日 2 次，排便时间延长，舌质红，脉弦数。上方加太子参 15 克、黄芪 20 克，减山药为 15 克，加白术 15 克。续服 15 剂。嘱患者保持大便通畅。

方药：生　地 30 克　　炙首乌 20 克　　玉　竹 15 克　　赤　芍 15 克

牡丹皮 10 克　　龙胆草 6 克　　鸡内金 9 克　　白茅根 30 克

山　药 15 克　　山茱萸 15 克　　当　归 15 克　　瓦楞子 15 克

石　斛 20 克　　紫苏子 20 克　　路路通 15 克　　太子参 15 克

黄　芪 20 克　　炒白术 15 克

15 剂，日 1 剂，水煎 300 毫升，早晚分服。

四诊：患者诸症均有所好转，腹部胀大不明显，无移动性浊音，小便量多，舌质红，苔薄腻，脉沉。腹围 89cm。复查腹部彩超提示：腹腔少量积液。上方加大腹皮 15 克，枳实 15 克。

方药：生　地 30 克　　炙首乌 20 克　　玉　竹 15 克　　赤　芍 15 克

牡丹皮 10 克　　龙胆草 6 克　　鸡内金 9 克　　白茅根 30 克

山　药 15 克　　山茱萸 15 克　　当　归 15 克　　瓦楞子 15 克

石　斛 20 克　　紫苏子 20 克　　路路通 15 克　　太子参 15 克

黄　芪 20 克　　炒白术 15 克　　大腹皮 15 克　　枳　实 15 克

20 剂，日 1 剂，水煎 300 毫升，早晚分服。

五诊：患者自觉排气排便均增加，大便如水样，腹胀明显缓解，反酸烧心、五心烦热均消失，牙龈出血减少，食欲好转，但厌食油腻，偶有右胁肋部疼痛不适，乏力明显。舌质暗红，少许白腻苔，续服上方巩固疗效。

经随访半年患者状态较好，在当地复查腹水吸收，肝功均正常，无明显不适。

【按语】

《医碥》云："气血水三者，病常相因，有先病气滞而后血结者，有先病血结而后气滞者，有先病水肿而血随败者，有先病血结而水随蓄者。"说明气、血、水三者常互为因果，是形成肝病鼓胀、腹水恶性循环的主要原因之一。水可化血，血可化水，水赖气化，气赖血载，津液精血皆由水谷所化。若阴虚内热，阴虚水停，阴虚血癖，皆可导致腹水成臌，治宜滋阴为主，佐以活血利水，方中生地、首乌、玉竹滋补肝肾之阴，赤芍、牡丹皮活血凉血，龙胆草清利肝胆湿热，鸡内金软坚散结，白茅根清热利尿，当归活血补血，重用山药益气养阴，补肺脾肾，以固先后天之本。阴虚水停患者，运用生地、首乌等，不但无泥隔之弊，而且必须重用才能收功，常可收到滋阴而不碍水，利水而不伤阴之效。

五、寒湿困脾证

李某，女，26岁。

首诊时间：2014年3月6日。

主诉：右侧胁肋部隐痛3年，加重2个月伴有腹胀。

现病史：患者2011年因右侧胁肋部隐痛而求诊于哈尔滨医科大学附属第二医院，肝功提示：AST 158U/L，ALT 65U/L，乙肝六项：HBSAg（+），HBcAb（+），HBeAg（+），被确诊为"乙型病毒性肝炎"，住院治疗后转氨酶降至正常。之后患者反复出现右胁肋部不适，转氨酶反复升高。2014年3月患者再次因右胁肋部不适，就诊于阿城区当地医院，提示转氨酶再次升高，经腹部彩超及肝脏CT提示"腹腔少量积液"，住院给予阿拓莫兰、甘利欣静点保肝降酶，口服螺内酯及呋塞米利尿治疗1月后患者腹水无明显消退，后经病友介绍前来我处就诊。患者现症见：腹大胀满，胸脘胀闷，得热则舒，厌食油腻，食欲减退，周身困重，畏寒肢肿，面浮、下肢微肿，大便溏薄，小便短少。

舌脉：舌苔白腻水滑，脉弦迟。

辅助检查：①肝功：AST 158U/L，ALT 65U/L，ALP 157U/L，TBIL 19.7μmol/L，DBIL 7.6μmol/L，白蛋白35.30g/L，ALB 44g/L；②乙肝六项：HBsAg（+），HBcAb（+），HBeAg（+）；③腹部彩超：腹水（少量），胆囊炎性声像，脾、胰未见异常。

【辨证分析】《内经》认为："见肝之病，知肝传脾，当先实脾。"而肝硬化腹水的成因主要因感染邪毒、酗酒、饮食不节及其他疾病转变而致肝气郁滞，脾失健运，而脾为气血生化之源，运化功能失司则气血津液不足，同时不能运化水湿，水湿内停，湿阻气机则血行不畅，日久则成鼓胀。而脾居中州，为水湿运化、气机升降之枢纽。本病以腹大胀满，胸脘胀闷，得热则舒，周身困重，畏寒肢肿为辨证要点，若水湿内蓄，从寒而化，以致寒湿停聚，阻滞中阳，水蓄不行，故腹大胀满。在《素问·阴阳应象大论》中又说："肝生筋，筋生心，……心生血，血生脾。"在五脏相关理论中，肝脾相关在临床应用最为广泛。中医认为肝在五行属木，为将军之官，喜条达而恶抑郁，主疏泄，条畅全身之气机。脾主运化，胃主受纳，脾胃的一升一降、一运一纳，有赖肝疏泄功能的正常。盖肝气条达则全身气机疏通畅达，脾胃的运化功能正常，正如唐容川《血证论》所说"木之性主于疏泄，食气入胃，全赖肝木之气疏泄之，而水谷乃化"；另一方面，肝脾相关还体现在气机调节方面，气机是人体生命活动的体现。肝主疏泄，维持着气的运行通畅而不郁滞，脾主升清，胃主降浊，位于中焦，为气机运行之枢，共同维持人体正常的气机运行。故余认为，肝硬化腹水的治疗，首重健脾利水，治宜温脾散寒、化湿利水，还要佐以疏肝以健脾养血。

中医诊断：鼓胀（寒湿困脾型）。

西医诊断：1.乙型肝炎后肝硬化失代偿期。

2.腹腔积液。

治法：温中健脾，行气利水。

方药：

附　子 10 克	干　姜 15 克	白　术 20 克	木　瓜 15 克
桂　枝 10 克	猪　苓 15 克	泽　泻 20 克	茯　苓 20 克
苍　术 15 克	香　附 15 克	丹　参 15 克	厚　朴 20 克
佛　手 20 克	砂　仁 15 克		

7 剂，日 1 剂，水煎 300 毫升，早晚分服。

二诊：患者恶寒怕冷，周身困重症状改善，脘腹胀满缓解，四肢偶有肿胀发紧感，食油腻后恶心不适，上方加五加皮 15 克、泽兰 10 克，以利水通经。

方药：

附　子 10 克	干　姜 15 克	白　术 20 克	木　瓜 15 克
桂　枝 10 克	猪　苓 15 克	泽　泻 20 克	茯　苓 20 克
苍　术 15 克	香　附 15 克	丹　参 15 克	厚　朴 20 克
佛　手 20 克	砂　仁 15 克	五加皮 15 克	泽　兰 10 克

15 剂，日 1 剂，水煎 300 毫升，早晚分服。

三诊：患者食欲改善，下肢肿胀感减轻，心下满闷明显，口干漱水不欲咽，舌质淡紫，舌苔黄腻，上方减猪苓，加黄连 15 克、瓜蒌 15 克、枳壳 20 克、半夏 15 克。续服 15 剂。

方药：附　子 10 克　　干　姜 15 克　　白　术 20 克　　木　瓜 15 克

　　　　桂　枝 10 克　　黄　连 15 克　　泽　泻 20 克　　茯　苓 20 克

　　　　苍　术 15 克　　香　附 15 克　　丹　参 15 克　　厚　朴 20 克

　　　　佛　手 20 克　　砂　仁 15 克　　五加皮 15 克　　泽　兰 10 克

　　　　瓜　蒌 15 克　　枳　壳 20 克　　半　夏 15 克

　　　　15 剂，日 1 剂，水煎 300 毫升，早晚分服。

四诊：患者诸症好转，无明显不适，续服 7 剂。

方药：附　子 10 克　　干　姜 15 克　　白　术 20 克　　木　瓜 15 克

　　　　桂　枝 10 克　　黄　连 15 克　　泽　泻 20 克　　茯　苓 20 克

　　　　苍　术 15 克　　香　附 15 克　　丹　参 15 克　　厚　朴 20 克

　　　　佛　手 20 克　　砂　仁 15 克　　五加皮 15 克　　泽　兰 10 克

　　　　瓜　蒌 15 克　　枳　壳 20 克　　半　夏 15 克

　　　　7 剂，日 1 剂，水煎 300 毫升，早晚分服。

五诊：患者口干欲饮，舌质干少津，脉濡细。腹部彩超提示：无腹水。肝病日久耗气伤血，以调补脾肾、益气养血为主。自拟方药调整如下：

方药：北沙参 20 克　　石　斛 15 克　　黄　芪 20 克　　太子参 15 克

　　　　炒白术 20 克　　山　药 20 克　　山茱萸 15 克　　生地黄 15 克

　　　　7 剂，日 1 剂，水煎 300 毫升，早晚分服。

六诊：患者诸症好转，腹部彩超提示无腹水。嘱患者戒烟酒，清淡饮食，定期每 3 月复查一次。

【按语】

鼓胀为临床四大疑难重症之一，历代医家十分重视。其临床表现以腹胀大膨隆，皮色苍黄，脉络暴露为特征。鼓胀的病变部位在肝、脾、肾，基本病机是肝脾肾三脏功能失调，气滞、血瘀，水停于腹中。本病的病机特点为本虚标实，虚实并见，故其治疗宜谨守病机，以攻补兼施为原则。合理选用健脾利水之剂，治疗以温脾散寒、化湿利水为大法，还要佐以疏肝以健脾养血。方中附子、干姜、白术温中健脾；木瓜、槟榔、茯苓行气利水；厚朴、紫苏理气健脾燥湿，使气行则湿易行；生姜、大枣调和胃气。湿得热则行，加桂枝、猪苓、泽泻，温阳利水渗湿治标；香附、丹参行气调经利水；佛手、砂仁行气化湿除满。同时也可酌加柴胡疏肝理气，白芍养血，黄芪补气健脾，与薏苡仁、泽泻、车前子等为伍，补气健脾利水。

六、脾肾阳虚证

张某，男，68岁。

首诊时间：2013年10月25日。

主诉：身目黄染渐进性加重2月余。

现病史：患者2年前曾因乏力在哈尔滨市中心医院就诊，肝功提示转氨酶升高，确诊为"酒精性肝硬化"。2月前患者出现身目黄染渐进性加重，尿少腿肿，到哈尔滨医科大学附属第一医院就诊，腹部彩超提示：肝硬化、腹腔积液（大量）。诊断为"酒精性肝硬化"，住院治疗病情缓解后出院，之后腹水反复加重出现，后经朋友介绍到我处就诊。现症见：腹大胀满，形如蛙腹，撑胀不甚，面色苍黄，腹壁青筋暴露，胸脘满闷不适，食少便溏，口渴欲饮热水，畏寒肢冷，尿少腿肿。腹围150cm。舌淡胖边有齿痕，苔厚腻水滑，脉沉弱。

既往史：酒精性肝硬化病史2年。

辅助检查：①生化：AST 152U/L，ALT 128U/L，ALP 205.00U/L，GGT 325U/L，TBIL 178.20μmol/L，DBIL 45.00μmol/L，ALB 28.30g/L，GLB 32g/L，ChE 3590.00U/L，BUN 5.6mmol/L，Cr 115.00μmol/L；②乙肝六项：HBSAg（−），HBcAb（＋），HBeAg（＋）；③腹部彩超：肝脏弥漫性改变，肝硬化，腹水（大量），胆囊炎性声像，脾大，胰腺未见异常。

【辨证分析】酒食不节，嗜酒过度，饮食不节，脾胃受伤，运化失职，酒湿浊气蕴结中焦，土壅木郁，肝气郁结，胆失疏泄，发为黄疸；黄疸失治误治，或迁延不愈，导致肝脾损伤之疾，脾伤则失健运，肝伤则肝气郁滞，久则肝脾肾俱损，而致气滞血瘀，水停腹中，渐成鼓胀。患者身目黄染渐进性加重伴有腹部胀大，属于中医鼓胀病的范畴，辨证为脾肾阳虚兼水停证。以患者腹大胀满，形如蛙腹，面色苍黄，胸脘满闷不适，食少便溏，畏寒肢冷，尿少腿肿为辨证要点。若肾阳不足，阳气不能敷布于内外，水津温运气化失职，寒水停聚，水湿下注则见腹大胀满，入夜尤甚，下肢浮肿等。肾为先天之本，脾为后天之本，先天滋后天，后天养先天，故脾阳虚日久累及肾阳，导致脾肾阳虚；脾阳虚，运化乏力，气机不畅，故可见胸脘满闷不适，食少便溏；肾阳虚温煦失职，气化失司，故可见畏寒肢冷，尿少腿肿。舌淡胖边有齿痕，苔厚腻水滑，脉沉弱，均为脾肾阳虚兼水停之征。

中医诊断：鼓胀（脾肾阳虚兼水停证）。

西医诊断：1. 酒精性肝硬化。

2. 腹腔积液。

治法：温补脾肾，化气行水。

方药：附　子 10 克　　干　姜 15 克　　白　术 20 克　　炮　姜 15 克

肉　桂 10 克　　熟地黄 15 克　　山　药 20 克　　茯　苓 20 克

山茱萸 15 克　　车前子 15 克　　丹　参 15 克　　猪　苓 10 克

泽　泻 20 克　　炙甘草 30 克

7 剂，日 1 剂，水煎 300 毫升，早晚分服。

二诊：患者诸症好转。偶有腹痛便秘，加火麻仁 15 克、郁李仁 15 克、肉苁蓉 15 克，以泻热通便。

方药：附　子 10 克　　干　姜 15 克　　白　术 20 克　　炮　姜 15 克

肉　桂 10 克　　熟地黄 15 克　　山　药 20 克　　茯　苓 20 克

山茱萸 15 克　　车前子 15 克　　丹　参 15 克　　猪　苓 10 克

泽　泻 20 克　　炙甘草 30 克　　火麻仁 15 克　　郁李仁 15 克

肉苁蓉 15 克

15 剂，日 1 剂，水煎 300 毫升，早晚分服。

三诊：患者偶有心悸气短，咳嗽、咳痰白滑，偶有恶心呕吐感，头晕目眩，失眠多梦，舌质淡苔薄滑。腹围减少 15cm。上方减附子、干姜、炮姜、肉桂，加桂枝 15 克、煅龙骨 30 克、煅牡蛎 30 克、半夏 15 克、生姜 10 克、陈皮 6 克，以化痰降逆止呕。

方药：桂　枝 15 克　　煅龙骨 30 克　　白　术 20 克　　煅牡蛎 30 克

半　夏 15 克　　熟地黄 15 克　　山　药 20 克　　茯　苓 20 克

山茱萸 15 克	车前子 15 克	丹　参 15 克	猪　苓 10 克
泽　泻 20 克	炙甘草 30 克	火麻仁 15 克	郁李仁 15 克
肉苁蓉 15 克	生　姜 10 克	陈　皮 6 克	

10 剂，日 1 剂，水煎 300 毫升，早晚分服。

四诊： 患者心悸症状缓解，大便通畅，畏寒肢冷，咳吐痰涎，腹水增加，四肢沉重，困倦乏力，食欲减退。舌淡胖边有齿痕，苔厚腻水滑，脉沉弱。上方减山药、山茱萸，茯苓改为 30 克，加白芷 15 克，石菖蒲 15 克。续服 10 剂。

方药：桂　枝 15 克	煅龙骨 30 克	白　术 20 克	煅牡蛎 30 克
半　夏 15 克	熟地黄 15 克	茯　苓 30 克	陈　皮 6 克
石菖蒲 15 克	车前子 15 克	丹　参 15 克	猪　苓 10 克
泽　泻 20 克	炙甘草 30 克	火麻仁 15 克	郁李仁 15 克
肉苁蓉 15 克	生　姜 10 克	白　芷 15 克	

10 剂，日 1 剂，水煎 300 毫升，早晚分服。

五诊： 患者呕吐痰涎减少，睡眠、大便良好。腹围为 120cm。查体：移动性浊音（−），嘱患者固守上方续服 10 剂。

方药：桂　枝 15 克	煅龙骨 30 克	白　术 20 克	煅牡蛎 30 克
半　夏 15 克	熟地黄 15 克	陈　皮 6 克	茯　苓 30 克
石菖蒲 15 克	车前子 15 克	丹　参 15 克	猪　苓 10 克
泽　泻 20 克	炙甘草 30 克	火麻仁 15 克	郁李仁 15 克
肉苁蓉 15 克	生　姜 10 克	白　芷 15 克	

10 剂，日 1 剂，水煎 300 毫升，早晚分服。

六诊： 患者诸症好转，腹部彩超：肝脏弥漫性改变，肝硬化，胆囊壁毛糙声，脾大，胰腺未见异常，腹腔无积液。嘱患者定期复查生化、彩超，随诊半年未见腹水复发。

【按语】

一般说来，鼓胀初起，新感外邪，腹满胀痛，腹水壅盛，腹壁青筋暴露显著时，多以实证为主；鼓胀久延，外邪已除，腹水已消，病势趋缓，见肝脾肾亏虚者，多以虚证为主。鼓胀多为本虚标实，病情较缓，治疗需兼顾标本，治以利水为主。本证为脾肾阳虚水气不化，方用猪苓、泽泻利水渗湿以治其标，附子、肉桂温补脾肾之阳，附子、干姜，一走而不守、一守而不走，共温中焦之阳；脾阳虚日久可累及肾阳，脾阳又可温肾阳，而脾阳虚多由脾虚日久所致，故在治水的同时应健脾顾护中焦，方中山药、茯苓健脾以助运化；熟地黄、丹参补血活血调经。诸药合用，共奏温补脾肾、化气行水之功。

诊疗体会

【中医古典文献对本病的认识】

鼓胀为临床上的常见病。历代医家对本病的防治十分重视，把它列为"风、痨、鼓、膈"四大顽证之一，说明本病为临床重证，治疗上较为困难。本病最早见于《内经》，对其病名、症状、治疗法则等都有了概括的认识。如《灵枢·水胀》记载其症状有"腹胀，身皆大，大与肤胀等也，色苍黄，腹筋起"。《金匮要略·水气病脉证并治》所论述的石水、肝水等与本病相似，如谓："肝水者，其腹大，不能自转侧，胁下腹痛。"晋代葛洪在《肘后备急方·治卒大腹水病方》中首次提出放腹水的适应证和方法："若唯腹大，下之不去，便针脐下二寸，人数分，令水出，孔合，须腹减乃止。"隋代的《诸病源候论·水肿病》在病因上提出了"水毒"可引起鼓胀病，并用"水蛊"名之，说明当时已认识到此病由水中之虫所致。金元时期《丹溪心法·鼓胀》认为本病病机是脾土受伤，不能运化，清浊相混，隧道壅塞，湿热相生而成。此期在治法上有主攻、主补的不同争论，深化了鼓胀的研究。及至明清，多数医家认识到本病病变脏腑重点在脾，确立了鼓胀的病机为气血水互结的本虚标实的病理观，治法上更加灵活多样，积累了宝贵的经验，至今仍有效地指导着临床实践。情志所伤，肝主疏泄，性喜条达。若因情志抑郁，肝气郁结，气机不利，则血行不畅，以致肝之脉络为瘀血所阻。同时，肝气郁结，横逆乘脾，脾失健运，水湿不化，以致气滞、血瘀交阻，水停腹中，形成鼓胀。如《格致余论·鼓胀论》云："今令七情内伤，六淫外侵，房劳致虚，脾土之阴受伤，转输之官失职……遂成胀满。经曰鼓胀是也。""此病之起，或三五年，或十余年，根深矣，势笃矣，欲求速效，自求祸耳。"《素问·腹中论》："黄帝问曰：有病心腹满，旦食则不能暮食，此为何病？岐伯对曰：名为鼓胀。……治之以鸡矢醴，一剂知，二剂已。帝曰：其时有复发者，何也？岐伯曰：此饮食不节，故时有病也。虽然其病且已，时故当病，气聚于腹也。"说明酒食不节，脾胃受伤，运化失职，酒湿浊气蕴结中焦，土壅木郁，气滞血阻，气滞、血瘀、水湿三者相互影响，导致水停腹中，形成鼓胀。感染血吸虫内伤肝脾，肝伤则气滞，脾伤则湿聚为水，虫阻脉络则血瘀，诸因素相互作用，终致水停腹中，亦成鼓胀。如《诸病源候论·水肿病诸候》："此由水毒气结聚于内，令腹渐大，动摇有声，常欲饮水，皮肤粗黑，如似肿状，名水蛊也。"黄疸本由湿邪致病，属肝脾损伤之疾，脾伤则失健运，肝伤则肝气郁滞，久则肝脾肾俱损，而致气滞血瘀，水停腹中，渐成鼓胀。积聚之"积证"本由肝脾两伤，气郁与痰血凝聚而成，久则损伤愈重，凝聚愈深，终致气滞、血瘀、水停腹中，发生鼓胀。而且，鼓胀形成后，若经治疗腹水虽消退，而积证未除，其后终可因积证病变的再度加重而再度形成鼓胀，故有"积"是"胀病之根"之说。

【中医病因病机】

中医学认为，肝硬化腹水属于"鼓胀""水鼓"范畴。本病病机复杂，虚实夹杂，病程漫长。肝主疏泄，性喜条达。若因情志抑郁，肝气郁结，气机不利，则血液运行不畅，以致肝之脉络为瘀血所阻滞。同时，肝气郁结，横逆乘脾，脾失健运，水湿不化，以致气滞、血瘀交阻，水停腹中，形成鼓胀。嗜酒过度，饮食不节，脾胃受伤，运化失职，酒湿浊气蕴结中焦，土壅木郁，肝气郁结，气滞血阻，气滞、血瘀、水湿三者相互影响，导致水停腹中，而成鼓胀。在血吸虫病流行区，遭受血吸虫感染又未能及时进行治疗，血吸虫内伤肝脾，肝伤则气滞，脾伤则湿聚为水，虫阻脉络则血瘀，诸因素相互作用，终致水停腹中，形成鼓胀。黄疸本由湿邪致病，属肝脾损伤之疾，脾伤则失健运，肝伤则肝气瘀滞，久则肝脾肾俱损，而致气滞血瘀，水停腹中，渐成鼓胀。积聚之"积证"本由肝脾两伤，气郁与痰血凝聚而成，久则损伤愈重，凝聚愈深，终致气滞、血瘀、水停腹中，发生鼓胀。而且，鼓胀形成后，若经治疗腹水虽消退，而积证未除，其后终可因积证病变的再度加重而再度形成鼓胀，故有"积"是"胀病之根"之说。肾主气化，脾主运化。脾肾素虚，或劳欲过度，或久病所伤，造成脾肾亏虚，脾虚则运化失职，清气不升，清浊相混，水湿停聚；肾虚则膀胱气化无权，水不得泄而内停,若再与其他诸因素相互影响,则引发或加重鼓胀。总之,在鼓胀的病变过程中,肝脾肾三脏常相互影响,肝郁而乘脾,土壅则木郁,肝脾久病则伤肾,肾伤则火不生土或水不涵木。同时气、血、水也常相因为病,气滞则血瘀,血不利而为水,水阻则气滞;反之亦然。气血水结于腹中,水湿不化,久则实者愈实;邪气不断戕害正气,使正气日渐虚弱,久则虚者愈虚,故本虚标实、虚实并见为本病的主要病机特点。晚期水湿之邪郁久化热,则可发生内扰或蒙闭心神,引动肝风,迫血妄行,发生络伤血溢之变。现代医家对此也有不同的认识,徐富业认为本病多因脾虚兼感湿热毒邪,致肝脾受损,黄疸、胁痛、积聚迁延日久所引起。脾虚、肝郁血瘀为本,水湿内停为标,并贯穿于本病全程。张定国等认为本病主要为脾气虚弱、血行不畅而为病,主要为脾虚血瘀,属本虚标实。朱慧民等认为肝硬化是肝体之病,肝体阴用阳,以柔韧之体行刚强之用。肝体硬化必然导致肝用不及,肝用不及复加剧肝体硬化,体用失调是肝硬化的基本矛盾,肝体病变则是矛盾的主要方面,且以肝阴脾阳亏虚为本,湿热瘀毒为标。总之,肝气郁滞、血脉瘀阻、水湿内停是鼓胀形成的主要病理变化,肝硬化属本虚标实之证。

【现代医学对本病的认识】

肝硬化腹水是肝硬化失代偿期的最突出的临床表现之一。正常人腹腔内有少量游离液体,当腹腔内积聚的游离液体超过200mL时称为腹水。肝硬化腹水发病机制复杂,包括门脉高压、血浆胶体渗透压降低、肝淋巴液形成增多、肾素-血管紧张素-醛固酮系统活性增强等。腹水的形成是多种因素综合作用的结果,是慢性肝病自然进程中的重要标志,提示肝硬化失代偿、预后不良。初次出现的腹水经治疗较易恢复,但反复发作的顽固性腹水治疗困难。与代偿期肝硬化相比,有腹水的患者病死率明显升高,大约15%的腹水患者在1年内死亡,44%的腹水患者在2年内死亡。腹水的症状或体征取决于腹水量的多少,少量腹水可无明显症状,或仅有餐后腹胀,中、大量腹水表现为明显腹胀,腹部移动性浊音阳性。合并SBP时可出现发热、黄疸、腹痛,腹部压痛和反跳痛,严重者出现尿少、肾功能衰竭和肝性脑病表现。目前无明确的肝硬化腹水分类方法。可根据临床表现及辅助检查区分出包括并发症在内的几种特殊类型:初发型腹水、张力性腹水、难治性腹水,以及并发自发性细菌性腹膜炎、肝肾综合征等。

【治疗特色】

1. "肝脾论"的指导思想

余行医、执教 30 余年，力倡仲景之学，上溯岐黄之道，揽诸家之说，博采众长，在李东垣《脾胃论》基础上，结合现代医学提出了"肝脾论"。肝和脾同居腹中膈下，肝属木，脾属土，肝和脾关系密切，历代医家均有论述。两者生理上密切相关，主要表现为脾胃的升降与肝的疏泄功能密切相关，肝的疏泄功能正常，全身气机疏通畅达有助于促进脾的运化，而脾气健运，则气血生化有源，肝得脾所输布的水谷精微之充养，则肝气条达，疏泄之用才能正常；此外还表现为肝藏血与脾统血之间的相互配合，肝脏贮藏脾胃生化之气血，以涵养肝气，濡养四肢百骸，肝气尚有固摄血液防止出血之能，而脾主统摄血液，共同维持血液在脉管内的正常运行。二者在病理上的相互影响主要是从五行推演而来的，表现为母病及子，子病累母。由于肝气郁结、疏泄失职，横逆乘脾，脾失运化，水谷精微失于消化吸收，清浊相混而下，这是肝病及脾。另外，由于脾失运化，湿浊内生，困阻脾气，湿浊内盛，抑制了肝之疏泄功能，肝的疏泄失职，脾病及肝。《素问·玉机真脏论》说："五脏受气于其所生，传之于其所胜……肝受气于心，传之于脾……"指出了根据五行生克关系，肝病可传脾的传变规律。张景岳点注："脾移热于肝，反传所胜，热之甚也，肝藏血，病主惊骇，邪热搏之，则风火交作，故为惊，为鼻中出血也。"即为脾病传肝之例。基于肝脾的病理、生理特点，在治疗上本人倡导"肝脾论"，主张"肝病实脾，脾病治肝"的肝脾同调之法。古代医家对此也有论述，《难经·七十七难》在《内经》治未病的思想基础上结合中医学的整体观念，提出："所谓治未病者，见肝之病，则知肝当传之与脾，故先实其脾气，无令得受肝之邪，故曰治未病焉。"《金匮要略》在此基础上提出了"夫治未病者，见肝之病，知肝传脾，当先实脾，四季脾旺不受邪，即勿补之"。可见在我国古代历代医家对肝和脾的关系已有较为深刻的认识。

2. 从肝论治鼓胀

肝之疏泄作用，对水液代谢有间接调节作用，既可疏泄脾土助其运化水湿，又可疏利三焦，通调水道。此外肝气郁滞可致脾失健运，而脾为气血生化之源，运化功能失司则气血津液不足，同时不能运化水湿，水湿内停，湿阻气机则血行不畅，日久则成鼓胀。《素问·至真要大论》认为"诸湿肿满，皆属于脾"，指出了脾虚失健，运化失常，气虚无力行水，均可使津液停聚，蕴生水湿肿满之证。鼓胀临床表现属肿满的一种，故鼓胀大多由脾病所致。初病在经，久病入络，这是慢性疾病发展的一般规律，肝硬化腹水一病也不例外。叶天士指出，经主气，络主血，初为气结在经，久则血伤入络。肝硬化病之初始均为肝失疏泄，影响气机的正常出入升降及脾胃的运化和胆汁的正常分泌，出现胁肋、双乳或少腹胀满疼痛，脘腹胀痛，呕逆嗳气，口苦，纳食不化，甚则黄疸等症，而这一切均为肝失疏泄引起全身气机升降失常，气机郁结所致，且均为气结在经；若肝失疏泄未能及时改善，气机郁结日久，必将影响血液和津液的正常运行与输布，产生血瘀和痰湿水饮。若此血瘀和痰湿水饮郁积日久，则会由经入络，致使肝络痹阻，瘀滞不通。最终血不利则为水，气滞、瘀血、水饮互结，形成鼓胀。

3. 从脾论治鼓胀

脾居中州，为水湿运化、气机升降之枢纽，余认为，肝硬化腹水的治疗，首重健脾利水，方用五苓散加减。茯苓、猪苓、泽泻淡渗利湿，治标；白术健脾，治本；桂枝辛温解表，用以解肌发表，温阳化气，以助膀胱气化。同时也可加黄芪补气健脾，与薏苡仁、泽泻、车前子等为伍，补气健脾利水。《金匮要略》谓："经为血，血不利则为水。"而血不自行，赖气以动，且"气为血之帅，血为气之母"。肝硬化腹水的形成是由于气、血、水互结于腹内，肝、脾、肾三脏功能失调而致。肝主疏泄，调畅气机，且肝主藏血，调节血运，肝气郁则血行受阻，终致气滞血瘀而水停。气滞血瘀，以致瘀血停留，着而不去，阻滞血络，脉道受阻，则络脉怒张，表筋暴露。余认为，在健脾利水的基础上应同时注重行气活血，要贯穿肝硬化腹水治疗的全过程，用四逆散加减。柴胡既可疏解肝郁，又可升清阳以使郁热外透，用为君药；芍药养血敛阴，与柴胡相配，一升一敛，使郁热透解而不伤阴，为臣药；佐以枳实行气散结，以增强疏畅气机之效；炙甘草缓急和中，又能调和诸药为使。同时可酌加陈皮、大腹皮、泽兰、丹参、当归等行气活血之品。《素问》中："帝曰：津液充郭……治之奈何？岐伯曰：平治于权衡，去宛陈莝……""平治于权衡"即平调五脏阴阳偏盛偏衰。"肝体阴而用阳"，"肝肾同源"，肝阴受损时，肾阴亦受损，致肝肾阴亏，水液调节功能降低。而水湿停聚是本病的共同特征，且水湿为阴邪，易伤阳气，致脾肾阳虚，无力运化水液，使水湿内停。故本人认为，治疗本病应以辨证论治为前提，注重协调阴阳，用甘草泻心汤加减。本方即小柴胡汤去柴胡、生姜，加黄连、干姜而成。因无半表证，故去解表之柴胡、生姜，痞因寒热错杂而成，故加寒热平调之黄连、干姜，变和解少阳之剂而为调和肠胃之方。后世师其法，随证加减，广泛应用于中焦寒热错杂、升降失调诸证。湿热蕴积中焦，呕甚而痞，中气不虚，或舌苔厚腻者，可去人参、甘草、大枣、干姜，加枳实、生姜以下气消痞止呕。散结除痞，辛开（恢复脾的升清）苦降（恢复胃的降浊）。半夏为君，苦、辛、燥，散结除痞，降逆和胃；干姜为臣，辛、热，温中散寒除痞（辛开），黄连、黄芩苦寒清降，泄热开痞（苦降），寒热平调，辛开苦降；人参、大枣为佐，甘温补脾气以和中，生津液，既可防黄芩、黄连之苦寒伤阳，又可制约半夏、干姜之辛热伤阴；炙甘草为使，补脾和中，调和诸药。同时可随证重用生姜、甘草等。

4. 行气活血化瘀

肝硬化腹水的形成是由于气、血、水互结于腹内，肝、脾、肾三脏功能失调而致。肝主疏泄，调畅气机，且肝主藏血，调节血运，肝气郁则血行受阻，终致气滞血瘀而水停。气滞血瘀，以致瘀血停留，着而不去，阻滞血络，脉道受阻，则络脉怒张，青筋暴露。故余认为，在健脾利水的基础上应同时注重行气活血，要贯穿肝硬化腹水治疗的全过程，用四逆散加减。柴胡既可疏解肝郁，又可升清阳以使郁热外透，用为君药；芍药养血敛阴，与柴胡相配，一升一敛，使郁热透解而不伤阴，为臣药；佐以枳实行气散结，以增强疏畅气机之效；炙甘草缓急和中，又能调和诸药为使。同时可酌加陈皮、大腹皮、泽兰、丹参、当归等行气活血之品。

5. 注重协调阴阳

《素问》中："帝曰：津液充郭……治之奈何？岐伯曰：平治于权衡，去宛陈莝……""平治于权衡"即平调五脏阴阳偏盛偏衰。"肝体阴而用阳"，"肝肾同源"，肝阴受损时，肾阴亦受损，致肝肾阴亏，水液调节功能降低。而水湿停聚是本病的共同特征，且水湿为阴邪，易伤阳气，致脾肾阳虚，无力运化水液，使水湿内停。故余认为，治疗本病应以辨证论治为前提，注重协调阴阳，用甘草泻心汤加减。本方即小柴胡汤去柴胡、生姜，加黄连、干姜而成。因无半表证，故去解表之柴胡、生姜，痞因寒热错杂而成，故加寒热平调之黄连、干姜，变和解少阳之剂，而为调和肠胃之方。后世师其法，随证加减，广泛应用于中焦寒热错杂、升降失调诸症。湿热蕴积中焦，呕甚而痞，中气不虚。

6. 攻补兼施

若腹水病程较长，虚实夹杂，虚多实少，病者胀急，不宜缓补；但又不可峻攻，否则正气不支，此时治疗颇为棘手。吴谦曾感悟道："肿胀之病属虚寒者，自宜投诸温补之药，用之而俱无效验者，虚中必有实邪也。欲投诸攻下之药，而又难堪，然不攻之终无法也，须行九补一攻之法。是用补养之药九日，俟其有可攻之机，而一日用泻下之药攻之。然攻药亦须初起少少与之，不胜病，渐加之，必审其药与元气相当，逐邪而不伤正，始为法也。其后或补七日、攻一日，补五日、攻一日，补三日、攻一日，缓缓求之，以愈为度。"

【预后与调护】

嘱患者注意保暖，避免反复感邪；注意劳逸结合，病情较重时应多卧床休息，腹水较多者可取半卧位，避免劳累；注意营养，避免饮酒过度，病后应忌酒及粗硬饮食，腹水期应忌盐；宜安心静养，避免郁怒伤肝。

肝硬化腹水病人一旦明确病情后，多处于消极和紧张状态。作为医护人员要在精神及心理上给予耐心的解释、反复的开导、热情的鼓励，使其增强信心，保持乐观的情绪，积极配合治疗。要帮助病人克服和消除急躁、忧郁、悲伤、恐惧等不良情绪，防止七情所伤等。以免加重病情。并要做好病人家属的工作，实事求是向家属说明患者的病情及预后，让家属了解医院正在为病人进行积极、负责的治疗，并通过他们给病人以开导，使其密切配合；医护人员要有热忱而严肃负责的工作态度，不仅对病人态度要和蔼可亲、体贴耐心，还要不怕脏累及沉着乐观，充满自信。切忌病人危重或治疗困难时在病人面前流露出紧张、焦虑的情绪. 加重病人心理负担或出现其他意外。可用音乐移情法调摄心神。音乐移情治疗疾病，从 20 世纪 60 年代就引起了生物医学界的重视。

肝硬化腹水患者容易肝气郁结，应选择恰当的乐曲欣赏。胸脘不舒，脘腹胀满，闷闷不乐. 经常叹气，此为肝气郁结，应选择一些节奏明快、旋律流畅、音色优美的乐曲,如《喜相逢》《赛马》《假日的海滩》《渔光曲》和《催眠曲》等,以达到柔肝降火、消怒下气的作用。

【结语】

本病的病机特点为本虚标实,虚实并见,故其治疗宜谨守病机,以攻补兼施为原则。实证为主则着重祛邪,合理选用行气、化瘀、健脾利水之剂,若腹水严重,也可酌情暂行攻逐,同时辅以补虚;虚证为主则侧重于扶正补虚,分别施以健脾温肾、滋养肝肾等法,扶正重点在脾,同时兼以祛邪。还应注意"至虚有盛候,大实有羸状"的特点,切实做到补虚不忘实,泄实不忘虚,切忌一味攻伐,导致正气不支,邪恋不去,出现危象。综上所述,中医药治疗肝硬化腹水疗效肯定,优势明显,应用前景广阔,值得推广。肝硬化一旦形成,病理上难以逆转,其失代偿期容易出现复杂而严重的并发症,治疗上非常棘手。中医药的优势在于"治未病",因此,中医药治疗肝硬化腹水应重视早期预防、干预和治疗,及早阻抑肝硬化的病理进展,预防腹水的形成和产生。目前中医药治疗肝硬化腹水仍然以中药辨证论治为主,临床使用的中药剂型仍以汤剂为主,虽然疗效显著,但由于剂型单一,煎煮不便,给一些特殊患者人群带来不便。因此,开发疗效肯定的中成药制剂或开发配伍严谨、疗效独特的组分中药方剂,或外用中药制剂,或针灸治疗,将有更广阔的应用前景。相信随着现代科技的进步和中医药防治肝硬化腹水经验的不断积累,中医药治疗肝硬化腹水的治疗将更加规范化,治疗药物和手段更加多样化,疗效将更加突出显著。

第十节 肝硬化并发凝血障碍

一、胃火炽盛兼血热证

彭某,男,42岁。

首诊时间:2013年3月18日。

主诉:牙龈出血10余年,加重1年。

现病史:患者10年前曾因牙龈出血并右胁肋部胀满不舒在肇东市人民医院就诊,检查乙肝五项:HBsAg(+)、HBcAb(+)、HBeAg(+);凝血功能试验:PT 12.7s,TT

22.6s，APTT 41s。被确诊为"乙型病毒性肝炎后肝硬化"，经住院进行保肝降酶治疗后，右胁肋部胀满症状逐渐好转。但牙龈出血症状并未减轻，每日清晨患者牙龈周围都有较厚的血渍，经口服维生素等药物治疗后都未见好转。后经人介绍到我处就诊。现症见：齿衄血色鲜，齿龈红肿疼痛，头痛头胀，口臭明显，皮肤出现青紫斑点，赤丝血缕，偶有鼻衄，口渴喜冷饮，便秘。舌红，苔黄，脉洪数。

既往史：乙型肝炎病史 10 年。

辅助检查：①血常规：WBC 4.50 × 10^9/L，NEUT% 50%，RBC 4.30 × 10^{12}/L，PLT 82 × 10^9/L；②生化：AST 45.00U/L，ALT 32.20U/L，ALP 28.00U/L，GGT 46U/L，TBIL 66.20μmol/L，DBIL 28.80μmol/L，ALB 35.30g/L，GLB 71.2g/L，ChE 4527.00U/L，BUN 6.8mmol/L，Cr 120.00μmol/L，CHO 5.9mmol/L，TG 2.11 mmol/L；③乙肝五项：HBsAg（+），HBcAb（+），HBeAg（+）；④凝血功能试验：PT 12.7s，TT 22.6s，APTT 41s。

【辨证分析】感受热邪或素体热盛，日久郁热化火动血，灼伤脉络，血溢脉外。血溢胃肠则便血；风热夹湿或内蕴之湿热相搏，损伤上部则鼻衄、肌衄，损伤下部脉络则见尿血、便血。火热致衄的观点，早在《内经》时代就已形成系统，如《素问·至真要大论》曰："火气内发，上为口糜、呕逆、血溢、血泄……甚则入肺，咳而血泄。"张仲景更是根据火热致衄的特点创立"柏叶汤"等清热凉血之方。《济生方》提出"夫血之妄行也，未有不因热之所发"，《史载之方》也有类似记载。发展到金元时期，火热论鼻祖刘完素明确阐述了血证病机多是火热。李东垣的"诸见血皆责于热"，张介宾的"动血之初多由火"，都是在其基础上的发挥。血证由火热熏灼，热迫血行引起者为实证。本证中患者齿衄血色鲜、齿龈红肿疼痛，应为实证；患者口臭明显，属胃火炽盛；火热炽盛，热迫血行故可见皮肤出现青紫斑点，赤丝血缕；胃热炽盛，热伤津液，故可见口渴喜冷饮；热结肠道，故可见便秘。

中医诊断：齿衄（胃火炽盛兼血热证）。

西医诊断：1.乙型肝炎后肝硬化失代偿期。

2.高脂血症。

治法：清胃泻火，凉血止血。

方药： 生　地 15 克　　牡丹皮 15 克　　当　归 15 克　　黄　连 15 克

石　斛 10 克　　焦栀子 15 克　　知　母 20 克　　白　术 20 克

石　膏 20 克　　甘　草 15 克　　焦山楂 15 克

5 剂，日 1 剂，水煎 300 毫升，早晚分服。

二诊：患者牙龈出血减轻，仍口渴欲饮，胃脘嘈杂不适。上方石斛加量至 15 克以益胃养阴。

方药： 生　地 15 克　　牡丹皮 15 克　　当　归 15 克　　黄　连 15 克

石　斛 15 克　　焦栀子 15 克　　知　母 20 克　　白　术 20 克

石　膏 20 克　　甘　草 15 克　　焦山楂 15 克

5 剂，日 1 剂，水煎 300 毫升，早晚分服。

三诊：患者仍牙龈出血，血色鲜红，时有乏力，口渴缓解，口臭略有缓解，火为阳邪，易伤津耗气，宜益气养阴，故上方加苏子 15 克、桔梗 10 克、黄芪 20 克、太子参 15 克。

方药： 生　地 15 克　　牡丹皮 15 克　　当　归 15 克　　黄　连 15 克

石　斛 15 克　　焦栀子 15 克　　知　母 20 克　　白　术 20 克

石　膏 20 克　　甘　草 15 克　　焦山楂 15 克　　太子参 15 克

紫苏子 15 克　　桔　梗 10 克　　黄　芪 20 克

5 剂，日 1 剂，水煎 300 毫升，早晚分服。

四诊：患者牙龈出血减轻，口渴欲饮症状缓解，口臭明显，大便干结不畅。舌红，苔黄腻，脉数。上方减石膏为 10 克，改生地为熟地黄 15 克，加枳实 20 克、焦槟榔 20 克、大黄 15 克，以通腑气。续服 7 剂。

方药： 熟地黄 15 克　　牡丹皮 15 克　　当　归 15 克　　黄　连 15 克

石　斛 15 克　　焦栀子 15 克　　知　母 20 克　　白　术 20 克

石　膏 10 克　　甘　草 15 克　　焦山楂 15 克　　大　黄 15 克

紫苏子 15 克　　桔　梗 10 克　　黄　芪 20 克　　太子参 15 克

枳　实 20 克　　焦槟榔 20 克

7 剂，日 1 剂，水煎 300 毫升，早晚分服。

五诊：患者大便已下，诸症好转，牙龈出血减轻，口臭已无，大便通畅。上方减石膏、知母、焦栀子、枳实、槟榔、大黄。加制何首乌 10 克、陈皮 15 克。续服 7 剂 .。

方药：熟地黄 15 克　　牡丹皮 15 克　　当　归 15 克　　黄　连 15 克

　　　　石　斛 15 克　　白　术 20 克　　甘　草 15 克　　焦山楂 15 克

　　　　紫苏子 15 克　　桔　梗 10 克　　黄　芪 20 克　　太子参 15 克

　　　　陈　皮 15 克　　制何首乌 10 克

7 剂，日 1 剂，水煎 300 毫升，早晚分服。

六诊：患者诸症好转。复查血常规示：WBC 4.80×10^9/L，NEUT% 50%，RBC 4.50×10^{12}/L，PLT 92×10^9/L。凝血功能试验：PT 7.8s，TT 20.6s，APTT 34.3s。固守上方续服 15 剂。

方药：熟地黄 15 克　　牡丹皮 15 克　　当　归 15 克　　黄　连 15 克

　　　　石　斛 15 克　　白　术 20 克　　甘　草 15 克　　焦山楂 15 克

　　　　紫苏子 15 克　　桔　梗 10 克　　黄　芪 20 克　　太子参 15 克

　　　　陈　皮 15 克　　制何首乌 10 克

15 剂，日 1 剂，水煎 300 毫升，早晚分服。

嘱患者禁食辛辣油腻之物。随诊 1 年，患者诸症好转，未再复发。

【按语】

《济生方》提出："夫血之妄行也，未有不因热之所发，盖血得热则淖溢，血气俱热，血随气上，乃吐衄也。"《丹溪心法》创"阳常有余阴常不足"之说，认为出血乃由阳盛阴虚之故。《景岳全书·血证》总结前人经验，归纳出血的原因为火与气两方面，"而血动之由，惟火惟气耳。故察火者，但察其有火无火，察气者，但察其气虚气实"。又说："动者多由于丸火盛则逼血妄行；损者多由于气，气伤则血无以存。"故在治疗时应辨清虚实，实证由于胃火之盛、血热破血妄行所致者，治疗宜清胃泻火，凉血止血。

二、阴虚火旺兼肝肾两虚证

陈某，男，62 岁。

首诊时间：2014 年 2 月 9 日。

主诉：皮肤瘀斑 20 余年，加重 4 年。

现病史：患者 20 年前曾因"皮肤出现瘀斑，前胸为甚"到黑龙江省医院就诊，被确诊为"乙型肝炎后肝硬化"，之后曾因"肝性脑病"而就诊于哈尔滨市人民医院，住院治疗后病情得到明显缓解。2010 年 5 月患者诸症加重，出现广泛的皮肤黏膜出血，腹大坚满，腹部青筋暴露，形体反见消瘦，心烦失眠。患者在哈尔滨医科大学附属第二医院就诊，检查腹部彩超提示：肝硬化、腹腔积液（大量）、脾大（轻度）。经住院"保肝降酶、利尿"治疗后诸症好转，但皮肤黏膜仍见多处瘀斑瘀点，后经人介绍来我门诊就诊。现症见：形体消瘦，面色晦暗，腹大不明显，皮肤黏膜出现青紫斑点，时发时止，常伴鼻衄、齿衄、颧红、心烦、口渴、手足心热，时有潮热，盗汗。口燥咽干，纳差乏力，心烦失眠，牙龈容易出血，牙根干枯无泽，小便短少，肝掌明显，胸部可见蜘蛛痣。舌质红，苔少，脉细数。

既往史：乙肝后肝硬化 20 年。

辅助检查：①血常规：WBC 5.50 × 10^9/L，NEUT% 51%，RBC 4.30 × 10^{12}/L，PLT 76 × 10^9/L；②生化：AST 55.00U/L，ALT 65.20U/L，ALP 35.00U/L，GGT 56U/L，TBIL 40.20μmol/L，DBIL 22.00μmol/L，ALB 34.60g/L，GLB 35g/L，ChE 4317.00U/L，BUN 5.8mmol/L，Cr 120.00μmol/L，PC 9.65mmol/L；③凝血功能试验：PT 12.3s，TT 21.6s，APTT 38.1s；④乙肝五项：HBsAg（＋），HBcAb（＋），HBeAg（＋）。

【辨证分析】患者以"皮肤瘀斑 20 余年，加重 4 年"为主诉就诊与于我院，属于中医血证紫斑病的范畴，辨证为阴虚火旺兼肝肾阴虚证。本病以皮肤黏膜出现青紫斑点，时发时止，形体消瘦，面色晦暗，口燥咽干，手足心热，时有潮热、盗汗为辨证要点。若营阴受损，阴虚内热，热迫血行，故可见皮肤黏膜出现青紫斑点，时发时止。阴虚内热，耗伤津液，故可见口燥咽干，形体消瘦；阴虚生内热，热扰心神，故可见心烦失眠，五心烦热；肾为先天之本，肾主骨，肾阴亏损故可见牙根干枯无泽；虚火内扰，灼伤脉络，则可见牙龈出血。舌质红，苔少，脉细数均为阴虚火旺兼肝肾阴虚之征。

中医诊断：紫斑（阴虚火旺兼肝肾阴虚证）。

西医诊断：乙型肝炎后肝硬化失代偿期。

治法：滋阴降火，宁络止血，补肾益精。

方药：生　地 30 克　　炙首乌 20 克　　玉　竹 15 克　　赤　芍 15 克

牡丹皮 10 克　　龙胆草 6 克　　鸡内金 9 克　　白茅根 30 克

山　药 30 克　　山茱萸 15 克　　当　归 15 克　　北沙参 15 克

枸杞子 20 克

10 剂，日 1 剂，水煎 300 毫升，早晚分服。

二诊：皮肤黏膜出血减轻，胃脘胀满不适，反酸烧心，口干欲饮缓解，舌质红绛少津，脉弦细数。上方加瓦楞子 15 克，佛手 20 克，紫苏子 20 克以抑酸和胃。

方药：生　地 30 克　　炙首乌 20 克　　玉　竹 15 克　　赤　芍 15 克

牡丹皮 10 克　　龙胆草 6 克　　鸡内金 9 克　　白茅根 30 克

山　药 30 克　　山茱萸 15 克　　当　归 15 克　　北沙参 15 克

枸杞子 20 克　　瓦楞子 15 克　　佛　手 20 克　　紫苏子 20 克

10 剂，日 1 剂，水煎 300 毫升，早晚分服。

三诊：患者皮肤黏膜偶有出血，血色淡，乏力明显，食欲减退，上方改生地为 15 克，加熟地黄 15 克、黄芪 25 克以益气养血，减白茅根、龙胆草、玉竹。

方药：生　地 15 克　　炙首乌 20 克　　熟地黄 15 克　　赤　芍 15 克

牡丹皮 10 克　　黄　芪 25 克　　鸡内金 9 克　　山　药 30 克

山茱萸 15 克　　当　归 15 克　　北沙参 15 克　　枸杞子 20 克

瓦楞子 15 克　　佛　手 20 克　　紫苏子 20 克

10 剂，日 1 剂，水煎 300 毫升，早晚分服。

四诊：患者皮肤黏膜出血明显减轻，偶有腰酸，多梦，眼干，容易盗汗，治宜补益肝肾。重新调整方药如下：

方药：生地黄 15 克　　山　药 15 克　　山茱萸 15 克　　茯　苓 20 克

白　术 20 克　　枸杞子 15 克　　炒杜仲 30 克　　狗　脊 20 克

续　断 20 克　　牛　膝 30 克　　北沙参 15 克

10 剂，日 1 剂，水煎 300 毫升，早晚分服。

五诊：患者诸症好转，复查血常规示：WBC 5.50×10^9/L，NEUT% 52%，RBC 5.30×10^{12}/L，PLT 82×10^9/L；凝血功能试验：PT 10.3s，TT 21.1s，APTT 37.0s。固守上方巩固 15 剂。

嘱患者慎起居，节饮食，避风寒。随诊 1 年患者全身状态较好，未再见紫斑。

【按语】

朱丹溪以"阴常不足，阳常有余"的学术观点著称于医林，是我国医学史上滋阴降火法的倡导者，其理论和实践对后世影响很大。他论治血证亦多从阴虚火旺着眼，余深受朱丹溪的影响。《丹溪心法·吐血》中说："吐血，阳盛阴虚，故血不得下行，因火炎之势而上出。"以"补阴抑火，使复其位"作为治疗原则；《丹溪心法·咳血》中论述衄血曰："衄血，火升、痰盛、身热。"后在《丹溪心法·衄血》曰："衄血，凉血行血为主。"《丹溪心法·呕血》开篇即曰："呕血，火载血上，错经妄行。"其所选方剂多用滋阴降火药，如治疗呕血之保命生地黄散，其中熟地、天冬、枸杞子、白芍等滋阴养血，生地、黄芩、地骨皮等清热降火，体现了他擅长滋阴降火的学术特点。这一学术观点直至影响到后世唐容川《血证论》"治血四法"之"宁血"治法的形成。故余在临床上治疗阴虚火旺之血证多采用滋阴降火，宁络止血法；中医基础理论认为"肝主藏血，肾主封藏，肝肾同源"，故治疗肝肾阴虚时宜肝肾同调。

三、肝郁化火证

杜某，男，48 岁。

首诊时间：2013 年 11 月 23 日。

主诉：鼻衄、齿衄 10 余年。

现病史：患者 10 年前曾出现无明显诱因的腹部胀大伴有牙龈出血、鼻腔出血，遂到当地某医院就诊，被确诊为"慢性乙型病毒性肝炎后肝硬化"，经保肝降酶、利尿治疗之后腹部胀大症状好转，但牙龈出血、鼻腔出血症状并未改善。之后患者症状多次加重而就诊于哈尔滨医科大学附属第一医院和哈尔滨医科大学附属第二医院，病情缓解，但皮肤黏膜容易出血症状始终未得到改善。10 余年来患者每因情绪激动而鼻衄、齿衄症状加重，并伴有头晕耳鸣。现症见：鼻衄，齿衄、头痛，目眩，耳鸣，烦躁易怒，面目红赤，两胁肋部胀满不舒，脘腹胀痛不舒，口苦。大便干结不畅。舌红，苔黄，脉弦数。

既往史：乙肝后肝硬化 10 年。

辅助检查：①血常规：WBC 5.50 × 10⁹/L，NEUT% 42%，RBC 4.30 × 10¹²/L，PLT 76 × 10⁹/L；②凝血功能试验：PT 11.3s，TT 19.6s，APTT 36.5s；③生化：AST 35.00U/L，ALT 45.20U/L，ALP 25.00U/L，GGT 56U/L，TBIL 20.20μmol/L，DBIL 11.00μmol/L，ALB 34.60g/L，GLB 35.5g/L，ChE 4377.00U/L，BUN 5.8mmol/L，Cr 120.00μmol/L；④乙肝五项：HBsAg（+），HBcAb（-），HBeAg（+）。

【辨证分析】患者主因"鼻衄、齿衄 10 余年"为主诉就诊于我院，属于中医血证鼻衄的范畴，患者烦躁易怒，两胁肋部胀满不舒，证属肝郁化火、肝火上炎之证。患者平素急躁易怒导致肝郁气滞，日久气郁化火，火性炎上故可见面目红赤。肝主疏泄，有助于脾的运化功能，脾主健运，气机通畅，有助肝气的疏泄。"肝经布两胁"，肝失疏泄，经气郁滞，故两胁肋部胀满不舒，肝失疏泄，条达失职，则急躁易怒。五行中肝木克脾土，若肝火旺盛，肝气乘脾，可致脾运失健，气机郁滞，故脘腹胀痛不舒。舌质暗红，脉弦数均为肝郁化火之征。

中医诊断：鼻衄（肝郁化火证）。

西医诊断：慢性乙型病毒性肝炎后肝硬化。

治法：清肝泻火，凉血止血。

方药：柴　胡 15 克　　炒白芍 15 克　　龙胆草 15 克　　川　芎 15 克
　　　栀　子 15 克　　黄　芩 30 克　　炒白术 20 克　　茯　苓 15 克
　　　紫苏子 15 克　　生地黄 15 克　　泽　泻 20 克　　当　归 15 克
　　　郁　金 15 克　　川楝子 10 克　　陈　皮 15 克　　车前子 15 克
　　　通　草 15 克

7 剂，日 1 剂，水煎 300 毫升，早晚分服。

二诊：患者口干口苦，欲饮水，心情烦躁，苔腻微黄，脉弦数，加百合 15 克、石斛 10 克清心安神。续服 10 剂。

方药：柴　胡 15 克　　炒白芍 15 克　　龙胆草 15 克　　川　芎 15 克

栀　子 15 克　　黄　芩 30 克　　炒白术 20 克　　茯　苓 15 克

紫苏子 15 克　　生地黄 15 克　　泽　泻 20 克　　当　归 15 克

郁　金 15 克　　川楝子 10 克　　陈　皮 15 克　　车前子 15 克

通　草 15 克　　百　合 15 克　　石　斛 10 克

10 剂，日 1 剂，水煎 300 毫升，早晚分服。

三诊：患者黏膜出血症状缓解，口干口苦症状好转，仍有小腹胀痛，小便量尚可但排尿不畅，并有涩痛。上方加路路通 15 克、益母草 15 克以活血调经利尿，减泽泻为 15 克。

方药：柴　胡 15 克　　炒白芍 15 克　　龙胆草 15 克　　川　芎 15 克

栀　子 15 克　　黄　芩 30 克　　炒白术 20 克　　茯　苓 15 克

紫苏子 15 克　　生地黄 15 克　　泽　泻 15 克　　当　归 15 克

郁　金 15 克　　川楝子 10 克　　陈　皮 15 克　　车前子 15 克

通　草 15 克　　百　合 15 克　　石　斛 10 克　　路路通 15 克

益母草 15 克

10 剂，日 1 剂，水煎 300 毫升，早晚分服。

四诊：患者鼻腔出血、牙龈出血均缓解，故减去紫苏子、生地黄、陈皮；胁下刺痛明显，头痛，口干不欲饮水，失眠多梦。上方加延胡索 15 克。此为肝血瘀，治宜行气活血化瘀，行气易伤血，故加养血之品。

方药：柴　胡 15 克　　炒白芍 15 克　　龙胆草 15 克　　川　芎 15 克

栀　子 15 克　　黄　芩 30 克　　炒白术 20 克　　茯　苓 15 克

泽　泻 15 克　　当　归 15 克　　郁　金 15 克　　川楝子 10 克

车前子 15 克　　通　草 15 克　　百　合 15 克　　石　斛 10 克

路路通 15 克　　益母草 15 克　　延胡索 15 克

10 剂，日 1 剂，水煎 300 毫升，早晚分服。

五诊：患者诸症好转，厌食油腻，食油腻后偶有恶心感，乏力明显，小便量多，无胀痛感，宜疏肝和胃，利湿通经，上方调整为：

方药：柴　胡 15 克　　黄　芪 15 克　　紫苏子 20 克　　佛　手 15 克

砂　仁 15 克　　焦山楂 15 克　　神　曲 15 克　　麦　芽 30 克

鸡内金 10 克　　苍　术 15 克　　车前子 15 克　　泽　泻 20 克

泽　兰 15 克　　煅龙骨 30 克　　陈　皮 5 克

10 剂，日 1 剂，水煎 300 毫升，早晚分服。

另嘱患者避免劳累；注意营养，避免饮酒过度，病后应忌酒及粗硬饮食，腹水期应忌盐；宜安心静养，避免郁怒伤肝。随诊半年患者诸症好转，未见复发。

【按语】

血证鼻衄的内因性因素即情绪活动的异常，其情绪变化，喜怒忧思都能导致人体脏腑的疾病。愤怒伤肝，藏血失职，情志抑郁，气郁化火，思虑伤脾，不能统血，如此种种都能导致脏腑的血证。如《济生方·失血论治》认为失血可由多种原因导致，"所致之由，因大虚损，或饮酒过度，或强食过饱，或饮啖辛热，或忧思恚怒"，而对血证的病机，则强调因于热者多。生理上肝主疏泄，喜条达而恶抑郁，若肝失疏泄或疏泄太过，均可致肝郁气滞，肝郁气滞日久不愈可致郁而化火。治疗宜清肝泻火，凉血止血，兼以疏肝解郁。方中以龙胆草、柴胡、栀子、黄芩清肝泻火；木通、泽泻、车前子清利湿热；生地、当归、甘草滋阴养血，使泻中有补，清中有养。可酌加白茅根、蒲黄、大蓟、小蓟、藕节等凉血止血。若阴液亏耗，口鼻干燥，舌红少津，脉细数者，可去车前子、泽泻、当归，酌加玄参、麦冬、女贞子、旱莲草养阴清热。

四、气不摄血兼气血两虚证

修某，女，48 岁。

首诊时间：2014 年 1 月 27 日。

主诉：皮肤、牙龈出血 8 年余。

现病史：患者 8 年前无明显诱因出现皮肤、牙龈出血，到青冈市医院就诊，查肝炎系列：HBsAg（－）、HBcAb（－）、HBeAg（－），丙肝抗体（＋）。腹部彩超提示：肝硬化，脾大（轻度）。被确诊为"丙型肝炎后肝硬化"，口服汤药进行治疗后无明显缓解，并伴有乏力，多次复查血常规提示：血小板、白细胞、血红蛋白计数均明显降低。

后经老乡介绍到我处治疗。现症见：乏力，皮肤散在的红色出血点，晨起后牙龈有明显的血垢，面白少华，唇甲色淡，睑结膜、口唇色淡，倦怠乏力，气短懒言，月经量少色淡，行经时间延长，食欲减退，厌食油腻，食少便溏，自汗，头晕眼花，心悸不宁。舌质淡，脉细弱。

既往史：丙肝后肝硬化 8 年。

辅助检查：①血常规：WBC 5.70 × 10⁹/L，NEUT% 42%，RBC 4.30 × 10¹²/L，PLT 40 × 10⁹/L，HGB 65g/L；②凝血功能试验：PT 13.1s，TT 22.3s，APTT 38.5s；③生化：AST 45.00U/L，ALT 34.20U/L，ALP 32.00U/L，GGT 40U/L，ALB 28.30g/L，GLB 30g/L，ChE 4327.00U/L，BUN 5.8mmol/L，Cr 100.00μmol/L；④肝炎系列：HBsAg（－），HBcAb（－），HBeAg（－），丙肝抗体（＋）；⑤腹部彩超提示：符合肝硬化声像，脾大（中度度），胆囊壁毛糙，胰腺未见异常。

【辨证分析】清代医家吴澄曰："天地之道，无形者依有形，有形者附无形，互相依附。天地之道，亦即气血之道也。气之离，未有不由于血之散，而血之脱，未有不由于气之虚。所以善治者，不治其血，而专治其气。气旺则阳能统阴，而血自归经矣。"足见气与血，一阴一阳，气为血帅，血为气母。《仁斋直指方·血荣气卫论》说："盖气者血之帅也，气行则血行，气止则血止，气温则血滑，气寒则血凝，气有一息之不运，则血有一息之不行。""故人之一身，调气为上，调血次之。"血病气亦病，气病血亦伤，二者以气占主导地位，所以治血必须治气。本证中患者皮肤散在的红色出血点，伴有面白少华，唇甲色淡，睑结膜、口唇色淡，倦怠乏力，证属气不摄血、气血两虚证，治宜益气摄血。脾为后天之本，气血生化之源，《灵枢·决气》说："中焦受气取汁，变化而赤，是谓血。"脾又主统血，统脉道以摄血，使血自循经，而不妄动。《血证论·脏腑病机论》说："脾统血，血之运行上下，全赖乎脾。脾阳虚则不能统血，脾阴虚又不能滋生血脉。"所以气不摄血、气不生血又以脾气虚最为重要。故在益气摄血的同时应健脾益气。

中医诊断：紫斑（气不摄血兼气血两虚证）。

西医诊断：丙型肝炎后肝硬化失代偿期。

治法：益气养血，健脾摄血。

方药：炒白术 20 克　　白　参 10 克　　黄　芪 20 克　　当　归 15 克

茯　苓 20 克　　熟地黄 15 克　　炒白芍 20 克　　川　芎 20 克

制首乌 15 克　　柴　胡 15 克　　紫　草 15 克　　赤　芍 15 克

5 剂，日 1 剂，水煎 300 毫升，早晚分服。

二诊：患者腹胀明显、食欲减退，恶心欲呕吐。大便 3 日未行。舌苔黄腻，少津。上方加枳实 20 克、大黄 10 克，以通腑气。

方药：炒白术 20 克　　白　参 10 克　　黄　芪 20 克　　当　归 15 克

茯　苓 20 克　　熟地黄 15 克　　炒白芍 20 克　　川　芎 20 克

炙首乌 15 克　　柴　胡 15 克　　紫　草 15 克　　赤　芍 15 克

枳　实 20 克　　大　黄 10 克

5 剂，日 1 剂，水煎 300 毫升，早晚分服。

三诊：患者大便正常，皮肤紫斑减少，食欲仍未改善，仍乏力、胸闷气短。

上方加焦山楂 15 克、神曲 15 克、炒麦芽 30 克、桔梗 15 克，消食理气以宽胸。续服 7 剂。

方药：炒白术 20 克　　白　参 10 克　　黄　芪 20 克　　当　归 15 克

茯　苓 20 克　　熟地黄 15 克　　炒白芍 20 克　　川　芎 20 克

炙首乌 15 克　　柴　胡 15 克　　紫　草 15 克　　赤　芍 15 克

枳　实 20 克　　大　黄 10 克　　焦山楂 15 克　　神　曲 15 克

炒麦芽 30 克　　桔　梗 15 克

7 剂，日 1 剂，水煎 300 毫升，早晚分服。

四诊：患者皮肤紫斑缓解，食欲好转，偶有失眠，心悸、心慌，口干欲饮水，舌质淡，少津，脉细数。上方减紫草，养心安神宜加麦冬 15 克、五味子 15 克。续服 10 剂。

方药：炒白术 20 克　　白　参 10 克　　黄　芪 20 克　　当　归 15 克

茯　苓 20 克　　熟地黄 15 克　　炒白芍 20 克　　川　芎 20 克

炙首乌 15 克　　柴　胡 15 克　　麦　冬 15 克　　赤　芍 15 克

枳　实 20 克　　大　黄 10 克　　焦山楂 15 克　　神　曲 15 克

炒麦芽 30 克　　　桔　梗 15 克　　　五味子 15 克

10 剂，日 1 剂，水煎 300 毫升，早晚分服。

五诊：患者皮肤紫斑消失，牙龈出血减轻，心慌心悸缓解，口干减轻，大便时有稀溏。舌质红，苔薄白，脉弱。原方减大黄、枳实，加火麻仁 15 克。续服 10 剂。

方药：炒白术 20 克　　　白　参 10 克　　　黄　芪 20 克　　　当　归 15 克

　　　茯　苓 20 克　　　熟地黄 15 克　　　炒白芍 20 克　　　川　芎 20 克

　　　炙首乌 15 克　　　柴　胡 15 克　　　麦　冬 15 克　　　赤　芍 15 克

　　　火麻仁 15 克　　　焦山楂 15 克　　　神　曲 15 克　　　炒麦芽 30 克

　　　桔　梗 15 克　　　五味子 15 克

10 剂，日 1 剂，水煎 300 毫升，早晚分服。

经随访，患者皮肤紫斑未再出现，诸症好转，体力尚可，复查血常规：WBC 5.60×10^9/L，NEUT% 38%，RBC 5.30×10^{12}/L，PLT 80×10^9/L，HGB 89g/L。嘱患者加强营养。随诊 3 个月患者状态良好，未见复发。

【按语】

就气血关系而言，气为血之帅，能够生血、行血、摄血。气能摄血，是指气对血液的统摄作用，使其正常循行于脉管之中而不溢出脉外。气对血液统摄作用的正常发挥，必赖于气量的充沛和气运行的正常，若气虚固摄无力，或气机逆乱，固摄失职，均可导致出血。所以，气不摄血的病理变化，应当包括气虚和气逆两个方面。一方面，气虚不摄，由于脾主统血，历代医家多责之于脾；另一方面，气逆不摄，由于肝主疏泄，调畅气机，肝之疏泄太过，气火上逆，迫血妄行而出血，故历代医家多责之于肝。如唐容川《血证论》论唾血说：实证则由肝不藏血，虚证则由脾不统血。《丹溪心法·头眩》所言吐衄漏崩，肝家不能收摄荣气，使诸血失道妄行。所以余治疗肝硬化并发凝血障碍，多从肝脾论治。

五、肝火上炎证

李某，女，65 岁。

首诊时间：2013 年 10 月 27 日。

主诉：目黄、身黄1年，鼻腔出血、皮肤紫斑1月余。

现病史：患者1年前无明显诱因出现皮肤、巩膜黄染，就诊于当地医院，经检查肝功提示转氨酶、胆红素升高明显，血常规提示血小板计数及血红蛋白量下降，腹部彩超提示：肝硬化。被确诊为"酒精性肝硬化"，经过保肝、降酶、利湿退黄治疗后，患者诸症好转，但1月前患者鼻腔、牙龈及皮肤黏膜出血，伴有烦躁易怒，在地方医院服中药汤剂进行治疗后改善不明显，后又到北京某中医院进行治疗，改善仍不明显，后经朋友介绍到我处就诊。现症见：鼻衄、齿衄、皮肤黏膜紫斑，头痛，失眠，目眩，耳鸣，烦躁易怒，面目红赤，口苦咽干。舌红，脉弦数。

既往史：饮酒史20余年；酒精性肝硬化病史1年。

辅助检查：①血常规：WBC 4.70×10^9/L，NEUT% 43%，RBC 5.30×10^{12}/L，PLT 50×10^9/L，HGB 70g/L；②凝血功能试验：PT 12.7s，TT 22.3s，APTT 41.5s；③生化：AST 105.00U/L，ALT 64.20U/L，ALP 32.00U/L，GGT 156U/L，ALB 31.30g/L，GLB 65g/L，ChE 4127.00U/L，BUN 5.8mmol/L，Cr 100.00μmol/L；④肝炎病毒学检测：HBsAg（－），HBcAb（－），HBeAg（－），丙肝抗体（－）；⑤腹部彩超提示：肝硬化，脾大（轻度）。

【辨证分析】唐容川《血证论》云："血证气盛火旺者十居八九。"《景岳全书》亦云："血本阴精，不宜动也"，"盖动者多由于火，火盛则逼血妄行"，"血动之由，惟火惟气耳。"从火热的渊源来看，《素问玄机原病式》说："六气之邪，皆从火化。"《证因脉治·衄血论》云："胃火上炎，肝火易动，阴血随火上升，经错妄越，则内生衄。"本证一般以肝脉循行部位的头、目、耳胁表现的实火炽盛症状作为辨证要点。肝火循经上攻头目，气血涌盛络脉，故头晕胀痛，面红目赤；如挟胆气上逆，则口苦口干；肝失条达柔顺之性，所以急躁易怒；火热内扰，神魂不安，以致失眠，噩梦纷纭；肝火内炽，气血壅滞，肝部灼热疼痛；热盛耗津，故便秘尿黄；足少阳胆经入耳中，肝热移胆，循经上冲，则耳鸣如潮；火伤络脉，血热妄行，可见鼻衄、吐血、衄血。舌红苔黄，脉弦数，为肝经实火炽盛之征。

中医诊断：鼻衄（肝火上炎证）。

西医诊断：酒精性肝硬化失代偿期。

治法：清肝泻火，凉血止血。

方药：桑白皮 15 克　　　地骨皮 15 克　　　生地黄 15 克　　　青　黛 10 克

　　　焦栀子 15 克　　　墨旱莲 15 克　　　炒白术 20 克　　　北沙参 15 克

　　　麦　冬 15 克　　　浙贝母 10 克　　　甘　草 15 克　　　龙胆草 15 克

　　　7 剂，日 1 剂，水煎 300 毫升，早晚分服。

二诊：患者鼻腔出血缓解，但出现胃脘疼痛，口干口渴欲饮水，心烦失眠。上方加百合 20 克，以清热安神。

方药：桑白皮 15 克　　　地骨皮 15 克　　　生地黄 15 克　　　青　黛 10 克

　　　焦栀子 15 克　　　墨旱莲 15 克　　　炒白术 20 克　　　北沙参 15 克

　　　麦　冬 15 克　　　浙贝母 10 克　　　甘　草 15 克　　　百　合 20 克

　　　龙胆草 15 克

　　　7 剂，日 1 剂，水煎 300 毫升，早晚分服。

三诊：患者鼻腔出血加重，血色暗红有血块，胃脘嘈杂不适，恶心欲吐，舌质紫暗，有瘀点，脉弦涩。上方加川牛膝 15 克。续服 7 剂。

方药：桑白皮 15 克　　　地骨皮 15 克　　　生地黄 15 克　　　青　黛 10 克

　　　焦栀子 15 克　　　墨旱莲 15 克　　　炒白术 20 克　　　北沙参 15 克

　　　麦　冬 15 克　　　浙贝母 10 克　　　甘　草 15 克　　　百　合 20 克

　　　川牛膝 15 克　　　龙胆草 15 克

　　　7 剂，日 1 剂，水煎 300 毫升，早晚分服。

四诊：服药后鼻腔出血明显减轻，胃脘嘈杂不适缓解，食欲较差，口气较重，大便干结不畅，3 日未行。上方加火麻仁 20 克、大黄 15 克、枳实 20 克。续服 7 剂。

方药：桑白皮 15 克　　　地骨皮 15 克　　　生地黄 15 克　　　青　黛 10 克

　　　焦栀子 15 克　　　墨旱莲 15 克　　　炒白术 20 克　　　北沙参 15 克

　　　麦　冬 15 克　　　浙贝母 10 克　　　甘　草 15 克　　　百　合 20 克

　　　川牛膝 15 克　　　火麻仁 20 克　　　大　黄 15 克　　　枳　实 20 克

　　　龙胆草 15 克

　　　7 剂，日 1 剂，水煎 300 毫升，早晚分服。

随诊 6 个月，诸症好转，未见复发。复查凝血功能：PT 10.7s，TT 19.8s，APTT 20.1s。PLT 75 × 10^9/L。

【按语】

《景岳全书》说："盖动者多由于火，火盛则逼血妄行。"故肝火上炎是肝硬化导致凝血功能障碍的重要因素，在治疗过程中要以清肝泻火、凉血止血为要务。方中桑白皮、地骨皮针对鼻衄，清泻肺热以治其标；本病是由肝火灼伤肺络所致的鼻衄，故用青黛、龙胆草以清肝泻火以治其标。《济生方·吐衄》云："夫血之妄行也，未有不因热之所发，盖血得热则淖溢，血气俱热，血随气上，乃吐衄也。"清肝泻火的同时宜凉血止血，以防继续出血，药用墨旱莲、焦栀子。中医基础理论中指出"火为阳邪，火性炎上，火易耗气、灼伤津液"，故余在治疗时常酌加益气养阴药，如北沙参、太子参等。另外治疗本病应注意患者大便情况，要注意引火下行给火邪以出路，若大便偏出不畅，则气机不畅，造成气机上逆，加重病情。

六、瘀血内阻证

杨某，男，48 岁。

首诊时间：2009 年 3 月 12 日。

主诉：腹部胀大 10 年，皮肤紫斑 10 天。

现病史：患者 10 年前曾因腹部胀大在黑龙江省医院就诊，被确诊为"乙型肝炎后肝硬化"。2009 年 3 月患者出现胸部皮肤紫斑，并伴有胁肋刺痛，失眠，头痛、夜间加重以及饮食减少。在当地医院给予西药治疗后效果不明显，遂来我处就诊。既往哈尔滨医科大学附属第二医院腹部彩超提示：符合肝硬化声像，脾大（重度），胆囊壁毛糙，胰腺未见异常。现症见：胸部皮肤紫斑，头颈臂等处可见红点赤缕，手背可见紫色瘀点，晨起后牙龈有较厚的血渍，胁腹胀满刺痛拒按，面色晦暗，唇色紫褐，大便色黑，肌肤甲错，口干饮水不欲下咽，失眠，头痛、夜间加重以及饮食减少。舌质紫暗，边有瘀斑，脉细涩。

既往史：乙肝后肝硬化 10 年。

辅助检查：①血常规：WBC 5.70 × 10^9/L，RBC 4.90 × 10^{12}/L，NEUT 50 × 10^9/

L，PLT 75 × 10⁹/L，HGB 100g/L；②凝血功能试验：PT 12.7s，TT 23.4s，APTT 37.2s；③生化：AST 40.00U/L，ALT 32.20U/L，ALP 32.00U/L，GGT 50U/L，ALB 35.30g/L，GLB 32g/L，ChE 4557.00U/L，BUN 6.1mmol/L，Cr 101.00μmol/L；④肝炎系列：HBsAg（＋），HBcAb（＋），HBeAg（－），丙肝抗体（－）；⑤腹部彩超提示：符合肝硬化声像，脾大（重度），胆囊壁毛糙，胰腺未见异常。

【辨证分析】患者病属中医血证紫斑病的范畴，辨证属瘀血阻滞证。患者胁腹刺痛拒按，肌肤甲错，口干饮水不欲下咽，失眠，头痛、夜间加重为辨证要点。瘀血阻滞，气机不畅，即所谓的"血瘀必兼气滞"，故可见胁腹胀满刺痛拒按；瘀血阻滞，"不通则痛"，故可见头痛；瘀血阻滞，血脉不通，津不上承，心失所养，故可见失眠，口干饮水不欲下咽；瘀血内阻，肌肤失养，故可见面色晦暗，唇色紫褐，肌肤甲错；瘀血内阻影响血脉运行是导致皮肤及牙龈等处出血的重要因素。舌质紫暗，边有瘀斑，脉细涩，均为瘀血阻滞之征。

中医诊断：紫斑（瘀血阻滞证）。

西医诊断：乙型肝炎后肝硬化失代偿期。

治法：活血化瘀，理气摄血。

方药：当 归15克　桃 仁15克　红 花15克　生地黄10克
川 芎20克　赤 芍15克　牛 膝15克　桔 梗5克
柴 胡15克　枳 壳20克　甘 草15克　紫苏子20克
黄 芪20克　炒白术20克

7剂，日1剂，水煎300毫升，早晚分服。

二诊：患者失眠、头痛减轻，胃脘胀满缓解，偶有心烦易怒。上方加川楝子5克，以防血瘀所致的气滞化火。上方续服7剂。

方药：当 归15克　桃 仁15克　红 花15克　生地黄10克
川 芎20克　赤 芍15克　牛 膝15克　桔 梗5克
柴 胡15克　枳 壳20克　甘 草15克　紫苏子20克
黄 芪20克　炒白术20克　川楝子5克

7剂，日1剂，水煎300毫升，早晚分服。

三诊：患者皮肤黏膜出血减轻，仍有黑便，偶有胃脘嘈杂不适，口干欲饮水。上方加炙乳香15克。

方药：
当 归15克	桃 仁15克	红 花15克	生地黄10克
川 芎20克	赤 芍15克	牛 膝15克	桔 梗5克
柴 胡15克	枳 壳20克	甘 草15克	紫苏子20克
黄 芪20克	炒白术20克	川楝子5克	炙乳香15克

7剂，日1剂，水煎300毫升，早晚分服。

四诊：患者诸症皆有所好转，皮肤黏膜及牙龈出血明显减轻，头痛缓解，睡眠尚可。嘱患者原方续服10剂。

五诊：患者未再出现出血现象，嘱患者避免饮酒过度，病后应忌酒及粗硬饮食。

随诊1年，患者全身状态良好，未见复发。

【按语】

瘀血是指体内血液停积而形成的病理产物。包括体内瘀积的离经之血，以及血液运行不畅，停滞于经脉或脏腑组织内的血液。瘀血是一种病理产物，但同时也是致病因素的"死血"，瘀血为血液运行失常的病理产物，但瘀血形成之后，无论瘀滞于脉内，还是留积于脉外，均可影响心、肝、脉等脏腑的机能，导致局部或全身的血液运行失常。如瘀血阻滞于脉道，脉络损伤，血溢脉外，可致出血；瘀血阻滞经脉，气血运行不利，形体官窍因脉络瘀阻，可见皮肤瘀斑，舌有斑点、瘀斑，脉涩等；瘀血阻滞体内就会影响气血的运行，脏腑失于滋养，机能失常，生机受阻，势必影响新血的生成；因有"瘀血不去，新血不生"的说法，故久瘀之人，常可表现出肌肤甲错、毛发不荣等失濡失养的临床特征。

诊疗体会

【中医古典文献对本病的相关论述】

早在《内经》中即对血的生理及病理有较深入的认识。有关篇章对血溢、血泄、衄血、咳血、呕血、溺血、溲血、便血等病证做了记载，并对引起出血的原因及部分血证的预后有所论述。《金匮要略·惊悸吐衄下血胸满瘀血病脉证治》最早记载了泻心汤、柏叶汤、黄土汤等治疗吐血、便血的方剂，沿用至今。《诸病源候论·血病诸候》将血证称为血病，对各种血证的病因病机作了较详细的论述。《备急千金要方》收载了一些较好的治疗血证的方剂，至今仍广泛应用的犀角地黄汤即首载于该书。《济生方·失血论治》认为失血可由多种原因导致，"所致之由，因大虚损，或饮酒过度，或强食过饱，或饮啖辛热，或忧思恚怒"，而对血证的病机，则强调因于热者多。《素问玄机原病式·热类》亦认为失血主要由热盛所致。《医学正传·血证》率先将各种出血病证归纳在一起，并以"血证"之名概之。自此之后，血证之名即为许多医家所采用。《先醒斋医学广笔记·吐血》提出了著名的治吐血三要法，强调了行血、补肝、降气在治疗吐血中的重要作用。《景岳全书·血证》对血证的内容作了比较系统的归纳，将引起出血的病机提纲挈领地概括为"火盛"及"气虚"两个方面。《血证论》是论述血证的专书，对各种血证的病因病机、辨证论治均有许多精辟论述，该书所提出的止血、消瘀、宁血、补血的治血四法，确实是通治血证之大纲。

【中医病因病机】

《内经》认为血证的形成与外感时邪、内伤情志及饮食劳倦相关。其中与外邪关系最为密切。如"太阳司天，寒淫所胜……血变于中，发为痈疡，民病厥心痛，呕血血泄鼽衄"，"少阴司天，热淫所胜……民病……唾血血泄，鼽衄嚏呕"，"太阴司天，湿淫所胜……咳唾则有血"（《素问·至真要大论》）等等。除了外邪，《内经》认为血证可因情志因素引起，如《素问·举痛论》曰："怒则气逆，甚则呕血。"可因于饮食不节，如《灵枢·百病始生》曰："卒然多食则肠满，起居不节，用力过度则络脉伤。阳络伤则血外溢，血外溢则衄血；阴络伤则血内溢，血内溢则后血。"可因于劳欲过度，如《素问·腹中论》所述血枯证有"先唾血""时时前后血"等出血症状，"此得之年少时有所大脱血，若醉入房中，气竭肝伤"。另外，《内经》对于血证出血的部位的辨证，作了一范围较大的界定，其根据出血特点认为，血向上向外溢者为阳络伤，血向下向里溢者为阴络伤。

1. 感受外邪

外邪侵袭、损伤脉络而引起出血，其中以感受热邪所致者为多。如风、热、燥邪损伤上部脉络，则引起衄血、咳血、吐血；热邪或湿热损伤下部脉络，则引起尿血、便血。

2. 情志过极

忧思恼怒过度，肝气郁结化火，肝火上逆犯肺则引起衄血、咳血；肝火横逆犯胃则引起吐血。

3. 饮食不节

饮酒过多以及过食辛辣厚味，或滋生湿热，热伤脉络，引起衄血、吐血、便血；或损伤脾胃，脾胃虚衰，血失统摄，而引起吐血、便血。

4. 劳倦过度

心主神明，神劳伤心；脾主肌肉，体劳伤脾；肾主藏精，房劳伤肾。劳倦过度会导致心、脾、肾气阴的损伤。若损伤于气，则气虚不能摄血，以致血液外溢而形成衄血、吐血、便血、紫斑；若损伤于阴，则阴虚火旺，迫血妄行而致衄血、尿血、紫斑。

5. 久病或热病之后

久病或热病导致血证的机理主要有三个方面。其一，久病或热病使阴精伤耗，以致阴虚火旺，迫血妄行而致出血；其二，久病或热病使正气亏损，气虚不摄，血溢脉外而致出血；其三，久病入络，使血脉瘀阻，血行不畅，血不循经而致出血。当各种原因导致脉络损伤或血液妄行时，就会引起血液溢出脉外而形成血证。正如《三因极一病证方论·失血叙论》说："夫血犹水也，水由地中行，百川皆理，则无壅决之虞。血之周流于人身，荣、经、府、俞，外不为四气所伤，内不为七情所郁，自然顺适。万一微爽节宣，必致壅闭，故血不得循经流注，荣养百脉，或泣或散，或下而亡反，或逆而上溢，乃有吐、衄、便、利、汗、痰诸证生焉。"

上述各种原因之所以导致出血，其共同的病机可以归结为火热熏灼、迫血妄行及气虚不摄、血溢脉外两类。正如《景岳全书·血证》说："血本阴精，不宜动也，而动则为病。血主荣气，不宜损也，而损则为病。盖动者多由于火，火盛则逼血妄行；损者多由于气，气伤则血无以存。"在火热之中，又有实火及虚火之分，外感风热燥火，湿热内蕴，肝郁化火等，均属实火；而阴虚火旺之火，则属虚火。气虚之中，又有仅见气虚和气损及阳、阳气亦虚之别。

【现代医学对本病的认识】

肝硬化患者存在不同程度的凝血功能障碍，其原因主要有：蛋白质合成降低，致凝血因子合成减少，清除组织凝血活酶和被激活的纤溶因子的能力下降。维生素 K 吸收障碍使维生素 K 依赖凝血因子的前体不能变成有活性的凝血因子。肝素酶合成降低，肝素灭活能力下降，血浆肝素含量升高。脾大、脾功能亢进及骨髓生成不良使血小板数量减少。全身毛细血管脆性增加，肝功能减退对合成凝血因子的原料消化不良吸收不足，反过来又抑制凝血因子的生长与合成，是导致肝硬化凝血功能差的原因之一。当患有肝硬化时，肝细胞充血、水肿、纤维组织增生，有时伴有肝细胞的缺血坏死，肝细胞坏死越多，面积越大，合成凝血因子的功能也就越差。门静脉高压时，脾脏充血、肿大、功能亢进，使血小板的完整性遭到严重破坏，不仅数量大大减少，凝血作用也明显降低，并使血小板丧失了应有的凝血功能。反映肝硬化凝血功能障碍的主要指标有：①凝血酶原时间测定：反映血浆因子含量，其灵敏度稍差，但能判断肝病预后。凝血酶原时间延长是肝硬化失代偿期的特征，也是诊断胆汁淤积，肝脏合成维生素 K 依赖因子Ⅱ、Ⅶ、Ⅹ是否减少的重要实验室检查。②活化部分凝血活酶时间测定：严重肝病时，由于因子Ⅸ、Ⅹ、Ⅺ、Ⅻ合成减少，所以导致活化部分凝血活酶时间延长；维生素 K 缺乏时，由于因子Ⅸ、Ⅹ不能激活，所以活化部分凝血活酶时间亦可延长。③凝血酶凝固时间测定：凝血酶凝固时间延长主要反映血浆纤维蛋白原含量减少或结构异常和纤维蛋白降解产物的存在，因子Ⅶ、Ⅸ、Ⅹ也有影响。肝硬化或急性暴发性肝功能衰竭合并弥漫性血管内凝血时，凝血酶凝固时间是一个常用的检测手段。④抗凝血酶测定：抗凝血酶主要在肝脏合成，它与凝血酶形成 1：1 共价复合物而抑制凝血酶。严重肝病时，抗凝血酶活性明显降低，合并弥漫性血管内凝血时减低更显著。

【治疗特色】

1. 首辨出血的病因

余认为出血之由，非火即气，尤以火热所致最多。实火多为感受火热之邪，或情志过极，化而为火，亦可由他邪化火而成；虚火多因气血失调，精气亏耗而生。此腑中无论虚火实火，均可灼伤脉络而出血。但不同脏腑之火，可导致不同部位之出血。如风热燥邪犯肺，灼伤肺络，可致咳血、咯血、衄血；嗜酒辛辣，燥热蕴积胃肠，化火动血，可致吐血、呕血、便血；七情激扰，五志之火内燔，肝火犯胃则吐血、呕血，犯肺则咳血、咯血，溢出肺窍则为鼻衄，肝肾阴虚，虚火伤络，亦可致咳血、衄血及尿血；心火下移小肠，可致血尿等。出血部位虽有不同，然其病证则不外虚实两类。实证多属火盛气逆，迫血妄行；虚证多为气虚失统，血不归经，或阴虚火旺，灼伤脉络。此外，内有瘀血，阻滞血脉，血不循经，亦是临床常见的原因之一。关于血证的成因，我国历代医籍都有记述。如《灵枢·百病始生》说："卒然多饮食，则肠满，起居不节，用力过度，则络脉伤。阳络伤则血外溢，血外溢则衄血；阴络伤则血内溢，血内溢则后血。"《济生方·吐衄》提出："夫血之妄行也，未有不因热之所发，盖血得热则淖溢，血气俱热，血随气上，乃吐衄也。"《丹溪心法》创"阳常有余，阴常不足"之说，认为出血乃由阳盛阴虚之故。《景岳全书·血证》总结前人经验，归纳出血的原因为火与气两方面，云："而血动之由，惟火惟气耳。故察火者，但察其有火无火，察气者，但察其气虚气实。"又说："动者多由于丸火盛则逼血妄行；损者多由于气，气伤则血无以存。"《血证论》对本证的论述更为精辟，颇多创见，认为冲气是决定全身血逆作病的关键。内云："未有冲气不逆上而血逆上者也。"又说："气结则血凝，气虚则血脱，气迫则血走。""血证气盛火旺者十居八九。"故临床上余首先辨证候之寒热虚实，血证由火热熏灼，热迫血行引起者为多。但火热之中，有实火及虚火的区别。血证有实证及虚证的不同，一般初病多实，久病多虚；由实火所致者属实，由阴虚火旺、气虚不摄血甚至阳气虚衰所致者属虚。证候的寒热虚实不同，则治法各异，应注意辨明。

2. 注重辨证论治

根据对血证辨证的结果，朱丹溪采用相应的针对性治法。其对于血证除了常用的化痰和清火之法外，还根据证情采用温补法、外迎法和反佐法等多种治法。他虽然强调火的因素而多用清法，但并非只执一端，而是充分遵循辨证论治精神。针对虚证、寒证便应用与清法截然相反的温、补之法。如《丹溪心法·吐血》曰："呕吐血出于胃也，实者犀角地黄汤主之，虚者小建中汤加黄连主之。"在此篇附方中曰："大阿胶丸：治肺虚客热，咳嗽咽干，多唾涎沫，或有鲜血，劳伤肺胃，吐血呕血，并可服。"这些论述充分体现了朱丹溪严格遵守辨证论治原则的思想和治法的灵活多样。他治疗衄血，除了辨证应用内服方药以外，尚采用鼻中应用外用药及更具特色的外迎法等治法。

如《丹溪心法·衄血》曰："凡鼻衄，并以茅花调止衄散，时进渐米泔，仍令其以麻油滴入鼻，或以萝卜汁滴入亦可。"此外，朱丹溪尤其擅用反佐法，如《丹溪心法·吐血》曰："吐血，火病也。大吐红不止，以干姜炮末，童便调，从治。"《丹溪心法·下血》曰："下血，其法不可纯用寒凉药，必于寒凉药中加辛味为佐。久不愈者，后用温剂，必兼升举，药中加酒浸、炒凉药，和酒煮黄连丸之类，寒因热用故也。"对于火热之证，朱丹溪巧用反佐法可避免邪热拒药，而起到相反相成、引寒药入热邪之内以清之的佳效。

3. 尤重气血同调

气为血之帅，血为气之母，气行则血行，气滞则血凝，气血相互为用，关系极为密切，不可分割。因此临床治血离不开治气。余认为，调理气机在血证的治疗中亦为重要的一环。古人有"善治血者，不求有形之血，但求无形之气"以及"上焦之血责之心气肺气"，"中焦之血责之脾气胃气"，"下焦之血责之肝气肾气"之说。临床中上焦出血多宜降肺气，在方中加牛膝；中焦出血多宜益脾气，在方中加人参；下焦出血多宜固肾气与升举阳气，如方中加旱莲草、升麻等。因实热而致的出血，在治疗上不能单用苦寒之药清热泻火，必须加降气之品，以降气之法来达到降火的目的。在临床上余喜用紫苏子来理气以降气。肝之气血，为人体耐受疲劳提供物质基础。气血是人体生理活动重要的物质基础之一，它循脉上下，内至脏腑，外达皮肉筋骨，如环无端，运行不息，不断地为全身各脏腑组织器官提供丰富的营养，以维持机体正常的生理活动。肝主藏血，是指肝具有贮藏血液和调节血量的生理功能。人体的血液生成之后，一部分通过血脉的输布被各脏腑组织器官直接利用，另一部分则贮藏于肝，《严氏济生方·崩漏论治》云："肝为血之府库。"肝之气血，首先可满足肝自身营养及正常功能活动所需，以维持肝中阴阳平衡，保证其正常的功能。其次，肝的藏血功能，还包含着肝调节血量的作用，即肝可随着机体活动的需要，调节人体各部分的血量分配。所以在临床中注重养肝血，余常选用炒白芍、熟地黄、何首乌养肝血。此外，肝主藏血，还可防止出血。所以《素问·五脏生成论》云："故人卧血归于肝。"王冰注之曰："肝藏血，心行之，人动则血运于诸经，人静则血归于肝脏。"气血畅达为人体耐受疲劳提供功能保障。肝主疏泄的生理功能包括调畅一身之气机，促进脾胃运化功能和调畅情志等三方面。肝之疏泄功能正常，首先可使周身气机调畅，经脉通利，促进全身气血正常运行，脏腑组织、经脉、筋肉关节得以濡养，功能活动正常和调。其次，促进脾胃运化功能，有助于脾胃化生气血，为机体活动提供充足的能量。第三，还可使人体较好地协调自身的情志活动，保持心情愉快，精神饱满，思维活跃，反应敏捷，有利于机体对运动刺激做出积极的、适当的反应。故余认为调理气血主要就是协调肝之气血。在临床中常选用柴胡、香橼、香附、佛手疏肝理气，配合健脾养肝血的方法使肝之气血条畅。

4. 调肝以养血

《素问·调经论》早已指出："肝藏血。"《素问·五脏生成》云："人卧血归于肝。"唐·王冰注说："肝藏血，心行之，人动则血运于诸经，人静则血归于肝脏。何者？ 肝主血海故也。"主要强调肝具有贮藏血液，并根据人体生理活动的需要，调节各部分血流量分配的作用。元代医家始提出肝主摄血的问题，罗天益《卫生宝鉴》曰："夫肝摄血也。"明清医家间有论述，王纶《明医杂著》指出："肝统诸经之血。"王肯堂《医统正脉全书》云："肝本厥阴风木，为纳血之脏。"沈金鳌《杂病源流犀烛》说："肝其职主藏血而摄血。"然均未明确论及肝主摄血的机制。古今医家对肝气虚病机的认识历程，颇为错综复杂。早在《内经》中，已经对肝气虚有不少论述，如《灵枢·天年》云："五十岁，肝气始衰，肝叶始薄，胆汁始灭，目始不明。"《灵枢·本神》曰："肝气虚则恐。"肝硬化日久必然会导致肝气虚弱、肝血不足，余认为正常血液循脉而行主要依赖于肝气的收摄，故肝气虚收摄无力，可导致吐、衄、咯血或月经过多、崩漏等出血病证。故余在治疗肝硬化并发凝血功能障碍时，佐以调肝养血，柴胡疏肝畅达气机，白芍柔肝养血以防肝气升发太过。

【预后与调护】

注意饮食有节，起居有常。劳逸适度，避免情志过极。对血证患者要注意精神调摄，消除其紧张、恐惧、忧虑等不良情绪。注意休息，病重者应卧床休息。严密观察病情的发展和变化，若出现头昏、心慌、汗出、面色苍白、四肢湿冷、脉芤或细数等，应及时救治，以防产生厥脱之证。宜进食清淡、易于消化、富有营养的食物，如新鲜蔬菜、水果、瘦肉、蛋等，忌食辛辣香燥、油腻炙煿之品，戒除烟酒。吐血量大或频频吐血者，应暂予禁食，并应积极治疗引起血证的原发疾病。

【结语】

血证以血液不循常道，溢于脉外为共同特点。随出血部位的不同，常见的血证有鼻衄、齿衄、咳血、吐血、便血、尿血、紫斑等多种。外感内伤的多种病因均会导致血证。其基本病机可以归纳为火热熏灼及气虚不摄两大类。在火热之中有实火、虚火之分；在气虚之中有气虚和气损及阳之别。治疗血证主要应掌握治火、治气、治血三个基本原则。实火当清热泻火，虚火当滋阴降火；实证当清气降气，虚证当补气益气。各种血证均应酌情选用凉血止血、收敛止血或活血止血的药物。严密观察病情，做好调摄护理，对促进血证的治愈有重要意义。

第十一节　肝囊肿

一、肝郁气滞兼血瘀证

王某，女性，43岁。

首诊时间：2013年2月17日。

主诉：右胁肋胀痛1月。

现病史：该患1月前无明显诱因出现右胁肋胀痛，固定不移，甚则连及胸肩背，情志不舒则痛增。患者就诊于哈尔滨医科大学附属第一医院，肝胆彩超提示肝右叶有肝囊肿14mm×18mm。建议患者手术，患者不愿行手术治疗，而求诊于我门诊。患者现症见：右胁肋胀痛，固定不移，甚则连及胸肩背，胸闷，善太息，得嗳气则舒，饮食减少，脘腹胀满。舌苔薄白，脉弦。

既往史：否认肝胆相关疾病病史。

辅助检查：腹部彩超示肝囊肿14mm×18mm。

【辨证分析】《医宗金鉴》明确指出："其两侧自腋而下，至肋骨之尽处，统名曰胁。"《医方考·胁痛门》又谓："胁者，肝胆之区也。"且肝胆经脉布于两胁，故"胁"现代又指两侧下胸肋及肋缘部，肝胆胰所居之处。《金匮翼·胁痛统论·肝郁胁痛》言："肝郁胁痛者，悲哀恼怒，郁伤肝气。"肝主疏泄，喜条达而恶抑郁，本案患者右胁肋胀痛每因情志不遂加重，乃为肝郁气滞之证。胸闷，善太息，得嗳气则舒，舌苔薄白，脉弦均为肝郁气滞所致。脘腹胀满为气滞表现；胁肋胀痛，固定不移为血瘀之象。

中医辨证：胁痛（肝郁气滞兼血瘀）。

西医诊断：肝囊肿。

治法：疏肝理气，活血化瘀，软坚散结。

方药：柴　胡 15 克　　赤　芍 20 克　　当　归 15 克　　茯　苓 20 克
　　　　半　夏 10 克　　浙贝母 20 克　　生牡蛎 20 克　　白　术 20 克
　　　　陈　皮 15 克　　鸡内金 25 克　　全瓜蒌 30 克　　三　棱 20 克
　　　　莪　术 20 克　　紫苏子 20 克　　枳　壳 20 克　　泽　泻 20 克

7 剂，日 1 剂，水煎 300 毫升，早晚分服。

二诊：右胁肋胀痛缓解，胸闷、太息症状减轻，食欲有所好转，脘腹胀满有所缓解，上方基础上加乳香 15 克、没药 15 克活血止痛。

方药：柴　胡 15 克　　赤　芍 20 克　　当　归 15 克　　茯　苓 20 克
　　　　半　夏 10 克　　浙贝母 20 克　　生牡蛎 20 克　　白　术 20 克
　　　　陈　皮 15 克　　鸡内金 25 克　　全瓜蒌 30 克　　三　棱 20 克
　　　　莪　术 20 克　　紫苏子 20 克　　枳　壳 20 克　　泽　泻 20 克
　　　　乳　香 15 克　　没　药 15 克

10 剂，日 1 剂，水煎 300 毫升，早晚分服。

三诊：右胁肋胀痛明显减轻，胸闷、太息症状偶见，食欲尚可，减鸡内金，脘腹胀满明显减轻，上方基础上加夏枯草 25 克增强散结之功。

方药：柴　胡 15 克　　赤　芍 20 克　　当　归 15 克　　茯　苓 20 克
　　　　半　夏 10 克　　浙贝母 20 克　　生牡蛎 20 克　　白　术 20 克
　　　　陈　皮 15 克　　全瓜蒌 30 克　　三　棱 20 克　　莪　术 20 克
　　　　紫苏子 20 克　　枳　壳 20 克　　泽　泻 20 克　　乳　香 15 克
　　　　没　药 15 克　　夏枯草 25 克

20 剂，日 1 剂，水煎 300 毫升，早晚分服。

四诊：右胁肋胀痛偶见，胸闷、太息症状消失，脘腹胀满明显缓解，上方基础上加砂仁20克、佛手20克加强行气止痛之功。

方药：柴　胡15克　　赤　芍20克　　当　归15克　　茯　苓20克

半　夏10克　　浙贝母20克　　生牡蛎20克　　白　术20克

陈　皮15克　　全瓜蒌30克　　三　棱20克　　莪　术20克

紫苏子20克　　枳　壳20克　　泽　泻20克　　乳　香15克

没　药15克　　夏枯草25克　　砂　仁20克　　佛　手20克

20剂，日1剂，水煎300毫升，早晚分服。

五诊：右胁肋胀痛、脘腹胀满症状均消失，复查肝胆彩超显示：肝囊肿缩小至13.5mm × 10.2mm。上方基础上减砂仁、佛手、乳香、没药，继服10剂。

方药：柴　胡15克　　赤　芍20克　　当　归15克　　茯　苓20克

半　夏10克　　浙贝母20克　　生牡蛎20克　　白　术20克

陈　皮15克　　全瓜蒌30克　　三　棱20克　　莪　术20克

紫苏子20克　　枳　壳20克　　泽　泻20克　　夏枯草25克

20剂，日1剂，水煎300毫升，早晚分服。

在上方基础上继续口服中药3月，无不适主诉，复查肝胆彩超，肝囊肿缩小9.2mm × 7.2mm。患者停药，每3个月做一次肝胆彩超关注肝囊肿的情况，发现肝囊肿未有再增大。

【按语】

肝郁气滞，疏泄失司，脾虚运化升降功能失调，水湿内停，湿阻脉道，气血运行不畅，气滞血瘀，日久湿瘀互结，经络不舒，聚结于肝内而成囊肿。瘀血阻络，气行则血行，气滞则血瘀。肝郁气滞可以及血，久则引起血行不畅而瘀血停留，或跌仆闪挫，恶血不化，均可致瘀血阻滞胁络，不通则痛，而成胁痛。故《临证指南医案·胁痛》曰："久病在络，气血皆虚。"《类证治裁·胁痛》谓："血瘀者，跌仆闪挫，恶血停留，按之痛甚。"近代对肝囊肿的认识逐渐清晰，根据肝囊肿的症状、体征多归属于"胁痛""癥瘕""积聚"范畴。余认为本病的病因病机是素体肝络不疏，日久肝气失于条达。多因肝郁气滞，横逆犯脾，脾土受损，脾失健运，水湿内停，痰湿内生，阻滞脉道致气血运行不畅，气滞血瘀。水湿、痰浊、瘀血积聚于肝而成囊肿。气滞则胀，血瘀则痛，湿浊内阻则脘腹满闷。治疗方中以柴胡为主药，引药入肝经，直达病所，以赤芍、当归、川芎、莪术和血通络，以茯苓、半夏、贝母、玄参、生牡蛎、夏枯草健脾化痰，软坚散结，甘草调和诸药。

二、肝胃不和兼血瘀证

杜某，女性，56 岁。

首诊时间：2014 年 3 月 1 日。

主诉：体检发现肝多发性囊肿 3 年。

现病史：3 年前患者于体检时发现肝多发性囊肿，曾就诊于当地县医院、市医院，经治疗后多发肝囊肿仍无起色，久治未愈并且逐年增大。近 1 月因情志不舒，右腹部胀痛加重，纳呆，形体消瘦，神疲乏力，脘腹胀满，呃逆，大便不调，经人介绍到我门诊就诊。苔薄，舌色黯，脉弦涩。

辅助检查：腹部彩超示肝囊肿多发，最大者 41.3mm × 26.7mm。

【辨证分析】《金匮翼·胁痛统论·肝郁胁痛》言："肝郁胁痛者，悲哀恼怒，郁伤肝气。"肝主疏泄，喜条达而恶抑郁，本案患者右胁肋胀痛每因情志不遂加重，乃为肝郁气滞之证。肝郁而犯胃，导致肝胃不和。《灵枢·经脉》曰："肝足厥阴之脉，抵少腹，属肝，络胆，上贯膈，布胁肋。"两胁为气机升降之道路，气由左而升，自右而降，肝脉不畅，气机升降受阻故见胁痛；患者胁痛日久不愈，肝气横逆，"木旺乘土"，脾胃运化失司，胃失和降，胃气上逆，故见胃脘胀满伴呃逆；苔薄，舌色黯，脉弦涩，均为血瘀之象。

中医诊断：癥瘕（肝胃不和兼血瘀）。

西医诊断：肝囊肿。

治法：疏肝理气和胃，活血化瘀。

方药：

柴　胡 15 克	白　芍 20 克	茯　苓 20 克	炒白术 20 克
砂　仁 15 克	紫苏子 20 克	白豆蔻 20 克	草豆蔻 20 克
丹　参 20 克	三　棱 10 克	莪　术 10 克	夏枯草 20 克

炒枳壳 20 克	陈 皮 10 克	川楝子 10 克	元 胡 20 克
厚 朴 15 克	黄 连 20 克		

10 剂，日 1 剂，水煎 300 毫升，早晚分服。

二诊：右腹部胀痛、神疲乏力、脘腹胀满均缓解，去砂仁、草豆蔻、白豆蔻，仍有呃逆、反酸，上方基础上加半夏 10 克、生姜 15 克止逆；加贝母 20 克、生牡蛎 30 克抑酸。

方药：柴 胡 15 克	白 芍 20 克	茯 苓 20 克	炒白术 20 克
紫苏子 20 克	丹 参 20 克	三 棱 10 克	莪 术 10 克
夏枯草 20 克	炒枳壳 20 克	陈 皮 10 克	川楝子 10 克
元 胡 20 克	厚 朴 15 克	黄 连 20 克	半 夏 10 克
生 姜 15 克	贝 母 20 克	生牡蛎 30 克	

15 剂，日 1 剂，水煎 300 毫升，早晚分服。

三诊：右腹部胀痛、脘腹胀满均明显缓解，神疲乏力症状消失，呃逆、反酸症状缓解，减苏子；口干苦，口臭，大便黏滞不爽，苔薄，舌色黯，脉弦涩，上方基础上加黄芩 20 克、栀子 15 克清热利湿，藿香 20 克、佩兰 20 克芳香祛湿。

方药：柴 胡 15 克	白 芍 20 克	茯 苓 20 克	炒白术 20 克
丹 参 20 克	三 棱 10 克	莪 术 10 克	夏枯草 20 克
炒枳壳 20 克	陈 皮 10 克	川楝子 10 克	元 胡 20 克
厚 朴 15 克	黄 连 20 克	半 夏 10 克	生 姜 15 克
贝 母 20 克	生牡蛎 30 克	黄 芩 20 克	栀 子 15 克
藿 香 20 克	佩 兰 20 克		

15 剂，日 1 剂，水煎 300 毫升，早晚分服。

四诊：右腹部胀痛、脘腹胀满偶见，呃逆、反酸症状消失，减藿香、佩兰、半夏、生姜、贝母、生牡蛎；口干苦、口臭缓解，大便仍黏滞不爽。肝胆彩超：肝囊肿缩小至 29.5mm × 17.8mm。上方基础上加槟片 20 克加强行气之功。

方药：柴 胡 15 克	白 芍 20 克	茯 苓 20 克	炒白术 20 克
丹 参 20 克	三 棱 10 克	莪 术 10 克	夏枯草 20 克
炒枳壳 20 克	陈 皮 10 克	川楝子 10 克	元 胡 20 克

　　厚　朴 15 克　　黄　连 20 克　　黄　芩 20 克　　栀　子 15 克

　　榔　片 20 克

　　15 剂，日 1 剂，水煎 300 毫升，早晚分服。

　　五诊：右腹部胀痛、脘腹胀满、口干苦、口臭、大便黏滞不爽症状消失，减川楝子、元胡、厚朴、黄连、黄芩、栀子、榔片。

　　方药：柴　胡 15 克　　白　芍 20 克　　茯　苓 20 克　　炒白术 20 克

　　　　　丹　参 20 克　　三　棱 10 克　　莪　术 10 克　　夏枯草 20 克

　　　　　炒枳壳 20 克　　陈　皮 10 克

　　15 剂，日 1 剂，水煎 300 毫升，早晚分服。

　　按上方患者继续服用 1 月后复查肝胆彩超：肝囊肿缩小至 28mm × 26mm，嘱患者停药每 6 个月复查一次肝胆彩超，肝囊肿未见继续增大。

　　【按语】

　　情志不舒，或抑郁，或暴怒气逆，均可导致肝脉不畅，肝气郁结，气机阻滞，不通则痛，发为胁痛。如《金匮翼·胁痛统论》说："肝郁胁痛者，悲哀恼怒，郁伤肝气。"肝气郁结胁痛，日久有化火、伤阴、血瘀之变。故《杂病源流犀烛·肝病源流》曰："气郁，由大怒气逆，或谋虑不决，皆令肝火动甚，以致肤胁肋痛。"肝失疏泄，气机郁滞，脉络不通，气血运行不畅，日久聚结肝内形成囊肿。治以疏肝理气和胃，活血化瘀，药用柴胡、白芍、陈皮、川楝子、厚朴，加强健脾和胃之功，继续中药调服。患者思想顾虑大，肝气郁结，所以针对病因，抓住主证，以疏肝活络方疏肝健脾化痰，加川楝子、元胡、厚朴、陈皮，疏肝行气消胀，囊肿缩小，调整方剂加强健脾和胃之功，最终获得满意疗效。

三、痰气郁结证

解某，男，64 岁。

首诊时间：2013 年 4 月 21 日。

主诉：右胁肋胀满疼痛 1 月。

现病史：患者近 1 月偶发右胁肋胀满疼痛，咽中如有物梗塞，吞之不下，咯之不出，就诊于黑龙江省医院，肝胆彩超提示：肝囊肿多发，最大者 7.0cm × 5.6cm；肠镜：结肠多发息肉，慢性结肠炎。黑龙江省医院医生嘱患者定期复查彩超观察肝囊肿的变化，未予其他处置。患者因上诉症状，终日精神抑郁，胸部闷塞，得嗳气矢气则舒，食少纳呆，偶烧心，神疲乏力，大便不成形，1 日 3 行，面色晦暗，形体适中。为求系统治疗就诊于我门诊。舌质淡，体胖，边齿，少许白腻苔，脉沉弦。

既往史：高血压病病史，口服倍他乐克治疗。

辅助检查（2013 年 3 月 7 日　黑龙江省医院）：①肝胆彩超：肝囊肿多发，最大者 7.0cm × 5.6cm；②肠镜：结肠多发息肉，慢性结肠炎。

【辨证分析】本病即《金匮要略·妇人杂病脉证并治》所说"妇人咽中如有炙脔，半夏厚朴汤主之"之症。《医宗金鉴·诸气治法》将本病称为"梅核气"。患者为老年男性，年老体弱，机体功能均减低，脾胃为后天之本，脾虚失于健运，久则导致气血生化无源，不能荣养四肢百骸，故神疲乏力；脾气虚则饮食无味，故无食欲；脾虚运化不利，导致体内湿邪留滞，聚而成痰，咽中如有物梗塞，吞之不下，咯之不出，为痰滞之象；体内水湿排泄不畅，导致体内气机不畅，而致精神抑郁，胸部闷塞，得嗳气矢气则舒。舌体胖，边齿痕，少许白腻苔，脉沉为脾虚之象。

中医诊断：胁痛（痰气郁结）。

西医诊断：1. 肝囊肿。

2. 结肠多发息肉。

3. 慢性结肠炎。

4. 浅表性胃炎。

治法：疏肝健脾，理气化痰止痛。

方药：柴　胡 15 克　　焦　术 20 克　　佛　手 20 克　　砂　仁 15 克

三　棱 20 克　　莪　术 20 克　　丹　参 20 克　　薏苡仁 30 克

半　夏 15 克　　厚　朴 20 克　　紫苏子 20 克　　茯　苓 20 克

乳　香 20 克　　没　药 20 克

10 剂，日 1 剂，水煎 300 毫升，早晚分服。

二诊：右胁肋胀满疼痛，咽中如有物梗塞感明显减轻，精神抑郁减轻，胸部闷塞，得嗳气矢气则舒，食少纳呆，神疲乏力，大便不成形，1 日 1 行，上方基础上加煅龙骨 30 克、煅牡蛎 30 克起收敛固涩之功，陈皮 20 克、鸡内金 20 克健脾消食，加胆南星 15 克加强化痰之功。

方药：

柴　胡 15 克	焦　术 20 克	佛　手 20 克	砂　仁 15 克
三　棱 20 克	莪　术 20 克	丹　参 20 克	薏苡仁 30 克
半　夏 15 克	厚　朴 20 克	紫苏子 20 克	茯　苓 20 克
乳　香 20 克	没　药 20 克	煅龙骨 30 克	煅牡蛎 30 克
陈　皮 20 克	鸡内金 20 克	胆南星 15 克	

15 剂，日 1 剂，水煎 300 毫升，早晚分服。

三诊：右胁肋胀满疼痛、咽中如有物梗塞症状消失，大便成形，上方基础上减煅龙骨、牡蛎、乳香、没药；出现心慌、乏力、头鸣、寐差等症状，复查肝胆彩超：肝囊肿多发，最大者 5.2cm×3.4cm。上方基础上加黄芪 30 克补益正气；加夜交藤 30 克、合欢花 30 克养血安神。

方药：

柴　胡 15 克	焦　术 20 克	佛　手 20 克	砂　仁 15 克
三　棱 20 克	莪　术 20 克	丹　参 20 克	薏苡仁 30 克
半　夏 15 克	厚　朴 20 克	紫苏子 20 克	茯　苓 20 克
陈　皮 20 克	鸡内金 20 克	胆南星 15 克	黄　芪 30 克
夜交藤 30 克	合欢花 30 克		

15 剂，日 1 剂，水煎 300 毫升，早晚分服。

四诊：服药后心慌缓解，偶烧心，睡眠好转，余无明显不适感，减薏苡仁、厚朴、苏子、茯苓；上方基础上加皂角刺 30 克、半枝莲 30 克、白花蛇舌草 30 克软坚散结。

方药：

柴　胡 15 克	焦　术 20 克	佛　手 20 克	砂　仁 15 克
三　棱 20 克	莪　术 20 克	丹　参 20 克	半　夏 15 克
陈　皮 20 克	鸡内金 20 克	胆南星 15 克	黄　芪 30 克
夜交藤 30 克	合欢花 30 克	皂角刺 30 克	半枝莲 30 克
白花蛇舌草 30 克			

15 剂，日 1 剂，水煎 300 毫升，早晚分服。

五诊：服药后睡眠、食欲正常，烧心反酸消失，减陈皮、鸡内金、夜交藤、合欢花；舌质暗红，体胖，边齿痕，中间少有裂纹，薄白苔，脉沉，上方基础上加沙参 20 克、知母 20 克滋阴。

方药：柴　胡 15 克　　焦　术 20 克　　佛　手 20 克　　砂　仁 15 克

　　　三　棱 20 克　　莪　术 20 克　　丹　参 20 克　　半　夏 15 克

　　　胆南星 15 克　　黄　芪 30 克　　皂角刺 30 克　　半枝莲 30 克

　　　沙　参 20 克　　知　母 20 克　　白花蛇舌草 30 克

15 剂，日 1 剂，水煎 300 毫升，早晚分服。

六诊：服药后患者无不适主诉，复查肝胆彩超：肝囊肿多发，最大 3.0cm × 2.2cm。减知母、半枝莲、白花蛇舌草。

方药：柴　胡 15 克　　焦　术 20 克　　佛　手 20 克　　砂　仁 15 克

　　　三　棱 20 克　　莪　术 20 克　　丹　参 20 克　　半　夏 15 克

　　　胆南星 15 克　　黄　芪 30 克　　皂角刺 30 克　　沙　参 20 克

15 剂，日 1 剂，水煎 300 毫升，早晚分服。

【按语】

本例中医诊断为胁痛（痰郁气结证），治疗上引用《古今医鉴》："胁痛者……治之当以散结顺气、化瘀活血为主，平其肝而导其气，则无有不愈矣。"提出总的治疗方案为"疏肝健脾，理气止痛，软坚化瘀"治疗大法治疗本病。疏肝健脾针对其病机。肝郁脾虚重用柴胡、焦术疏肝健脾，苏子、砂仁、佛手行气，三棱、莪术、皂角刺软坚散结、化瘀，丹参、薏苡仁活血利湿，半夏、厚朴、苏子、茯苓理气化痰，半枝莲、白花蛇舌草清热解毒。

四、肝郁脾虚，肝气犯胃证

王某，女，53 岁。

首诊时间：2014 年 3 月 5 日。

主诉：右胁肋胀闷疼痛 1 月。

现病史：患者1个月前无明显诱因出现右胁肋胀闷疼痛，就诊于齐齐哈尔市某医院，经检查生化、肝炎系列未见异常。为明确诊断及治疗就诊于黑龙江省医院，肝胆彩超提示：肝多发囊肿。未予治疗。患者经人介绍就诊于我门诊。患者现右胁肋胀闷疼痛，走窜不定，伴胃脘胀满、吐酸嘈杂，不思饮食，呃逆、嗳气，精神抑郁，善太息，神疲乏力，肠鸣矢气，大便不爽。面色萎黄，形体适中。舌质淡，体胖，边齿痕，苔薄白，脉弦。

过敏史：青霉素。

既往史：否认肝胆相关疾病病史。

辅助检查（2014年2月18日　黑龙江省医院）：彩超示肝多发囊肿（最大者5.5cm × 5.9cm），胆囊缺如，肝内外胆管不扩张，胰、脾未见明显异常。

【辨证分析】本证多因情志不舒，肝气郁结，横逆犯胃，胃失和降所致。情志不遂，肝失疏泄，肝气横逆犯胃，胃气郁滞，则胃脘、胸胁胀满疼痛，走窜不定；胃气上逆而见呃逆、嗳气；肝失条达，情志失调，则精神抑郁，善太息；肝气犯胃，胃不主受纳，则吐酸嘈杂，不思饮食；苔薄白，脉弦，为肝气郁滞之象。神疲乏力，肠鸣矢气，大便不爽，舌质淡，体胖，边齿痕均为脾虚之象。

中医诊断：胁痛（肝郁脾虚，肝气犯胃）。

西医诊断：1. 肝囊肿（多发）。

2. 胆囊切除术后。

治法：疏肝健脾，理气和胃，降逆止呕。

方药：柴　胡15克　　焦白术20克　　佛　手20克　　砂　仁15克
紫苏子20克　　厚　朴20克　　陈　皮15克　　鸡内金15克
白　参15克　　太子参15克　　枳　壳20克　　榔　片20克
旋覆花30克　　代赭石15克

15剂，日1剂，水煎300毫升，早晚分服。

二诊：右胁肋胀闷疼痛缓解，胃脘胀满、吐酸嘈杂、神疲乏力均减轻，食欲好转，大便不调，睡眠欠佳，上方基础上加夜交藤30克、合欢花30克养血安神。

方药：柴　胡 15 克　　焦白术 20 克　　佛　手 20 克　　砂　仁 15 克

　　　　紫苏子 20 克　　厚　朴 20 克　　陈　皮 15 克　　鸡内金 15 克

　　　　白　参 15 克　　太子参 15 克　　枳　壳 20 克　　榔　片 20 克

　　　　旋覆花 30 克　　代赭石 15 克　　夜交藤 30 克　　合欢花 30 克

10 剂，日 1 剂，水煎 300 毫升，早晚分服。

三诊：右胁肋胀闷疼痛明显减轻，胃脘胀满、吐酸嘈杂、神疲乏力等症状偶见，食欲正常，呃逆、嗳气症状消失，减代赭石、旋覆花，大便正常，睡眠好转。

方药：柴　胡 15 克　　焦白术 20 克　　佛　手 20 克　　砂　仁 15 克

　　　　紫苏子 20 克　　厚　朴 20 克　　陈　皮 15 克　　鸡内金 15 克

　　　　白　参 15 克　　太子参 15 克　　枳　壳 20 克　　榔　片 20 克

　　　　夜交藤 30 克　　合欢花 30 克

15 剂，日 1 剂，水煎 300 毫升，早晚分服。

四诊：右胁肋胀闷疼痛、胃脘胀满、情志不舒时偶见。复查肝胆彩超示肝多发囊肿（最大者 4.0cm × 4.3cm），胆囊切除，肝内外胆管不扩张，胰、脾未见明显异常。

方药：柴　胡 15 克　　焦白术 20 克　　佛　手 20 克　　砂　仁 15 克

　　　　紫苏子 20 克　　厚　朴 20 克　　陈　皮 15 克　　鸡内金 15 克

　　　　白　参 15 克　　太子参 15 克　　枳　壳 20 克　　榔　片 20 克

　　　　夜交藤 30 克　　合欢花 30 克

20 剂，日 1 剂，水煎 300 毫升，早晚分服。

上方基础上加减，继续服用 6 月，复查肝胆彩超示肝多发囊肿（最大者 2.0cm × 2.3cm），胆囊缺如，肝内外胆管不扩张，胰、脾未见明显异常。嘱患者继续门诊口服中药治疗。

【按语】

《素问·至真要大论》的"风气大来，木之胜也，土湿受邪，脾病生焉"，《素问·玉机真脏论》的"故风者，百病之长也……弗治，肝传之于脾"，及《难经·七十七难》与仲景所言之"见肝之病，知肝传脾"等，所论皆为一辙。饮食不节、寒温不适、精神因素等均可引起肝失疏泄，进而导致机体的机能失调。气机不畅，致肝气郁结，肝胆与脾胃同属中焦，生理上"胆随胃降，胃随胆升"，肝胆气逆最易犯胃恶脾，造成肝木乘脾、肝郁脾虚或胆胃不和。情志失调，则致肝郁而生胁痛；郁久化热；肝克脾土，脾失健运则生湿，脾气虚弱，中气不足则食少神倦，脾虚失运，则大便不实，血虚不荣，故面色萎黄或不华。肝气横逆中焦，痰火湿食互阻，脾胃运化失司，肝气郁结，胆气不通则时痛，且反复发作，肝气久郁化火，湿热蕴积胆道而见胆胀诸症。余所治疗的肝系疾病患者以胃脘胀满、吐酸嘈杂，不思饮食，呃逆、嗳气等求治者甚多，用药每兼以理气和胃，一方面能改善症状，一方面能纠正泻药"苦寒碍胃"之弊，舌淡，脉弦，为气血俱虚之征。治宜疏肝健脾，理气和胃，方用逍遥散合参苓白术散加减。酌加茵陈蒿、金钱草利胆化湿。在疏通肝胆的同时，佐以健脾和胃之品，若脘胀纳呆或兼便稀、完谷不化、面黄少华、舌淡苔白，可加炒山药，补骨脂。阳虚者加吴茱萸、炮姜温运中阳；湿浊内盛，苔白腻者加白蔻仁化湿降浊；右上腹痛甚者可加郁金、延胡索理气止痛。常用药物：白术、白芍、党参、茯苓、鸡内金、元胡等。

五、肝胆湿热，肝胃不和证

李某，男，56岁。

首诊时间：2013年2月19日。

主诉：体检发现肝内多发囊肿。

现病史：患者体检发现肝内多发囊肿，其余各项指标均未见异常。哈尔滨医科大学附属第一医院建议患者定期复查肝胆彩超，未予治疗。患者自从体检后经常感觉右胁肋部疼痛，伴有脘闷纳呆，恶心呕吐，厌食油腻，口干口苦，不欲饮，腹胀尿黄，睡眠欠佳，面色萎黄，形体略胖，大便秘结。舌质暗红，体胖，黄腻苔，有裂纹，脉弦滑。

既往史：否认肝胆相关疾病病史。

辅助检查（2013年2月16日　哈尔滨医科大学附属第一医院）：①生化：ALT 51.2U/L；②腹部彩超：脂肪肝，肝内多发囊肿，最大者7.0cm×7.5cm，胆囊壁欠光滑；③CT：肝多发低密度占位，肝囊肿，脂肪肝，胆囊炎。

【辨证分析】患者平素嗜食辛辣，久之损伤脾胃，脾胃运化失司，日久湿热蕴结，酒助湿热，故每因饮酒后而使症状加剧。"不通则痛"，湿热阻滞日久而化瘀，血行不畅，故右胁肋部疼痛；湿热蕴结致气机失调，则见餐后腹胀尤甚，腑气不通，则大便秘结；"胃不和则卧不安"，患者见大便秘结者，多伴睡眠欠佳；口干为湿热内阻，津液不能上承于口，而体内又留有湿邪，故不欲饮；患者胁痛日久不愈，肝气横逆，"木旺乘土"，脾胃运化失司，胃失和降，胃气上逆，故见胃脘胀满伴嗳气；舌质暗红，体胖，黄腻苔，有裂纹，脉弦滑，均为湿热之征。

中医诊断：痞满（肝胆湿热，肝胃不和）。

西医诊断：1. 肝囊肿。

2. 脂肪肝。

3. 胃食管反流病。

4. 胆囊炎。

治法：清胆利湿，理气和胃。

方药：

柴　胡 15 克	金钱草 30 克	郁　金 20 克	龙胆草 20 克
栀　子 15 克	黄　芩 20 克	三　棱 10 克	莪　术 10 克
焦白术 20 克	厚　朴 20 克	白豆蔻 20 克	草豆蔻 20 克
陈　皮 15 克	槟　榔 15 克	浙贝母 30 克	海螵蛸 30 克

10 剂，日 1 剂，水煎 300 毫升，早晚分服。

二诊：脘闷纳呆缓解，恶心呕吐、厌食油腻减轻，口干口苦，腹胀尿黄，面色晦暗，形体略胖，上方基础上加黄连 15 克增强清热利湿之功，加车前子 20 克、滑石 20 克利尿通淋。

方药：

柴　胡 15 克	金钱草 30 克	郁　金 20 克	龙胆草 20 克
栀　子 15 克	黄　芩 20 克	三　棱 10 克	莪　术 10 克
焦白术 20 克	厚　朴 20 克	白豆蔻 20 克	草豆蔻 20 克
陈　皮 15 克	槟　榔 15 克	浙贝母 30 克	海螵蛸 30 克
黄　连 15 克	车前子 20 克	滑　石 20 克	

20 剂，日 1 剂，水煎 300 毫升，早晚分服。

三诊：食欲改善，恶心呕吐、厌食油腻明显减轻，口干口苦缓解，去掉栀子、黄芩；腹胀、尿黄有所减轻，呃逆，上方基础上加代赭石30克、旋覆花15克降逆止呕。

方药：柴　胡15克　　金钱草30克　　郁　金20克　　龙胆草20克

三　棱10克　　莪　术10克　　焦白术20克　　厚　朴20克

白豆蔻20克　　草豆蔻20克　　陈　皮15克　　槟　榔15克

浙贝母30克　　海螵蛸30克　　黄　连15克　　车前子20克

滑　石20克　　代赭石30克　　旋覆花15克

15剂，日1剂，水煎300毫升，早晚分服。

四诊：食欲明显改善，恶心呕吐、厌食油腻偶见，口干口苦缓解，减陈皮、白豆蔻、草豆蔻、黄连、滑石、浙贝母、海螵蛸；腹胀症状偶见于饭后，尿色正常，面色好转，大便秘结，上方基础上加沙参20克、百合20克养阴润燥，火麻仁20克、郁李仁20克润肠通便。

方药：柴　胡15克　　金钱草30克　　郁　金20克　　龙胆草20克

三　棱10克　　莪　术10克　　焦白术20克　　厚　朴20克

槟　榔15克　　车前子20克　　代赭石30克　　旋覆花15克

沙　参20克　　百　合20克　　火麻仁20克　　郁李仁20克

20剂，日1剂，水煎300毫升，早晚分服。

五诊：恶心呕吐、厌食油腻症状消失，口干口苦缓解，腹胀症状偶见于饭后，尿色正常，面色好转，大便正常，减金钱草、龙胆草。

辅助检查：①生化：ALT 35U/L；②腹部彩超：脂肪肝，肝内多发囊肿，最大者4.5cm×3.0cm，胆囊壁欠光滑。

方药：柴　胡15克　　郁　金20克　　三　棱10克　　莪　术10克

焦白术20克　　厚　朴20克　　槟　榔15克　　车前子20克

代赭石30克　　旋覆花15克　　沙　参20克　　百　合20克

火麻仁20克　　郁李仁20克

20剂，日1剂，水煎300毫升，早晚分服。

【按语】

外感湿热之邪，侵袭肝胆，或嗜食肥甘醇酒辛辣，损伤脾胃，脾失健运，生湿蕴热，内外之湿热，均可蕴结于肝胆，导致肝胆疏泄不利，气机阻滞，不通则痛，而成胁痛。《素问·刺热论》说："肝热病者，……胁满痛。"《证治汇补·胁痛》也曾谓，胁痛"至于湿热郁火、劳役房色而病者，间亦有之"。方中龙胆草、栀子、黄芩清肝泄火，柴胡疏肝理气，黄连、金钱草以清热除湿，利胆退黄。三棱、莪术活血化瘀。对于湿热蕴结之证，祛邪务必要早，除邪务尽，以防湿热胶固，酿成热毒，导致治疗困难。

诊疗体会

【中医古典文献对本病的认识】

中医学中无肝囊肿的病名，但根据其临床表现，肝囊肿应属中医之"胁痛""黄疸""肝胀""腹痛""积聚""痰饮"等病范畴。早在两千余年前《灵枢·经脉》就有"少阳经是动……则痛，口苦，善太息，心胁痛不能转侧"的记载。汉代张仲景总结了其临床实践经验，以大陷胸汤、大柴胡汤治疗心下满痛、拒按、身黄的病症，以及用茵陈蒿汤治黄疸等，都取得了良好的效果。金元时期的刘河间以及明代的李梴等，在他们所著的《医学六书》《医学入门》中记载了"结胸而发黄者，茵陈蒿汤、大陷胸汤各半服之"，"结胸发黄者，心下满硬，按之不可近，大陷胸汤加茵陈蒿"的证治。《脾胃论》描述了："肝木妄行，胸胁痛，口苦舌干，往来寒热而呕，多怒四肢满闭，淋漓便难，转筋腹中急痛，此所不乘之也。"巢氏《诸病源候论·癖黄候》记载："气水饮停滞，结聚成癖，因热气相搏，则郁蒸不散，故胁下满痛而身发热。"《景岳全书》指出："胁痛之病，本属肝胆二经，以二经之脉，皆循胁肋故也。"并认为："内伤肝胆，气逆不顺而胁痛者，宜排气饮、推气散、沉香降气散、木香调气散之类。"强调气逆胁痛治以理气止痛为主，所用柴胡疏肝散至今仍为治疗胁痛常用方。又认为："胁痛有内伤外感之辨，凡寒邪及少阳经，乃病为胁痛耳聋而呕，然必有寒热表证者，方是外感，如无表证，悉属内伤。但内伤胁痛者，十之八九，外感胁痛则间有之耳。"《灵枢·经脉》："胆足少阳之脉，是动则病口苦，善太息，心胁痛，不能转侧。"《类证治裁》中提出血瘀胁痛者可用复元活血汤治疗，同时又认为："胁痛皆肝胆为病……二气郁者，大怒气逆，或谋虑不遂，皆令肝火动甚。"则应用清肝泻火之法治疗胁痛。

【中医病因病机】

肝囊肿属于中医"胁痛""积聚""痰饮"等范畴。中医认为先天性肝囊肿主要是由于母亲怀孕期间情志失调，忧思郁怒太过，七情郁结，五志化火，火灼伤阴精，阴阳不得相生，故渐渐耗伤人体之正气，气虚则不足以卫外，从而导致胞宫内胎儿抵御外邪的能力减弱，使邪气有机可乘，聚于肝胆二经，蕴久而成疾。或由于母亲妊娠期间，感受湿热、痰湿邪气，邪毒与气血互结，蕴于肝胆，气血凝滞，脉络瘀阻，气机升降失常，渐渐形成本病的发病基础。但由于初生儿至阳之体，精充气足，与邪共生并祛邪外出，邪出而阴物仍存，与自体共生，待人体阳气渐衰之时，一遇六淫或七情等外邪引动，乃发为各类型肝囊肿。或因情志抑郁，肝气郁滞，或因食积、过食辛辣、酒毒内蕴，湿热蕴结，致湿浊阻于肝络，疏泄失司，形成囊肿。故早期发现，早期治疗，能预防肝囊肿增大或恶化给患者带来的疾病痛苦，即做到已病防变；杜绝并发症的发生，此乃未病先防思想。一般认为肝囊肿直径≤ 4.5cm 且没有临床症状者予以观察，暂不进行手术治疗。因肝囊肿为良性病灶，中医认为手术治疗易损伤阳气，阳虚则邪气易侵，且手术疗法尚有许多患者不能接受，故对于未达手术指征的患者，本文提倡应采用中医针药并用为主要治疗手段，如此，既能治疗肝囊肿，也能预防因肝囊肿所引起的合并症。

【现代医学对本病的认识】

肝囊肿是常见的肝脏良性疾病，可分为寄生虫性与非寄生虫性两大类。寄生虫性以肝包虫病为多见；非寄生虫性又分为先天性和非先天性两种，后者包括创伤性、炎症性、肿瘤性及退行性四种。肝囊肿中以先天性肝囊肿最常见，肝囊肿通常是指这一种。先天性肝囊肿可为单个或多个，互相分隔或有交通。有的受遗传因素支配，并可与其他肝胆系统先天性疾病同时存在，如先天性肝纤维化、胆总管囊肿、先天性肝内胆管扩张（Caroli 病）、内脏囊肿性脑发育异常综合征（Gru-ber 综合征）等。多囊肝为遗传性疾病，常合并有肝以外脏器的囊肿，故属多囊病的一部分。多囊病分为儿童型与成人型两种，儿童型多囊病是常染色体隐性遗传病，多于婴儿期或儿童期因肾功能衰竭或并发症而死亡；成人型多囊病是常染色体显性遗传病。囊肿分布于肝脏的一叶或两叶，小者直径 1mm，大者直径可达 20cm。囊壁为扁平、柱状或立方上皮，外有纤维包绕。囊内含透明无色或淡色、棕色液体，但无胆汁，其量可达 2000mL。囊肿起源于迷走的胆管，大多是单个，也可以是多个，以右叶为多。囊肿边界清楚，可带蒂而突出于肝外，自针尖大小到直径 10cm 以上。囊壁为扁平或立方上皮，外有基底膜与纤维素包绕。囊内可为单房或多房，含有液体，其性质可为透明或混浊、胶冻样、黏液样、乳样或胆汁样，也可呈脓性（有继发感染）或血性（出血）。囊内液体量多者可达 1000mL 以上。合并腺癌时称囊性腺癌。

孤立性肝囊肿：一个以上的孤立性肝囊肿临床表现不同于先天性多囊肝。囊肿多于成年期出现，以女性为多。一般无症状，囊肿压迫邻近器官时则可引起症状，如疼痛、恶心、呕吐等。疼痛主要局限于右上腹或中上腹，一般为钝痛，偶为锐痛或剧痛。囊肿压迫胆总管时可出现梗阻性黄疸。囊内出血或穿破至腹腔或带蒂囊肿扭转时可发生急腹症。体格检查时仅有一部分患者可见上腹部隆起或扪及肿块。

多囊肝：亦以女性为多，早期无症状，出现症状多在40岁以后。由多囊肝本身引起者，主要表现为腹胀、上腹痛、恶心呕吐。体检时肝脏可正常或肿大，边缘坚实，表面呈结节状，常被疑为肝硬化或肝癌。肝功能一般不受影响，偶尔由于囊肿压迫可出现门静脉高压或引起胆管炎。囊肿也可有继发感染。体检除可扪及肿大的肝脏以外，常可扪及肿大的肾脏。多囊肝 X 线平片可见到肝、肾肿大，横膈抬高。钡餐 X 线检查显示胃向左移位。肝核素扫描检查可见到肝脏内多个占位性病变，但不能肯定性质。超声、CT、腹腔镜检查及剖腹探查可对此病作出诊断，其中尤以超声检查最适用于本病诊断。发现肝脏有多囊病变时要注意检查其他脏器有无囊肿或先天性异常存在。多囊肝需与肝包虫病、肝硬化和肝癌相鉴别。

肝囊肿典型的临床表现为：右上腹疼痛，偶有阵发性绞痛，严重时肝区有压痛，并伴随发热、黄疸、贫血等症状，当囊肿较大时，可压迫邻近组织出现相应症状，如胃肠梗阻时易伴有右上腹不舒，肝大时能触到右上腹囊性包块等等。在诊断本病时，必须排除各种原因所致的肝囊肿，如创伤性、炎症性、肿瘤性、寄生虫性因素等，还应与下列疾病鉴别：肝脓肿、肝包虫囊肿、肝肿瘤、肝外囊性肿物（如肾囊肿、脾囊肿、胰腺囊肿等）。肝囊肿严重时可以压迫十二指肠引起机械性肠梗阻、门脉高压、下腔静脉回流受阻，以及压迫胸腔发生呼吸困难。如肝囊肿合并感染可出现寒战、发热、白细胞增多等改变；囊内出血或穿孔则可出现急腹症；肝囊肿还可发生蒂扭转、继发坏死和脱落；如囊肿癌变，则表现为肝脏迅速增大，肿块变硬，体重减轻以及转移癥块等；肝囊肿与肾囊肿或多囊肾并存者，还可出现血尿，甚者引发尿毒症。因此，我们应该防微杜渐，不要放任肝囊肿的存在，积极治疗，避免一旦正虚邪侵之时，使得病情恶化。许多医家主张，先天性肝囊肿大小在 2cm 以下者，不需治疗。另外还有一些医家认为，应积极治疗患有先天性肝囊肿的小儿，因小儿无症状的肝囊肿会随身体的成长而增大。在超声定位指导下进行肝囊肿穿刺、抽液引流的治疗，肝囊肿的复发率极高。正如魏氏提出的肝囊肿的直径变化并非匀速进行，其中直径为 2.0 ～ 3.0cm 时增长变化甚为缓慢，3.0cm 以上肝囊肿增长相对较快；随着年龄的增长，部分演变成多发。肝囊肿生长缓慢，其中在 2.5cm 左右的变化甚为缓慢，超过 3.0cm 以上的肝囊肿增长相对较快。

【治疗特色】

1. 慎辨病因，肝脾同治

《素问·至真要大论》的"风气大来，木之胜也，土湿受邪，脾病生焉"，《素问·玉机真脏论》的"故风者，百病之长也……弗治，肝传之于脾"，及《难经·七十七难》与仲景所言之"见肝之病，知肝传脾"等，所论皆为一辙。饮食不节、寒温不适、精神因素等均可引起肝失疏泄，气血郁积肝脏和湿热郁积中焦，必影响肝脏疏泄之功，而致气机不畅，肝气郁结；肝胆与脾胃同属中焦，肝胆气逆最易犯胃恶脾，造成肝木乘脾，肝郁脾虚或胆胃不和；情志失调，则致肝郁而生胁痛；郁久化热；肝克脾土，脾失健运则生湿，脾气虚弱、中气不足则食少神倦，脾虚失运，则大便不实，血虚不荣，故面色萎黄或不华。肝气横逆中焦，痰火湿食互阻，脾胃运化失司，肝气郁结，胆气不通则时痛，且反复发作，肝气久郁化火，湿热蕴积胆道而见胆胀诸症。

2. 健脾祛湿法

中医认为脾的升清功能有赖于肝的疏泄功能，因"见肝之病，知肝传脾，当先实脾"，故"务必先安未受邪之地"。脾虚失其健运之能则水湿内蕴，日久积湿生热。素体内湿盛者，肝胆失疏，湿浊内聚，或又感外湿而致本病者，病位虽在肝，却因脾湿内盛，湿阻中焦，气机升降失调而影响肝的疏泄、胆的通降。《素问·至真要大论》云："诸湿肿满，皆属于脾。"阐明了湿邪与脾胃之间的关系。临床用药每以白术、茯苓同用以加强健脾燥湿扶正之功，同时结合患者体质强弱、寒热的不同随证加减，如患者年老脾弱，则人参、甘草、大枣等健脾扶正药为先；如患者体质偏寒，则在上方基础上加姜、附等温胃散寒，理气止痛。

3. 重视软坚散结之法

肝囊肿之发生多因邪毒犯肝，或嗜酒虫积结石，或情志久郁等，皆能致邪壅肝，气机滞郁而生湿化热，湿阻气机，热耗阴血，脉络不畅，失于排泄，堆积于肝而出现一系列症状，如胁痛胀满、口苦咽干，或见肩背酸沉、大便不畅或黏腻，或秘结，苔黄腻等。早期多以实证、热证为主，后期多以虚实相兼而并存持续于相关病程中。故应重视"湿热之邪"在本病发病过程中的作用。治疗时，针对肝囊肿本身，应用疏肝之法的同时，尤善加强清热利湿导滞之法的使用，使阻遏肝经脉之邪出有其路。此外，湿热病邪，除之务尽；湿热之邪，其性黏腻，缠绵难愈。若遇口苦黏腻，舌红苔黄腻，尿黄热不爽，必须在疏肝利胆、清热化湿方药中加茵陈蒿、虎杖、滑石，同时用苍术、黄柏以清热燥湿，对消退黄腻苔效果较好。可酌加生大黄、生首乌，以求大便通利，小便增多，使湿热病邪有下泄之机。临床中当分清慢性胆病的寒热错杂、胆气郁滞，或气血不和、痰瘀阻络、气机升降失利、胆失通降、胃失温煦等常见证型，辨证论治，分别用平调寒热、通降气机、调和气血、化瘀通络、疏通胁络、分化痰瘀、祛湿泄热、宣畅气机等法。

4. 谨守后天之本为要

肝囊肿之发病，虽多由气郁、湿热、痰瘀阻滞肝脏，致疏泄失常，但在辨证诊治过程中，应谨守人体之本——脾胃的重要性。任何疾病影响到脾胃，都会伤及正气，导致全身机能的失调。治疗时，若忽略了对脾胃的保养保护，轻者导致脾胃的慢性伤害，重者会造成脾胃的急性、不可逆性的损伤。且肝胆脾胃，两脏两腑其位相邻，其脉相通，故肝胆与脾胃结构、生理功能、致病转归与治疗等都有极为密切的关系。谓"木得土以培之，土得木之助而达之"。故在辨证论治时，无论运用何种治法，都时刻顾护脾胃，益气健脾、和胃扶正，正气抗邪助药物发挥其作用，脾胃得缓缓资助健旺，使人体在自身机能恢复的同时抗邪外出。

5. 辨证明确，适当化裁

四诊合参，明确辨证，应用疏肝健脾、清热利湿、益气养阴、活血化瘀等法，在具体临证之时，根据患者虚实表现进行适当化裁兼顾。用柴胡，专入肝胆，疏肝解郁而止胁痛；茯苓与焦白术、鸡内金合用以扶植脾胃，建一身之本；与理气行气利湿之枳壳、佛手、砂仁、槟榔配伍以因势利导；赤芍、当归、川芎配伍姜黄以活血祛瘀不伤正而旧血去、新血生；瘀血较重者，酌加三棱、莪术、夏枯草、牛膝软坚散结；气郁化火伤阴者，则酌加黄芩、栀子、沙参、石斛等；若见胃失和降者，则酌加藿香、佩兰、代赭石等；若湿热较重，大便黏腻不爽，酌加黄连、栀子、黄柏；睡眠不佳者，酌加夜交藤、合欢花等。

【预后与调护】

肝囊肿皆与肝的疏泄功能失常有关。所以，精神愉快，情绪稳定，气机条达，对预防与治疗有着重要的作用。肝囊肿属于肝阴不足者，应注意休息，劳逸结合，多食蔬菜、水果、瘦肉等清淡而富有营养的食物。肝囊肿属于湿热蕴结者，尤应注意饮食，要忌酒，忌辛辣肥甘之品，生冷不洁之品也应注意。所有的病，都是以"三分治，七分养"为治病原则，"善治脾胃者能调五脏也"，在对证治疗的基础上，为了帮助患者恢复及改善身体情况，要让患者在生活起居、饮食上，做出相应的改变，以免病情发作。对于肝囊肿患者来说，平时要少生气，调节情绪，注意休息，避免过度疲劳。在饮食方面，应适当地多食粗粮，多食新鲜蔬果；同时应注意补充蛋白质如蛋类、动物内脏、海鱼等，以及干果类如核桃、松子、瓜子，豆类如黑豆、黄豆等富含类脂的食物。同时要注意饮食宜清淡、细致，且富于营养。忌食辛辣、肥甘、厚味等助热生湿之品，还要严禁饮酒过度，以防加重肝脏的负担，助热伤肝。《内经》提倡"食饮有节"，提倡"养、助、益、充"，提倡"（节）气、味、合、和（性）"。如《素问·脏气法时论》云："五谷为养，五果为助，五畜为益，五菜为充，气味合而服之，以补精益气。"指出了养生的主要食品在于五谷，水果和蔬菜（五果、五菜）则起到辅助和补充作用，而肉食（五畜）在精血不足的时候适当服用可以补益身体。《内经》作为历史上最早的养生指导，早就规范了饮食的内容与结构，对于人类的生活方式与健康有非常重要的指导意义。

【结语】

肝囊肿病位在肝，基本病机为气滞、血瘀、湿热蕴结，肝胆疏泄不利，不通则痛；或肝阴不足，络脉失养，不荣则痛。以辨外感、内伤，在气、在血和辨虚、实为辨证要点。根据症状、体征大致可分为肝胃不和、肝胆湿热、肝郁脾虚、肝肾阴虚、胆腑郁热五型，其可夹湿、夹瘀、夹痰，致虚实夹杂，病机错综复杂。标实为主者治标为先，本虚为主者治本为主，标本并重者攻补兼施。根据辨证分型的不同，肝胃不和型治以疏肝理气、利胆和胃法，肝胆湿热型治以清热利湿、疏肝利胆法，肝郁脾虚型治以疏肝健脾、理气化湿法，肝肾阴虚型治以补益肝肾、养阴利胆法，胆腑郁热型治以疏肝利胆、清热通腑法。肝囊肿的治疗着眼于肝脾，分虚实而治。实证宜理气、活血通络、清热祛湿；虚证宜滋阴养血柔肝。临床上还应据"痛则不通""通则不痛"的理论，以及肝疏泄不利的基本病机，在各证中适当配伍疏肝利胆、理气通络之品。但应注意，对于香燥理气之品，不宜过量服用以免更伤其阴，可选用辛平调气之品，只有在存阴的基础上，才能更好地治愈肝囊肿。此外，疏肝利胆治法多为祛邪，治疗时勿忘时时顾护脾胃，只有脾气健运，化源充足，肝木得以滋养才能遂其条达之性，肝疏脾运，气机条达，运化有权，则邪气自除，乃为"正气存内，邪不可干"。临证之时尤应通过舌诊脉诊资料进行细致分析，四诊合参，以人定法，以法定方。治法治则灵活裁剪，重视因势利导；选方用药多时方、经方、验方三者并用；现代人精神压力增大，多为情志致病，在治疗上，勿忘疏肝，肝木得疏，自不克脾，遂应加强对患者的思想疏导，嘱患者调节情志并给予正确的生活方式引导，以配合中药更有效地发挥作用。

第十二节　原发性肝癌

一、脾虚湿困，气血不足证

王某，男，53岁。

首诊时间：2010年2月12日。

主诉：右胁疼痛2年，加重1周。

现病史：患者于2年前无明显诱因出现右胁疼痛，因反复发作就诊于当地市医院、哈尔滨医科大学附属第二医院及黑龙江省医院等多家医院，确诊为原发性肝癌，经住院治疗后症状缓解不明显。近1周右胁疼痛加重，为明确诊断及治疗就诊于我门诊。患者现症见右胁疼痛，面黄浮肿，纳差神疲，便溏，日行3～4次，小便正常。查体：腹部平坦，精神情况欠佳。巩膜黄染，肝肋下约2cm可触及，边锐质硬。舌淡体胖，边有齿痕，苔薄白腻，脉细弱。

既往史：乙型病毒性肝炎病史53年。

辅助检查：①肝功：ALT 125U/L，AST 86U/L，TBIL 189μmol/L，DBIL 125μmol/L，TP 56mg/L，ALB 30g/L；②肿瘤标志物：AFP 1023μg/L；③腹部彩超示右肝低回声团；④CT示肝右叶占位性病变；⑤病理诊断：肝细胞癌。

【辨证分析】患者为中年男性，乙型肝炎病史53年，右胁疼痛2年加重1周，患者形体消瘦，纳差神疲，便溏。脾虚失于健运，久则导致气血生化无源，不能荣养四肢百骸，故神疲乏力，形体消瘦；脾虚则脾之运化无力，导致机体内水湿运化不利，水湿在体内集聚，而致水肿；水湿下注于大肠，而致大便溏；脾气虚则饮食无味，无食欲；胃气虚则纳食呆滞。面黄浮肿，舌淡体胖、边有齿痕，苔薄白腻，脉细弱，为脾虚湿盛、气虚血少、不能充养血脉之征。

中医诊断：胁痛（脾虚湿困，气血不足）。

西医诊断：1.原发性肝癌。

2.慢性乙型病毒性肝炎。

治法：健脾化湿退黄，补益气血。

方药：柴　胡15克　　黄　芪30克　　党　参20克　　焦白术15克
　　　茯　苓15克　　陈　皮15克　　白　芍15克　　薏苡仁20克
　　　茵陈蒿20克　　虎　杖15克　　白扁豆20克　　川　芎20克
　　　当　归10克

7剂，日1剂，水煎300毫升，早晚分服。

二诊：患者服上药后面色黄染、颜面浮肿均减轻，食欲好转，饮食稍增，精神渐起，大便渐成形，但仍日行 3～4 次，在上方基础上加鸡血藤 20 克、莪术 15 克、三棱 15 克增强活血通络之功。

方药：柴　胡 15 克　　黄　芪 30 克　　党　参 20 克　　焦白术 15 克

茯　苓 15 克　　陈　皮 15 克　　白　芍 15 克　　薏苡仁 20 克

茵陈蒿 20 克　　虎　杖 15 克　　白扁豆 20 克　　川　芎 20 克

当　归 10 克　　鸡血藤 20 克　　莪　术 15 克　　三　棱 15 克

15 剂，日 1 剂，水煎 300 毫升，早晚分服。

服用 15 剂后复查肝功。

三诊：患者面黄浮肿症状消失，诉饮食明显好转，体重增加 3 公斤，精神可，大便日行 1～2 次，便质基本正常。查体：巩膜黄染明显减轻，舌淡、边有齿痕，脉缓。复查肝功：ALT 45 U/L，AST 36U/L，TBIL 50 μmol/L，DBIL 14.5 μmol/L，TP 60mg/L，ALB 32g/L。患者正气稍复，可适当祛邪，寓攻于补，遂在上方基础上加入半枝莲 30 克，白花蛇舌草 30 克清热解毒、利湿，饮食加入僵蚕补充蛋白质。

方药：柴　胡 15 克　　黄　芪 30 克　　党　参 20 克　　焦白术 15 克

茯　苓 15 克　　陈　皮 15 克　　白　芍 15 克　　薏苡仁 20 克

茵陈蒿 20 克　　虎　杖 15 克　　白扁豆 20 克　　川　芎 20 克

当　归 10 克　　鸡血藤 20 克　　莪　术 15 克　　三　棱 15 克

半枝莲 30 克　　白花蛇舌草 30 克

30 剂，日 1 剂，水煎 300 毫升，早晚分服。

四诊：患者诉饮食正常，体力明显恢复，精神可，巩膜黄染消失，减茵陈蒿、虎杖；复查肝功：TBIL 16 μmol/L，DBIL 4.5 μmol/L，TP 70mg/L，ALB 37g/L；肿瘤标志物：AFP 503μg/L。加蜂房 30 克、重楼 30 克，增强清热解毒之功。

方药：柴　胡 15 克　　黄　芪 30 克　　党　参 20 克　　焦白术 15 克

茯　苓 15 克　　陈　皮 15 克　　白　芍 15 克　　薏苡仁 20 克

白扁豆 20 克　　川　芎 20 克　　当　归 10 克　　鸡血藤 20 克

莪　术 15 克　　三　棱 15 克　　半枝莲 30 克　　白花蛇舌草 30 克

蜂　房 30 克　　　重　楼 30 克

30 剂，日 1 剂，水煎 300 毫升，早晚分服。

1 个月后患者无明显不适症状，饮食尚可，二便如常。正气渐复，可继续抗邪，依上方加连翘、板蓝根继续治疗。

【按语】

脾虚湿困、气血不足是原发性肝癌的一个重要因素，在治疗过程中以健脾化湿退黄、补益气血为主。方药用柴胡、党参、黄芪、焦白术、茯苓健脾补气；在辨证的基础上，可配伍一些在体内外均有较好抗癌作用的中药，如半枝莲、白花蛇舌草、重楼、露蜂房等；三棱、莪术软坚散瘀；顾护脾胃运化功能，复其转枢之机，临证多用佛手、砂仁、焦山楂、炒麦芽、焦神曲、茯苓、焦白术、鸡内金、陈皮等品，以芳香醒脾，助运化，资后天气血，使正气鼓动，御邪外出。余认为"虚"为本型之根本病机，其发生与感受湿热邪毒、长期饮食不节，以及七情内伤等引起机体阴阳失衡有关。而正气亏虚、脏腑失调则是肝癌发病的内在条件。肝藏血，主疏泄，体阴而用阳，喜条达、恶抑郁，用药当注重疏利肝胆，调养脾胃，并在此基础上条达明辨，标本缓急有度，辅以健脾化湿退黄，补益气血，佐以活血、清热解毒。肝癌从"脾"论治，健脾扶正以祛邪外出。《内经》记载"正气存内，邪不可干"，"邪之所凑，其气必虚"。《医宗必读·积聚》提到："积之成也，正气不足，而后邪气踞之。"根据中医的正邪辨证观点，肝癌发生的根本就是正气受损，痰饮、瘀血、水湿等病理代谢产物相互搏结而成。而早在金元时期，张元素就提出"养正则积自除，犹之满座皆君子，纵有一小人，自容地而出。今令真气实，胃气强，积自消矣"的观点，抨击了只顾攻邪破结治法的不当之处，开创了运用扶正为主治疗恶性肿瘤的先河。而扶正尤以健脾为要。因脾乃"后天之本""气血生化之源"，即人体正气之成乃靠脾土之生化，脾健则后天化生有源，进而可匡复正气，增强体力，祛除病邪。

二、湿热蕴结兼血瘀证

周某，女，49 岁。

首诊时间：2005 年 3 月 17 日。

主诉：右胁疼痛伴腹胀 2 月。

现病史：患者于 2 月前无明显诱因出现右胁肋胀痛，触痛明显而拒按，引及肩背，伴有脘闷纳呆，在北京 301 医院经 CT、超声等影像检查发现肝右后叶及肝左叶多处占位性病变，查 AFP 3900μg/L，ESR 53mm/h，ALP 263U/L，r-GGT 588 U/L，诊为原发性肝癌。3 月来我门诊治疗，自诉胁肋胀痛，触痛明显而拒按，引及肩背，伴有脘闷纳呆，恶心呕吐，厌食油腻，口干口苦，腹胀，溺黄少。查体：形体肥胖，面如蒙尘，无黄疸，有肝掌及蜘蛛痣，浅表淋巴结无肿大，心肺听诊正常，腹部叩诊鼓音，无腹水；肝大，于锁骨中线右肋下 3cm、剑突下 4cm 可触及，脾不大。舌质红绛，苔黄腻，脉弦数。

既往史：患者平素嗜肥甘辛辣之品。

辅助检查：①肿瘤标志物：AFP 3900μg/L；② ESR 53mm/h；③肝功：ALP 263U/L，r-GGT 588U/L；④超声等影像学检查发现肝右后叶及肝左叶多处占位性病变。

【辨证分析】

患者平素嗜食肥甘辛辣之品，久之湿热在体内聚集，损伤脾胃，脾失健运加重，生湿蕴热，导致肝胆疏泄不利，气机阻滞，不通则痛，而成胁痛。历代医家对胁痛病因的认识，在《内经》的基础上，逐步有了发展。《证治汇补·胁痛》也曾谓，胁痛"至于湿热郁火，劳役房色而病者，间亦有之"。《素问·热论》曰："三日少阳受之，少阳主胆，其脉循胁络于耳，故胸胁痛而耳聋。"肝木横逆侮土，脾运失健，胃失和降，故脘闷纳呆，厌食油腻，恶心呕吐。胆气上溢，可见口苦；湿热蕴内膀胱，气化失司则小便短赤。《素问·刺热论》谓："肝热病者，小便先黄，……胁满痛。"舌红绛、苔黄腻，脉弦数，均为湿热内蕴肝胆之征。面如蒙尘、有肝掌及蜘蛛痣均为血瘀之象。

中医诊断：胁痛（湿热蕴结兼血瘀）。

西医诊断：原发性肝癌。

治法：清热利湿，理气化瘀通络。

方药：半边莲 30 克　　半枝莲 30 克　　党　参 20 克　　佩　兰 20 克

　　　土　虫 10 克　　丹　参 20 克　　鸡内金 20 克　　柴　胡 20 克

　　　陈　皮 15 克　　佛　手 15 克　　砂　仁 15 克　　藿　香 20 克

焦神曲 20 克　　　焦麦芽 20 克　　　焦山楂 20 克　　　白花蛇舌草 30 克

7 剂，日 1 剂，水煎 300 毫升，早晚分服。

二诊：胁肋胀痛缓解，触痛减轻，脘闷纳呆、恶心呕吐、厌食油腻明显减轻，口干口苦、溺黄少症状未减轻。上方基础上加黄芩 20 克、车前子 25 克，增强清热燥湿、利尿通淋之力，继服 15 剂。

方药：半边莲 30 克　　　半枝莲 30 克　　　党　参 20 克　　　黄　芩 20 克

　　　土　虫 10 克　　　丹　参 20 克　　　鸡内金 20 克　　　柴　胡 20 克

　　　陈　皮 15 克　　　佛　手 15 克　　　砂　仁 15 克　　　藿　香 20 克

　　　佩　兰 20 克　　　焦神曲 20 克　　　焦麦芽 20 克　　　焦山楂 20 克

　　　车前子 25 克　　　白花蛇舌草 30 克

15 剂，日 1 剂，水煎 300 毫升，早晚分服。

三诊：患者胁肋疼痛明显缓解，脘闷纳呆、恶心呕吐、厌食油腻偶见，口干口苦缓解，减佩兰、焦神曲、焦麦芽、焦山楂；尿量增加，睡眠质量差，舌质绛红，苔薄，脉弦滑。上方基础上加合欢花 20 克，夜交藤 20 克，继服 30 剂。

方药：半边莲 30 克　　　半枝莲 30 克　　　党　参 20 克　　　夜交藤 20 克

　　　土　虫 10 克　　　丹　参 20 克　　　鸡内金 20 克　　　柴　胡 20 克

　　　陈　皮 15 克　　　佛　手 15 克　　　砂　仁 15 克　　　藿　香 20 克

　　　黄　芩 20 克　　　车前子 25 克　　　合欢花 20 克　　　白花蛇舌草 30 克

30 剂，日 1 剂，水煎 300 毫升，早晚分服。

患者治疗 6 月后自觉症状明显好转，在原就诊医院复查，肝右叶病灶未见增大，肝左叶病灶有液化，AFP 1300μg/L，体重增加 3 公斤。身体基本复常，除偶有口干症外，余无不适。现患者定期到我门诊检查，并间断服用上方随症加减。

【按语】

癌症的治疗，本应以清除体内病灶为最终目的。肝癌起病隐匿，基本上确诊时已发展到肝癌中晚期，彻底根除病灶很难，所以治疗以缓解患者症状，延长患者生存期，提高患者生活质量为主要目的。此证为湿热蕴结兼血瘀证，故辨证论治着重清热利湿，理气化瘀通络。方用半枝莲、半边莲、白花蛇舌草清热解毒；丹参、土鳖虫疏肝祛瘀；

焦山楂、炒麦芽、焦神曲行气开胃；合欢花、夜交藤养血安神，进而安眠。患者重视配合中医饮食调养，治疗合拍，调养得当，故取得较好的疗效。

三、脾虚血瘀证

唐某，女，59岁。

首诊时间：2012年8月1日。

主诉：体倦乏力，饮食减少2年。

现病史：患者2年前无明显诱因出现乏力，饮食减少，体重下降5公斤，无反酸、烧心症状。患者曾就诊于黑龙江省肿瘤医院，腹部彩超示肝占位性病变，大小16mm×20mm；肝活检病理：小肝癌；肿瘤标志物：CA19-9 42.57U/mL，AFP 531.5ng/mL。诊断为"原发性肝癌"。建议患者行手术治疗。患者由于经济原因未予采纳，就诊于我门诊。患者现症见：体倦乏力，饮食减少，食后胃脘不舒，口渴口干，偶有反酸，恶心，大便秘结，小便正常。舌质淡，体略胖，少许白腻苔，脉沉弱。

既往史：否认肝胆相关疾病病史。

辅助检查：①尿常规：蛋白（+）；②肿瘤标志物：CA19-9 42.57U/mL，AFP 531.5ng/mL；③腹部彩超：肝占位性病变，大小16mm×20mm（2012年7月28日 黑龙江省肿瘤医院）；④肝活检病理：小肝癌（2012年7月30日 黑龙江省肿瘤医院）。

【辨证分析】

《素问·通评虚实论》所说的"精气夺则虚"可视为虚证的基本病机。凡禀赋不足，后天失养，病久体虚，积劳内伤，久虚不复等所致的多种以脏腑气血阴阳亏损为主要表现的病证，均可诊断为虚劳。患者老年女性，素来体质虚弱，因多年大病久病缠身，机体失于调理，邪气过盛，脏气损伤，正气短时难以恢复，日久而成虚劳。脾气虚弱，致脾之运化水谷精微能力下降，而致饮食减少，食后胃脘不舒，体倦乏力；口渴口干、反酸、恶心、大便秘结，追根溯源均因脾胃虚弱运化无力所致。舌质淡、体略胖、少许白腻苔、脉沉弱均为脾胃虚弱之象。引起虚损的病因，往往首先导致某一脏气、血、阴、阳的亏损，而由于五脏相关，气血同源，阴阳互根，所以在虚劳的病变过程中常互相影响，一脏受病，累及他脏，气虚不能生血，血虚无以生气；气虚者，日久阳也渐衰；血虚者，日久阴也不足；阳损日久，累及于阴；阴虚日久，累及于阳。以致病势日渐发展，而病情趋于复杂。

中医诊断：虚劳（脾胃虚弱证）。

西医诊断：1. 原发性肝癌。

　　　　　2. 乙肝后肝硬化失代偿期。

　　　　　3. 胆结石。

　　　　　4. 胆囊炎。

　　　　　5. 慢性胃炎。

治法：疏肝健脾和胃，润肠通便。

方药：柴　胡15克　　金钱草30克　　郁　金20克　　茯　苓20克
　　　佛　手20克　　砂　仁20克　　黄　芪20克　　乌　药20克
　　　陈　皮10克　　鸡内金20克　　枳　实20克　　炙甘草10克
　　　夏枯草30克　　白　术20克　　肉苁蓉20克　　火麻仁20克
　　　郁李仁20克

15剂，日1剂，水煎300毫升，早晚分服。

二诊：大便正常，略反酸，体倦乏力缓解，食欲欠佳，恶心。上方基础上加海螵蛸30克、瓦楞子30克、浙贝母30克抑酸，三棱15克、莪术15克软坚散结。

方药：柴　胡15克　　金钱草30克　　郁　金20克　　茯　苓20克
　　　佛　手20克　　砂　仁20克　　黄　芪20克　　乌　药20克
　　　陈　皮10克　　鸡内金20克　　枳　实20克　　炙甘草10克
　　　夏枯草30克　　白　术20克　　肉苁蓉20克　　火麻仁20克
　　　郁李仁20克　　海螵蛸30克　　瓦楞子30克　　浙贝母30克
　　　三　棱15克　　莪　术15克

10剂，日1剂，水煎300毫升，早晚分服。

三诊：反酸症状消失，体倦乏力明显缓解，食欲增加，二便正常，减海螵蛸、瓦楞子、浙贝母、肉苁蓉、火麻仁、郁李仁；恶心症状缓解，上方基础上加藿香20克、佩兰 20 克化湿止呕。

方药：柴　胡 15 克　　金钱草 30 克　　郁　金 20 克　　茯　苓 20 克

　　　　佛　手 20 克　　砂　仁 20 克　　黄　芪 20 克　　乌　药 20 克

　　　　陈　皮 10 克　　鸡内金 20 克　　枳　实 20 克　　炙甘草 10 克

　　　　夏枯草 30 克　　白　术 20 克　　三　棱 15 克　　莪　术 15 克

　　　　藿　香 20 克　　佩　兰 20 克

　　　　15 剂，日 1 剂，水煎 300 毫升，早晚分服。

四诊：体倦乏力明显缓解，食欲正常，恶心症状明显缓解，故减去砂仁、炙甘草、鸡内金、陈皮。上方基础上加半枝莲 30 克、白花蛇舌草 30 克、山慈菇 30 克，加强清热解毒之功。

方药：柴　胡 15 克　　金钱草 30 克　　郁　金 20 克　　茯　苓 20 克

　　　　佛　手 20 克　　黄　芪 20 克　　乌　药 20 克　　枳　实 20 克

　　　　夏枯草 30 克　　白　术 20 克　　三　棱 15 克　　莪　术 15 克

　　　　藿　香 20 克　　佩　兰 20 克　　半枝莲 30 克　　白花蛇舌草 30 克

　　　　山慈菇 30 克

　　　　15 剂，日 1 剂，水煎 300 毫升，早晚分服。

五诊：乏力症状消失，大便 6～10 次 / 日，不成形，余无明显不适，加诃子 20 克、肉豆蔻 20 克、补骨脂 25 克收敛止泻。

方药：柴　胡 15 克　　金钱草 30 克　　郁　金 20 克　　茯　苓 20 克

　　　　佛　手 20 克　　黄　芪 20 克　　乌　药 20 克　　枳　实 20 克

　　　　夏枯草 30 克　　白　术 20 克　　三　棱 15 克　　莪　术 15 克

　　　　藿　香 20 克　　佩　兰 20 克　　半枝莲 30 克　　白花蛇舌草 30 克

　　　　山慈菇 30 克　　诃　子 20 克　　肉豆蔻 20 克　　补骨脂 25 克

　　　　20 剂，日 1 剂，水煎 300 毫升，早晚分服。

六诊：体力正常，精神状态良好，食欲佳，无反酸，大便正常，上方基础上减诃子、肉豆蔻、补骨脂；加蚤休 15 克、炙鳖甲 15 克、皂角刺 15 克，加强软坚散结之力。

方药：柴　胡 15 克　　　金钱草 30 克　　　郁　金 20 克　　　茯　苓 20 克

　　　　佛　手 20 克　　　黄　芪 20 克　　　乌　药 20 克　　　枳　实 20 克

　　　　夏枯草 30 克　　　白　术 20 克　　　三　棱 15 克　　　莪　术 15 克

　　　　藿　香 20 克　　　佩　兰 20 克　　　半枝莲 30 克　　　白花蛇舌草 30 克

　　　　山慈菇 30 克　　　蚤　休 15 克　　　炙鳖甲 15 克　　　皂角刺 15 克

20 剂，日 1 剂，水煎 300 毫升，早晚分服。

七诊：面色萎黄，形体消瘦，纳可，二便正常。舌质暗红，少苔，有裂纹，脉沉弦滑，上方基础上加石斛 15 克、天花粉 15 克益气滋阴。

辅助检查：①肿瘤标志物：CA19-9 12.57U/mL，AFP 430ng/mL；②腹部彩超：肝实性占位，大小 15mm × 18mm。

方药：柴　胡 15 克　　　金钱草 30 克　　　郁　金 20 克　　　茯　苓 20 克

　　　　佛　手 20 克　　　黄　芪 20 克　　　乌　药 20 克　　　枳　实 20 克

　　　　夏枯草 30 克　　　白　术 20 克　　　三　棱 15 克　　　莪　术 15 克

　　　　藿　香 20 克　　　佩　兰 20 克　　　半枝莲 30 克　　　白花蛇舌草 30 克

　　　　山慈菇 30 克　　　蚤　休 15 克　　　炙鳖甲 15 克　　　皂角刺 15 克

　　　　石　斛 15 克　　　天花粉 15 克

40 剂，日 1 剂，水煎 300 毫升，早晚分服。

【按语】

本病以健脾化瘀解毒为治疗大法，方中用郁金、金钱草疏肝理气；茯苓、白术、黄芪、陈皮健脾补气；佛手、砂仁行气和胃；夏枯草、三棱、莪术、皂角刺、炙鳖甲软坚散结；石斛、天花粉、玄参、太子参益气滋阴；白花蛇舌草、半枝莲、山慈菇、蚤休清热解毒。本方配伍严谨，加之患者舒情志，少烦忧，而保持情绪稳定，舒畅乐观，则有利于虚劳的康复，所以取得了很好的疗效。《不居集》："虚劳日久，诸药不效，而所赖以无恐者，胃气也。盖人之一身，以胃气为主，胃气旺则五脏受荫，水精四布，机运流通，饮食渐增，津液渐旺，以致充血生精，而复其真阴之不足。"《金匮要略》中开篇提到："夫治未病者，见肝之病，知肝传脾，当先实脾。四季脾王不受邪，即勿补之。中工不晓相传，见肝之病，不解实脾，惟治肝也。"强调在治肝的同时，要注重调补脾气。脾失健运，影响肝失疏泄，可出现精神抑郁、胸闷太息、纳呆腹胀、肠鸣泄泻等"土壅木郁"之症。脾胃乃后天之本，脾气渐旺，气血生化有源充足，肝体得以濡养而使肝气冲和条达，有利于疏泄功能的发挥。

四、肝郁脾虚兼气滞血瘀证

顾某，男，35 岁。

首诊时间：2008 年 7 月 5 日。

主诉：右胁疼痛剧烈、入夜更甚 1 年，加重 1 月。

现病史：患者 1 年前无明显诱因出现右胁疼痛较剧，如锥如刺，入夜更甚，近 1 月上诉症状加重，就诊于鸡西矿业总医院。肿瘤标志物提示：AFP>600 ng/mL；肝胆 CT 示：肝右叶巨大低密度软组织肿块，密度均匀，边界清楚。建议患者到哈尔滨市三甲医院做进一步检查。5 天前患者就诊于黑龙江省肿瘤医院，行肝组织活检并做病理诊断。病理诊断为：巨块型肝癌。患者现症见：右胁疼痛剧烈，如锥如刺，入夜更甚，甚至痛引肩背，右胁下结块较大，质硬拒按，胸闷不舒，善太息，倦怠乏力，脘腹胀满，食欲不振，大便溏结不调。查体：面色萎黄，巩膜不黄，未见蜘蛛痣及肝掌，伴肝脏肿大，肝脏于肋下 4cm、剑突下 6cm 可触及，肝区压痛（+）。舌质紫暗苔薄，脉弦涩。

既往史：否认肝胆相关疾病病史。

辅助检查：①肝功：r-GGT 698U/L，ALP 480 U/L；②肿瘤标志物：AFP>600 ng/mL；③肝胆 CT：肝右叶巨大低密度软组织肿块，密度均匀，边界清楚（2008 年 6 月 25 日　鸡西矿业总医院）；④病理诊断为：巨块型肝癌（2008 年 6 月 30 日　黑龙江省肿瘤医院）。

【辨证分析】

《诸病源候论·癥瘕病诸候》："盘牢不移动者是癥也，言其形状可征验也"；"瘕，痛随气移动是也，言其虚假不牢，故谓之为瘕也"；"瘕者，假也，谓虚假可动也"。《医林改错·膈下逐瘀汤所治之症目》："无论何处，皆有气血，……气无形不能结块，结块者必有形之血也。血受寒则凝结成块，血受热则煎熬成块。"右胁疼痛较剧，如锥如刺，入夜更甚，右胁下结块较大、质硬拒按，为血瘀所致疼痛的典型特点。胸闷不舒，善太息为肝郁气滞之象。脾胃位于中焦，乃后天之本，脾主运化、主思、统血，主升清，胃主受纳、主降浊。《内经》云："若脾胃受伤，则他脏将无以受气而俱病。"肝癌患者每多见脾气亏虚症状，脾气虚弱，健运无权，水谷精微不得消化吸收，气血生化不足，可见胃纳减退、神疲乏力、形体消瘦，腹胀便溏；脾气亏虚不能运化水湿，湿痰内聚，阻滞气机，升降失常，可见腹满便闭，胸胁作痛，恶心呕吐；倦怠乏力，脘腹胀满，食欲不振均为脾虚之象；大便溏结不调为肝郁脾虚之象。

中医诊断：癥瘕（肝郁脾虚兼气滞血瘀）。

西医诊断：原发性肝癌。

治法：疏肝健脾，活血理气止痛。

方药：柴　胡 15 克　　香　橼 20 克　　茯　苓 20 克　　黄　芪 20 克
　　　　佛　手 20 克　　紫苏子 15 克　　陈　皮 10 克　　枳　实 20 克
　　　　半枝莲 30 克　　夏枯草 30 克　　元　胡 20 克　　白花蛇舌草 30 克
　　　　焦　术 20 克　　土　虫 10 克　　三　棱 20 克　　莪　术 20 克
　　　　炒蒲黄 25 克　　五灵脂 20 克

15 剂，日 1 剂，水煎 300 毫升，早晚分服。

二诊：纳食增加，乏力、右胁疼痛、胸闷不舒、脘腹胀满均缓解，上方基础上减香橼、佛手、紫苏子、陈皮；加丹参 25 克，增强祛瘀止痛、消癥瘕之功。

方药：柴　胡 15 克　　茯　苓 20 克　　黄　芪 20 克　　枳　实 20 克
　　　　半枝莲 30 克　　夏枯草 30 克　　元　胡 20 克　　白花蛇舌草 30 克
　　　　焦　术 20 克　　土　虫 10 克　　三　棱 20 克　　莪　术 20 克
　　　　炒蒲黄 25 克　　五灵脂 20 克　　丹　参 25 克

15 剂，日 1 剂，水煎 300 毫升，早晚分服。

三诊：食欲正常，胸闷不舒、脘腹胀满症状均消失，右胁疼痛明显减轻，上方基础上减枳实。

方药：柴　胡 15 克　　茯　苓 20 克　　黄　芪 20 克　　白花蛇舌草 30 克
　　　　半枝莲 30 克　　夏枯草 30 克　　元　胡 20 克　　焦　术 20 克

土　虫 10 克　　三　棱 20 克　　莪　术 20 克　　炒蒲黄 25 克

五灵脂 20 克　　丹　参 25 克

20 剂，日 1 剂，水煎 300 毫升，早晚分服。

患者症状明显好转。

【按语】

《圣济总录·积聚门》："癥瘕痃癖结者，积聚之异名也。"《医宗必读·积聚》："积之成也，正气不足，而后邪气居之。……初中末之三法不可不讲也。初者，病邪初起，正气尚强，邪气尚浅，则任受攻；中者，受病渐久，邪气较深，正气较弱，任受且攻且补；末者，病魔经久，邪气侵凌，正气消残，则任受补。盖积之为义，日积月累，非伊朝夕，所以去之亦当有渐，太亟伤正气，正气伤则不能运化也，而邪反固矣。"脾为后天之本，慢性疾病从脾论治日益得到关注。上方可疏肝健脾，活血祛瘀止痛，使气血流畅，有利于肝癌的恢复。肝癌患者通过调理脾胃，若能使食纳增加，则病情多趋向于好转。反之，如食纳锐减，病情多随之恶化，充分体现了"得谷者昌，失谷者亡"的正确性。实践证明，肝癌的纯虚证或实证均不存在，而是虚中夹实，正虚邪实。在健脾理气法中酌加活血化瘀药，能补中寓消，消中寓补，补不留邪，消不伤正。此外，在服药后病情有所好转或相对稳定，必须相对守方，不宜频频更方。《金匮要略》云："见肝之病，知肝传脾，当先实脾。"仲景早就指出肝病治脾的重要性。肝癌的主要症状有肝区痛、上腹胀、胃纳差、大便溏、乏力等，常表现为脾虚气滞，健脾理气亦为常用方法之一。可是若单用补中健脾之法，每有闭塞之弊。因脾主运化，以运为贵，故运脾即寓有健脾之意。运脾的特点在于补而不滞，补中有消，对于肝癌病人的腹胀、纳差等症状，运脾尤为重要。肝癌的脾虚气滞，属本虚标实，治宜标本兼顾，于健脾方中酌加理气之品。但理气药不宜过多，用量不宜过大，否则行气破气太过，反而耗伤正气，大致以八分健脾二分理气，较为适宜。

五、肝郁脾虚兼血瘀证

高某，女，70 岁。

首诊时间：2011 年 1 月 16 日。

主诉：右胁疼痛伴全身乏力1月余。

现病史：患者1月前无明显诱因出现右胁疼痛伴全身乏力，10天前就诊于大庆市人民医院，经肝胆MRI检查及肿瘤标志物等检查后确诊为"原发性肝癌"，患者家属想采取中医药治疗，经人介绍就诊于我门诊。患者现症见：右胁疼痛，善太息，纳差，大便不成形，3次/日，睡眠欠佳，每因情志不舒后上述症状加重。查体：患者形体消瘦，面色萎黄，肝区叩击痛（+）。舌质紫暗，苔薄白，脉沉细。

既往史：否认肝胆相关疾病病史。

辅助检查：①肿瘤标志物：AFP 102.69ng/mL；②腹部彩超：肝实质回声致密增强，肝内可探及多个低回声区，其一2.5cm×2.4cm（2011年1月6日 大庆市人民医院）；③肝胆MRI检查提示：肝实质内可见多发散在分布、大小不等的类圆形异常信号，结论为肝内多发占位性病变。

【辨证分析】患者为老年女性。年老体弱，机体功能均减低，脾胃为后天之本，脾虚失于健运，久则导致气血生化无源，不能荣养四肢百骸，故神疲乏力；脾气虚则饮食无味，故无食欲；善太息、右胁肋部胀痛，为肝郁气滞之象。舌质紫暗，苔薄白，脉沉细均为气滞血瘀之征。

中医诊断：胁痛（肝郁脾虚兼血虚）。

西医诊断：原发性肝癌。

治法：疏肝健脾，补血理气。

方药：柴　胡15克　　茯　苓20克　　黄　芪20克　　草豆蔻20克

厚　朴20克　　陈　皮10克　　枳　实20克　　乌　药20克

半枝莲30克　　豆　蔻20克　　焦　术20克　　白花蛇舌草30克

紫苏子20克　　三　棱20克　　莪　术20克　　川　芎15克

当　归20克

15剂，日1剂，水煎300毫升，早晚分服。

二诊：半月后乏力稍好转，大便成形好转明显，右胁疼痛及太息症状均缓解，但仍纳差，面色萎黄，但体重增加1公斤，在此期间患者未到当地医院进行检查和寻求其他方法治疗，上方基础上加白芍15克补益气血，增强机体自身免疫力。

方药：柴　胡 15 克　　茯　苓 20 克　　黄　芪 20 克　　草豆蔻 20 克

　　　　厚　朴 20 克　　陈　皮 10 克　　枳　实 20 克　　乌　药 20 克

　　　　半枝莲 30 克　　豆　蔻 20 克　　焦　术 20 克　　白花蛇舌草 30 克

　　　　紫苏子 20 克　　三　棱 20 克　　莪　术 20 克　　川　芎 15 克

　　　　当　归 20 克　　白　芍 15 克

30 剂，日 1 剂，水煎 300 毫升，早晚分服。

由于为外省患者就诊困难，应家属要求予 1 个月治疗剂量，30 剂。

三诊：患者在当地医院复查肝胆彩超提示：肝脏内可见多发异常强化灶，但与上次相比，病变范围较前缩小，近 1 月患者体重较初诊时增加 4 公斤，纳差及乏力感好转明显，时稍感头晕，加天南星 15 克祛痰开窍，加山慈菇 30 克加强消痈散结之功，继服 30 剂。

方药：柴　胡 15 克　　茯　苓 20 克　　黄　芪 20 克　　草豆蔻 20 克

　　　　厚　朴 20 克　　陈　皮 10 克　　枳　实 20 克　　乌　药 20 克

　　　　半枝莲 30 克　　豆　蔻 20 克　　焦　术 20 克　　白花蛇舌草 30 克

　　　　紫苏子 20 克　　三　棱 20 克　　莪　术 20 克　　川　芎 15 克

　　　　当　归 20 克　　白　芍 15 克　　山慈菇 30 克　　天南星 15 克

30 剂，日 1 剂，水煎 300 毫升，早晚分服。

【按语】

方中黄芪甘，微温，归脾、肺经，能大补脾气。《本经疏证》云："黄芪直入中土而实三焦，故能内补中气，中行营气，下行卫气。"茯苓甘、淡，平，入心、脾、肺经，淡渗利水，益脾和胃，二者合用具有相使作用，茯苓能进一步增强黄芪的健脾去湿之功。《本草汇言》："天南星，开结闭、散风痰之药也。但其性味辛燥而烈。半夏之性，燥而稍缓，南星之性，燥而颇急；半夏之辛，劣而能守，南星之辛，劣而善行。若风痰湿痰，急闭涎痰，非南星不能散。"现代研究也明确证实天南星提取液对肉瘤、肝、宫颈癌具有明显的抑制作用。浙贝属百合科，主治瘰疬瘿瘤、疮痈肿毒，化痰之力较强。山慈菇甘、微辛，凉，归肝、脾经，功用清热解毒、化痰散结，主要用于痰核瘰疬、痈肿疔毒等治疗，与南星配合，祛痰之力更甚。莪术抗癌之功已被现代药理研究所证实，提取物莪术油也广泛运用于临床，其性辛，温，归肝、脾经。肝癌从"痰"论治，从"痰"认识肝癌的形态学特征。《丹溪心法》曰："凡人身上中下有块者，多属痰。"高秉钧《外科心得集》也指出："癌瘤者，非阴阳正气所结肿，乃五脏瘀血、湿气痰滞而成。"另有"百病皆由痰起""诸证怪病不离乎痰"之说。临床上痰的表现变化多端，常见痰气交阻、痰毒内蕴、痰瘀互结的征象，而气滞、痰凝、血瘀、毒聚相互交织形成包块，居于胁下，形成癌肿。所以，因痰具有流动性和黏滞胶着的特点，初始时癌毒产生于局部，随着病情的进展，正气渐亏，愈不能抗邪，痰液交结，癌毒播散周身，流窜经络，加重病情。所以痰可以看作是肝癌形成的基础，而治痰求本于脾。消化系统症状乃属中医学脾胃病之范畴，脾为后天之本，若脾运化水谷精微功能减退，则运化吸收功能失常，以致出现腹胀、倦怠、消瘦等病变；运化水湿功能失调，可产生痰、湿、饮等病理产物，发生腹水、腹胀等病症；若脾之中气不能运行，则发生胃痛、纳差、大便秘结、恶心、呕吐等。对于肝癌最具特征性的症状腹水、鼓胀，在《诸病源候论·水癥候》就有记载："络经痞满，水气停聚，在于腹内。"主要在于肝脾受损，气滞血结瘀凝，水停腹中而导致。此外，中医学非常重视胃气的作用，"有胃气则生，无胃气则亡"，脾胃为后天之本，气血生化之源，而且水谷精微均依赖于脾的转输和散精功能，将其灌溉四旁和输布全身。所以脾虚化源不足则正气不足，无力抗邪；脾失健运又可以引起气滞湿聚痰阻，日久元气衰微，又可加剧癌肿的进展甚至转移。

六、气滞血瘀兼血虚证

赵某，男，50岁。

首诊时间：2011年1月16日。

主诉：右胁肋胀痛3年余。

现病史：患者3年前无明显诱因突然出现右胁肋胀痛，经当地医生治疗后疼痛缓解，而后每隔数日发作一次，伴神疲乏力。后到当地医院诊断为"肝脓肿"。经抗炎等对症治疗无效，患者受尽病痛的折磨，已对生存不抱有希望，后经人介绍而来我门诊就诊。患者现症见：右胁肋胀痛，神疲乏力，纳差，唇面晦暗，全身水肿，腹部膨隆，青筋暴露，肝脏明显凸起，质硬而有压痛，剑突下 6cm 可触及。全身皮肤及巩膜未见黄染，有肝掌、蜘蛛痣，小便量少，大便不成形，3 次 / 日。舌质紫暗，苔薄白，脉沉涩。

既往史：嗜酒 30 余年。

辅助检查：①血常规：PLT 60 × 10^9/L；②肝功：ALT 300 U/L，AST 360U/L，GGT 221U/L，ALP 193U/L，ChE 3572U/L，ALB 28g/L，GLB 48g/L；③乙丙肝筛查（－）；④凝血四项：PT 15.5s，PT% 62.6%；⑤肿瘤标志物：AFP 1369μg/L，CEA 2.22μg/L，CA15-3 6.92U/mL；⑥腹部彩超提示：肝实质回声致密增强，肝内可探及多个低回声区，其一 3.5cm × 2.1cm。（2011 年 1 月 6 日　齐齐哈尔市人民医院）

【辨证分析】患者为中年男性，长期饮酒导致机体原本平衡被打破，长期饮酒导致食欲欠佳，酒性属热，导致湿热之邪在体内蕴积，阻碍体内水液的正常代谢途径，进而影响整个机体的功能。脾虚失于健运，久则导致气血生化无源，不能荣养四肢百骸，故神疲乏力，形体消瘦；唇面晦暗，青筋暴露，肝脏明显凸起，质硬而有压痛，有肝掌、蜘蛛痣，舌质紫暗、苔薄白，脉沉涩均为气滞血瘀之象。脾气虚则饮食无味，胃气虚则纳食呆滞。

中医诊断：癥瘕（气滞血瘀兼血虚）。

西医诊断：原发性肝癌。

治法：活血化瘀，解毒消癥，行气止痛。

方药：

党　参 20 克	黄　芪 20 克	白　术 20 克	当　归 20 克
草豆蔻 20 克	厚　朴 20 克	陈　皮 10 克	枳　实 20 克
乌　药 20 克	半枝莲 30 克	夏枯草 30 克	白花蛇舌草 30 克
三　棱 20 克	莪　术 20 克	红　花 15 克	桃　仁 20 克
丹　参 20 克	鳖　甲 15 克		

10 剂，日 1 剂，水煎 300 毫升，早晚分服。

嘱患者软食，戒酒。

二诊：服药 15 剂后患者右上腹胀痛有所缓解，神疲乏力减轻，纳差，上方基础上加乳香 15 克、没药 15 克增加行气止痛之功；加焦山楂 20 克、焦麦芽 20 克、焦神曲

20 克消食化积行气。

方药：党　参 20 克　　黄　芪 20 克　　白　术 20 克　　当　归 20 克

草豆蔻 20 克　　厚　朴 20 克　　陈　皮 10 克　　枳　实 20 克

乌　药 20 克　　半枝莲 30 克　　夏枯草 30 克　　白花蛇舌草 30 克

三　棱 20 克　　莪　术 20 克　　红　花 15 克　　桃　仁 20 克

丹　参 20 克　　鳖　甲 15 克　　乳　香 15 克　　没　药 15 克

焦山楂 20 克　　焦麦芽 20 克　　焦神曲 20 克

20 剂，日 1 剂，水煎 300 毫升，早晚分服。

三诊：患者现右上腹胀痛减轻，神疲乏力偶见，食欲增加，唇面晦暗减轻，全身水肿症状消失，肝脏明显凸起，质硬而有压痛，小便量增加，大便不成形，1 次 / 日。复查肝功：ALT 210U/L，AST 260U/L，GGT 201U/L，ALP 183U/L，ChE 3721U/L，ALB 30g/L，GLB 48g/L。上方基础上减焦山楂、焦麦芽、焦神曲、草豆蔻、夏枯草、乌药。

方药：党　参 20 克　　黄　芪 20 克　　白　术 20 克　　当　归 20 克

厚　朴 20 克　　陈　皮 10 克　　枳　实 20 克　　白花蛇舌草 30 克

半枝莲 30 克　　三　棱 20 克　　莪　术 20 克　　红　花 15 克

桃　仁 20 克　　丹　参 20 克　　鳖　甲 15 克　　乳　香 15 克

没　药 15 克

30 剂，日 1 剂，水煎 300 毫升，早晚分服。

四诊：患者现右上腹胀痛偶见，体力正常，食欲增加，唇面晦暗减轻，二便正常。肿瘤标志物：AFP 969μg/L；血常规：PLT 80 × 10⁹/L；凝血四项：PT 14.5s，PT% 60.1%；肝功：ALT 190U/L，AST 209 U/L，GGT 151U/L，ALP 187U/L，ChE 3902U/L，ALB 29g/L，GLB 45g/L。上方基础上减厚朴、陈皮，加山慈菇 30 克、蜂房 20 克、蚤休 20 克，继服 30 剂。

方药：党　参 20 克　　黄　芪 20 克　　白　术 20 克　　当　归 20 克

枳　实 20 克　　半枝莲 30 克　　三　棱 20 克　　白花蛇舌草 30 克

莪　术 20 克　　红　花 15 克　　桃　仁 20 克　　丹　参 20 克

鳖　甲 15 克　　　乳　香 15 克　　　没　药 15 克　　　山慈菇 30 克

蜂　房 20 克　　　蚤　休 20 克

30 剂，日 1 剂，水煎 300 毫升，早晚分服。

1 年后复诊，肝缩小至肋下 3cm，无任何不适感，食欲旺，精神佳，能进行不重的体力劳动。本患者治疗存活 2 年 3 个月后，因患者自行停药，情志不遂后大量饮酒，导致上消化道大量出血，抢救无效死亡。

【按语】

本例属中医学之血臌症，其病因病机复杂，绝非单纯血瘀所致。故治疗上应从多方考虑，既要活血化瘀、逐秽解毒，又要护元扶正、顾护正气。解毒法是中医治疗癌症的重要法则之一，治疗中适量加入活血化瘀药，能改善微循环，促进肝脏的代偿和修复，如加入莪术，能化瘀、抗癌。方中党参、黄芪、白术、当归、人参、紫河车补益气血；白花蛇舌草、半枝莲、山慈菇清热解毒；夏枯草、三棱、莪术软坚散结；丹参、桃仁、红花活血祛瘀；乳香、没药化瘀止痛；车前子利尿通淋。诸药合用，共奏活血化瘀，解毒消癥，行气止痛之功。

诊疗体会

【中医古典文献对本病的相关论述】

古代"癌""岩"等字义相同且通用。原发性肝癌一病，早在《内经》就有类似记载，历代有"肥气""痞气""积气"之称。如《难经·五十六难·论五脏积病》载："肝之积，名曰肥气，在左胁下，如覆杯，有头足。"《诸病源候论·积聚病诸候·积聚候》："脾之积，名曰痞气，在胃脘，覆大如盘，久不愈，令人四肢不收，发黄疸，饮食不为肌肤。……诊得脾积，脉浮大而长，饥则减，饱则见肠，起与谷争，累累如桃李，起见于外，腹满呕泄，肠鸣，四肢重，足胫肿厥，不能卧，是主肌肉损，……色黄也。"《难经·五十五难》："然积者阴气也，聚者阳气也，故积者五脏所生，其始发有常处，其痛不离其部，上下有所终始，左右有所穷处也；聚者六腑所成，其始发无根本，上下无所留止，左右无所穷处，其痛常移易也。"《肘后备急方·治卒心腹症坚方》："治卒暴腹中有物如石，痛如刺，昼夜啼呼，不治之，百日死。"《诸病源候论·积聚候》："诊得肝积，脉弦而细，两胁下痛。"宋代《圣济总录》云："积气在腹中，久不差，牢固推之不移者，……按之其状如杯盘牢结，久不已，令人身瘦而腹大，至死不消。"其所描述的症状与原发性肝癌近似，对肝癌不易早期诊断、临床进展迅速、晚期的恶病质、预后较差等都做了较为细致的观察。在治疗上强调既要掌握辨证用药原则，又须辨病选药，灵活掌握。

【中医病因病机】

原发性肝癌属于中医"肝积""癥瘕""积聚""鼓胀"和"黄疸"等范畴，多表现为肝脾同病、气滞血瘀、湿热毒邪内蕴之证，晚期多表现为阴液枯竭、瘀毒互结、水湿内停之候。《医宗必读·积聚》指出"积之成也，正气不足，而后邪气踞之"，说明正气虚弱，邪气乘袭，蕴结于肝，形成痞块，乃至肝癌。故中医认为肝癌的发生与感受湿热邪毒或长期饮食不节、嗜酒过度以及七情内伤等引起机体阴阳失衡有关。感受邪毒、饮食损伤、脾气虚弱和肝气抑郁是肝癌的主要病因，而正气亏虚和脏腑失调则是发病的内在条件。情志不舒，喜怒失常，忧愁和暴怒等情绪变化，导致气机不畅，血行受阻，日积月累而见脏腑功能失调，抵抗力减弱。营养缺乏，饮食不节，寒温不时，嗜酒过度或邪毒外侵等因素可诱发。中医认为肝癌病位在肝脏，中医脏腑学说认为肝脏为刚脏，主疏泄，喜条达，恶抑郁，肝藏血，其生理特点为体阴用阳。肝癌的病机为脾气虚弱、肝郁气滞、疏泄无权、肝郁化火。肝癌病变于肝脏，病机则与脾、肾关系最为密切。总之，肝癌病位在肝，但因肝与胆相表里，肝与脾有密切的五行生克制化关系，脾与胃相表里，肝肾同源，故与胆、脾胃、肾密切相关。其病早期以气滞、血瘀、湿热等邪实为主，日久则兼见气血亏虚，阴阳两虚，而成为本虚标实、虚实夹杂之证。其病机演变复杂，由肝脏本脏自病或由他脏病及于肝，使肝失疏泄，是病机演变的中心环节。肝失疏泄则气血运行滞涩，可致气滞、血瘀，出现胁痛，肝肿大；肝失疏泄则胆汁分泌、排泄失常，出现黄疸、纳差；肝失疏泄，气机不畅，若影响及脾胃之气的升降，则脾胃功能失常，气血生化乏源，而见纳差、乏力、消瘦；水湿失于运化而聚湿生痰，湿郁化热，而出现胁痛、肝肿大；肝失疏泄，气血运行不畅，若影响及肺、脾、肾通调水道的功能，则水液代谢失常，出现腹胀大、水肿。故由肝失疏泄可产生气滞、血瘀、湿热等病理变化，三者相互纠结，蕴结于肝，而表现出肝癌的多种临床表现。日久则由于久病及脾、肾，肝不藏血，脾不统血而合并血证；邪毒炽盛、蒙蔽心包而合并昏迷；肝、脾、肾三脏受病而转为鼓胀。

【现代医学对本病认识】

原发性肝癌可分为肝细胞型、胆管细胞型和混合型三种类型，其中绝大多数为肝细胞型。原发性肝癌的病因与发病原理迄今尚未确定，多认为与多种因素综合作用有关，近年来研究着重于乙型、丙型肝炎病毒，黄曲霉毒素及其他化学致癌物质。

1. 病毒性肝炎

临床上原发性肝癌患者约三分之一有慢性肝炎史。国内普查发现原发性肝癌高发区肝炎发病率也高。流行病学调查发现肝癌高发区人群的 HBsAg 阳性率较低发区为高，而肝癌患者血清 HBsAg 阳性率又显著高于健康人群。病理学研究发现肝癌合并肝硬化多为结节性肝硬化，后者与肝炎密切相关。以上事实说明乙型病毒性肝炎与肝癌之间有一定的因果关系。丙型肝炎对人类的威胁较乙型肝炎更为严重，与肝硬化肝癌的关系更密切。

2. 肝硬化

原发性肝癌合并肝硬化的发生率很高，据国内统计约为 50%～90%，而肝硬化合并肝癌为 30%～50%。肝癌伴有肝硬化多为大结节性。此型肝硬化多属病毒性肝炎引起的肝炎后（坏死后）肝硬化。肝细胞癌变可能在肝细胞再生过程中发生，即通过"肝细胞破坏—增生—异型增生"而致癌变。欧美各国肝癌常发生在酒精性肝硬化的基础上，一般认为胆汁性和淤血性肝硬化与原发性肝癌的发生无关。

3. 黄曲霉毒素

流行病学调查发现在一些肝癌高发地区，粮油、食品（如玉米、麦、大豆、花生等）受黄曲霉素 B1 污染的情况往往比较严重，而在低发区较少见。这些均提示黄曲霉素可能是某些地区肝癌多发的因素，但迄今尚无致人类肝癌的直接证据。

4. 其他化学致癌因素

动物实验证明，一些化学物质如亚硝胺类和偶氮苯类在很多动物中能引起肝癌。在某些肝癌高发区的土壤及水源中，发现含硝酸盐及亚硝酸盐类物质较高。而亚硝酸盐在胃内酸性条件下可生成亚硝胺，这些化学致癌物与肝癌的关系值得注意和研究。

5. 寄生虫感染

中华分支睾吸虫寄生肝内小胆管，刺激胆管上皮细胞增生，有的可发生癌变，成为胆管细胞癌，因在切片中看到由胆管上皮细胞增生逐渐发展到癌的各个阶段，故认为此类肝癌是在寄生虫感染的物理或化学刺激下产生的。但绝大多数胆管细胞癌并无肝吸虫感染，故可能还有其他原因。血吸虫病肝硬化的肝细胞多呈萎缩而无明显增生，因此很少引起肝癌。

6. 其他致病因素

①遗传因素：肝癌有时可出现家族聚集现象，多系共同生活并有血缘关系的家人，许多学者认为家族聚集的原因可能由于病毒性肝炎的母子垂直传播引起。②微量元素：从肝癌高发区土壤、饮水、粮食、人的头发及血液中分别检测微量元素，发现铜、锌较高。微量元素铜、锌和肝癌的关系值得注意。③营养不良和营养缺乏：营养与肿瘤是 20 世纪 90 年代人类健康的重大议题，受到社会各界的重视。其作用是在促癌阶段，加速或减慢癌变。高脂及腌、熏食品与肿瘤的发生关系最为密切，宜多吃蔬菜、水果和杂粮。动物实验证实，高脂饮食、低蛋白血症、蛋氨酸及胆碱缺乏，可引起肝细胞坏死、脂肪性变、肝硬化和肝癌。如饲料富于蛋白质、蛋氨酸和 B 族维生素，则肝癌延迟发生，甚至不发生。

本病起病隐匿，但一旦出现症状，则发展很快，过去认为其自然病程约为 2～6 月，故有"癌王"之称。现认为其自然病程约为 24 个月。近年来经甲胎蛋白普查，早期发现的病例可无任何临床症状和体征，称为亚临床肝癌。按肝癌的发展可分为：①亚临床前期，指从病变开始至做出亚临床肝癌诊断之前，患者无症状与体征，临床难以发现，平均约 10 个月左右。②从亚临床肝癌诊断建立至出现症状之前为亚临床期，患者仍无症状与体征，瘤体约 3～5cm，诊断仍较困难，多属 AFP 普查发现，此期平均为 8 个月左右。③一旦出现肝癌临床表现，已至中期，此时，病情发展很快，不久可出现黄疸、腹水、肺转移以至广泛转移及恶病质的晚期表现，中、晚期共约 6 个月左右。肝癌发展至晚期时，瘤体直径已达 10cm 左右，难以治愈。中晚期肝癌临床上以肝脏进行性肿大、肝区疼痛、黄疸、发热、腹水、出血、甲胎蛋白阳性等为主要表现。治疗上审症求因，辨证施治，并兼顾其他脏腑，对原发性肝癌的康复尤为重要。

【治疗特色】

1. 调胃养脾，生化有源

余认为，肝癌病虽在肝，然其治在脾胃。肝者，以血为体，以气为用，若气血失调，生化乏源，必致肝失所用。脾主运化，胃纳水谷，游溢精气，共为后天之本，坐镇中州。若脾胃虚弱则荣卫乏源，正气亏虚，则病邪乘虚而入，所谓"积之成者，正气亏虚而后邪气踞之"。若见脾胃亏虚之症，如纳呆脘胀、形消乏力、便溏等，必强调顾护脾胃运化功能，复其转枢之机，临证多用佛手、砂仁、焦山楂、炒麦芽、焦神曲、茯苓、焦白术、鸡内金、陈皮、山药等品，以芳香醒脾，助运化，滋后天气血，使正气鼓动，御邪外出。若因脾胃受损，生化乏源而见面色萎黄，唇甲少华，肌肉失充等症，余则常以鸡血藤、白芍、当归、枸杞子、阿胶、党参等补益之品以充脉道。各种配伍均不离健脾益胃、荣气养血之法则。

2. 疏利肝胆，理气退黄

肝癌发病的不同阶段，其临床表现不同，标本缓急变化繁复。若见黄疸、口舌干燥、大便干结、尿赤、舌红苔黄腻，则肝体不足、肝失疏泄是其本，湿热郁遏为其标，必须先清利湿热、解毒退黄以治其标，湿热解除后，再疏利肝气、调补肝体以治其本。有时根据病情，又当标本兼顾，若术后邪毒未净而见头晕乏力、口干、纳呆便溏、舌淡苔薄、脉细等肝脾两虚之征，则当遵"缓则治本"的原则，补益肝脾，调补气血，则正气渐复，邪毒渐解。肝癌证治，要取得疗效，须明辨标本，分清缓急，治疗上才能主次有序。肝喜条达，恶抑郁，与胆互为表里，若肝气失疏，则胆汁排泄失常，泛溢肌肤发为黄疸；又因水精疏布有赖肝气条达，若肝失疏泄则精微不布，则可生湿成痰，聚于肝中，发为肝积。因此余认为，肝胆疏泄失常而致气机不利者，当遵古训"疏其气血，令其条达，而致和平"（《素问·至真要大论》）。其治疗重在"调"，而不可"攻"，当慎用峻猛破气之剂。若见胁痛脘胀、嗳气呃逆、舌紫暗脉弦等，多用柴胡、枳壳、香附、木香、陈皮、乌药、佛手等，使气机舒畅而又不致生发太过。然有形之积既成，多见胁肋刺痛、舌质紫暗、脉涩等，则常用元胡、郁金、川芎、赤芍等活血之品，并少佐鸡血藤、阿胶、白芍、枸杞子等生血之品，使脉道通利，瘀血去而新血生。谢师认为，若正气已亏，本虚标实，施治要紧扣病机，不宜使用峻猛之剂，如疏泄太过，亏虚之气不能承继或可致肝气生发太过，肝风内动而致虚烦不寐、四肢麻木等变症。若用破血之品则更伐正气，气失统摄、血溢脉外而为失血，则更是雪上加霜，甚则危及生命。

3. 扶正祛瘀，攻补兼施

余认为脏腑气血亏虚是肝癌形成之本，又以肝脾肾亏虚为著，患者表现为乏力懒言、面黄纳差、腰膝酸软等；气滞、血瘀、湿聚为肝癌之标，患者常表现为脘腹胀满，腹胀如鼓，黄疸，肋下积聚，疼痛拒按，舌质紫暗有瘀斑，脉弦涩等。因此对肝癌的治疗宜标本兼治，扶正祛邪，攻补兼施。初起邪盛，以治标为主，偏重清热解毒、健脾利湿、理气止痛、活血化瘀；病至中期，正亏邪恋，治当宜扶正祛邪；晚期正气不支，不耐攻伐，治当扶正为要，偏重健脾益气、滋养肝肾等。祛邪则清热、解毒、利湿、活血化瘀，为肝癌治疗之常法。若见肿块刺痛，心烦易怒，身目俱黄如橘色，口干口苦，腹部胀满，便干结溲赤，舌暗苔黄腻，脉滑数等湿热蕴结之象，则治以清热利湿、软坚散结，方用茵陈蒿汤合鳖甲煎丸加减；若见痞块刺痛难移，面色黧黑，肌肤甲错，舌质紫暗或有瘀斑，脉涩等气滞血瘀之象，则治以疏肝理气、活血消癥瘕，方用复元活血汤加减；若痛甚，加郁金、乳香、没药；若气滞甚，加香附、木香、青皮、枳壳等；腹胀甚者，加大腹皮、厚朴等；纳呆食少者，加麦芽、谷芽、鸡内金、莱菔子、神曲等。在辨证的基础上，可配伍一些在体内外均有较好抗癌作用的中药，如白花蛇舌草、半枝莲、半边莲、蚤休、蒲公英、露蜂房等。需强调的是使用活血化瘀药时要慎重，不可猛攻猛伐，过于峻猛，反易致病情恶化，危及生命。"正气存内，邪不可干"，因此本人认为本病治疗除"攻邪"之外，还要"补益"，扶助正气。扶正培本时，首要辨清气血阴阳孰盛孰衰，然后再辨五脏虚损程度及脏腑之间的关系，采用五脏分补的方法，重点在健脾益肾。脾胃为后天之本，气血生化之源，肾为先天之本，先后天相互促进、滋养、补充。中晚期肝癌患者多有脾肾受损，补益脾肾，扶助正气，有利于正气的恢复和抗邪能力的提高，辅于放疗、化疗及手术治疗，提高机体的抗瘤能力和适应能力。补脾常用四君子汤、六君子汤，补肾常用六味地黄丸及一贯煎等，若为气血两亏，则用八珍汤。同时，肝癌治疗的用药要顺应肝之特性，配伍少许疏肝理气之品，补而不滞。

【预后与调护】

积极防治病毒性肝炎，对降低肝癌发病率有重要意义。加强肝癌的普查工作也是早期发现肝癌的重要方法。调摄的目的在于提高生存率，延长生存期，改善生存质量。其重点在于注意患者全身状态的变化，如体重、皮肤改变、精神状态等。饮食应为富于营养易消化的食物，忌食生冷油腻及硬性食物，忌用损害肝肾功能及对胃肠道有刺激性的食物和药物。加强心理调摄，心情开朗，树立战胜疾病的信心，积极配合治疗。病情危重者，加强护理，密切观察生命体征。

【结语】

肝癌为临床常见恶性肿瘤，且病情进展迅速。究其病因，本人认为"虚"为本病之根本病机，其发生与感受湿热邪毒、长期饮食不节、嗜酒过度以及七情内伤等引起机体阴阳失衡有关。而正气亏虚、脏腑失调则是肝癌发病的内在条件。其病位在肝，但与胆、脾胃、肾密切相关。肝藏血，主疏泄，体阴而用阳，喜条达、恶抑郁，用药当注重疏利肝胆，调养脾胃，并在此基础上条达明辨，标本缓急有度，辅以清热解毒、活血祛瘀、软坚散结之法。其病性多见本虚标实，虚实夹杂。其病早期以气滞、血瘀、湿热等邪实为主，日久则兼见气血亏虚、阴阳两虚，而成为本虚标实、虚实夹杂之证。其病机演变复杂，由肝脏本脏自病或由他脏病及于肝，使肝失疏泄是病机演变的中心环节。主要辨证分型包括肝气郁结、气滞血瘀、湿热聚毒、肝阴亏虚等，还兼夹许多兼证。临床辨证要注意其本虚，并要顾及邪实。临床治疗以调胃养脾、生化有源，疏利肝胆、理气退黄，扶正祛瘀、攻补兼施为治疗原则。临床用药要遵照辨病与辨证相结合的方法，缓缓图之，最大限度地延长患者的生存期，改善生存质量，提高生存率。

第十三节 肝癌术后

一、脾虚湿困，气血不足证

张某，男，57岁。

首诊时间：2007年6月5日。

主诉：皮肤巩膜皆黄染，色泽晦暗2月。

现病史：患者因突发性黄疸，于 2004 年 5 月经当地医院诊断为多发性肝门胆管癌伴肝内转移。同年 5 月在黑龙江省肿瘤医院行胆总管切除术，术后化疗 8 个疗程，病情不断恶化，当时恶寒、发热一天之内反复发作，西药对症处理无明显效果，经人介绍就诊于我门诊。症见皮肤巩膜皆黄染，色泽晦暗，头晕，口苦口干，纳呆少食，腹胀，胁肋疼痛，神疲乏力，大便稀，小便清长。舌质淡，苔白厚腻，脉弦紧缓。

【辨证分析】脾虚湿聚，饮食失调，损伤脾胃，气血化源告竭，后天不充，致使脏腑气血虚亏。脾虚则饮食不能化生精微而变为痰浊，痰阻气滞，气滞血瘀，肝脉阻塞，痰瘀互结，形成肝癌。《医宗必读·积聚》也说："积之成也，正气不足，而后邪气踞之。"肝主疏泄，与胆相表里，肝脏疏泄失常，湿热熏蒸肝胆胁迫胆汁外溢，加之术后化疗 8 个疗程使肝脏受到严重损伤，人体免疫功能遭到很大程度的破坏，肝无血可藏，阴血无以制阳，故见头晕，口干口苦，神疲乏力；肝的疏泄失常克制脾土，故见纳呆少食，腹胀胁痛，大便稀；舌质淡、苔白厚腻，为气血不足之征；脉弦是主病在肝，缓为脾虚之象。

中医诊断：黄疸（脾虚湿困，气血不足）。

西医诊断：肝门胆管癌伴肝内转移术后。

治法：补气健脾，利湿退黄。

方药：柴　胡 15 克　　黄　芪 20 克　　党　参 15 克　　焦　术 20 克
　　　薏苡仁 30 克　　苍　术 15 克　　栀　子 15 克　　茵陈蒿 15 克
　　　大　黄 10 克　　何首乌 10 克

10 剂，日 1 剂，水煎 300 毫升，早晚分服。

二诊：服上方 10 剂后黄疸变浅，寒热消除，余症好转，原方减大黄，加陈皮 15克、鸡内金 15 克行气健脾。

方药：柴　胡 15 克　　黄　芪 20 克　　党　参 15 克　　焦　术 20 克
　　　薏苡仁 30 克　　苍　术 15 克　　栀　子 15 克　　茵陈蒿 15 克
　　　何首乌 10 克　　陈　皮 15 克　　鸡内金 15 克

10 剂，日 1 剂，水煎 300 毫升，早晚分服。

三诊：服用上方后患者黄疸消退，纳食增加，精神体力倍增，头晕、腹胀、胁肋疼痛均缓解，大便稀薄，小便清长。在上方基础上加诃子20克、肉豆蔻20克、补骨脂20克收敛固涩。

方药：柴　胡15克　　黄　芪20克　　党　参15克　　焦　术20克

薏苡仁30克　　苍　术15克　　栀　子15克　　茵陈蒿15克

何首乌10克　　陈　皮15克　　鸡内金15克　　诃　子20克

肉豆蔻20克　　补骨脂20克

15剂，日1剂，水煎300毫升，早晚分服。

四诊：头晕症状消失，腹胀、胁肋疼痛偶见，二便正常。减茵陈蒿、栀子，加三棱20克、莪术20克、夏枯草20克、丹参25克、当归尾20克活血化瘀。

方药：柴　胡15克　　黄　芪20克　　党　参15克　　焦　术20克

薏苡仁30克　　苍　术15克　　何首乌10克　　陈　皮15克

鸡内金15克　　诃　子20克　　肉豆蔻20克　　补骨脂20克

三　棱20克　　莪　术20克　　夏枯草20克　　丹　参25克

当归尾20克

15剂，日1剂，水煎300毫升，早晚分服。

五诊：患者无不适症状，饮食及二便正常，面色明显好转，并可胜任日常轻度工作。上方基础上减苍术、诃子、肉豆蔻、补骨脂。

方药：柴　胡15克　　黄　芪20克　　党　参15克　　焦　术20克

薏苡仁30克　　何首乌10克　　陈　皮15克　　鸡内金15克

三　棱20克　　莪　术20克　　夏枯草20克　　丹　参25克

当归尾20克

20剂，日1剂，水煎300毫升，早晚分服。

嘱患者注意休息，忌食肥甘、辛辣、油炸、海鲜等品，每月复诊一次，3个月检查一次。

【按语】

本人从事消化系统疾病的中西医结合治疗四十余年，在治疗原发性肝癌术后方面积累了丰富的临床经验，黄疸有阴阳之分，本例患者为肝癌合并胆管肿瘤手术后经8

个疗程的化疗，机体免疫功能再次遭到破坏，肝胆瘀毒未解，加上化疗造成新的损伤，使湿热之毒熏蒸肝胆，肝气疏泄不利，胆汁不能正常排泄而外溢于皮肤。观其脉证属脾虚湿滞证，治疗上首当补益气血，健脾利湿退黄，药用柴胡、茵陈蒿、栀子、大黄、金钱草等；化瘀解毒兼调理脾胃，药用三棱、莪术等。这里强调在利胆退黄时一定要分清阴黄和阳黄。若是阴黄寒邪重者可加附子、干姜，用茵陈蒿附子汤作为基本方；若是阳黄热邪重者可加强清热利湿之力，用茵陈蒿栀子汤作为基本方，但二者都不可忽视前人关于"黄疸必伤血，治黄要活血"的理论，在治疗黄疸时要适当加一些活血药，如丹参、当归尾等，这样才能达到事半而功倍的疗效。

二、肝郁脾虚兼瘀血阻络证

赵某，男，45岁。

首诊时间：2014年3月28日。

主诉：右胁肋部刺痛4个月。

现病史：患者4月前无明显诱因出现右胁肋部刺痛，痛处固定而拒按，疼痛持续不已，入夜尤甚，就诊于哈尔滨医科大学附属第二医院，经系统检查确诊为"原发性肝癌"，并于2013年11月到黑龙江省肿瘤医院行手术切除治疗。手术治疗后右胁肋部刺痛明显减轻，伴腹胀、食少纳呆，口干苦，大便秘结，尿量少，睡眠欠佳，面色晦暗。舌质紫暗，脉沉弦。

既往史：乙型肝炎病史12年。

过敏史：青霉素。

辅助检查：①血常规：PLT 92×10^9/L；②肝功：r-GGT 66U/L，A/G 1.0，PA 91 U/L；③肿瘤标志物：AFP 517.58μg/L；④乙肝五项：HBsAg（+），HBeAb（+），HBcAb（+）；⑤腹部彩超：肝右叶占位（考虑肝癌），肝多发囊肿（1.3cm × 1.1cm），肝硬化，脾大（2013年10月25日　黑龙江省肿瘤医院）；⑥病理：肝细胞型肝癌。（2013年11月20日　黑龙江省肿瘤医院）⑦腹部彩超：肝癌术后，邻近肝内小环形强化影，肝多发囊肿，肝硬化，脾大（2014年2月25日　黑龙江省肿瘤医院）。

【辨证分析】患者中年男性，乙型肝炎病史12年，由于外感热邪，加内生之痰凝、湿滞、瘀血等病理产物壅遏气机，郁久化热，内外合邪，使热邪亢盛而为毒。热邪亢盛，毒聚故可形成肿块。久致肝郁脾虚，出现腹胀、食少，口干苦；大便秘结、尿量少，为伤津之象；右胁肋部刺痛，面色晦暗，脉沉弦，为瘀血阻滞之象。

中医诊断：胁痛（肝郁脾虚兼瘀血阻络）。

西医诊断：原发性肝癌术后。

治法：疏肝健脾，理气通络。

方药：柴　胡 15 克　　黄　芪 20 克　　党　参 15 克　　焦　术 20 克

薏苡仁 30 克　　苍　术 15 克　　佛　手 15 克　　砂　仁 15 克

黄　芩 15 克　　栀　子 15 克　　何首乌 10 克　　白茅根 20 克

益母草 20 克　　丹　参 20 克

10 剂，日 1 剂，水煎 300 毫升，早晚分服。

二诊：右胁肋部刺痛偶见，腹胀缓解，大便秘结，尿量增加，食少，睡眠仍欠佳，上方基础上加火麻仁 20 克、郁李仁 20 克润肠通便，加陈皮 10 克、鸡内金 15 克行气消食。

方药：柴　胡 15 克　　黄　芪 20 克　　党　参 15 克　　焦　术 20 克

薏苡仁 30 克　　苍　术 15 克　　佛　手 15 克　　砂　仁 15 克

黄　芩 15 克　　栀　子 15 克　　何首乌 10 克　　白茅根 20 克

益母草 20 克　　丹　参 20 克　　火麻仁 20 克　　郁李仁 20 克

陈　皮 10 克　　鸡内金 15 克

15 剂，日 1 剂，水煎 300 毫升，早晚分服。

三诊：右胁肋部刺痛仍偶见，腹胀明显缓解，二便正常，食欲、睡眠均好转，减火麻仁、郁李仁、白茅根、薏苡仁、苍术、佛手、砂仁；加白花蛇舌草 30 克、半边莲 30 克、半枝莲 30 克、炙鳖甲 20 克清热解毒，软坚散瘀。

方药：柴　胡 15 克　　黄　芪 20 克　　党　参 15 克　　焦　术 20 克

黄　芩 15 克　　栀　子 15 克　　何首乌 10 克　　益母草 20 克

丹　参 20 克　　陈　皮 10 克　　鸡内金 15 克　　白花蛇舌草 30 克

半边莲 30 克　　半枝莲 30 克　　炙鳖甲 20 克

15 剂，日 1 剂，水煎 300 毫升，早晚分服。

四诊：右胁肋部刺痛偶见，腹胀、口干苦症状消失，食欲、睡眠均正常，上方基础上减黄芩、栀子。

方药：柴　胡 15 克　　黄　芪 20 克　　党　参 15 克　　焦　术 20 克

何首乌 10 克　　益母草 20 克　　丹　参 20 克　　陈　皮 10 克

鸡内金 15 克　　半边莲 30 克　　半枝莲 30 克　　白花蛇舌草 30 克

炙鳖甲 20 克

15 剂，日 1 剂，水煎 300 毫升，早晚分服。

五诊：右胁肋部刺痛症状消失，无其他不适主诉，减益母草、丹参。

方药：柴　胡 15 克　　黄　芪 20 克　　党　参 15 克　　焦　术 20 克

何首乌 10 克　　陈　皮 10 克　　鸡内金 15 克　　白花蛇舌草 30 克

半边莲 30 克　　半枝莲 30 克　　炙鳖甲 20 克

15 剂，日 1 剂，水煎 300 毫升，早晚分服。

【按语】

胁痛为临床常见病，病位在肝胆，基本病机为气滞、血瘀、湿热蕴结，肝胆疏泄不利，不通则痛，或肝阴不足，络脉失养，不荣则痛。本证型为肝郁脾虚兼瘀血阻络证。治疗以疏肝健脾，活血化瘀，理气通络，清热解毒，软坚散瘀为法。临床上还应据"痛则不通""通则不痛"的理论，以及肝胆疏泄不利的基本病机，在各证中适当配伍疏肝利胆、理气通络之品。但应注意，对于香燥理气之品，不宜过量服用。瘀血阻络，气行则血行，气滞则血瘀。肝郁气滞可以及血，久则引起血行不畅而瘀血停留，或跌仆闪挫，恶血不化，均可致瘀血阻滞胁络，不通则痛，而成胁痛。故《临证指南医案·胁痛》曰："久病在络，气血皆瘀。"《类证治裁·胁痛》谓："血瘀者，跌仆闪挫，恶血停留，按之痛甚。方用丹参、益母草、炙鳖甲活血化瘀，柴胡行气疏肝，黄芪、党参、焦术补气健脾；佛手、砂仁、苏子行气止痛；白花蛇舌草、半边莲、半枝莲清热解毒。

三、肝胆湿热证

刘某，男，58 岁。

首诊时间：2010 年 5 月 20 日。

主诉：纳差，进行性消瘦 2 年。

现病史：患者 2 年前无明显诱因出现纳差，进行性消瘦，体质明显下降，在当地医院经腹部彩超检查示右肝叶 6cm × 5cm 低密度区，AFP 509μg/L。诊断为原发性肝癌。于当年 5 月 30 日行肝癌介入术。术后 3 周患者仍纳差，伴胁肋胀痛，为求进一步治疗而就诊于我门诊。患者症见纳差，近两年体重减轻 15 公斤，伴胁肋胀痛、触痛明显而拒按，伴有恶心呕吐，厌食油腻，口干口苦，大便偏溏，小便短赤，体倦乏力，烦热寐差。舌黯红、苔黄厚，脉弦数。

既往史：有乙型肝炎病史 15 年；嗜酒 30 年。

【辨证分析】患者中老年男性，有多年饮酒史。《内经》曰："酒之为物，气热而质湿。"说明酒有产热、产湿之弊。酒循经络，留着为患，伤肝则变胁痛吐血。热蕴结肝胆，肝气失于疏泄，气滞血瘀，故胁肋痛；肝木横逆侮土，脾运失健，胃失和降，故纳少、呕恶、腹胀。胆气上溢，可见口苦，湿热蕴内，湿重于热则大便偏溏，热重于湿则大便不爽。膀胱气化失司则小便短赤。脘闷纳呆、恶心呕吐、厌食油腻、口干口苦、烦热寐差、舌黯红、苔黄厚、脉弦数，均为肝胆湿热之象。

中医诊断：虚劳（肝胆湿热）。

西医诊断：原发性肝癌介入术后。

治法：清热解毒，理气通络。

方药：

柴　胡 15 克	黄　芪 20 克	党　参 15 克	焦　术 20 克
薏苡仁 30 克	苍　术 15 克	佛　手 15 克	砂　仁 15 克
栀　子 15 克	连　翘 20 克	板蓝根 35 克	穿心莲 20 克
陈　皮 20 克	鸡内金 20 克		

10 剂，日 1 剂，水煎 300 毫升，早晚分服。

二诊：患者上腹胀闷、触痛缓解，脘闷纳呆、恶心呕吐、厌食油腻、口干口苦、体倦乏力均缓解，上方基础上加乳香 20 克、没药 20 克行气止痛，加藿香 20 克、佩兰

15 克化湿止呕。

方药：柴　胡 15 克　　黄　芪 20 克　　党　参 15 克　　焦　术 20 克

薏苡仁 30 克　　苍　术 15 克　　佛　手 15 克　　砂　仁 15 克

栀　子 15 克　　连　翘 20 克　　板蓝根 35 克　　穿心莲 20 克

陈　皮 20 克　　鸡内金 20 克　　乳　香 20 克　　没　药 20 克

藿　香 20 克　　佩　兰 15 克

15 剂，日 1 剂，水煎 300 毫升，早晚分服。

三诊：患者上腹胀闷、触痛明显减轻，食欲增加，恶心呕吐、厌食油腻、口干口苦、体倦乏力症状均缓解，故去砂仁、党参、苍术、栀子；加车前子 20 克、通草 15 克以利尿通淋。

方药：柴　胡 15 克　　黄　芪 20 克　　焦　术 20 克　　薏苡仁 30 克

佛　手 15 克　　连　翘 20 克　　板蓝根 35 克　　穿心莲 20 克

陈　皮 20 克　　鸡内金 20 克　　乳　香 20 克　　没　药 20 克

藿　香 20 克　　佩　兰 15 克　　车前子 20 克　　通　草 15 克

15 剂，日 1 剂，水煎 300 毫升，早晚分服。

四诊：患者上腹胀闷、触痛明显减轻，食欲及二便正常，恶心呕吐、厌食油腻、口干口苦偶见，体倦乏力明显减轻，烦热症状减轻，但睡眠欠佳，加合欢花 20 克、夜交藤 35 克养血安神，加白花蛇舌草 30 克、半枝莲 30 克、半边莲 30 克，丹参 20 克、当归尾 20 克活血化瘀；减通草、藿香、佩兰、乳香、没药。

方药：柴　胡 15 克　　黄　芪 20 克　　焦　术 20 克　　薏苡仁 30 克

佛　手 15 克　　连　翘 20 克　　板蓝根 35 克　　穿心莲 20 克

陈　皮 20 克　　鸡内金 20 克　　车前子 20 克　　合欢花 20 克

夜交藤 35 克　　半枝莲 30 克　　半边莲 30 克　　白花蛇舌草 30 克

丹　参 20 克　　当归尾 20 克

15 剂，日 1 剂，水煎 300 毫升，早晚分服。

依上方服 15 剂后，患者精神好转，体重增加。而后患者间断服用中药治疗 4 年。每 6 月均作上腹 CT 检查，未见肝癌复发。实验室检查肝肾功能正常，AFP<15μg/L，

已能坚持上班工作。

【按语】

肝癌患者介入术后以实热证（湿热内蕴证）居多。中医认为，化疗药物，以及碘油、明胶海绵等栓塞剂可归为"药毒"的范畴。这些"药毒"通过介入的方法到达肝癌的部位，可抑制肿块继续进展增大；同时栓塞剂又属于以毒攻毒，外来邪气的一种，在局部长期阻滞脉络，致气机受阻，肝胆疏泄不利，日久郁而化热；同时由于气机不畅，肝失疏泄，肝病可乘脾，肝脾同病，脾失健运，水湿内停，最终导致湿热内蕴，湿浊内停。在临床上可以见到午后低热、目黄、小便黄，腹水，甚则正邪交争出现高热等症状。同时，肝癌患者介入后血虚证（肝血虚证）明显增多，因肝癌患者介入后化疗药物和碘油局部长期阻滞，可致肝胆气机疏泄不利，肝病乘脾，脾失健运，气血生化无源，肝失所藏而肝血虚。在临床上可以看到肝癌患者介入后出现面色苍白、头晕、心悸等血虚症状。肝癌患者介入治疗后肝血瘀阻证减少。中医认为，肝癌的病机主要为气滞血瘀、毒聚痰凝，总的治疗方法以健脾理气、活血化瘀、清热解毒为主，以使肿块缩小或消失为目标，正如《圣济总录》所说："癥瘕癖积者……使气血流通，则病可愈。"方用栀子、黄芩清肝泄火，柴胡疏肝理气，通草、车前子清热利湿。可酌加郁金、金钱草、佛手、砂仁、苏子以疏肝和胃，理气止痛；丹参、当归尾等活血化瘀。共奏疏肝健脾，清热解毒，理气活血，通络止痛之效。

四、正虚瘀结

于某，男，68岁。

首诊时间：2011年5月2日。

主诉：上腹部积块坚硬4年。

现病史：患者4年前无明显诱因上腹部积块坚硬，隐隐作痛，饮食大减。曾就诊于黑龙江省肿瘤医院，肝胆彩超及CT检查示中度肝硬化，肝占位病变，肝内占位大小分别为5cm×5cm和3cm×3cm。于同年6月行介入术治疗。术后4周加服中药治疗。患者现症见上腹部积块坚硬，隐隐作痛，饮食大减，体重进行性减轻，伴体倦乏力，气促气短，动则尤甚，面色萎黄，小便清，大便溏。舌质淡紫、苔白微腻，脉弦细。

【辨证分析】 久病耗伤机体正气，则正气不足，机体防御能力和调节能力低下，对于致病邪气的斗争无力，而邪气不明显，表现为虚象。如患者体重进行性减轻，饮食大减，体倦乏力，气促气短，舌质淡紫、苔白微腻。上腹部积块坚硬，隐隐作痛均为瘀血之象。

中医诊断：积证（正虚瘀结）。

西医诊断：原发性肝癌介入术后。

治法：补益气血，活血化瘀。

方药：柴　胡 15 克　　黄　芪 20 克　　党　参 15 克　　焦　术 20 克
　　　白　芍 20 克　　当　归 15 克　　佛　手 15 克　　砂　仁 15 克
　　　郁　金 15 克　　丹　参 20 克　　三　棱 15 克　　莪　术 15 克

10 剂，日 1 剂，水煎 300 毫升，早晚分服。

二诊：上腹部积块坚硬，隐痛缓解，食欲欠佳，伴体倦乏力，气促气短，动则尤甚，上方基础上加陈皮 15 克、鸡内金 20 克健脾消食。

方药：柴　胡 15 克　　黄　芪 20 克　　党　参 15 克　　焦　术 20 克
　　　白　芍 20 克　　当　归 15 克　　佛　手 15 克　　砂　仁 15 克
　　　郁　金 15 克　　丹　参 20 克　　三　棱 15 克　　莪　术 15 克
　　　陈　皮 15 克　　鸡内金 20 克

10 剂，日 1 剂，水煎 300 毫升，早晚分服。

三诊：上腹部积块坚硬，隐痛明显缓解，食欲有所好转，体倦乏力缓解，上方基础上加乳香 20 克、没药 20 克化瘀止痛。

方药：柴　胡 15 克　　黄　芪 20 克　　党　参 15 克　　焦　术 20 克
　　　白　芍 20 克　　当　归 15 克　　佛　手 15 克　　砂　仁 15 克
　　　郁　金 15 克　　丹　参 20 克　　三　棱 15 克　　莪　术 15 克
　　　陈　皮 15 克　　鸡内金 20 克　　乳　香 20 克　　没　药 20 克

15 剂，日 1 剂，水煎 300 毫升，早晚分服。

四诊：腹部积块隐隐作痛偶见，二便正常，牙龈出血，上方基础上去党参、砂仁、陈皮、鸡内金；加三七 10 克、茜草 15 克化瘀止血。

方药：柴　胡 15 克　　黄　芪 20 克　　佛　手 15 克　　焦　术 20 克

　　　　白　芍 20 克　　当　归 15 克　　郁　金 15 克　　丹　参 20 克

　　　　三　棱 15 克　　莪　术 15 克　　乳　香 20 克　　没　药 20 克

　　　　三　七 10 克　　茜　草 15 克

　　　　15 剂，日 1 剂，水煎 300 毫升，早晚分服。

五诊：上腹部积块隐痛偶见，牙龈出血偶见，上方加白花蛇舌草 30 克、半枝莲 30 克清热解毒。

方药：柴　胡 15 克　　黄　芪 20 克　　佛　手 15 克　　焦　术 20 克

　　　　白　芍 20 克　　当　归 15 克　　郁　金 15 克　　丹　参 20 克

　　　　三　棱 15 克　　莪　术 15 克　　乳　香 20 克　　没　药 20 克

　　　　三　七 10 克　　茜　草 15 克　　半枝莲 30 克　　白花蛇舌草 30 克

　　　　15 剂，日 1 剂，水煎 300 毫升，早晚分服。

以上方为基础随症加减，继续服 3 月中药后，患者上腹部积块变软，疼痛症状偶见。嘱患者继续服药。

【按语】

患者邪毒未清，加之终日忧心忡忡，唯恐肝癌术后复发，郁怒伤肝，思虑伤脾。介入术后病机变化特点是气虚证（脾气虚弱证）增多。中医认为，肝癌的发生，是由于正气亏虚，邪气蕴结，气机受阻，血行不畅，形成肿瘤，脾胃为气血生化之源，李杲《脾胃论》曰："人以胃气为本……夫元气、谷气、荣气、卫气生发诸阳上升之气，此数者，皆饮食入胃上行，胃气之异名，其实一也。"泛指人体疾病发生的内因皆可归为"脾胃气虚"。中晚期肝癌所具有的神疲乏力、消瘦、便溏等症状，正是属于中医的脾虚证，肝癌患者介入后脾胃气虚证增多是由于化疗药物阻滞气机，肝胆疏泄不利，肝病及脾，肝脾不调，脾失健运，胃失和降，在临床上可见肝癌患者介入术后纳差食少、神疲乏力、恶心呕吐等脾胃气虚证的临床表现明显增多，同时肝癌患者多为中老年患者，本身肝癌为恶性消耗性疾病，加之介入后化疗药物的毒性，使脾胃气虚证的临床表现更为突出。术后运用健脾补肾或健脾益气或疏肝健脾中药可以增强机体的免疫功能，减轻化疗副作用，防治介入引起的肝功能损害，提高患者的生存质量。

五、气滞血瘀兼血虚证

王某，女，64 岁。

首诊时间：2013 年 3 月 16 日。

主诉：右胁肋胀痛 5 年余，加重伴乏力、纳呆 1 月。

现病史：患者 5 年前无明显诱因突然出现右胁肋胀痛，未予重视，右胁肋胀痛症状反复出现，并伴神疲乏力。到当地市医院行肝胆 CT 检查提示：肝脏左叶萎缩，肝表面凹凸不平，肝裂、胆囊窝增宽，脾脏明显增大，诊断为肝硬化。经保肝对症治疗后症状好转。患者每半年右胁肋胀痛发作一次，每次发作均按医院的治疗方案给予保肝降酶治疗。近 1 年右胁肋胀痛症状加重，剑突下 4cm 可触及肝脏，肝脏明显凸起，质硬而有压痛，患者就诊于黑龙江省肿瘤医院，经检查后诊断为原发性肝癌，并行肝脏部分切除术。术后患者乏力、纳呆，经人介绍而来我门诊就诊。患者现右胁肋胀痛，神疲乏力，纳呆，唇面晦暗，全身水肿，腹部膨隆，青筋暴露，肝脏明显凸起，质硬而有压痛，剑突下 6cm 可触及。全身皮肤及巩膜未见黄染，有肝掌、蜘蛛痣，小便量少，大便不成形，3 次 / 日。舌质紫暗，苔薄白，脉沉涩。

既往史：吸烟史 50 余年。

辅助检查：①血常规：PLT 95 × 10^9/L；②肝功：ALT 150 U/L，AST 230 U/L，GGT 121U/L，ALP 103U/L，ChE 3872 U/L，ALB 38g/L；③肿瘤标志物：AFP 369 μg/L（2013 年 3 月 26 日 黑龙江省肿瘤医院）。④乙丙肝筛查（－）。

【辨证分析】患者为老年女性，长期吸烟导致机体原本平衡被打破，长期吸烟导致食欲欠佳，烟性属热，导致湿热之邪在体内蕴积，阻碍体内水液的正常代谢途径。进而导致整个机体的功能低下。脾虚失于健运，久则导致气血生化无源，不能荣养四肢百骸，故乏力；唇面晦暗，青筋暴露，肝脏明显凸起，质硬而有压痛，有肝掌、蜘蛛痣、舌质紫暗，苔薄白，脉沉涩均为气滞血瘀之象。脾气虚则饮食无味；胃气虚则纳食呆滞。

中医诊断：癥瘕（气滞血瘀兼血虚）。

西医诊断：原发性肝癌术后。

治法：行气活血化瘀，兼健脾补血。

方药：党　参 20 克　　黄　芪 20 克　　白　术 20 克　　当　归 20 克

　　　　鸡内金 20 克　　陈　皮 10 克　　鳖　甲 15 克　　川　芎 20 克

　　　　三　棱 20 克　　莪　术 20 克　　夏枯草 30 克　　丹　参 20 克

　　　　牛　膝 20 克　　车前子 20 克　　五味子 20 克　　炒蒲黄 25 克

　　　　五灵脂 20 克

　　　　10 剂，日 1 剂，水煎 300 毫升，早晚分服。

嘱患者软食，戒烟。

二诊：服药 10 剂后患者右胁肋胀痛有所缓解，乏力减轻，食欲增加不明显，上方基础上加焦山楂 20 克、焦神曲 20 克消食化积行气。

方药：党　参 20 克　　黄　芪 20 克　　白　术 20 克　　当　归 20 克

　　　　鸡内金 20 克　　陈　皮 10 克　　鳖　甲 15 克　　川　芎 20 克

　　　　三　棱 20 克　　莪　术 20 克　　夏枯草 30 克　　丹　参 20 克

　　　　牛　膝 20 克　　车前子 20 克　　五味子 20 克　　炒蒲黄 25 克

　　　　五灵脂 20 克　　焦山楂 20 克　　焦神曲 20 克

　　　　10 剂，日 1 剂，水煎 300 毫升，早晚分服。

复查肝功

三诊：患者现右胁肋胀痛明显减轻，食欲增加，神疲乏力偶见，唇面晦暗减轻，全身水肿症状仍存在，小便量增加，大便不成形，1 次 / 日。肝功：ALT 90 U/L，AST 101U/L，GGT 81U/L，ALP 73U/L，ChE 4721U/L；上方基础上去党参、焦山楂、焦神曲，加泽泻 20 克、猪苓 20 克利水渗湿。

方药：黄　芪 20 克　　白　术 20 克　　当　归 20 克　　鸡内金 20 克

　　　　陈　皮 10 克　　鳖　甲 15 克　　川　芎 20 克　　三　棱 20 克

　　　　莪　术 20 克　　夏枯草 30 克　　丹　参 20 克　　牛　膝 20 克

　　　　车前子 20 克　　五味子 20 克　　炒蒲黄 25 克　　五灵脂 20 克

　　　　泽　泻 20 克　　猪　苓 20 克

　　　　15 剂，日 1 剂，水煎 300 毫升，早晚分服。

四诊：患者现右胁肋胀痛偶见，乏力症状消失，食欲正常，唇面晦暗明显减轻，二便正常。水肿症状明显减轻，上方基础上减黄芪、炒蒲黄、五灵脂，加山慈菇30克、蜂房20克、蚤休20克清热解毒散结。

方药：
白术20克	当归20克	鸡内金20克	陈皮10克
鳖甲15克	川芎20克	三棱20克	莪术20克
夏枯草30克	丹参20克	牛膝20克	车前子20克
猪苓20克	山慈菇30克	蜂房20克	蚤休20克
五味子20克	泽泻20克		

15剂，日1剂，水煎300毫升，早晚分服。

五诊：患者现右胁肋胀痛、水肿症状均消失，唇面晦暗明显减轻，二便正常。上方基础上减泽泻、猪苓。

方药：
白术20克	当归20克	鸡内金20克	陈皮10克
鳖甲15克	川芎20克	三棱20克	莪术20克
夏枯草30克	丹参20克	牛膝20克	车前子20克
山慈菇30克	蜂房20克	蚤休20克	五味子20克

15剂，日1剂，水煎300毫升，早晚分服。

【按语】

本例属中医学之癥瘕，其病因病机复杂，绝非单纯血瘀所致。故治疗上应从多方考虑，既要活血化瘀，逐秽解毒，又要护元扶正，顾护正气。解毒法是中医治疗癌症的重要法则之一，治疗中适量加入活血化瘀药，能改善微循环，促进肝脏的代偿和修复，如三棱、莪术、炒蒲黄、五灵脂化瘀。方中党参、黄芪、白术、当归、白芍补益气血；白花蛇舌草、半枝莲、山慈菇清热解毒；夏枯草、三棱、莪术软坚散结；丹参、炒蒲黄、五灵脂活血祛瘀；车前子、猪苓、泽泻利尿通淋。诸药合用，共奏活血化瘀，解毒抗癌，散结止痛之功。

六、肝肾阴虚兼虚热内扰证

杨某，男，61岁。

首诊时间：2009年9月12日。

主诉：乏力半年余。

现病史：半年前无明显诱因出现乏力，在当地医院经检查发现淋巴瘤，经6次化疗后，出现右胁下持续性尖锐刺痛，左胁间断刺痛，肝功能指数、病毒数量升高，就诊于哈尔滨医科大学附属第二医院，诊断为"转移性肝癌"。四肢末梢麻痛，入睡困难，并自觉身热烦躁，盗汗，食欲欠佳，手足心热，一直觉得疲劳乏力，大便硬而有排不尽感，每日一次，气味臭，口干不欲饮，腰膝酸痛，眩晕耳鸣，失眠多梦。舌红少苔，舌有裂纹，脉细弦而数。

【辨证分析】本证多因久病失调，人体阴液耗损，故人渐消瘦；阴虚，则不能制阳，虚火内扰故心烦、手足心热、潮热盗汗。虚火上升，则见两颧红赤，咽干口燥，舌红少苔；肝肾阴虚，肝络失滋，经气不利，见右胁下持续性尖锐刺痛，左胁间断刺痛；肾阴不足，髓海亏虚，骨骼失养，故腰膝酸痛，眩晕耳鸣；肾水亏虚，水火失济则心火偏亢，致心神不宁，而见失眠多梦。舌有裂纹，脉细而数均为肝肾阴虚兼虚热内扰。

中医诊断：虚劳（肝肾阴虚兼虚热内扰）。

西医诊断：恶性淋巴瘤侵及肝脏。

治法：滋养肝肾兼清虚热。

方药：枸杞子30克　　龟　板30克　　熟地黄20克　　柴　胡15克
　　　黄　芪20克　　党　参15克　　焦　术20克　　白　芍20克
　　　当　归15克　　佛　手15克　　砂　仁15克　　郁　金15克
　　　丹　参20克　　青　蒿25克　　炙鳖甲30克　　秦　艽25克
　　　10剂，日1剂，水煎300毫升，早晚分服。

二诊：患者自觉身热烦躁、盗汗缓解，四肢末梢麻痛未见缓解，入睡困难，食欲欠佳，手足心热，大便硬而有排不尽感，上方基础上加川芎15克、夜交藤30克、合欢花30克养血安神。

方药：枸杞子 30 克　　龟　板 30 克　　熟地黄 20 克　　柴　胡 15 克

　　　　黄　芪 20 克　　党　参 15 克　　焦　术 20 克　　白　芍 20 克

　　　　当　归 15 克　　佛　手 15 克　　砂　仁 15 克　　郁　金 15 克

　　　　丹　参 20 克　　青　蒿 25 克　　炙鳖甲 30 克　　秦　艽 25 克

　　　　川　芎 15 克　　夜交藤 30 克　　合欢花 30 克

15 剂，日 1 剂，水煎 300 毫升，早晚分服。

三诊：患者自觉身热烦躁、盗汗明显缓解，四肢末梢麻痛、入睡困难缓解，手足心热缓解，大便正常，上方加五味子 20 克益气生津敛汗。

方药：枸杞子 30 克　　龟　板 30 克　　熟地黄 20 克　　柴　胡 15 克

　　　　黄　芪 20 克　　党　参 15 克　　焦　术 20 克　　白　芍 20 克

　　　　当　归 15 克　　佛　手 15 克　　砂　仁 15 克　　郁　金 15 克

　　　　丹　参 20 克　　青　蒿 25 克　　炙鳖甲 30 克　　秦　艽 25 克

　　　　川　芎 15 克　　夜交藤 30 克　　合欢花 30 克　　五味子 20 克

15 剂，日 1 剂，水煎 300 毫升，早晚分服。

四诊：患者身热烦躁、盗汗、手足心热症状消失，四肢末梢麻痛、入睡困难明显缓解，食欲好转，二便正常，上方减青蒿、炙鳖甲。

方药：枸杞子 30 克　　龟　板 30 克　　熟地黄 20 克　　柴　胡 15 克

　　　　黄　芪 20 克　　党　参 15 克　　焦　术 20 克　　白　芍 20 克

　　　　当　归 15 克　　佛　手 15 克　　砂　仁 15 克　　郁　金 15 克

　　　　丹　参 20 克　　秦　艽 25 克　　川　芎 15 克　　夜交藤 30 克

　　　　合欢花 30 克　　五味子 20 克

15 剂，日 1 剂，水煎 300 毫升，早晚分服。

五诊：四肢末梢麻痛偶见，入睡困难明显缓解，上方基础上去夜交藤、合欢花、五味子；加三棱 20 克、莪术 20 克软坚散结。

方药：枸杞子 30 克　　龟　板 30 克　　熟地黄 20 克　　柴　胡 15 克

　　　　黄　芪 20 克　　党　参 15 克　　焦　术 20 克　　白　芍 20 克

　　　　当　归 15 克　　佛　手 15 克　　砂　仁 15 克　　郁　金 15 克

丹 参 20 克　　秦 艽 25 克　　川 芎 15 克　　三 棱 20 克

莪 术 20 克

15 剂，日 1 剂，水煎 300 毫升，早晚分服。

六诊：患者四肢末梢麻痛消失，入睡困难明显好转，上方加白花蛇舌草 30 克、半枝莲 25 克清热散结。

方药：枸杞子 30 克　　龟 板 30 克　　熟地黄 20 克　　柴 胡 15 克

黄 芪 20 克　　党 参 15 克　　焦 术 20 克　　白 芍 20 克

当 归 15 克　　佛 手 15 克　　砂 仁 15 克　　郁 金 15 克

丹 参 20 克　　秦 艽 25 克　　川 芎 15 克　　三 棱 20 克

莪 术 20 克　　半枝莲 25 克　　白花蛇舌草 30 克

15 剂，日 1 剂，水煎 300 毫升，早晚分服。

嘱患者随症加减，继续口服中药治疗。

【按语】

《医宗必读·卷七》云："正气与邪气，势不两立，若低昂然，一胜则一负，邪气日昌，正气日削，不攻去之，丧亡从及矣。"因此，余毒未消、伏邪未尽乃为癌肿转移之前提。因此，在治疗此证时宜滋养肝肾，活血化瘀，养血安神。故方中用枸杞子、龟板、熟地黄滋养肝肾；黄芪、党参、焦术、白芍、当归补益气血，以扶正；佛手、砂仁、柴胡疏肝行气和胃；郁金、丹参活血化瘀；青蒿、炙鳖甲、秦艽清虚热。吴瑭称："青蒿鳖甲汤有先入后出之妙，青蒿不能直入阴分，有鳖甲领之入也；鳖甲不能独出阳分，有青蒿领之出也。"

诊疗体会

【中医古典文献对本病的相关论述】

肝癌一病，早在《内经》中就有类似记载；历代有"肥气""痞气""积气"之称。如《难经·五十六难·论五脏积病》载："肝之积名曰肥气，在左胁下，如覆杯，有头足。""脾之积，名曰痞气，在胃脘，覆大如盘，久不愈。令人四肢不收，发黄疸，饮食不为肌肤。"《脉经》："诊得脾积，脉浮大而长，饥则减，饱则见，膜起与谷争减，心下累累如桃李，起见于外，腹满呕泄，肠鸣，四肢重，足胫肿，厥不能卧起，主肌肉损，其色黄。"宋代《圣济总录》云："积气在腹中，久不差，牢固推之不移者，……按之其状如杯盘牢结，久不已，令人身瘦而腹大，至死不消。"其所描述的症状与肝癌近似，对肝癌不易早期诊断、临床进展迅速、晚期的恶病质、预后较差等都做了较为细致的观察。王焘《外台秘要》中指出："腹中有物坚如石，痛如刺，昼夜啼号，不疗之百日死。"我们在临床所见的肝癌患者，大多数已至中晚期，是肝癌病程的相对晚期阶段。

《灵枢·百病始生》云："是故虚邪之中人也……留而不去，传舍于肠胃……留而不去，传舍于肠胃之外、募原之间，留著于脉，稽留而不去，息而成积。或著孙脉，或著络脉，或著经脉，或著输脉，或著于伏冲之脉，或著于膂筋，或著于胃肠之募原，上连于缓筋，邪气淫泆，不可胜论。"其中"传舍"理论的描述，可认为是古人对转移最早、最朴素的认识。癌瘤脱离原发部位发生播散谓之"传"，扩散的癌瘤细胞停留于机体相应的部位谓之"舍"，即现代所说的转移灶，转移瘤在一定的条件下也可继续发生"传舍"，阐述了肿瘤由局部向远处转移的过程。

【中医病因病机】

影响肝癌转移的基本因素即"伏邪""余毒"。正如《瘟疫论》中所说："若无故自发者，以伏邪未尽。""残余毒邪"与人体正气相争，正能胜邪，诸症趋于稳定或好转；正不抑邪，癌症则复发转移。《医宗必读·卷七》云："正气与邪气，势不两立，若低昂然，一胜则一负，邪气日昌，正气日削，不攻去之，丧亡从及矣。"因此，余毒未消、伏邪未尽乃为癌肿转移之前提；正气亏虚、正不抑邪则是癌肿转移的条件。

肿瘤转移是现代医学名词，古代医家虽然不能认识肿瘤转移的全部特性，但对转移的发生及传变早有认识。近年来进行的中医及中西医结合防治肿瘤学术研讨会对肿瘤形成的病因、病机及病理进行了深入的探讨，并达成了基本共识即"毒、瘀、虚"。肿瘤的根本病因是体内癌毒的存在；正气中抗癌力的虚损是肿瘤发生的主要病机；瘀滞则是肿瘤的主要病理变化。并认为癌毒属阴，属实，多由内生，致病隐缓，其毒猛烈，易于扩散，损耗正气，终致瘀滞。正气具有抗癌和固癌的双重作用，特别是在治疗肿瘤的过程中，转移与否与气失固摄关系密切，肿瘤（邪毒）伏于人体某一脏之中，若该脏气失于固摄，推动过亢，则本脏毒邪失于本脏气的固摄，随经络气血达于他脏，可见他脏转移，转移发展的结果是随着各脏气的固摄作用减弱，五脏均可见转移。如果过度损伤正气，使已虚的抗癌力进一步下降，则可加速肿瘤的转移。当癌毒在扩散时受到阻滞，则易结成癌栓，随血运或淋巴道转移到新的地方或脏腑，形成转移灶。因此，瘀滞是癌毒扩散和转移的适宜土壤和环境。针对其途径的治疗可能成为阻断肿瘤转移的关键环节，据此建立的治法方药对肿瘤转移起到了一定的抑制作用。

此外，"痰毒流注"理论认为，肿瘤转移是由于痰毒流注、络损血瘀所致，流注于肝而成肝积，流注于肺而成肺积，流注于骨而成骨岩，流注经络而成瘰疬，肿瘤患者正气亏虚，痰湿内生，善于流窜的痰湿与肿瘤邪毒互结，痰毒流注于脏腑之络脉（肺络、肝络、脾络、肾络等），络脉损伤，气血离络，留而为瘀而致转移。疾病传变理论认为肿瘤转移更多见于互为表里的脏腑之间的传变，或由脏及腑，或由腑及脏。六腑相对于五脏为表，因此由腑及脏，脏病难治，其病较重。如肝与胆相表里，肝脏肿瘤不易出现胆囊转移，但胆囊癌常见肝脏转移。《难经·七十二难》说："所谓治未病者，则知肝当传之与脾，故先实其脾气，无令得受肝之邪也，故曰治未病焉。"体现了中医学重视疾病的传变规律，这种"先安未受邪之地"的预防思想用于抑制肿瘤转移具有现实意义。五脏五行生克理论以相生相克的善恶规律来解释疾病传变，传变的规律有相乘、相侮、母病及子、子盗母气及本脏自病五种不同情况，分为顺传和逆传两种形式。如肾癌肝转移为母病及子，肺癌肝转移为相乘传变，二者均为顺传，顺传虽曰"其病虽进易退"，但因其痰毒流注、络损血瘀而致病重难复，可见肿瘤出现转移时其病位最深，多属病之晚期，治疗最难。五脏传变说明了恶性肿瘤转移的先后难易顺序，反映了传变的大体方向，但解释所有转移现象显得略为机械。人的体质有强弱，受邪有轻重，病情有万变，所以疾病传变也有不以次相传者，不论何种肿瘤，一些部位均易出现转移，另一些部位很少有转移灶，脑、肺、肝、骨出现转移较多，心、皮肤、肌肉则很少有转移灶，其中道理与经络气血走向有关。肝主藏血，有贮藏血液和调节血量的作用，肝主疏泄气机，条畅情志，肝气喜条达而恶抑郁。恶性肿瘤起病前情志抑郁史极多见，而一旦确诊为肿瘤，更加重了精神压力，情绪更加抑郁低落，故气机郁滞，肝失疏泄，气机郁久，邪毒可达疏泄气机之本脏——肝脏。一方面，因肝脏气机郁滞不通为五脏气机不通之最甚者，他脏不主疏泄气机，故气机或通或轻度不通，邪毒随气机走行不易停留于余四脏，而肝气机最为不通，故邪毒最易停留于肝；另一方面，肝主藏血，血液运行于肝时为肝所藏，此处血行最慢，邪毒随血行于肝时易被肝所藏，故综合肝主疏泄和肝主藏血两个特点，肝脏易见转移。

【现代医学对本病认识】

现代医学研究表明，肝癌的发生与病毒性肝炎、长期食用被黄曲霉素污染的食物以及不良生活习惯有关。有肝炎病毒感染和病毒性肝炎及慢性酒精中毒相关的肝病背景的中年人，是我国肝癌的高危人群。早期发现与早期切除癌灶是获得根治的关键。肝癌术后复发，究其原因，可能为：患者术前已有当前显象学检查无法检查到的微小转移灶，术中操作有关的癌瘤播散，术后由于身体机能降低和免疫功能下降加速肿瘤的复发。因此，肝癌术后为防止复发而进行必要的治疗是显而易见的。所谓转移，是指恶性肿瘤细胞脱离原发部位侵犯周围组织并通过各种渠道转运到不连续的靶组织继续增殖生长成同样性质肿瘤的过程，原有的肿瘤称为"原发瘤"，新形成的肿瘤称为"继发瘤"或"转移瘤"。肿瘤转移是恶性肿瘤的特征之一，它主要包含三个方面：一是瘤细胞在远隔部位形成与原发瘤相同的继发瘤，二是继发瘤继续生长，三是继发瘤可继续再侵袭或再转移，即瘤细胞呈间断性扩散并在远隔部位生长形成与原发瘤同样类型的继发瘤，此过程称之为转移。

肿瘤转移的基本形式：癌细胞通过血道、淋巴道等途径的转运，再脱离血道、淋巴道到达远离原发癌组织部位的新的器官内形成继发癌。实现癌转移需经过以下几个阶段：原发癌的过度增殖，肿瘤新血管形成；癌细胞侵袭比邻的基底膜、基质和正常细胞；癌细胞穿过血管或淋巴管，并在循环系统中存活；癌细胞栓塞、滞留于远隔靶器官的微血管中并增殖；癌细胞穿出血管或淋巴管，在靶器官内形成微转移灶；癌间质内新血管生成，转移癌细胞迅速生长；转移癌继续扩散。

肿瘤转移到肝脏的途径一般有四种：

①直接浸润：胃癌、胆囊癌、胰腺癌等可直接浸润到肝脏；②经肝区淋巴管进入肝脏：胃、胰、盆腔、结肠、乳腺癌等经此途径转移至肝脏；③门静脉转移：胃癌与结肠癌一般经门静脉转移至肝脏，胰腺癌和胆囊癌也常通过门静脉转移，部分妇科肿

瘤，前列腺、膀胱等处的肿瘤可经体静脉和门静脉的吻合支而入肝脏；④经肝动脉循环转移到肝脏：乳房、肺、甲状腺、肾上腺的肿瘤可经肝动脉循环转移至肝脏。

现代医学对肝癌的治疗方法有以下几种：

1. 手术切除

是治疗肝癌最好的方法。小肝癌行局部或肝叶切除，可望彻底治愈。复发后亦有少数病人可再次手术切除。除手术切除外尚可用：①钕钇石榴石激光（Nd YAG — Laser）切割其优点为止血性能好，可保留较多的正常肝组织，术后肝功能及炎性反应轻微，安全简便，无严重并发症；②液氮冷冻治疗，使肿瘤在超低温情况下产生凝固坏死。（二）肝动脉结扎与插管化疗 肝动脉结扎可阻断肿瘤区的主要供血来源，促使肿瘤组织坏死。但单纯结扎6周后，由于侧支循环的建立而失败，或因肿瘤坏死导致肾功能衰竭。故近年常与肝动脉插管化疗相结合以提高疗效。插管化疗可使肝癌局部得到较高的药物浓度，如采用灌注泵更可使药物与肿瘤组织接触时间延长。

2. 介入性治疗

经皮穿刺超选择性肝动脉插管造影，同时注入化学药物及明胶海绵等栓塞材料，可以达到手术结扎与插管化疗的同样效果，且可反复进行，对中晚期患者待肿瘤缩小后，可获得手术切除的机会。

3. 放射治疗

本病对放疗不甚敏感，且邻近器官乃受放射损害，故疗效不够满意，近年来由于定位诊断方法改进，采用钴–60局部照射，对肝功能较好且能耐受4.000rad以上的剂量者，疗效显著提高，同时合并化疗及中医药治疗效果更好，仅次于手术切除，随着放射能源的更新，放疗效果将继续提高。

4. 化学抗癌药物治疗

全身化学治疗较其他癌肿更不敏感，疗效不够满意。目前仍以5-氟脲嘧啶（5-Fu）为主。其他如丝裂霉素、噻替派、消瘤芥、喜树碱、氨甲喋呤等均有一定疗效。顺铂可增加放疗对肝癌的敏感性，与博来霉素合用可提高疗效。肝动脉给药可用200mg。化学抗癌药物易引起胃肠道反应及造血功能的抑制，采用肝动脉插管灌注，可能疗效更好。为减少化疗的反应，采用激光穴位照射的方法，可收到满意的效果。

5. 免疫治疗

在手术切除、放疗或化疗后，可应用免疫治疗。目前多用卡介苗、短小棒状杆菌，可增强细胞的免疫活性，其他如转移因子、免疫核糖核酸、左旋咪唑、胸腺素等疗效均不肯定。

靶向治疗是药物、毒素、核素与抗甲胎蛋白或抗铁蛋白的单克隆抗体偶联，使单克隆抗体发挥指向导航作用而选择性地作用于肝癌细胞，已在临床中应用，取得了较好的效果。

6. 中医药治疗

采用活血化瘀、软坚散结、清热解毒等治法。中药与化疗、放疗合用时，以扶正滋阴为主，可调动机体免疫功能，改善症状，减轻化疗及放疗的毒副反应，从而提高疗效。

肝癌尤其是中晚期肝癌，术后（包括肝移植）复发几率高（其中很多患者根本不适合做手术或肝移植治疗，而且即便是小肝癌也面临复发的潜在风险），因此术后应当给予一定的处理，降低复发与转移的风险，而不要盲目崇信手术的"根治"作用，以为做完手术便可以不再治疗。总之，肿瘤的治疗是一个系统工程，不是单纯使用某一治疗措施的问题，我们强调综合治疗。

【治疗特色】

1. 内补外攻治疗晚期肝癌

癌症的成因是由正气先虚而后邪气凑之，导致气滞血瘀，聚痰蕴毒，相互搏结而成。故在治疗中，早期宜攻中寓补，中期宜攻补兼施，晚期宜补中寓攻。晚期肝癌病人，一般正气已虚，不能耐受攻伐，且脾胃吸收功能减弱，单靠内服药物，效果较差。故采用内服益气、补血、温阳、滋阴的药物，以补充人体正气的不足，调整脏腑功能，增强机体抗病能力；同时外敷活血、破气、软坚、化痰的药物，以消除痰凝、血瘀毒聚之癥结。这种内服扶正、外敷攻邪的方法，是扶正以祛邪、祛邪不伤正的巧妙结合。但也不能强求分期。总之，因人、因病灵活应用，方可攻敌制胜。所用药物，不论补泻消散，尽量选用具有抗癌作用之品，可达事半功倍之效。

2. 辨虚扶正以抗癌

"养正则积自消"，可见扶正法在肿瘤治疗中的重大意义，而扶正首先应辨明气血阴阳亏损，以便"损者益之，虚者补之"，调和阴阳，生化气血，促进人体的免疫功能，增强自身的抗癌能力。

3. 辨证祛邪以制癌

肝癌治疗中，祛邪的目的在于化积，包括行气散结，活血消肿，化痰软坚，以及虫类搜逐，清热解毒等法。《内经》有"坚者消之""客者除之""结者散之""留者攻之"的理论，使邪去则正自安。

4. 辨病选药以治癌

因肿瘤的发病部位和性质有所不同，根据肝癌的特殊情况，选用相应药物，如莪术、虎杖、生鳖甲、龟板、夏枯草、龙胆草、郁金，所谓治病求本的指导思想。

5. 三忌

忌破血：在祛邪化积法中，宜活血不宜破血。通过临床观察，施用破血之品，如三棱、水蛭、山甲、皂角刺等对肿瘤虽有消坚止痛作用，但应用过久，易导致肿瘤扩散或转移，因破血之药，能使瘀毒在脉络中随波逐流，到处乱窜。

忌烟：前人早有"耗血损气"之训。近代发现吸烟多者，不仅损折其寿，且因香烟产生的焦油（明显致癌因素），除对肺癌有直接关系外，还能导致喉癌、食道癌、膀胱癌、胰腺癌等多种癌症的发生，若肿瘤患者吸烟，犹如抱薪救火，自取速亡。

忌酒：酒辛热有毒，烈酒更甚，扁鹊曰："过饮腐肠烂胃，溃髓蒸筋，伤神夺命。"东垣谓："酒大有毒，饮酒入胃，先走肝胆经。"肝癌者饮之，扇动内风相火，风得火势，火借风势，因而昏迷、抽搐、失血等险象叠生，祸不旋踵。

【预后与调护】

无论是肝癌术后还是化疗、介入、放疗后等，在杀灭癌细胞的同时会带来恶心、呕吐、食欲不振、免疫功能下降、骨髓抑制等副作用，而合理饮食调理能够帮助病人保持体力，提高免疫力，从而提高治疗和预后的效果。肝癌患者消耗较大，更加需要保证足够的营养。衡量病人身体状况的好坏，最直观的就是能否维持体重，而饮食调理便成了非常重要的辅助治疗手段。肝癌化疗期间，病人的饮食能力会变弱，可能吃不下东西，呕吐，这时可以给予半流质的食物。在选择食材方面应该选择高蛋白、高热量、富含维生素的食物，避免辛辣、生冷等刺激性食物。不饮酒、不生气、不劳累（劳心、劳房、劳神）。不吃动物内脏等高脂肪、高胆固醇与坚硬及不易消化食品。肝癌病人应采用少量多餐的方式进食，避免呕吐、恶心、呃逆等情况的发生。

【结语】

肝癌术后或放化疗后患者机体处于调节紊乱阶段，内补外攻是本人治疗肝癌术后或放化疗后的主要思想。其一，辨虚扶正以抗癌，"养正则积自消"，可见扶正法在肿瘤治疗中的重大意义，而扶正首先应辨明气血阴阳亏损，以便"损者益之，虚者补之"，调和阴阳，生化气血，促进人体的免疫功能，增强自身的抗癌能力。其二，辨证祛邪以制癌，肝癌治疗中，祛邪的目的在于化积，包括行气散结、活血消肿、化痰软坚，以及虫类搜逐、清热解毒等法。其三，辨病选药以治癌，因肿瘤的发病部位和性质有所不同，根据肝癌的特殊情况，选用相应药物，如莪术、虎杖、生鳖甲、龟板、夏枯草、龙胆草、郁金。三忌：忌破血、忌烟、忌酒。在生活调护方面应避免劳累，应选择高蛋白、高热量、富含维生素的食物，避免辛辣、生冷等刺激性食物。

第十四节　肝性脑病

一、痰热内扰兼湿盛

张某，男，62岁。

首诊时间：2013年2月19日。

主诉：间断性神志不清、反应迟钝2年，加重2天。

现病史：患者于2年前出现神志模糊，意识障碍，烦躁不安，身目黄染，已经多家医院确诊为乙肝性肝硬化失代偿期，并进行脾切除。患者现症见：面色萎黄，形体适中，神志不清，记忆力减退，睡眠颠倒，言语错乱，泛恶纳呆，喉间痰鸣，小便黄，大便秘结。舌质红，苔黄腻，脉弦滑兼数。

辅助检查：血氨98.2μmol/L，ALT 80.3U/L，AST 92.3U/L，TBIL 332μmol/L。

【辨证分析】《医家四要·病机约论·癫狂者审阴阳之邪并》："盖癫疾始发，志意不乐，甚则精神痴呆，言语无伦，而睡于平时，乃邪并于阴也。……盖癫之为病，多因谋为不遂而得。"本案患者呈浅昏迷，喉中痰鸣有声，大便不通已3天，辨证为痰热内扰之证。痰蒙神窍，上扰心神，神不守舍，神志逆乱而成，故患者出现神志不清，记忆力减退，睡眠颠倒，言语错乱等症。泛恶纳呆，小便黄，大便秘结，为湿热之邪困于中下焦；舌质红，苔黄腻，脉弦滑兼数，均为湿热蕴结之象。

中医诊断：癫狂（痰热内扰兼湿盛）。

西医诊断：1.乙肝性肝硬化失代偿期。

2.肝性脑病。

3.脾切除术后。

治法：通腑豁痰，醒脑开窍。

方药：大　黄 15 克　　厚　朴 10 克　　枳　实 10 克　　菖　蒲 10 克

白　芷 15 克　　郁　金 10 克　　茯　苓 15 克　　竹　茹 20 克

半　夏 10 克　　橘　红 15 克　　胆南星 10 克　　连　翘 20 克

板蓝根 20 克　　黄　芩 15 克　　栀　子 10 克

7 剂，日 1 剂，水煎服，每剂两煎，共取汁 500 毫升，早晚于饭后 30 分钟各口服或鼻饲药液 300 毫升，剩余 200 毫升保留灌肠，1 次 / 日。

二诊：用药 5 剂后患者逐渐恢复清醒，偶有言语错乱，泛恶纳呆，喉间痰鸣，小便黄，大便可。患者自觉四肢肌肉痛，加羌活 20 克、独活 20 克、地龙 10 克行气止痛。

方药：大　黄 15 克　　厚　朴 10 克　　枳　实 10 克　　菖　蒲 10 克

白　芷 15 克　　郁　金 10 克　　茯　苓 15 克　　竹　茹 20 克

半　夏 10 克　　橘　红 15 克　　胆南星 10 克　　连　翘 20 克

板蓝根 20 克　　黄　芩 15 克　　栀　子 10 克　　羌　活 20 克

独　活 20 克　　地　龙 10 克

15 剂，日 1 剂，水煎 300 毫升，早晚分服。

三诊：患者神志如常，四肢肌肉疼痛消失，偶有泛恶纳呆，稍有咳痰，二便可。患者体力稍差，重组方剂如下：

方药：柴　胡 15 克　　焦　术 20 克　　薏苡仁 30 克　　茯　苓 15 克

　　　　苍　术 10 克　　藿　香 15 克　　佩　兰 15 克　　竹　茹 20 克

　　　　半　夏 10 克　　连　翘 20 克　　板蓝根 20 克　　黄　芪 30

　　　　15 剂，日 1 剂，水煎 300 毫升，早晚分服。

四诊：体力可，偶咳痰，余无明显不适。辅助检查均正常。随访半年余，未见复发。

【按语】

痰热内扰是导致本病的重要因素之一，在治疗过程中，通腑豁痰、醒脑开窍贯彻始终。大黄性味苦，寒，主治实热燥结，潮热谵妄，黄连、厚朴、枳实行气消积，燥湿化痰，二药助大黄通腑泄热之功；胆南星苦，凉，善清火化痰，镇惊定痫；半夏、橘红、竹茹行气渗湿，清热化痰，除烦止呕，三药共同佐助南星而用，治痰迷神窍，神志昏蒙；菖蒲、白芷开窍豁痰，醒脑益智；郁金行气化瘀，清心解郁热烦躁；连翘、板蓝根、黄芩、栀子清热解毒，除烦祛湿；藿香、佩兰化湿止呕。以上诸药，标本兼顾，既除肠腑疫毒之邪气，又可醒脑开窍。张锡纯曰："大便不通，是以胃气不下降，而肝火之上升，冲气之上冲，又多因胃气不降而增剧。是治此证者，当以通其大便为要务，迨服药至大便自然通顺时，则病愈过半矣。"故治疗时当以通腑豁痰，醒脑开窍为主。

二、阴虚阳亢兼血瘀

王某，女性，64 岁。

首诊时间：2013 年 6 月 22 日。

主诉（该患神志不清，由其家属代诉）：反应迟钝伴腹痛 1 月，加重 3 天。

现病史：患者为乙肝后肝硬化失代偿期，多次以肝性脑病住院治疗。不间断使用利尿剂。现反应迟钝伴腹痛 1 月，加重 3 天，伴面色潮红，神志不清，循衣摸床，躁动不安，扑翼样震颤，口干舌燥，小便不利，大便秘结。舌质红绛，舌苔干燥，脉弦细。

既往史：糖尿病病史两年半，目前服二甲双胍，血糖控制差，餐后 2 小时血糖

15.5mmol/L，

【辨证分析】患者为中医消渴病，消渴病阴虚为本，燥热为标。阴精亏损则燥热偏胜，两者互为因果，阴愈虚则燥热愈盛，燥热胜则阴更虚。阴虚内热，损精耗液，则血脉为之虚涩而成血瘀。气阴两虚或阴阳两虚，有血液生化无源、运行无力，易生瘀血。《血证论》云："瘀血在里则口渴。所以然者，血与气本不离，内有瘀血，故气不得通，不能载水津上升，是以为渴，名曰血渴，瘀去则不渴矣。"因气血津液不得运行，故大便秘结，神志不清。治疗当以滋阴潜阳，活血通腑。

中医诊断：消渴（阴虚阳亢兼血瘀）。

西医诊断：1. 2型糖尿病。

2. 肝性脑病。

治法：滋阴潜阳，活血通腑。

方药：龙　骨30克　　牡　蛎30克　　代赭石30克　　旋覆花15克

沙　参15克　　石　斛20克　　天花粉15克　　麦　冬15克

白　芍15克　　川楝子10克　　牛　膝20克　　茵陈蒿20克

川　芎20克　　当　归15克　　甘　草10克

7剂，日1剂，水煎300毫升，早晚分服。

二诊：进服7剂后，该患者口干舌燥明显好转，面色潮红缓解，小便可，但大便仍不通，故原方减代赭石、旋覆花、麦冬、茵陈蒿，加大黄10克、枳实15克、槟榔15克、石菖蒲10克、白芷15克、厚朴20克以增通腑醒脑之力。

方药：龙　骨30克　　牡　蛎30克　　大　黄10克　　枳　实15克

沙　参15克　　石　斛20克　　天花粉15克　　白　芍15克

川楝子10克　　牛　膝20克　　川　芎20克　　当　归15克

甘　草10克　　槟　榔15克　　石菖蒲10克　　白　芷15克

厚　朴20克

7剂，日1剂，水煎300毫升，早晚分服。

三诊：进服7剂后，该患者神色明显好转，二便可。颈项部偶有不适，睡眠欠佳，偶有眼干眼涩，痰鸣，纳差。舌质暗红，苔黄，脉弦滑。原方减牛膝、天花粉；加夜交藤 20 克、合欢花 15 克、橘红 15 克、竹茹 10 克以增安神化痰之功。

  方药：

龙　骨 30 克	牡　蛎 30 克	大　黄 10 克	枳　实 15 克
沙　参 15 克	石　斛 20 克	白　芍 15 克	川楝子 10 克
川　芎 20 克	当　归 15 克	甘　草 10 克	槟　榔 15 克
石菖蒲 10 克	白　芷 15 克	厚　朴 20 克	夜交藤 20 克
合欢花 15 克	橘　红 15 克	竹　茹 10 克	

  7 剂，日 1 剂，水煎 300 毫升，早晚分服。

  四诊：7 剂后，无明显不适，空腹血糖正常，二便可。为巩固疗效，重拟方剂如下。

  方药：

柴　胡 15 克	沙　参 15 克	石　斛 15 克	焦　术 20 克
薏苡仁 30 克	黄　芪 20 克	厚　朴 15 克	半　夏 20 克
当　归 15 克	川　芎 15 克	甘　草 10 克	枳　实 15 克
槟　榔 20 克			

  7 剂，日 1 剂，水煎 300 毫升，早晚分服。

  随诊 1 年余，未见复发。

【按语】

  此病例为阴虚阳亢兼血瘀证，法应以滋阴潜阳，活血通腑。余认为本病治疗时，应以"通"字贯穿始终。大肠为传化之腑，腑之最下，糟粕汇集之所。浊气出，精汁藏，则脏腑得养，气机调畅，神乃正常。《素问·灵兰秘典论》中云："大肠者，传道之官，变化出焉。"大肠的终端是魄门，"魄门"即"肛门"，魄门能排泄五脏六腑代谢过程所产生之浊气浊渣，作为四大排泄系统之一的大肠，如能及时地将体内代谢废物排出，则能保持一个良好的内环境，使浊气不再扰脏，脏腑的功能就得以正常发挥。清阳上升，反过来又能促进浊气下降。各脏腑气机的升降出入恢复正常，则元神得安，神明得用，人体功能协调有序。方中龙骨、牡蛎滋阴潜阳；赭石、旋覆花重镇降逆；沙参、石斛、天花粉、麦冬滋阴润燥；白芍、川楝子、牛膝、茵陈蒿平肝息风；当归、川芎柔肝养血；夜交藤、合欢花养血安神；橘红、厚朴、竹茹燥湿化痰；大黄、枳实、槟榔行气通腑；石菖蒲、白芷祛湿醒脑；焦术、薏苡仁健脾燥湿。

三、热入心营兼阴虚

袁某，男，63岁。

首诊时间：2014年1月13日。

主诉（该患神志不清，由其家属代诉）：慢性肝炎16年，近1周呕血、便血。

现病史：患者慢性肝炎病史16年，1周前无明显诱因，出现呕血，便血。患者现呕出大量暗黑色血块约300mL，伴神志不清，躁动，皮肤湿冷，头面汗出，身热夜甚，面色苍白。舌红绛、苔薄黄，脉弦稍数。

【辨证分析】营分证是温病卫气营血辨证的中间阶段，其基本病机是温邪入营，灼伤营阴，心神被扰。营分证既有邪火热毒深重的一面，又有营阴虚损、津液不足的一面，临床也会兼见某些气分证的表现和热毒窜络血分证的证候。该患者肝炎病史16年，久病伤阴。而营分致病以邪热入营、营阴被灼为特点，阴津受灼而亏，则运行障碍，热毒壅遏，难以外泄，治疗时清热养阴之品又多寒滞柔腻，更致气机郁闭。

中医诊断：昏迷（热入心营兼阴虚）。

西医诊断：1.肝硬化腹水合并上消化道出血。

2.肝性脑病。

治法：清营凉血，解毒开窍。

方药：水牛角30克　　生　地15克　　玄　参10克　　麦　冬15克

牡丹皮10克　　枳　壳10克　　甘　草10克　　白花蛇舌草15克

银　花15克　　黄　连15克　　竹　叶10克　　茵陈蒿15克

7剂，日1剂，水煎，待冷饮，送服安宫牛黄丸1粒。

二诊：患者服药后，神志转清，未见呕血，病情好转，但感腹胀，大便3天未解，酌加大黄10克（代茶饮），于上方内加入半枝莲25克、泽泻10克，猪苓10克以达通腑利水之功。

方药：水牛角30克　　生　地15克　　玄　参10克　　麦　冬15克

牡丹皮10克　　枳　壳10克　　甘　草10克　　白花蛇舌草15克

银　花15克　　黄　连15克　　竹　叶10克　　泽　泻10克

猪　苓10克　　茵陈蒿15克　　半枝莲25克

　　7 剂，日 1 剂，水煎 300 毫升，早晚分服。

　　大黄 10 克，代茶饮 3 日。

　　三诊：3 日后大便通，为黑色稀便，隐血试验（＋＋）。至第 7 天大便隐血试验（－）。腹部膨隆，纳差，乏力。B 超检查结果：肝硬化腹水。遂于原方加黄芪 20 克，茯苓 20 克；去大黄。

　　方药：

水牛角 30 克	生　地 15 克	玄　参 10 克	麦　冬 15 克
牡丹皮 10 克	枳　壳 10 克	甘　草 10 克	白花蛇舌草 15 克
银　花 15 克	黄　连 15 克	竹　叶 10 克	泽　泻 10 克
猪　苓 10 克	茵陈蒿 15 克	半枝莲 25 克	黄　芪 20 克
茯　苓 20 克			

　　7 剂，日 1 剂，水煎 300 毫升，早晚分服。

　　7 剂后患者腹部膨隆基本消失，故上方巩固治疗。而后随诊 1 年余，未见复发。

【按语】

　　此肝性脑病患者神志不清，躁动不安，为热毒亢盛，侵入营血，内扰心包所致。治宜清热解毒、凉血清营，用清营汤加减治疗而获效。其组方原则是根据《素问·至真要大论》"热淫于内，治以咸寒，佐以甘苦"而确定的"咸寒苦甘法"。方中犀角咸寒，吴氏谓其"灵异味咸，辟秽解毒，所谓灵犀一点通，善通心气，色黑补水，亦能补离中之虚"，说明犀角既能解营分热毒，又能凉血散瘀，亦可滋阴；玄参"味苦咸微寒，壮水制火，通二便，启肾水上潮于天，其能治液干，固不待言"，说明玄参既能降火解毒，又可滋阴凉营，二者为方中主药。又用黄连苦寒泄火解毒；竹叶清心透热；连翘泄络中之热；金银花清热解毒，以加大本方泄热解毒的力度，为重要配伍。辅用生地黄甘寒凉血滋阴；麦冬甘寒养阴、益胃生津；再加一味丹参，既可与黄连相配共奏清心之效，又可养血活络。诸药合用，透热解毒、清营养阴。

四、湿热蒙蔽兼痰阻

曲某，男，49 岁。

首诊时间：2002 年 11 月 20 日。

主诉（该患神志不清，由其家属代诉）：肝硬化病史 10 年，昏迷 22 小时。

现病史：患者有慢性肝炎、肝硬化病史 10 年余，曾做脾切除术，术后因感冒、饮酒等诱发腹水两次住院。本次昏迷前有较重上呼吸道感染症状，昏迷前 3 天出现表情淡漠、反应迟钝和举止反常等表现。患者现面色萎黄，神昏目黄，息粗口臭，喉中痰鸣，咳嗽，咯黄黏痰，口干苦且臭，小便不通，大便秘结。舌质暗红，尖红，边有瘀点，舌苔黄腻。

查体：神志昏迷，呼吸粗大，巩膜黄染；双瞳孔对光反射极迟钝；项强有抵抗；心律齐，两肺鼻鼾音，右肺野闻及干啰音；腹软，肝肋下未及，左中上腹见有脾切除术痕；膀胱极度充盈，叩诊浊音；上肢弛软，下肢肌张力明显增高，轻度浮肿，各浅反射均消失，膝反射亢进，双侧巴宾斯基征（＋）。

【辨证分析】肝病日久，正虚邪实，瘀浊内停，复感外邪，化热入里，湿热蕴结于肝胆，弥漫三焦，内陷心包，蒙蔽心窍。因其是在内伤正虚的基础上发生的，在病因病机方面比较错综复杂。久病正虚，阴虚液少，肝阴不足，血不养肝，则虚风内动。由于痰、火、风是肝昏迷常见的病理因素，故在治疗中应积极消除之。即使在肝昏迷之前或病情尚在平稳阶段，亦应防治痰、火、风的因素。昏迷清醒后，仍应从这方面采取必要的措施，方可防患于未然，以杜绝昏迷的再次发生。

中医诊断：急黄昏迷（湿热蒙蔽兼痰浊）。

西医诊断：1. 肝炎后肝硬化。

2. 肝昏迷。

治法：清心化痰，醒脑开窍。

方药：清半夏 15 克　　全瓜蒌 20 克　　橘　红 10 克　　竹　茹 10 克

石菖蒲 15 克　　白　芷 15 克　　黄　连 15 克　　郁　金 10 克

枳　实 15 克　　陈　皮 10 克，

7 剂，日 1 剂，水煎 300 毫升，早晚分服。

安宫牛黄丸 1 丸化入药汁中鼻饲；配以生大黄 30 克每日高位灌肠，同时给予必要的支持疗法及特护。

二诊：患者于第 3 日上午清醒，醒后自述：头晕、极度乏力，咳嗽咯黄黏痰，口干苦且臭，腹胀便秘。仍见舌红苔黄腻，脉弦滑。为湿热毒邪未解，腑气不通。再拟化湿清热，解毒化瘀，通腑泻浊。

方药：茵陈蒿15克　　栀　子10克　　黄　芩15克　　郁　　金10克

　　　　鸡内金10克　　牡丹皮10克　　茜　草10克　　赤　芍10克

　　　　白　芍10克　　香　附10克　　板蓝根20克　　连　翘20克

　　　　鱼腥草12克　　陈　皮10克　　白茅根15克　　益母草15克

　　　　7剂，日1剂，水煎300毫升，早晚分服。

继续灌肠治疗。

三诊：经用上方加减治疗近1月，症状明显好转，精神好，纳佳寐可，下肢浮肿消退。患者偶有头晕、下肢酸软，舌质暗，苔薄黄，脉弦细。续以调补肝肾、凉血化瘀、健脾助运之方：

方药：生　地15克　　熟　地15克　　太子参15克　　黄　芪20克

　　　　牡丹皮10克　　白　芍10克　　赤　芍10克　　郁　金10克

　　　　焦　术10克　　茵陈蒿10克　　鸡内金10克　　焦山楂10克

　　　　炒麦芽10克　　焦神曲10克　　泽　泻10克　　陈　皮15克

　　　　鸡血藤15克

　　　　7剂，日1剂，水煎300毫升，早晚分服。

随诊1年余，未见复发。

【按语】

宋·陈无择在《三因极一病证方论·癫痫叙论》中曰："夫癫痫病，皆由惊动，使脏气不平，郁而生涎，闭塞诸经，厥而乃成。"认为癫痫的病因是郁而生痰，痰浊闭塞经络而成。所余治病之时多以化痰为主。本方中清半夏、全瓜蒌、橘红、竹茹、陈皮、黄连燥湿化痰；石菖蒲、白芷豁痰开窍；郁金、枳实、香附行气通腑；茵陈蒿、栀子、黄芩、板蓝根、连翘、鱼腥草清热利湿，除烦止呕；益母草、白茅根、牡丹皮、茜草、赤芍、白芍清热凉血；生地、熟地、焦山楂、炒麦芽、焦神曲、焦术补肾健脾；黄芪、太子参滋阴补气。

肝昏迷治疗中尤应注意以下几点：①昏迷已深，出现面色苍白、汗多、脉细等脱证表现者，忌用开窍药；②虽属闭证，但昏迷出现于大出血之后，阴液消耗，阳气势微，应慎用或不用紫雪丹、苏合香丸；③开窍药物易耗散阳气，如患者已现脱证，经回阳救逆之剂治疗而脱证渐解，继又转为闭证者，在内闭外脱之际，用开窍药应极度慎重，切勿轻投。

五、湿热瘀毒兼瘀血

关某，女，56岁。

首诊时间：2010年12月13日。

主诉（该患昏迷，由其家属代诉）：突发昏迷2天，呕吐1天。

现病史：2天前进食早餐时家属发现昏迷，呼之不应，无四肢抽搐，无口吐白沫，立即拨打120急救车至家中接至急诊，询问家属诉既往有"肝硬化"病史。患者现面目、全身深黄如橘色，神志恢复清醒，但仍较疲倦，齿衄，肌肤可见瘀点，口臭，脘腹胀满，下肢浮肿，尿少色赤，大便3日未行。1天前出现发热，体温38.2℃，呕吐两次，为咖啡样物，量约300mL，无黑便。舌质红绛兼有紫暗瘀点，苔黄干燥，脉弦数尚有力。

辅助检查：①生化：AST 65U/L，ALB 32g/L；②血常规：WBC 9.76×10^9/L，HGB 88g/L，PLT 60×10^9/L；③血氨37μmol/L；④凝血常规：PT 16.3s，INR 1.39，Fbg1.59g/L

【辨证分析】肝为刚脏，体阴而用阳，内寄相火，五行属木，喜润恶燥，热邪燔灼，毒热之邪潜藏于肝，最难清除。肝藏血，主疏泄，与血脉相通，邪伏于肝，也就伏于血分，日久，必耗伤阴血，导致肝失疏泄，瘀血内停。证属湿热瘀毒内盛，蒙闭心脑，以瘀毒伤血损络、水湿内停偏甚。急投通利解毒、凉血化瘀止血之品。

方药：大　黄10克　　枳　实20克　　茵陈蒿30克　　虎　杖30克

　　　黄　连10克　　败酱草15克　　丹　参30克　　赤　芍10克，

　　　牡丹皮10克　　水牛角20克　　三七粉10克　　泽　泻20克

　　　车前草15克　　大腹皮15克　　石菖蒲15克　　郁　金15克

　　　7剂，日1剂，水煎300毫升，早晚分服。

另兑服安宫牛黄丸1粒，日4次

二诊：患者连服5剂后，神志渐清，大便可，尿量增加，仍嗜睡。原方减大黄、枳实，加白芷15克、茯苓10克、白术10克以行健脾醒神之功。

方药：茵陈蒿30克　　虎　杖30克　　茯　苓10克　　白　术10克
　　　　黄　连10克　　败酱草15克　　丹　参30克　　赤　芍10克，
　　　　牡丹皮10克　　水牛角20克　　三七粉10克　　泽　泻20克
　　　　车前草15克　　大腹皮15克　　石菖蒲15克　　郁　金15克
　　　　白　芷15克

7剂，日1剂，水煎300毫升，早晚分服。

三诊：继进3剂，神志完全清楚，腹胀减轻，出血止。然黄疸仍盛，胁痛，减茯苓、黄连、败酱草、丹参、赤芍、牡丹皮、水牛角、三七粉、大腹皮，加栀子、板蓝根、丹参、柴胡、当归等以增行气之力。

方药：茵陈蒿30克　　栀　子10克　　虎　杖30克　　板蓝根15克
　　　　丹　参25克　　泽　泻10克　　车前草12克　　柴　胡10克
　　　　郁　金10克　　草　果10克　　白　术10克　　当　归12克
　　　　白　参10克

15剂，日1剂，水煎300毫升，早晚分服。

服药15余剂，黄疸、浮肿渐退，随诊一年未复发。

【按语】

肝昏迷因血结瘀阻而引起者，并非鲜见。昏迷常见于吐血之后，离经之血与热搏结，而致昏迷。由此可见，肝昏迷与瘀血内蓄有一定关系。即瘀阻血结，自当以化瘀活血之法治之。否则，血瘀不祛，越结越病，昏迷不易醒复。方中大黄、枳实行气通腑；茵陈蒿、虎杖、黄连、败酱草、栀子、板蓝根利湿退黄；丹参、赤芍、牡丹皮、水牛角、三七活血凉血；泽泻、车前、大腹皮、石菖蒲、郁金以增利湿之力；柴胡、茯苓、白术、当归、白参健脾疏肝。用化瘀药不必顾虑其有动血之虞，只要病人确有瘀血症状和体征存在，即可使用。因瘀血是离经之血，停蓄于脉腑经络之间，脉腑经络不通，气血阴阳乖逆，可致病多端，故去其瘀血，正是治本之法。此外，应注意，如患者形体甚虚或已有呕血，血后而导致昏迷，即使有瘀血之证，亦应慎用或少用活血之品，以免动血损络而增加出血。

六、湿热熏蒸兼阳明热结

李某，男，39 岁。

首诊时间：2012 年 5 月 21 日。

主诉（该患昏迷，由其家属代诉）：黄疸半月余，近 3 天加重。

现病史：患者于半月前出现黄疸，双下肢水肿，于当地医院治疗，病情时轻时重，终不见好转。经多方辗转来我处就诊。纳差乏力，发热，神志昏迷，身目黄染如橘色，小便黄如浓茶，大便 3 日未解。舌质红，苔黄腻，脉弦数。

【辨证分析】肝郁血瘀，病程较久，精气内夺，湿热久羁，易伤阴液，致肝阴亏损，甚则肝肾阴虚；肝郁而脾虚失运，精血来源不足，亦可导致肝脾两虚；如果湿困脾阳则可引起肝阳不振，甚至肝肾阳虚。正如《诸病源候论·黄病诸候》所云："脾胃有热，谷气郁蒸，因为热毒所加，故卒然发黄，心满气喘，命在顷刻，故云急黄也。有得病即身体面目发黄者，有初不知是黄，死后乃身面黄者，其候，得病但发热心战者，是急黄也。"其病机为湿热邪毒蕴结日久，肝郁血瘀，气血失调，脾肾亏虚，证系湿热熏蒸，阳明热结，心神被扰。起病急促，病属急黄。

中医诊断：急黄（湿热熏蒸兼阳明热结）。

西医诊断：肝性脑病。

治法：清利湿热，通腑解毒。

方药：茵陈蒿 40 克　　大　黄 15 克　　栀　子 10 克　　土茯苓 10 克

　　　泽　泻 10 克　　猪　苓 10 克　　苍　术 10 克　　厚　朴 10 克

　　　连　翘 20 克

7 剂，日 1 剂，水煎 300 毫升，早晚分服。

二诊：继服 5 剂后神清，大便已 3 次，黄疸亦见减轻，脉仍弦，舌红、苔黄黑厚，大便已通，黄疸见退，考虑湿郁较盛。治当解毒辅以温化。原方减大黄、栀子、土茯苓、苍术、厚朴，加附片 10 克、茯苓皮 10 克、白术 10 克、白参 15 克以增利水之功。

方药：茵陈蒿 40 克　　附　片 10 克　　茯苓皮 10 克　　泽　泻 10 克

　　　猪　苓 10 克　　白　术 10 克　　连　翘 20 克　　白　参 15 克

7 剂，日 1 剂，水煎 300 毫升，早晚分服。

三诊：服 7 剂。大便可，小便微黄，黄疸明显减轻，口干喜饮，舌红、苔黄微腻，脉弦。去附片、连翘、白参，加天花粉 20 克、党参 20 克、生石膏 30 克、知母 10 克、生地 20 克、生龙骨 15 克、生牡蛎 15 克以滋阴清热。

方药：茵陈蒿 40 克　　茯苓皮 10 克　　泽　泻 10 克　　白　术 10 克

　　　　猪　苓 10 克　　天花粉 20 克　　党　参 20 克　　生石膏 30 克

　　　　知　母 10 克　　生　地 20 克　　生龙骨 15 克　　生牡蛎 15 克，

　　　　7 剂，日 1 剂，水煎 300 毫升，早晚分服。

【按语】

《金匮要略·黄疸病脉证并治》指出："黄家所得，从湿得之。"指出黄疸多因湿热而发。脾主运化而主湿，湿邪阻滞中焦，脾胃升降失常，脾气不升则肝气郁结不能疏泄，导致胆汁不循常道，溢入肌肤而发黄。治疗时着重除湿，使湿热分消，湿出有路，则黄疸自愈。本方中，茵陈蒿、栀子、土茯苓、厚朴、连翘清热燥湿，利胆祛黄；白术、茯苓、苍术、白参健脾化湿；猪苓、泽泻清热利湿；附片温化水湿；天花粉、生石膏、知母、生地、生龙骨、生牡蛎滋阴收敛；大黄泻火解毒。共奏消热燥湿，解毒祛黄，疏肝健脾之功。

此案中黄疸与热结并存，尤当分清主次，此热结虽为实证，当以苦寒下之，但究其病因乃湿热为患，湿热熏蒸肠道而致，应以清利湿热为主，辅以攻下，合而为之，相得益彰，病情万变，尤当细察，后以茵陈蒿四苓散加附片，乃病情由以热为盛转向以湿为主，所以取附片以佐温化。

诊疗体会

【中医古典文献对本病的相关论述】

肝性脑病是急慢性严重肝病患者的常见并发症和致死原因。本病在中医学中无此病名记载，但根据其发病特点，当属中医学的"癫狂""瘟黄""昏愦""神昏厥""谵妄""郁冒"等范畴。有关昏迷的记载，在《内经》即对本病的临床表现、病因病机及治疗均有较系统的描述。如《灵枢·癫狂》有"得之忧饥""大怒""有所大喜"等记载，明确了情志因素致病。对其症状的描述说："痫疾始生，先不乐，头重痛，视举，目赤，甚作极，已而烦心。"为了观察病情变化，首创"治癫疾者常与之居"的护理方法，至今也有实际意义。《素问·脉解》又说："阳尽在上，而阴气从下，下虚上实，故狂颠疾也。"指出了火邪扰心和阴阳失调而发生癫病、狂病。《难经·二十难》提出了"重阴者癫""重阳者狂"，使癫病与狂病相鉴别，但直至金元时期，癫、狂、痫同时并称，混而不清。金·成无己《伤寒明理论》中提出"神昏"一症；到了明代，王肯堂始将其详细分辨，《证治准绳·癫狂痫总论》说"癫者或狂或愚，或歌或笑，或悲或泣，如醉如痴，言语有头无尾，秽洁不知，积年累月不愈"；"狂者病之发时猖狂刚暴，如伤寒阳明大实发狂，骂詈不避亲疏，甚则登高而歌，弃衣而走"；"痫病发则昏不知人，眩仆倒地，不省高下，甚而瘛疭抽掣，目上视，或口眼㖞斜，或口作六畜之声"。为后世辨证治疗提示了正确方向。《医林改错·癫狂梦醒汤》指出"癫狂……乃气血凝滞脑气"，从而开创了以活血化瘀法治疗癫病及狂病的先河。明·秦景明《证因脉治》认为其原因"热极生痰，上熏心肺，神识昏迷"；清·叶天士《外感温热篇》指出"湿热熏蒸，将成浊痰蒙蔽心包"，认为痰热邪浊蒙闭心窍为昏迷的病机所在。在治疗方面，更有丰富的记载，如张浩《仁术便览》述及用祛痰开窍的通关散、稀涎散治"昏迷不省"；近代张锡纯在《医学衷中参西录·医方》治癫狂方中说："人之神明，原在心脑两处……心与脑，原彻上彻下，共为神明之府，一处神明伤，则两处神俱伤。脑中之神明伤，可累及脑气筋，且脑气筋伤可使神明颠倒狂乱。心有所伤，亦可使神明颠倒狂乱也。"颇有新意。至清代，由于温病学的发展，对昏迷证治殊多发挥，并创制安宫牛黄丸、神犀丹等有效方药，至今仍用于临床。

【中医病因病机】

肝性脑病是以患者精神、神志改变为主要临床表现的病证，属中医的"神昏""厥证""暴不知人"等疾病范畴。与古代文献中"瘟黄""鼓胀"等引起的神志异常较为相似。病位以心、脑受累为主，而病变波及肝肾。心藏神，主神明；脑为元神之府，为清窍，故心脑受邪，则神明不用，神志不清。而中医理论将脑的功能归于心，多由痰湿、痰浊、痰热蒙蔽心窍或心脏气血阴阳衰败，心神失用而引发昏迷。在各种致病因素的作用下，肝脾俱损，肝失疏泄，脾失运化，湿热、痰浊、瘀血内盛，郁而成毒，热毒内陷心包；或痰浊上蒙清窍；或肝阴内耗，肝火上炎，肝风内动，上扰心神；或肝病日久，久病及肾，脏腑俱虚，阴阳离决，神明无主。

1. 外因

感受六淫风、寒、暑、湿、燥、火之邪，尤其是湿热疫毒之邪，正虚邪盛，湿热内结，邪热炽盛，内犯心营，扰乱神明；或邪毒内蕴脏腑，郁久化热，灼伤阴津，肝阴内耗，致肝火上炎，肝风内动，上扰心神，从而继发神昏谵语、躁扰不宁等肝性脑病的表现。此类型肝性脑病与古籍中"急黄""急疫黄""瘟黄""伤寒发黄""时疫发黄""天行病急黄"等记载相似，相当于西医学所谓的重型肝炎、病毒性肝炎、流行性肝炎等。

2. 内因

因内伤七情，喜、怒、忧、思、悲、惊、恐等情志有关的疾病。中医认为过怒伤肝，忧思伤脾，惊亦伤肝，致使肝气郁结，气郁化火，导致肝的疏泄失常加上湿热之邪内蕴，引发肝病，肝病及脑。此相当于心因性肝炎、瘀血性肝炎、自身免疫过抗性肝炎等。

3. 不内外因

因饮食不洁、过食肥甘厚腻、长期饮醇酒无度、长期饥饱失常，过食生冷（如带菌或虫的淡水生鱼片）、劳倦太过、房室不节、纵欲过度，导致脾胃损伤，运化失职，湿浊内生，郁而化热，湿热熏蒸，致使胆汁不循常道，外溢肌肤而发黄为黄疸，瘀血痰浊壅阻，上蒙清窍，则发为本病。巢元方《诸病源候论·卷六·解散发黄候》云："饮酒内热因服石，石势又热，热搏脾胃，脾胃主土，其色黄而候于肌肉，积热蕴结，蒸发于肌肤，故成黄也。"酒热加上寒食散亦是热药，热搏于脾胃，积热蕴结，蒸发于肌肤，成为黄疸，久服则伤及肝、脑，行为异常，个性改变，终末昏迷致死。相当于西医学的酒精性肝炎、药物性肝炎、脂肪肝等。

【现代医学对本病的认识】

肝性脑病（hepatic encephalopathy，HE）是肝脏功能衰竭或门体分流引起的中枢神经系统神经精神综合征，主要临床表现可以从人格改变、智力障碍、行为失常和扑翼样震颤到出现意识障碍、昏迷和死亡。最常见于终末期肝硬化。如果肝脏功能衰竭和门体分流得以纠正，则肝性脑病可以逆转，但易于反复发作。根据意识障碍程度、神经系统表现和脑电图改变，将 HE 自轻微的精神改变到深昏迷分为 0～4 期（West-Haven 分期），其中 0 期即为轻微型肝性脑病（minimal hepatic encephalopathy，MHE）。临床分期对治疗有一定的指导意义。尽管近年来对肝性脑病发病机制的认识取得了长足的进展，但其发病机制迄今为止仍不清楚。因此，对 HE 的治疗尚未取得根本性进展，还缺乏富有成效的治疗手段。由于早期 HE 治疗远比已进入昏迷期效果为好，故做到早期筛查与及时发现尤为重要。

肝硬化或 TIPS 术后患者 HE 发生率高，在肝硬化患者发生显性 HE 约 30%～45%，TIPS 术后患者发生率为 10%～50%，造成严重的社会经济负担；MHE 患者由于缺乏临床症状，隐蔽性强，但实际已存在注意力及操作能力低下和生活质量下降等一系列问题，因此及时发现可避免从事危险作业而出现意外，避免给社会和患者造成严重的危害，同时可避免 MHE 进展至显性 HE 发生。通常伴有可治疗的诱发因素，及时诊断并除去诱因可使部分 HE 获得逆转。

【治疗特色】

1. 重视风火痰等因素

痰、火、风三者是临床上较为常见的病理因素，而肝昏迷所表现的痰、火、风证候，与一般疾病有所不同，因其是在内伤正虚的基础上发生的，在病因病机方面比较错综复杂。如湿热相兼较甚，则转化成为痰热。若久病正虚，阴虚液少，肝阴不足，血不养肝，则虚风内动。由于痰、火、风是肝昏迷常见的病理因素，故在治疗中应积极消除之。即使在肝昏迷之前或病情尚在平稳阶段，亦应防治痰、火、风的因素。昏迷清醒后，仍应从这方面采取必要的措施，需防患未然，以杜绝昏迷再次发生。一般化痰药用陈皮、半夏、远志、胆星、石菖蒲、竹茹，夹湿浊者用苍术、厚朴、薏苡仁、蔻仁、通草；清火药用黄芩、黄连、山栀、生地、知母；腑实加大黄、玄明粉、枳实、瓜蒌；阴虚火旺用北沙参、玄参、麦冬、石斛、生地；熄风药用钩藤、羚羊角、石决明、紫贝齿、地龙。

2. 妥善应用开窍药

用开窍药的目的是使闭证得开，促使病人神志恢复。如引起昏迷的因素未能解除，邪盛病重，闭证尚存，则药量宜适当加重，或配合应用，以达协同之功。如至宝丹与牛黄丸或紫雪丹等可同时运用。临证应密切观察病情变化，及时给药。当患者昏迷未醒而仍属闭证者，可连续给药。上述丸剂，每次1粒，4～6小时一次，直至病人清醒为止。如再度昏迷，仍可及时重复给药。但对以下几方面的肝昏迷应注意：①昏迷已深，出现面色苍白、汗多、脉细等脱证症状者，忌用开窍药；②虽属闭证，但昏迷出现于大出血之后，阴液消耗，阳气势微，应慎用或不用紫雪丹、苏合香丸；③开窍药物易耗散阳气，如患者已现脱证，经回阳救逆之剂而脱证渐解，继又转为闭证者，在内闭外脱之际，用开窍药要极度慎重，切勿轻投。

3. 瘀血的辨证与治疗

肝昏迷因血结瘀阻而引起者，并非鲜见。尝见一女性患者，因肝病甚重，缘于产后恶露不净，瘀阻而致昏迷；亦有些患者昏迷数日，当大便色黑如污泥、柏油状，瘀血得下，下后神志渐清；或者昏迷见于吐血之后，离经之血与热搏结，而致昏迷。由此可见，肝昏迷与瘀血内蓄有一定关系。即瘀阻血结，自当以化瘀活血之法治之。否则，血瘀不祛，越结越病，昏迷不易醒复。用化瘀药不必顾虑其有动血之虞，只要病人确有瘀血症状和体征存在，即可使用。因瘀血是离经之血，停蓄于脏腑经络之间，脏腑经遂不通，气血阴阳乖逆，可致病多端，故去其瘀血，正是治本之法。一般可选用桃仁、红花、川芎、丹参、大黄。如血瘀兼有血热者，可参用山栀、赤芍、牡丹皮、白茅根等凉血之品。此外，应注意，如患者形体甚虚或已有呕血，血后而导致昏迷者，即使有瘀血之征，亦应慎用或少用活血之品，以免动血损络而增加出血。

4. 脱证的处理

肝昏迷一旦进入脱证阶段，其预后极为不良。其脱证有两种情况：一是由闭证而渐渐地转为脱证，其时间较长；另一种情况是患者原有闭证，但突然出现脱证，一脱即厥；或病人原无闭证，因出血等诱因而骤然汗出、肢冷、脉伏，脱证毕现，不及救治而亡。因此，要随时仔细观察，一旦发现病情恶化，即全力抢救。独参汤、参附汤之类，最好先煎成浓缩剂备用。如能将其制成注射剂，则尤适用于急救。偏于气虚者，配用炙甘草、五味子、人参、龙骨、牡蛎、山药等；偏于阴虚者，佐以生地、麦冬、阿胶、鸡子黄、枸杞子、龟板、山萸肉、白芍等。必要时，则须中西医结合抢救，方可挽救其危亡之势，以冀转机。

5. 以通为用

攻下通腑法是降低血氨之重要措施，控制和降低血氨是抢救肝性脑病的重要一环。现代医学认为血氨产生于大肠，中医认为产生于大肠经热毒肠垢。大肠的主要功能是传导糟粕，为六腑之一。"腑以通为用"，因此对肝性脑病病人要求大便通畅，使大肠中热毒污垢及时排出体外。在临证中，对大便秘结，痞、硬、燥、实之肝性脑病患者采用攻下通腑法，临证常用具有清热解毒作用的小叶野鸡尾和苦寒的生大黄保留灌肠，中药汤剂中适当加石菖蒲、郁金等，可取得降低血氨的良好效果。

6. 保留灌肠

中药保留灌肠最早记载于张仲景《伤寒论》，是用灌肠器将药液从肛门灌入，在肠道保留一段时间，达到治疗全身或局部疾病的一种中医外治技术。由于该治疗技术具有疗效确切、操作简便、起效快、安全性高及费用低廉等优势，逐渐被广泛应用于内、外、妇、儿疾病的治疗，尤其在一些急危重症的治疗上发挥着重要的作用，如肝衰竭、肾衰竭、心肌梗死、中风等。HE 是肝病患者常见的并发症和病死原因。HE 的发生与严重肝脏疾病的物质代谢障碍和肝脏解毒功能障碍有关，而肠道是最重要的毒素来源地，这些毒素是导致中枢神经功能障碍的物质基础。中医认为，HE 的核心病机是感受湿热外邪或饮食不节，或感受疫毒等，肝体受损，肝失疏泄，导致大肠传化功能异常，热毒、瘀血、痰浊等毒邪壅滞大肠，则腑气不通，浊气上冲，携毒上犯于脑，诱发神志改变等症状，可浓缩概括为"发于肝、酿于肠、损于脑"，即大肠为本病发病的核心环节。无论中医或西医均强调灌肠疗法在 HE 治疗过程中的使用。大黄煎剂是我院治疗HE 的临床精方，前期研究证实，该方保留灌肠对重型肝炎、肝硬化、原发性肝癌等疾病诱发的 HE 均具有较满意的临床疗效，具有保肝、减"毒"作用及显著的卫生经济学优势。为进一步提高该技术的临床疗效及稳定性，形成规范化的操作规程，非常有必要开展多因素及其交互作用关系的系统研究。

7. 中医整体观

（1）肝与脑相通：肝为风木之脏，主疏泄，具有保持全身气机疏通条达，通而不滞，散而不郁的作用；脑为奇恒之腑，具"藏精气而不泻"的生理特点。关于肝与脑的联系，早在《灵枢·经脉》："肝足厥阴之脉……挟胃，属肝络胆，……上出额，与督脉会于颠。"肝经"交巅入脑",故肝与脑存在着密切的关系。在生理上,肝藏血,主疏泄,脑髓靠肝血的不断充养方能给脑神之用;脑中真气及主元神的功能必须依赖肝主疏泄、调畅气机和情志作用的协调配合,因"凡上升之气,皆由肝出"(《类证治裁》)。而肝藏血、主疏泄,在志为怒,为罢极之本,藏魂诸功能亦必须在脑神的统御下才能发挥正常功能。其中,肝藏魂是脑主元神的功能表现,而肝为罢极之本也是在脑主运动的作用支配下实现的。病理上,若肝藏血功能失常,肝血不能上养于脑,脑神失常可见多梦、惊骇、梦游诸神志病变。治当养血柔肝以安脑神。若肝疏泄功能失常,肝气上逆,气血上冲于脑,扰乱脑神,则见脑神失常,不能感知,出现记忆、思维能力低下和运动失司诸脑病,如肝风内动而致中风即为一佐证。反之,脑神的失常,也必然涉及于肝,出现相应的病变。治疗上当镇肝熄风,醒脑开窍,从肝脑论治。《素问·灵兰秘典论》云:"凡此十二官者,不得相失也,故主明则下安,以此养生则寿,殁世不殆,以为天下则大昌;主不明则十二官危,使道闭塞而不通,形乃大伤。"钱镜湖在《辨证奇闻》中也云:"盖目之系,下通于肝,而上实属于脑。脑气不足,则肝之气应之,肝气太虚,不能应脑……治之法,必须大补其肝气,使肝足以应脑,则肝气足而脑气亦足也。"可见,肝与脑相通。

(2)肝与大肠相通:肝主疏泄,疏,即疏导、开通之义。泄,有发泄、发散之义。肝主疏泄是指肝具有疏通、调畅全身气机,使之通而不滞、散而不郁的作用,其生理作用表现在促进脾胃消化、调畅精神情志及疏通气血津液3个方面。肝的疏泄功能对全身脏腑组织的气机升降起着平衡、调节作用。肝的疏泄功能主要体现于协调脾胃气机升降,使清阳之气上升以助脾的运化,浊阴之气下降以助胃的受纳腐熟,以及大肠的传导排泄,清升浊降,魄门启闭有常。糟粕粪便有规律地排出体外,又促进了气机的和畅顺达。大肠为关,其开合正常同样有助于肝的疏泄、谋虑、藏血等一系列生理功能正常,若腑气不畅,下降不及,一可导致肝气的升发不及,气机的疏通和分散障碍;二可影响中焦枢纽的升降功能,从而导致气行郁滞、气机不畅。故明代著名医家李梴在《医学入门》中指出:肝与大肠相通,肝病宜疏通大肠,大肠病宜平肝经为主。"董氏奇穴"认为:"肝与大肠相通"是由六经开阖枢理论推衍而来,实乃脏腑气化相通。其隐义就是:肝寄腑于大肠,借道大肠而降气泄浊。生理上,因与肝相表里的胆无法为肝降泄浊气，故肝利用大肠之金土二重属性，借道大肠，以之代替胆而行降泄浊气之功能。二者生理功能上相互促进，肝气疏泄正常有利于大肠降泄浊气、排出糟粕。病理上，一般情志刺激，肝气失于疏泄，病理之气可通过大肠而排出。若怒志太过，病理之气如不能及时经大肠排出，肝之浊气下攻，大肠不利，浊阴不降，化火生风挟浊循肝经上脑则中风、癫狂、昏聩诸疾生。治疗上利用"肝与大肠相通""肝寄腑于大肠"之论，调肝而治大肠，调大肠而治肝，或两调肝与大肠。张锡纯曰："大便不通，是以胃气不下降，而肝火之上升，冲气之上冲，又多因胃气不降而增剧。是治此证者，当以通其大便为要务，迨服药至大便自然通顺时，则病愈过半矣。"

（3）脑与大肠相通：脑为奇恒之腑，位置最上，为元神之府，是清灵空窍。大肠为传化之腑，腑之最下，糟粕汇集之所，主传化糟粕，具有泻而不藏、以通为用的特点。脑与大肠在生理上，"大肠主津"，大肠本腑以津液为体，脑窍需要津液来充盈，正如《灵枢·五癃津液》中曰："五谷之津液，和合而为膏者，内渗于骨空，补益脑髓。"津液成为肠脑相联系的纽带。大肠经之支脉入脑，手阳明大肠经的支脉走头面，大肠经的经别入于脑，大肠经之经筋络脑，且大肠经通过督脉与脑间接相连。可见，中医传统理论早就认识到了大肠与脑之间存在着密切的联系，如《素问·阴阳应象大论》曰："清阳出上窍，浊阴出下窍。"《灵枢·邪气脏腑病形》也说："十二经脉，三百六十五络，其血气皆上于面而走空窍。"脑为清灵空窍，若有热、瘀、痰等邪气侵扰，则清窍失灵，发生病变。王肯堂《证治准绳》曰："盖髓海真气之所聚，卒不受邪，受邪则死不可治。"脑窍贵在清灵通利，一旦闭阻，则脑神失养、神机不运而变证从生。各种内伤及外感病理因素影响脑，致脑窍不利时，即可出现精神意识改变。大肠为传化之腑，腑之最下，糟粕汇集之所。浊气出，精汁藏，则脏腑得养，气机调畅，神乃正常。《素问·灵兰秘典论》中云："大肠者，传道之官，变化出焉。"大肠的终端是魄门，"魄门"即"肛门"，魄门能排泄五脏六腑代谢过程所产生之浊气浊渣，作为四大排泄系统之一的大肠，如能及时地将体内代谢废物排出，则能保持一个良好的内环境，使浊气不再扰脏，脏腑的功能就能得以正常发挥。清阳上升，反过来又能促进浊气下降。各脏腑气机的升降出入恢复正常，则元神得安，神明得用，人体功能协调有序。综上所述，毛教授认为肝性脑病表现在脑，源头在肝，治疗在肠，通腑（大肠）

可以达到醒脑开窍、护肝保肝的目的，正可谓"一箭双雕"之治。同时大黄煎剂保留灌肠一改过去传统口服给药的用药途径，对肝性脑病等神志昏迷的急危重症尤为适宜，不失为中医外治的有益尝试。

【调护与预后】

肝性脑病是严重肝病引起的，以代谢紊乱为基础的中枢神经系统功能失调综合征。其主要临床表现是意识障碍，行为失常和昏迷。发生肝性脑病者极易引起受伤、误吸等，甚至危及生命。因此，余采取了循证护理方法，在实践中制定出观察和护理肝性脑病患者的最佳方案。根据临床经验及患者个体差异，结合患者及家属需求，动态搜集体征和症状，要解决：①肝性脑病发生的因素；②肝性脑病早期症状的观察；③预防和控制肝性脑病的发生发展的最佳方式；④调整患者及家属的心态，提高其依从性。

1. 基础护理（包括昏迷护理）

由急诊送入的肝性脑病患者，应安置于安静的病房，由于意识不清，应绝对卧床休息，头偏向一侧，保持呼吸道通畅，对有躁动不安或昏迷的患者应取出义齿、发卡，加床档或使用约束带防止自伤或坠床等意外发生；同时立即给予心电监护及血氧饱和度监测，迅速建立静脉通道（一般为双通道，视病情使用三通道），按医嘱及时使用抗肝性脑病药物，我科使用门冬氨酸鸟氨酸、精氨酸、支链氨基酸、纳洛酮等药物；补液及营养支持较多，也可静脉高营养改善患者营养状况；另外，静脉输注支链氨基酸时须缓慢滴注。住院肝硬化失代偿患者，加强巡视、细心观察是发现昏迷前期的关键，由于肝性脑病早期症状不明显，故责任护士在日常查房中应密切关注患者的行为举止是否异常，性格、情绪是否较前有所变化，皮肤黄染程度是否有所加深，并记录患者体征情况，大量利尿、大量放腹水、消化道出血、感染、便秘、镇静药使用不当、电解质酸碱平衡紊乱、大量进食蛋白质等为肝性脑病主要诱因，如发现有昏迷前期症状，在认真观察的基础上考虑可能诱因，协助医师诊断及制定治疗方案，尽量减少昏迷发生。责任护士除了常规严密观察病情、记录生命体征及神志变化之外，可通过刺激或定期唤醒等方法评估患者意识障碍程度。同时，应防止感染及并发症的发生，注重眼睛、口腔、呼吸道、泌尿道的护理。

以上所有情况，都需注意：在临床治疗护理中特别注意加强认真检查，在执行医嘱中再次核对，尽可能避免医源性因素影响；保持大便通畅，减少氨及其他毒素的生成和吸收，患者肠蠕动减弱易发生便秘而增加氨的吸收，所以每天了解患者的排便情况，排便需多于 1 次 /d。

2. 心理护理

与患者及家属沟通，肝硬化失代偿期往往给患者带来诸多不便和痛苦，治疗周期长，费用高，同时病情反复、久治不愈，大多数患者和家属对战胜疾病缺乏信心。患者会产生悲观、抑郁、焦虑等心理变化，并会因此出现治疗依从性差、治疗效果不佳的情况。因此，责任护士在进行抢救工作的时候应做到忙而不乱，在进行日常护理操作时动作娴熟，增加患者及家属的信任度，减轻患者的抵触，使患者及家属能够主动配合治疗护理；另一方面，在进行系统治疗的同时，护理人员应及时了解患者的思想动态，加强与患者及家属的交流与沟通，从医院、家庭、社会各个层面给予患者理解和关怀。加强疾病常识的宣传教育，针对不同患者耐心进行讲解和开导，并用成功病例鼓励患者，使其保持良好心态，积极配合治疗，从而树立战胜疾病的信心和勇气。

3. 饮食护理

责任护士应告知患者及家属，开始数天内禁食蛋白质，避免氨基酸在肠道内分解产生氨，宜进食清淡、低脂、低盐的流质饮食，待病情好转或清醒后，每隔 2 ～ 3 天增加 10g 蛋白质，逐渐增加至 30 ～ 60g/d（ 40g/d 为宜），以植物蛋白质为主；昏迷患者行全胃肠外营养，可经静脉滴注 10% 葡萄糖溶液，长期输液者可经深静脉或锁骨下静脉插管滴注 25% 葡萄糖溶液和维持营养，主要避免快速输注大量葡萄糖，防止产生低钾血症、心力衰竭和脑水肿。选用柔软的食物纤维，以利通便，如豆类、谷类中的纤维素和水果中的果胶等，保持大便通畅，可减少肠道毒素的吸收。

【结语】

肝昏迷是内科危急重症之一，一经确诊，应立即予以有效的治疗和护理。本病病因为感受湿热外邪或饮食不节或感染蛊惑疫病等。多数医者认为本病是由于病程迁延日久难愈，而致气血亏虚、阴阳失调、气机逆乱，甚至阴竭阳脱、邪扰心营、瘀热痰湿蒙闭心窍而致。根据症状大致可分为：湿浊蒙窍型、痰热内闭、气阴两竭、热毒炽盛、内陷心包型、热毒炽盛、阴虚阳亢、肝肾阴虚、肝阳上扰型。治疗本病以醒脑开窍为原则，出现本虚证时，则配以扶正之品。一般以中成药（如苏合香丸、牛黄清心丸、通关散、玉枢丹、牛黄至宝丸、抗热牛黄散、紫雪散等）为主，配合汤剂，给药途径为鼻饲和灌肠，由护士一日数次给药，根据病情，不拘于常规疗法。肝昏迷早期，神志尚清时，可予汤药或成药口服。如系传染性肝炎并发本病者，应立即隔离治疗和护理，可予茵栀黄注射液、田基黄注射液等静脉滴注或肌注。本病病情重笃，应加强护理。一般须安置危重病室，制定危重病人护理计划，予特别护理或一级护理，作好有关护理记录。加强观察，严密监测全身体征，如系鼓胀者，还应每日测量一次腹围。使患者取头高足低位，以防气血上逆，加深昏迷；由闭转脱时，取头低足高位，以保证头部气血畅行。协助生活护理，预防褥疮等并发症。插好导尿管，保留导尿，并每日作一次膀胱冲洗。插好鼻饲管，鼻饲药物和营养物。准备好氧气瓶或氧气枕、电动呼吸机或简易呼吸器、吸引器等器械和一切抢救药品，配合医生进行救治。同时向患者家属交待病情，作好安抚工作，使其配合治疗和护理。总之，应仔细辨证，积极治疗，严密监察，加强护理，以利康复。

胆 病 篇

第一节 胆囊结石

一、肝胆湿热兼脾虚证

陈某，男，37岁。

首诊时间：2012年5月14日。

主诉：两胁胀痛伴脘腹胀满1年余，加重半个月。

现病史：患者1年前因饮食辛辣后出现两胁胀痛不舒伴脘腹胀满，于当地医院行腹部超声示：胆囊炎并胆囊结石，结石直径为0.5cm，服用利胆排石片及吗丁啉后症状稍缓。半月前因食油腻后症状加重，再服上述药物未见缓解，听闻我处，遂来就诊。

现症见：面色萎黄，形体适中，两胁胀痛，向右肩部放射，脘腹胀满，餐后尤甚，胸闷纳呆，口苦口黏，口干不欲饮，小便黄赤，大便黏滞不爽，1～2次／日。舌边尖红，舌体胖大，边有齿痕，苔黄腻，脉沉弦兼滑。

辅助检查：腹部彩超示胆囊壁增厚、毛糙，胆囊内可见一强回声斑块，后方伴声影，直径大小为0.6cm，胆汁透声欠佳。

【辨证分析】肝胆疾病在急性期多为湿热型。胆附于肝，与肝相表里，内藏胆汁，源于肝而藏于胆。肝的疏泄不仅可以调畅气机，助脾胃之气升降，而且与胆汁的分泌有关。肝失疏泄、胆失通降而胆汁瘀积，湿热蕴结，煎熬日久，成为砂石。胆腑疏泄通降失常，胆腑气机不畅，则见两胁胀痛，向肩部放射；湿热中阻，三焦不利，阻塞气机，故胸闷纳呆；脾虚不能运化水谷精微，故脘腹胀满，餐后加重脾胃负担，故餐后尤甚；湿热伤津故口干，湿热中阻，故不欲饮；湿热下注膀胱，则小便黄赤，下注大肠，则大便黏滞不爽。舌脉均为湿热兼脾虚之征。

中医诊断：胁痛（肝胆湿热兼脾虚证）。

西医诊断：1.胆囊结石。

2. 慢性胆囊炎。

治法：疏肝健脾，清热利湿。

方药：柴　胡 15 克　　焦白术 20 克　　薏苡仁 30 克　　苍　术 20 克

　　　黄　芩 15 克　　栀　子 15 克　　金钱草 30 克　　郁　金 20 克

　　　鸡内金 15 克　　龙胆草 25 克　　泽　泻 20 克　　猪　苓 20 克

　　　枳　实 15 克　　焦槟榔 15 克

7 剂，日 1 剂，水煎 300 毫升，早晚分服。

二诊：服药后两胁胀痛好转，减龙胆草以防寒凉太过；仍脘腹胀满不适，上方加豆蔻 15 克、草豆蔻 15 克、厚朴 15 克，化湿和中，行气消胀。

方药：柴　胡 15 克　　焦白术 20 克　　薏苡仁 30 克　　苍　术 20 克

　　　黄　芩 15 克　　栀　子 15 克　　金钱草 30 克　　郁　金 20 克

　　　鸡内金 15 克　　泽　泻 20 克　　猪　苓 20 克　　枳　实 15 克

　　　焦槟榔 15 克　　豆　蔻 15 克　　草豆蔻 15 克　　厚　朴 15 克

15 剂，日 1 剂，水煎 300 毫升，早晚分服。

三诊：服药后腹胀改善，胸闷好转，舌苔由黄腻转为白腻，减黄芩、栀子；小便恢复如常，减泽泻、猪苓；仍不思饮食，上方加焦山楂 15 克、神曲 15 克、陈皮 15 克，以消食导滞。

方药：柴　胡 15 克　　焦白术 20 克　　薏苡仁 30 克　　苍　术 20 克

　　　金钱草 30 克　　郁　金 20 克　　鸡内金 15 克　　枳　实 15 克

　　　焦槟榔 15 克　　豆　蔻 15 克　　草豆蔻 15 克　　厚　朴 15 克

　　　焦山楂 15 克　　神　曲 15 克　　陈　皮 15 克

20 剂，日 1 剂，水煎 300 毫升，早晚分服。

四诊：服药后诸症好转，大便正常，减枳实、焦槟榔，加枳壳 15 克；自觉体倦乏力，减草豆蔻，加黄芪 20 克、太子参 15 克，以健中州，使中焦运化得利。

方药：柴　胡 15 克　　焦白术 20 克　　薏苡仁 30 克　　苍　术 20 克

　　　金钱草 30 克　　郁　金 20 克　　鸡内金 15 克　　豆　蔻 15 克

　　　厚　朴 15 克　　枳　壳 15 克　　焦山楂 15 克　　神　曲 15 克

陈　皮 15 克　　黄　芪 20 克　　太子参 15 克

15 剂，日 1 剂，水煎 300 毫升，早晚分服。

五诊：自觉无明显不适，食欲可，二便可，复查彩超：胆囊壁毛糙，结石消失。守方继服 20 剂，以巩固疗效。

随诊 1 年，未见复发。

【按语】

余认为肝主疏泄，体阴用阳，肝气失于条达，阻于胁络；湿热蕴结于肝胆，肝络失和，胆不疏泄，湿热交蒸为本案的病机。根据"痛则不通，通则不痛"的理论，结合肝胆的功能特点，余在治疗上以"疏""清""通""利"为主。疏肝理气则肝胆气机升降正常，胆汁排泄畅达，配以甘凉滑利之药，以清热化湿、消炎化石。方中金钱草入肝、胆、肾、膀胱经，微咸、平，清热消肿，排石利尿；郁金清热解郁、活血行气、利胆退黄；鸡内金乃鸡之脾胃，内含有稀盐酸，无论脏腑何处凝结皆能化之，三金共用，清热化湿，通腑利胆排石。柴胡、焦白术、薏苡仁、苍术合用，疏肝健脾燥湿；黄芩、栀子、龙胆草清利肝胆湿热；猪苓、泽泻导湿热从小便而出。余认为，利胆排石，必须通腑气，故予枳实、焦槟榔通腑以利气机。诸药合用，湿热得除，肝胆得疏，中州得护，则胆腑自得通利，有利于结石排出。此外，在治疗过程中，如若湿热得除，则应及时调整治法用药，注重养肝利胆与顾护脾胃同时进行，以免久用清热燥湿之药物而耗气伤阴，变生他证。

二、胆火犯胃兼痰热内扰证

王某，男，43 岁。

首诊时间：2012 年 6 月 18 日。

主诉：右上腹灼痛伴胃胀反酸 2 年余，加重半个月。

现病史：患者 2 年前突发右上腹灼痛，伴胃胀，经中西医治疗，未见明显疗效，半月前因食油腻后加重，遂来就诊。现症见：面色晦暗，形体消瘦，右上腹灼痛，食油腻后加重，胃胀、嗳气，偶有反酸，失眠多梦，胆怯易惊，晨起呕恶，咳痰色黄，食欲不振，大便秘结，2～3 日一行。舌质红，苔黄腻，脉弦滑兼数。

辅助检查：①腹部彩超示胆囊壁厚 0.35cm，不光滑，胆囊腔内可探及堆积范围 3.0cm × 0.7cm 的强回声，后方伴声影；②胃镜示慢性非萎缩性胃炎伴胆汁反流。

【辨证分析】胆属木，为清净之腑，喜温和而主升发，患者平素嗜食辛辣油腻之品，使胆腑失其常则木郁不达，疏泄不利，胃气因之不和而生痰涎，痰气互阻，郁而化热，遂成胆胃不和、痰热内扰之证。胆经疏泄不利，气机不畅，不通则痛，故见右上腹疼痛；胆火犯胃，而影响胃之受纳，木盛乘土，胃气上逆，故见胃胀、嗳气；痰热上扰心神，则胆怯易惊，失眠多梦。舌质红，苔黄腻，脉弦滑兼数，均为痰热内扰之象。

中医诊断：胁痛（胆火犯胃兼痰热内扰证）。

西医诊断：1. 胆囊结石。

2. 慢性胆囊炎。

3. 胆汁反流性胃炎。

治法：疏肝利胆，行气和胃，清热化痰。

方药：柴　胡 15 克　　炒白术 15 克　　茯　苓 20 克　　金钱草 30 克

　　　郁　金 20 克　　佛　手 15 克　　紫苏子 15 克　　浙贝母 30 克

　　　瓦楞子 30 克　　海螵蛸 30 克　　代赭石 30 克　　旋覆花 15 克

　　　鸡内金 15 克　　陈　皮 15 克　　竹　茹 15 克　　制半夏 15 克

　　　枳　实 15 克　　焦槟榔 15 克

7 剂，日 1 剂，水煎 300 毫升，早晚分服。

大黄 15 克，7 剂，单包，代茶饮。

二诊：服药后右上腹灼痛改善，排便规律，1 日 1 行，嗳气改善，减代赭石、旋覆花，加柿蒂 15 克，以固疗效；见心烦不宁，加黄连 15 克，栀子 15 克，以清热泻火除烦。

方药：柴　胡 15 克　　炒白术 15 克　　茯　苓 20 克　　金钱草 30 克

　　　郁　金 20 克　　佛　手 15 克　　紫苏子 15 克　　浙贝母 30 克

　　　瓦楞子 30 克　　海螵蛸 30 克　　鸡内金 15 克　　陈　皮 15 克

| 竹　茹 15 克 | 制半夏 15 克 | 枳　实 15 克 | 焦槟榔 15 克 |
| 柿　蒂 15 克 | 黄　连 15 克 | 栀　子 15 克 | |

15 剂，日 1 剂，水煎 300 毫升，早晚分服。

三诊：反酸改善，减浙贝母、瓦楞子、海螵蛸；胃胀好转，嗳气消失，减柿蒂；另见头晕头沉，痰热上蒙清窍，加石菖蒲 20 克，白芷 15 克，涤痰通窍。

方药：

柴　胡 15 克	炒白术 15 克	茯　苓 20 克	金钱草 30 克
郁　金 20 克	佛　手 15 克	紫苏子 15 克	鸡内金 15 克
陈　皮 15 克	竹　茹 15 克	制半夏 15 克	枳　实 15 克
焦槟榔 15 克	黄　连 15 克	栀　子 15 克	石菖蒲 20 克
白　芷 15 克			

15 剂，日 1 剂，水煎 300 毫升，早晚分服。

四诊：舌苔由黄腻转为白腻，痰量减少，恶心好转，减制半夏、竹茹、黄连、栀子；心悸失眠，加夜交藤 30 克，炒酸枣仁 15 克，莲子心 15 克，煅龙骨 30 克，煅牡蛎 30 克，灵磁石 30 克，养心镇静安神。

方药：

柴　胡 15 克	炒白术 15 克	茯　苓 20 克	金钱草 30 克
郁　金 20 克	佛　手 15 克	紫苏子 15 克	鸡内金 15 克
陈　皮 15 克	枳　实 15 克	焦槟榔 15 克	石菖蒲 20 克
白　芷 15 克	夜交藤 30 克	炒酸枣仁 15 克	莲子心 15 克
煅龙骨 30 克	煅牡蛎 30 克	灵磁石 30 克	

15 剂，日 1 剂，水煎 300 毫升，早晚分服。

五诊：复查腹部超声示胆囊壁 0.3cm，略毛糙，胆囊腔内可探及堆积范围 1.0 cm × 0.2cm 的强回声。反酸消失，头晕沉改善，减石菖蒲、白芷。

方药：

柴　胡 15 克	炒白术 15 克	茯　苓 20 克	金钱草 30 克
郁　金 20 克	佛　手 15 克	紫苏子 15 克	鸡内金 15 克
陈　皮 15 克	枳　实 15 克	焦槟榔 15 克	夜交藤 30 克
炒酸枣仁 15 克	莲子心 15 克	煅龙骨 30 克	煅牡蛎 30 克

灵磁石 30 克

20 剂，日 1 剂，水煎 300 毫升，早晚分服。

1 个月后复查彩超示胆囊结石消失，胃镜示非萎缩性胃炎。随诊 1 年，未见复发。

【按语】

余以方中制半夏功善燥湿化痰，降逆和胃，然该患证属胆热犯胃，痰热内扰，故配以甘淡微寒之竹茹，归胆、胃经，清胆和胃，清热化痰，除烦止呕，与制半夏相配，既化痰和胃，又清胆热，令胆气清肃，胃气顺降，则胆胃得和，烦呕自止。痰随气而升降，气滞则痰聚，气顺则痰消，诚如庞安常所言："善治痰者，不治痰而治气，气顺则一身津液亦随气而顺矣。"故予枳实、焦槟榔行气消痰，散结除痞；陈皮理气燥湿而化痰，既助半夏以祛痰，又增枳实调气之功。两药相合，行气降逆而化痰和胃。"脾为生痰之源"，后以茯苓、焦白术和中培土，使水湿得以运化，痰湿无以留聚。诸药合用，化痰理气并用，祛痰而不过燥，清胆与和胃兼顾，清热而不过寒。共奏疏肝利胆，行气和胃，清热化痰之效。使胆胃得合，痰热得清，诸症自解。

三、肝郁气滞兼相火炽盛证

王某，男，40 岁。

首诊时间：2011 年 6 月 2 日。

主诉：两胁窜痛不适连及肩背反复发作 2 年。

现病史：患者近 2 年来，每因情志不遂而反复出现两胁窜痛不适连及肩背，腹部超声提示为胆囊炎，自服利胆消炎片，近日复查腹部超声显示为慢性胆囊炎，并胆囊内结石。口服利胆消炎片等药物，效果不佳。现症见：面色晦暗，形体适中，两胁窜痛连及肩背，每因情志不遂加重，善太息，食欲不振，胸闷嗳气或伴恶心，晨起口苦咽干，大便秘结，1 次/日。舌红，苔黄腻，脉弦数。

辅助检查：腹部彩超示胆囊壁增厚、毛糙，胆囊多发泥沙样结石，胆囊多发小息肉，最大直径为 0.27cm。

【辨证分析】本案病机为气滞、热郁，致肝胆气郁，胆失通降，日久郁而化火，肝胆火盛，炼液为石所致。肝胆为气机升降之枢机，枢机不利，升降失常，开合不畅而诸症百出，阻于上焦则见两胁窜痛不适，连及肩背；克犯中土则嗳气，纳呆；肝胆火盛，挟胆汁上溢故口苦；相火炽盛，灼伤津液，故大便秘结；舌红，苔黄腻，脉弦数，均为肝郁气滞兼相火炽盛之象。

中医诊断：胁痛（肝郁气滞兼相火炽盛证）。

西医诊断：1. 胆囊结石。

2. 慢性胆囊炎。

3. 胆囊息肉。

治法：疏肝理气，清热利胆，通腑。

方药：柴　胡 15 克　　黄　芩 15 克　　川楝子 10 克　　元　胡 15 克

金钱草 30 克　　郁　金 20 克　　姜　黄 15 克　　白　芷 15 克

威灵仙 15 克　　三　棱 15 克　　莪　术 15 克　　枳　实 15 克

焦槟榔 15 克　　大　黄 10 克　　鸡内金 15 克

10 剂，日 1 剂，水煎 300 毫升，早晚分服。

二诊：服药后两胁窜痛改善，减元胡、川楝子，防其苦寒伤正；心烦易怒，情志不舒，上方加香附 15 克、香橼 15 克以疏肝解郁。

方药：柴　胡 15 克　　黄　芩 15 克　　金钱草 30 克　　郁　金 20 克

姜　黄 15 克　　白　芷 15 克　　威灵仙 15 克　　三　棱 15 克

莪　术 15 克　　枳　实 15 克　　焦槟榔 15 克　　大　黄 10 克

鸡内金 15 克　　香　附 15 克　　香　橼 15 克

15 剂，日 1 剂，水煎 300 毫升，早晚分服。

三诊：大便秘结改善，上方减大黄；口干尤甚，加石斛 20 克，天花粉 15 克，北沙参 15 克，一则滋阴生津，二防疏肝理气药物伤阴之弊。

方药：柴　胡 15 克　　黄　芩 15 克　　金钱草 30 克　　郁　金 20 克

姜　黄 15 克　　白　芷 15 克　　威灵仙 15 克　　三　棱 15 克

莪　术 15 克　　枳　实 15 克　　焦槟榔 15 克　　鸡内金 15 克

香　附 15 克　　香　橼 15 克　　石　斛 20 克　　天花粉 15 克

北沙参 15 克

15 剂，日 1 剂，水煎 300 毫升，早晚分服。

四诊：服药后诸症好转，情志改善，大便正常，减枳实、焦槟榔，加枳壳 15 克、陈皮 15 克；另加黄芪 20 克、太子参 15 克，一则固守中州，以健脾胃，二防排石、软坚药物久用伤正。

方药：	柴　胡 15 克	黄　芩 15 克	金钱草 30 克	郁　金 20 克
	姜　黄 15 克	白　芷 15 克	威灵仙 15 克	三　棱 15 克
	莪　术 15 克	鸡内金 15 克	香　附 15 克	香　橼 15 克
	石　斛 20 克	天花粉 15 克	北沙参 15 克	枳　壳 15 克
	陈　皮 15 克	黄　芪 20 克	太子参 15 克	

20 剂，日 1 剂，水煎 300 毫升，早晚分服。

五诊：自觉无明显不适，饮食可，二便可。腹部超声示胆囊壁毛糙，胆囊多发泥沙样结石减少，胆囊息肉减少，最大直径为 0.15cm。守方继服 20 剂以巩固疗效。

随诊 1 年，患者状态良好，未见复发。

【按语】

肝与胆在生理上密不可分，病理上相互影响，胆汁的分泌，有赖于肝阴的资助；胆汁的排泄，受肝气的调节。故余按照"实则泻之，虚则补之"的原则，以通利胆腑、调畅气机为治疗重点，利胆不忘疏肝，肝胆升降，协调则和。又以疏肝理气、清热利胆、排石为总治则，随证加减。方中柴胡、郁金疏肝利胆解郁，郁金含有挥发油，有促进胆汁排泄的作用，并促进胆囊收缩，配合鸡内金、金钱草以溶石；香附、延胡索理气止痛，上通下达，调顺气机合而用之，可使肝胆疏，枢机利，疼痛止，结石祛；三棱、莪术合用化瘀软坚，治疗息肉；陈皮理气健脾、疏肝解郁，大黄寓意在于通过通下之品来解肝郁、通胆腑。余认为疏肝理气、利胆通腑之品，均具有不同程度的排石作用，其中尤以破气药青皮、枳实、槟榔最为明显；其排石化石作用是互为交叉的，故在具体应用上，须加以配合；对粘连、嵌顿之结石，应慎用理气之品。诸药合用，共奏疏肝理气、清热利胆通腑之功效。

四、肝郁脾虚兼气机不调证

李某，女，30 岁。

首诊时间：2010 年 3 月 2 日。

主诉：右上腹隐痛 3 年。

现病史：患者平素情志不畅，又常饮食不节，饥饱不定，3 年前因劳累后出现右上腹隐痛不适，就诊于当地西医院，予口服舒胆通胶囊等利胆治疗，未见明显好转，期间症状反复发作，又寻访中医治疗，悉数多责之肝胆湿热瘀积，而以清肝利胆排石之法，用药多取苦寒攻伐之品。今来我处就诊，症见：面色萎黄，形体消瘦，右上腹隐痛不适，食油腻后疼痛加重，腹胀，头沉，嗜睡，神疲乏力，食欲不振，大便时干时稀不规律，1 ～ 2 日一行。舌质淡，舌体胖大，边有齿痕，少许白腻苔，脉沉弦。

辅助检查：腹部超声示胆囊壁增厚、欠光滑，胆囊内可探及 0.5cm × 0.6cm 和 0.3cm × 0.4cm 的胆结石。

【辨证分析】本案患者因情志不遂，郁怒伤肝，肝失条达，横乘脾土，又因饮食不节，损伤脾气，脾失健运，土虚木郁，肝失疏泄，胆腑郁滞，日久成石。肝胆经气不舒，则见右上腹隐痛；脾胃为气机升降之枢纽，脾胃虚弱致气机不利，故见腹胀，食欲不振；脾虚不能升清，故见头沉，嗜睡；大便时干时稀为肝郁脾虚之象，肝郁偏重时则见大便干燥，脾虚偏重则见大便溏稀。舌脉均为肝郁脾虚之象。

中医诊断：胁痛（肝郁脾虚兼气机不调证）。

西医诊断：1. 胆囊结石。

　　　　　2. 慢性胆囊炎。

治法：疏肝健脾，利胆排石。

方药：柴　胡 15 克　　黄　芪 20 克　　炒白术 20 克　　太子参 15 克

　　　金钱草 30 克　　郁　金 20 克　　鸡内金 15 克　　陈　皮 15 克

　　　姜　黄 15 克　　白　芷 15 克　　威灵仙 20 克　　佛　手 15 克

　　　砂　仁 15 克　　紫苏子 15 克

10 剂，日 1 剂，水煎 300 毫升，早晚分服。

二诊：服药后右上腹隐痛程度减轻，仍腹胀尤甚，矢气差，自服吗丁啉、莫沙比利等胃肠动力药，不曾缓解。于上方加厚朴 20 克、枳实 15 克、焦槟榔 15 克，行气消胀，调畅气机。

方药：柴　胡 15 克　　黄　芪 20 克　　炒白术 20 克　　太子参 15 克

　　　　金钱草 30 克　　郁　金 20 克　　鸡内金 15 克　　陈　皮 15 克

　　　　姜　黄 15 克　　白　芷 15 克　　威灵仙 20 克　　佛　手 15 克

　　　　砂　仁 15 克　　紫苏子 15 克　　厚　朴 20 克　　枳　实 15 克

　　　　焦槟榔 15 克

15 剂，日 1 剂，水煎 300 毫升，早晚分服。

三诊：服药后腹胀改善，右上腹隐痛消失，减姜黄、威灵仙；但因近日阴雨连连，患者自觉头重如裹，餐后嗜睡加重，大便黏滞不爽，此乃湿邪困脾，上方加藿香 15 克、佩兰 15 克、砂仁 15 克，以芳香醒脾，化湿行气。

方药：柴　胡 15 克　　黄　芪 20 克　　炒白术 20 克　　太子参 15 克

　　　　金钱草 30 克　　郁　金 20 克　　鸡内金 15 克　　陈　皮 15 克

　　　　白　芷 15 克　　佛　手 15 克　　砂　仁 15 克　　紫苏子 15 克

　　　　厚　朴 20 克　　枳　实 15 克　　焦槟榔 15 克　　藿　香 15 克

　　　　佩　兰 15 克　　砂　仁 15 克

15 剂，日 1 剂，水煎 300 毫升，早晚分服。

四诊：服药后诸症好转，大便正常，去枳实、焦槟榔，改加枳壳 15 克；头重如裹减轻，仍困倦乏力，此为湿邪重浊难去之故，遂上方减藿香、佩兰，加薏苡仁 30 克、苍术 15 克，以健脾燥湿，脾气健，运化之力渐复，则湿邪自除。

方药：柴　胡 15 克　　黄　芪 20 克　　炒白术 20 克　　太子参 15 克

　　　　金钱草 30 克　　郁　金 20 克　　鸡内金 15 克　　陈　皮 15 克

　　　　白　芷 15 克　　佛　手 15 克　　砂　仁 15 克　　紫苏子 15 克

　　　　厚　朴 20 克　　枳　壳 15 克　　砂　仁 15 克　　薏苡仁 30 克

　　　　苍　术 15 克

15 剂，日 1 剂，水煎 300 毫升，早晚分服。

五诊：除神疲乏力外，余症均除。复查彩超示：结石消失，胆囊壁欠光滑，胆囊内已无结石。

守方继服 15 剂，以巩固疗效。

随诊 1 年，未见复发。

【按语】

脾胃位居中焦，为气机之枢，脾胃之气的升降运动有赖于肝胆之气的疏泄，脾无肝胆不能升清，胃无肝胆不能降浊，脾胃有病可以影响到肝胆，肝胆功能失调，亦可以影响到脾胃。胆降必须依赖胃腑降，胃降又必须依赖脾升。研究表明：脾气虚患者，副交感神经应急能力低下，餐后胃运动能力低下。两者均能影响胆囊收缩与胆汁排放。《医论三十篇》言："气不虚不阻，病中满者，皆由气虚之故。"应验经言"阴静阳躁"之说。治疗上应一方面健脾扶正，使土生木旺而不恋邪；另一方面清泻祛邪，使炎消石溶而不伤正，相辅相成，正复邪除，收效颇著。"损其肝者，缓其中"，"肝苦急，急食甘以缓之"。予治以甘缓和中之法颇为合拍，夫木盛乘土，当先培土折木，脾胃和即正气充，中州斡旋之力得复，即不用利胆排石之重剂，亦能轻可去实。甘缓和中，敛阴和阳，乃增液益气排石并用，夫欲通之，必先充之，气足则推动结石之力强，多年临床经验证明，甘缓和中法能扶正健脾排石。

五、胆经郁滞兼腑气不通证

李某，男，38 岁。

首诊时间：2012 年 8 月 15 日。

主诉：右上腹疼痛伴腹胀 2 年，加重 1 周。

现病史：患者 2 年前因右上腹疼痛不适于当地医院就诊，确诊为"胆囊炎""胆结石"，后经消炎利胆排石等中西医治疗，疗效均欠佳，1 周前因饮食油腻致症状加重，来我处就诊，现症见：形体肥胖，面色晦黄，如橘皮色，右上腹疼痛，疼痛拒按，睡眠不佳，晨起口苦口干，食欲一般，腹部胀满，矢气差，大便干结，如羊粪状，3～5 日一行。舌红，苔黄腻，脉弦数有力。

辅助检查：①腹部彩超：胆囊壁增厚、水肿，胆囊内可探及多个强回声斑块，后方伴声影，可随体位改变而移动，较大者大小为 0.6cm × 0.7cm；②肝功：TBIL 19.2μmol/L，DBIL 9.1μmol/L，IBIL 15.2μmol/L。

【辨证分析】胆经郁滞，排空不畅，郁蕴内滞，阻碍气机，腑气不通，日久化热酿石，故见胆区疼痛；腑气不通，升降失调，加之胆经郁滞日久化热，则见腹胀、纳差、矢气差、大便干结之症；腑气不通，胆火上扰，故睡眠不佳；面色晦黄，如橘皮色，乃胆经郁滞、疏泄不畅所致。舌脉为胆经郁滞兼腑气不通之象。

中医诊断：胁痛（胆经郁滞兼腑气不通证）。

西医诊断：1. 胆囊结石。

2. 慢性胆囊炎。

治法：疏肝利胆，行气通腑止痛。

方药：

柴　胡 15 克	黄　芩 15 克	金钱草 30 克	郁　金 20 克
姜　黄 20 克	白　芷 20 克	威灵仙 20 克	枳　实 15 克
焦槟榔 15 克	厚　朴 20 克	茵陈蒿 25 克	栀　子 15 克
白　芍 15 克	元　胡 15 克	虎　杖 15 克	炒九香虫 15 克

7 剂，日 1 剂，水煎 300 毫升，早晚分服。

大黄 15 克，7 剂，单包，代茶饮。并嘱患者忌食油腻、辛辣之品。

二诊：服药后右上腹疼痛减轻，大便虽有所改善，仍秘结，2～3 日一行，原方加火麻仁 15 克，郁李仁 15 克，以润肠通便。

方药：

柴　胡 15 克	黄　芩 15 克	金钱草 30 克	郁　金 20 克
姜　黄 20 克	白　芷 20 克	威灵仙 20 克	枳　实 15 克
焦槟榔 15 克	厚　朴 20 克	火麻仁 15 克	郁李仁 15 克
茵陈蒿 25 克	栀　子 15 克	白　芍 15 克	元　胡 15 克
虎　杖 15 克	炒九香虫 15 克		

10 剂，日 1 剂，水煎 300 毫升，早晚分服。

大黄 15 克，10 剂，单包，代茶饮。

三诊：患者来时，心情颇佳，自诉右上腹疼痛频率及程度均减轻，减元胡、炒九香虫；腹胀改善，大便秘结改善，1 日 1 行，上方减大黄；面色改善，复查肝功示正常，减茵陈蒿、虎杖；另诉口气重，仍见少许黄腻苔，加黄连 20 克、吴茱萸 10 克，取左金丸之意。

方药：柴　胡 15 克　　黄　芩 15 克　　金钱草 30 克　　郁　金 20 克

　　　　姜　黄 20 克　　白　芷 20 克　　威灵仙 20 克　　枳　实 15 克

　　　　焦槟榔 15 克　　厚　朴 20 克　　火麻仁 15 克　　郁李仁 15 克

　　　　栀　子 15 克　　白　芍 15 克　　黄　连 20 克　　吴茱萸 10 克

15 剂，日 1 剂，水煎 300 毫升，早晚分服。

四诊：患者诉服药后诸症好转，欣喜睡眠改善，方中虽未加一味安神药，但因腑气得通，则寐自安。除略感乏力外，无明显不适，且舌红改善，无黄腻苔，减黄连、吴茱萸、栀子、火麻仁、郁李仁，加黄芪 20 克、太子参 15 克，以于治疗后期顾护脾胃。

方药：柴　胡 15 克　　黄　芩 15 克　　金钱草 30 克　　郁　金 20 克

　　　　枳　实 15 克　　焦槟榔 15 克　　厚　朴 20 克　　白　芍 15 克

　　　　黄　芪 20 克　　太子参 15 克　　姜　黄 20 克　　白　芷 20 克

威灵仙 20 克

20 剂，日 1 剂，水煎 300 毫升，早晚分服。

五诊：复查腹部超声示胆囊壁毛糙，结石较前减少。嘱患者注意饮食，继续服药半年余，胆囊功能正常，结石消失。

随诊 1 年，未见复发。

【按语】

胆为六腑之一，六腑以通为用，肝胆结石多与胆腑不通有关，故通腑导结，涤荡肠胃是治疗此证结石的重要方法之一。通腑泄热既有利于结石下行，又可消除炎症。胆道胆汁郁积，即所谓肝胆气郁、疏泄失职，精汁郁积而变浊，浊质淤久不散而为石。因此，调节肝胆功能，疏通胆道，纠正和改善病理性胆汁是溶石的前提。方中金钱草有利湿退黄、清热解毒之功效，茵陈蒿具有清湿热、退黄疸的作用，二者合用，以奏清热利湿退黄之功。姜黄疏肝利胆，行气止痛；白芍养血柔肝，缓中止痛；元胡活血散瘀，利气止痛；威灵仙通络止痛，散瘀积；九香虫配柴胡、郁金、延胡索理气止痛，上通下达，激活气机升降，使结石易于排出；厚朴理气宽中、行滞消胀，并调畅气机，促进结石排出。且根据现代药理学研究，金钱草水煎液能明显促进胆汁分泌，使胆管泥沙状结石易于排出，胆管阻塞和疼痛减轻，黄疸消退；郁金有保护肝细胞、促进肝细胞再生的作用；鸡内金化坚消食而运脾，三金合用，加强消石排石、运脾利水之功。诸药合用，共奏清热利胆、行气排石之功。此外，余认为胆以通为顺，以降为顺，不通则痛，故在没有便秘时也可加入通腑之品，以增加疗效。

六、肝阴不足兼血瘀证

高某，女，50岁。

首诊时间：2012年4月20日。

主诉：右胁肋部刺痛反复发作3年余。

现病史：患者8年来曾多次B超检查提示胆囊多发性结石。多次就诊于中西医，病情反反复复，3年前因一次情志不遂后出现右胁肋部刺痛，期间症状反复发作，口服利胆排石片及中药等，均未见明显疗效。现症见：面色晦暗，形体消瘦，右胁刺痛略有灼热感，入夜痛甚，五心烦热，两目干涩，口燥咽干，头晕眼花，大便秘结，2～3日一行。舌质紫暗，舌边有瘀斑，少苔，少津，脉弦细。

辅助检查：①腹部彩超示胆囊结石，最大者为6mm×7mm。伴有大量泥沙样结石；②胆囊造影显影欠佳，收缩功能不良，脂餐1小时后胆囊收缩1/3。

【辨证分析】肝藏血，体阴而用阳，肝阴即肝之营血和阴液，具有滋养肝体、疏利肝气，化生胆汁的作用。肝阴不足，则肝体虚损，肝失气化，胆汁化生异常，疏泄不畅而瘀滞生石；肝脉失养，虚火内灼，疏泄失职，兼有瘀血，故见右胁刺痛且伴灼热感；肝阴不足，头目失濡，故头晕眼花，两目干涩；阴虚不能制阳，虚热内生，故五心烦热；阴液不能上承，则口干咽燥；肠道津液亏乏，故大便秘结；舌质紫暗，舌边有瘀斑，少苔，少津，脉弦细为肝阴不足兼血瘀之征。

中医诊断：胁痛（肝阴不足兼血瘀证）。

西医诊断：1.胆囊结石。

2.慢性胆囊炎。

治法：养阴柔肝，活血化瘀，利胆排石。

方药：金钱草 30 克　　郁　金 20 克　　鸡内金 15 克　　姜　黄 20 克

　　　　白　芷 20 克　　威灵仙 20 克　　川　芎 15 克　　当　归 15 克

　　　　丹　参 15 克　　火麻仁 15 克　　郁李仁 15 克　　枳　实 15 克

　　　　焦槟榔 15 克　　沙　参 15 克　　石　斛 15 克　　天花粉 15 克

　　　　元　胡 15 克

10 剂，日 1 剂，水煎 300 毫升，早晚分服。

大黄 15 克，7 剂，单包，代茶饮。

二诊：服药后大便改善，1 日 1 行，原方减大黄，两目干涩尤甚，脱发，加枸杞子 15 克，制首乌 15 克，养肝肾之阴，取"肝肾同源"之意。

方药：金钱草 30 克　　郁　金 20 克　　鸡内金 15 克　　姜　黄 20 克

　　　　白　芷 20 克　　威灵仙 20 克　　川　芎 15 克　　当　归 15 克

　　　　丹　参 15 克　　火麻仁 15 克　　郁李仁 15 克　　枳　实 15 克

　　　　焦槟榔 15 克　　沙　参 15 克　　石　斛 15 克　　天花粉 15 克

　　　　元　胡 15 克　　枸杞子 15 克　　制首乌 15 克

15 剂，日 1 剂，水煎 300 毫升，早晚分服。

三诊：服药后胁肋刺痛好转，减元胡；大便正常，减火麻仁、郁李仁；手足心热尤甚，加秦艽 15 克、牡丹皮 15 克、赤芍 15 克，以清热凉血。

方药：金钱草 30 克　　郁　金 20 克　　鸡内金 15 克　　姜　黄 20 克

　　　　白　芷 20 克　　威灵仙 20 克　　川　芎 15 克　　当　归 15 克

　　　　丹　参 15 克　　枳　实 15 克　　焦槟榔 15 克　　沙参 15 克

　　　　石　斛 15 克　　天花粉 15 克　　枸杞子 15 克　　制首乌 15 克

　　　　秦　艽 15 克　　牡丹皮 15 克　　赤　芍 15 克

15 剂，日 1 剂，水煎 300 毫升，早晚分服。

四诊：手足心热消失，减秦艽、牡丹皮、赤芍，防止凉血加重血瘀；复查胆囊结石减少，其收缩功能改善。加黄芪 25 克、太子参 15 克。

方药：金钱草 30 克　　郁　金 20 克　　鸡内金 15 克　　姜　黄 20 克

　　　白　芷 20 克　　威灵仙 20 克　　川　芎 15 克　　当　归 15 克

　　　丹　参 15 克　　枳　实 15 克　　焦槟榔 15 克　　沙　参 15 克

　　　石　斛 15 克　　天花粉 15 克　　枸杞子 15 克　　制首乌 15 克

　　　黄　芪 25 克　　太子参 15 克

20 剂，日 1 剂，水煎 300 毫升，早晚分服。

五诊：患者症状消失，胃纳增加。复查腹部超声、胆囊造影，示胆囊收缩功能良好，结石减少。

随诊 1 年，未见复发。

【按语】

肝主藏血，主疏泄，体阴用阳，肝主营血和阴液，具滋养肝体，涵养肝阳，化生胆液等作用；胆囊炎、胆结石过用、妄用辛燥苦寒之药，劫伤肝阴，络脉不和，加之病症反复发作，累及于肝，损伤肝体，耗伤阴血，日久成瘀，治疗时须以养、和、通为主，养阴柔肝，活血通络，利胆排石以恢复肝胆的正常功能，杜绝病理性胆汁的产生，防止胆囊炎、胆结石的再生或复发。每于方中加太子参、黄芪，太子参甘、微苦，补气生津，黄芪补气升阳，以助阴生，乃"善补阴者必于阳中求阴，则阴得阳升而泉源不竭"之意。肝阴得补，津血盈满则水深舟自浮。黄芪益气健脾，以安中州，肝之体滋养有源；沙参、麦冬养阴柔肝；制首乌、枸杞子滋养肝肾；余认为血瘀是本病之关键，活血化瘀能调畅气血，活血通络，化瘀通腑，从而恢复胆腑的通降功能。"通则不痛"，气血通畅，胆道通降功能加强，有利于胆汁排泄，进而促进胆腑功能恢复。治疗选用当归、赤芍、三棱、莪术、桃仁、郁金等具有较强活血化瘀作用的药物，辅以大黄，既能活血又能通里攻下，佐以鸡内金消石化积，金钱草、海金沙利胆排石，再配以疏肝理气之柴胡、陈皮等，合用使之能活血化瘀，疏肝利胆排石。肝为刚脏，体阴而用阳，肝气（阳）常有余，肝阴（血）常不足。故余主张在治疗用药时，应该刚柔并用，以通利而不伤正，滋补而不滞邪，时时不忘补气血，滋阴液。先哲有"见肝之病，则知肝当传脾"之明训，故常于方中佐用白术、茯苓、炙甘草等健脾益气以安中州，倘脾气健运，气血生化充足，则肝之体用资养有源。

诊疗体会

【古典文献对本病的论述】

中医学虽无胆囊结石这一病名，但有类似症状的描述，古代文献不乏记载。《灵枢·胀病》曰："胆胀者，胁下胀痛，口中苦，善太息。"东汉张仲景在《伤寒论》《金匮要略》中也有许多颇似胆石症、胆道感染症状的描述。如"辨太阳病脉证并治"中"伤寒六七日，结胸热实，脉沉而紧，心下痛，按之石硬，大陷胸汤主之"，"太阳病不解，转入少阳者，胁下硬满，干呕不能食，往来寒热"之小柴胡汤证，"呕不止，心下急"之少阳与阳明合病的大柴胡汤证等，并对黄疸作为专章论述。后代医家对胆石症的认识，大多沿袭仲景之说，鲜有系统、精辟之论。多从主症划分将其归属为"胁痛""胆胀""腹痛""黄疸""癖黄""结胸发黄"等范畴。纵观临床胆石症患者，多有右胁肋疼痛的主诉，故认为以"胁痛"命名较为合适。关于胁痛的论述，早在《内经》时期就有记载。《素问·缪刺论》言："邪客于足少阳之脉，令人胁痛。"指明胆腑有病可引起胁肋部疾病。其后，历代医家对胁痛的病因病机及临床特征有了进一步的认识。严用和《济生方·胁痛评论》中认为胁痛的病因主要是情志不遂，"夫胁痛之病，……多因疲极嗔怒，悲哀烦恼，谋虑惊扰，致伤肝脏"。《景岳全书》中进一步提出，胁痛的病因主要与情志、饮食等关系最为密切，并将胁痛分为外感与内伤两大类；明确其病位，指出"胁痛之病，本属肝胆两经，以两经之脉皆循胁肋故也"。《古今医鉴》则对胁痛的病因进行了较为全面的论述，说："胁痛者，……若因暴怒伤触，悲哀气结，饮食过度，冷热失调，颠仆伤形，或痰积流注于血，与血相搏，皆能为痛。"《证治汇补·胁痛》指出了治疗原则："故凡木郁不舒，而气无所泄，火无所越，胀甚惧按者，又当疏散升发以达之，不可过用降气，致木愈郁而痛愈甚也。"从而使历代医家对胁痛的认识趋于完善。

【中医病因病机】

根据本病特点，余认为本病病因病机主要为情志失调、饮食不节或虫积等因素导致胆失疏泄，湿郁化热，湿热久蕴，煎熬胆汁，聚而为石。饮食失调，嗜酒或肥甘油腻，湿热内生，蕴结脾胃，郁蒸肝胆，煎熬胆之精汁而成石。肝胆主疏泄，忧思恼怒，情郁不畅，肝胆失于疏泄，气机运行障碍，胆汁排泄不畅，郁而化热，或肝木横逆犯脾，酿湿成热，而结成砂石。《杂病源流犀烛·肝病源流》说："气郁，由大怒气逆或谋虑不决，皆令肝火动甚，以致躯胁肋痛。"蛔虫上扰，脾胃失和，寒热不调，肠道蛔虫妄动，窜入胆道，胆汁疏泄不利，沉积而成砂石。本病好发于形体肥胖之中年妇女，女子先天以肝为本，肝气易受刺激而抑郁，肥胖之体多痰停气阻，均可致肝胆疏泄不利，脾失健运，日积月累，胆汁淤积，湿热内生，结成砂石。

胆居六腑之首，又属于奇恒之腑。胆与肝相连，附于肝之短叶间。胆与肝又有经脉相互络属，而为表里。胆的生理功能是贮藏和排泄胆汁。胆汁的化生和排泄由肝的疏泄功能所控制和调节。其由肝之精气所化生，汇集于胆，泻于小肠，以助饮食物消化吸收。若肝失疏泄，则可导致胆汁生成和排泄异常，影响饮食消化吸收，则可出现多种消化不良症状。肝喜条达，恶抑郁，体阴而用阳，主疏泄而藏血，其经脉布胁肋，循少腹。肝的疏泄不仅可以调畅气机，助脾胃之气升降，而与胆汁的分泌有关。若肝疏泄不及，可导致气滞血瘀，而出现胁痛胸闷等症；若疏泄太过，可导致阳亢于上，而出现头晕耳鸣等症；肝的疏泄功能异常，还直接影响三焦气化和脾胃功能，导致水肿、鼓胀等病。肝胆表里相合，其病变也可相互影响，而出现口苦、黄疸等症。情志失调致肝胆气郁，肝失疏泄，胆气郁结；外伤、手术所伤，致瘀血内阻，血瘀气滞，影响肝胆疏泄功能，致胆气升降失司，胆汁疏泄失常，郁结日久，结成砂石；素体肝胆阳虚，或感受寒邪，致肝疏泄失职，损伤胆阳，或胆病过用苦寒清热而伤及胆阳，胆阳虚则升降失司，胆汁因寒凝气结而瘀滞，郁结成石；各种原因致脾胃亏损，运化失职，湿浊内生，湿聚成痰，痰阻肝胆，使胆的升降失司，久而形成砂石。总之，湿聚、热灼、气滞、血瘀、痰阻、脾虚等均是结石产生的基本因素，结石形成之后，反作用于机体，加重病情。

【现代医学对本病的认识】

胆囊结石根据结石化学成分的不同，分为胆固醇结石、胆色素结石和二者的混合物（称为混合型结石）。胆囊结石形成的基本因素有：胆汁理化状态的改变、胆汁淤滞和感染等，常为两种以上因素联合致病。胆汁理化状态发生改变，其中胆色素或胆固醇过饱和、析出，聚积形成结石；胆汁淤滞可使胆汁中的水分被过多吸收，胆汁过度浓缩，使胆色素浓度增高，胆固醇过饱和等，都可促进胆石形成；细菌感染可使胆道发生炎性水肿、细胞浸润和慢性期的纤维增生，导致胆道壁增厚、狭窄甚至闭塞，从而引起胆汁淤滞。炎症细胞或脱落上皮、细菌群、蛔虫残体及虫卵等可作为结石的核心，促进结石形成。

胆囊结石病人临床上可无症状，很多病人是在做 B 超检查时偶然发现。甚至大多数胆囊结石患者可终生无症状，称为静止性胆囊结石。有无症状与结石大小、结石存在的部位、是否梗阻、有无炎症及胆囊功能等有关。常见临床表现为：①胆绞痛：这是胆囊结石最典型的表现，但绞痛程度因人而异，常在进食油腻食物、饱餐之后或夜间突然发作。表现为右上腹剧痛，可牵涉到右肩背部。检查时右上腹压痛，肌紧张，有时可触到肿大的胆囊，Murphy 征（＋）。发作时可伴有恶心，呕吐。发生胆绞痛是因为结石嵌顿于胆囊颈，导致囊内压增高，加之胆汁酸刺激胆囊黏膜，使之发生炎症、水肿、充血、渗出，引起急性胆囊炎。②胃肠道症状：常表现为右上腹饱胀，隐痛不适，厌油腻，暖气，消化不良，常在进油腻食物后诱发、加重。

目前，现代医学的主要治疗方法有：①溶石疗法：包括口服用药和直接溶石法，前者包括鹅脱氧胆酸、熊脱氧胆酸，后者包括单辛酸甘油酯、复方辛酸甘油单酯、甲基叔丁醚、丙酸乙酯、二甲基亚砜、依地酸二钠等药物；②碎石术：包括体外震波碎石、体内震波碎石、激光碎石、电液压碎石 4 种；③内窥镜治疗：包括纤维胆道镜、纤维十二指肠镜、腹腔镜 3 种；④手术治疗：包括开放性胆囊切除术、胆肠吻合术等。内窥镜介入治疗是最新研究趋势，但以上各治疗方法都存在自身不可避免的缺陷，如术后并发症、术后粘连、再手术率等都较高。

【治疗特色】

1. 疏利肝胆，升降有常

余认为肝和胆的疏泄功能失常是胆结石的基本病机。《灵枢·本脑》称"肝之余气，泄于胆，聚而成精"。胆汁由肝之精气所化生，胆汁的化生和排泄由肝的疏泄功能控制和调节。肝之疏泄功能失常，必定会影响胆汁的分泌与排泄而形成胆道疾病。肝胆互为表里，有经脉相互络属，胆病常波及于肝，胆汁排泄不畅，会影响肝之疏泄，肝胆互为影响。疏利肝胆对于胆石症的治疗显得尤为重要。临床上余常用大柴胡汤加减：柴胡、黄芩、枳实、厚朴、制半夏、白芍、生大黄、金钱草，有黄疸者加茵陈蒿，热盛者加银花、虎杖、蒲公英，伴恶心呕吐者加陈皮、生姜、黄连等。《素问·阴阳应象大论》言："阳化气，阴成形。"谓阴阳为："万物之纲纪，变化之父母。"胆结石的形成，包含脏腑阳（气）不充，肝之余气泄之于胆不足，胆失清净，先混浊后凝聚的病理过程。阴阳在机体上下内外运动不居，即升降出入不息，否则为病。为阴阳气平衡上下循环，阳气在上而不亢极，如《经》言："少火生气。"则肝胆脾胃气化正常，水谷运化为精微，肝脾气升，胆胃气降。《素问·六微旨大论》云："出入废则神机化灭，升降息则气立孤危。"肝胆脾胃的正常生理活动、胆结石的化排，必须依赖气机的升降出入。静止期胆结石虚实夹杂的临床表现，完全由阴阳气机升降失常所致。

2. 利胆排石，必先通腑

胆为六腑之一，"六腑以通为用"，"腑病以通为补"，胆气以下行通降为顺。且胆随胃降，若胃失和降，必然会影响胆汁的排泄，胆汁淤滞日久，就会聚而成石；反之，胆失通降，又可胆气犯胃，胃气不降，从而腑气不畅。通过通泻胃腑而助胆气通降，胆胃协和使胆木疏泄，升降正常，上腹疼痛、口苦、呕吐等症可自行消除。可见胃气通降与否在本病中起着很重要的作用。余认为通泻胃腑这一治则，适应于胆石症的急性发作期，病程短、症状典型的病人。门诊曾治一病例，右上腹疼痛连及背部，口干口苦，呕吐胃内容物及胆汁，大便秘结，舌苔黄厚腻，脉弦数，用三承气汤加减急下通腑，配柴胡、黄芩、蒲公英、茵陈蒿等疏肝利胆、清利湿热而愈。临床上亦常用生大黄、枳实，榔片等通腑降气之品，保持大便每日 1～2 次，有利于胆汁排泄通畅，对控制临床症状、减少急性发作有重要意义。

3. 从肝立论，治病求本

余认为，胆石症病位虽在于胆，而病之本却源于肝。胆为六腑之一，又属奇恒之腑，附于肝之短叶间，与肝相连，《难经·四十二难》云："胆在肝之短叶间。"胆还与肝有经脉相互络属构成表里关系，《灵枢·本脏》言："肝合胆。"胆的主要生理功能是贮藏与排泄胆汁。《东医宝鉴》："肝之余气，泄于胆，聚而成精。"胆汁所以能正常地排泄和发挥作用，亦依赖于肝的疏泄功能，若肝的疏泄功能失常，就会影响胆汁的分泌和排泄；反之，若胆汁排泄不畅，亦会影响肝的疏泄。此外，肝主谋虑，胆主决断，从情志意识过程来看谋虑后必须决断，而决断又来自谋虑，两者亦是密切联系的。因此肝与胆在生理和病理上密切相关，胆病易波及于肝，表现为肝病征象，所以余倡导胆病从肝论治，胆附于肝，胆为"中精之府"，贮藏排泄胆汁，而胆汁的形成来源于肝之精气。胆汁的正常分泌，有赖于肝阴（血）的生化；胆汁的贮藏、排泄，受肝气（阳）的疏泄、调节。肝与胆在生理功能上密不可分。治疗胆石症的关键，不仅在于清除胆石异物的本身，还在于恢复肝脏的正常功能，防止病理性胆汁的产生，杜绝胆石的再生和复发。胆石症必须从肝论治，才能正本清源。

4. 见肝之病，知肝传脾

中焦脾胃为气机之枢，但脾胃之气的升降运动亦有赖于肝胆之气的疏泄，脾无肝胆不能升清，胃无肝胆不能降浊。《医贯》云："脾能化湿升清，全借少阳相火之无形者。"脾胃有病可以影响肝胆，肝胆功能失调亦可以影响脾胃，脾气健运则消化吸收功能良好，身体健康，如脾失健运，则消化吸收功能减弱，临床上胆结石病人常出现食少、腹胀，这都是影响了脾的运化功能，失其健运而产生的后果。余深知"见肝之病，则知肝当传脾"之理，临床常以"务必先安未受邪之地"为防治原则，临床用药每以柴胡、黄芪两者合用达到疏肝健脾之功效，还有一些患者素体内湿较盛，肝胆失疏，湿浊内聚，加之阴雨连连又感外湿而致发病，病位虽在肝胆，却因脾湿内盛、湿阻中焦，气机升降失调而影响肝的疏泄、胆的通降，此类患者有右上腹胀痛连及右肩，或脘腹痞满不适，时有恶心呕吐，舌苔厚腻，此乃脾虚运化水湿功能失司而引起，所以有"脾主湿，诸湿肿满皆属于脾"之说，对于此类病人，余常遣藿香、佩兰同用，另以砂仁运化水湿，病人服药两周后舌苔可以逐渐转为正常。理中法还体现在顾及病人的胃气，胆结石的病人往往纳食不馨，可用山楂、麦芽以助消化。

5. 清热祛湿，健脾为本

巢元方《诸病源候论》强调"凡诸胆病，皆由饮食过度，醉酒劳伤，脾胃湿热所致"。脾虚失其健运之能则水湿内蕴，日久积湿生热，火热熏蒸，煎熬胆汁，聚而为石。余认为素体内湿盛者，肝胆失疏，湿浊内聚，或又感外湿而致本病者，病位虽在肝胆，却因脾湿内盛，湿阻中焦，气机升降失调而影响肝的疏泄、胆的通降。《素问·至真要大论》云："诸湿肿满，皆属于脾。"脾主运化，脾运失健，则水谷停聚生痰，胆结石实由痰聚而成。胆石成因为湿热煎熬胆汁，痰浊之邪停聚所致，病因关键是痰湿，而脾胃为生痰之源，脾胃虚弱、失于健运是痰湿酿生的根本，故健运脾胃法为其治疗大要。临床用药每以白术、茯苓、薏苡仁、苍术同用以加强健脾燥湿扶正之功，同时结合患者体质强弱、寒热的不同随证加减，如患者年老脾弱，则人参、甘草、大枣等健脾扶正药为先；如患者体质偏寒，则在上方基础上加姜、附等温胃散寒，理气止痛。

6. 滋养肝阴，知常达变

肝藏血，主疏泄，体阴用阳。肝阴即肝之营血和阴液，具有滋养肝体、涵敛肝阳、化生胆汁等作用。肝用是指肝之功能而言，以肝阴为物质基础。余根据临床观察发现，肝阴不足尤以 50 岁以上中老年人多见。究其原因，多为胆囊结石过用、妄用辛燥苦寒之药，劫伤肝阴，克伐脾胃，导致脾胃虚弱；或久病大病之人，反复发作，累及肝脏，损伤肝体，耗伤阴血；或年老体衰，肝体虚弱，阴血不足。治疗时须以养固为主，辅以通法，养阴柔肝，健脾和血通络，恢复肝脏的正常功能，防止胆囊结石的再生或复发。《临证指南医案·肝风》载："故肝为风木之脏，因有相火内寄，体阴用阳，其性刚，主动主升，全赖肾水以涵之，血液以濡之。"一贯煎功可滋阴疏肝，张山雷在《中风斠诠》中言："凡血液不充，经脉窒滞，肝胆不驯，而变生诸病者，皆可用之，苟无停痰积饮，此方最有奇功。"另外呕恶者加竹茹、半夏；阴虚甚者加北沙参、天冬、麦冬；纳少者加谷芽、麦芽、生山楂；便结者加生大黄、火麻仁、郁李仁。生地黄、枸杞子、何首乌滋补肝阴，为治本之举；太子参、黄芪补气助阳，以促阴生，寓"阳中求阴"之意；白芍养血敛阴，柔肝止痛；茯苓、白术补益脾气，体现了"治未病"的思想。诸药合用，防治结合，共奏益气养阴、柔肝止痛之功，用之胆石症，临床确有良效。

7. 辨证施治，不拘一法

余在临证时见伴有明显胁肋痛或绞痛，时牵掣背部疼痛，口苦，口咽干燥，心烦易怒，脘腹胀满，不欲饮食，大便时干时稀等肝郁脾虚之症者，可加香附、延胡索、川楝子等行气疏肝之品，使肝得条达，调气机，和血络，《内经》曰："见肝之病，知肝传脾。"故每加黄芪、太子参等取其健脾之功，防止疾病传变。伴有右胁部灼热疼痛，口苦咽干，小便黄赤，大便秘结，或面红目赤心烦等胆腑郁热之症者，可加大黄、栀子等清热通腑之品，如《临证指南医案·脾胃》所说："脏宜藏，腑宜通，脏腑之用各殊也。"所谓六腑以通为用，肠泻胆亦泻，故大黄、栀子配伍，取《金匮要略》茵陈蒿汤意，大黄泻热逐瘀，能导胆腑郁热从大便而下，栀子能清热降火，通利三焦，又能清利肝胆；配以半夏辛开散结，降腑中逆浊之气，与栀子、大黄配伍苦辛通降。伴有胁肋及右上腹部刺痛，痛有定处拒按，夜间尤甚，口干苦不欲饮，或胸闷纳呆，黑便，大便干结等瘀血阻滞之症者，可加五灵脂、蒲黄、桃仁等活血通络，五灵脂，《本草经疏》言其能"破血行血，凡瘀血停滞作痛，血滞经脉在所必用蒲黄。"

【预后与调护】

胆囊结石较小者，通过积极治疗并配合饮食，预后良好。所以，日常调护显得尤为重要。关键是要养成吃早餐、有规律进食的良好饮食习惯。选择低脂、低胆固醇、低热量和高纤维的饮食，多饮水，多吃碱性食物如蔬菜、水果及全谷类食物和脱脂牛奶等。除饮食外，进行体育锻炼可促进胆囊的舒缩功能，有利于胆汁的加速排空，减少胆汁潴留，使胆固醇结晶不宜析出。形成良好的生活习惯，生活规律，适当运动，不吸烟酗酒。

【结语】

余根据多年临床经验将胆囊结石辨证分为肝胆湿热、肝郁脾虚、肝郁气滞、胆经郁滞、胆火犯胃、肝阴不足六型，在此基础上又可以兼有痰热、血瘀等证。治疗上，每以金钱草、郁金、鸡内金，三金合用疏肝利胆排石。肝胆湿热，热重于湿者，症见寒热往来，黄疸，口干口苦，舌苔黄腻，脉弦滑数，方多以龙胆泻肝汤为主，常用药物有龙胆草、茵陈蒿、黄芩、栀子、虎杖、金钱草等。胆囊结石日久多见阴虚，因此治疗当以养阴为法，临床用药，每于方中加太子参、黄芪相伍为用，太子参甘、微苦，补气生津，黄芪补气升阳，以助阴生，乃"善补阴者必于阳中求阴，则阴得阳升而泉源不竭"之意。对于肝阴不足严重者，重用养阴益气之品，如南北沙参、石斛等。对于肝郁气滞型的胆囊结石，余在应用理气药时考虑到理气药多辛温苦燥，易耗气伤阴，所以用量较小，多辅以养阴药，临床观察，确有良效。另外，余在临床喜用枳实、厚朴、焦槟榔等通腑降气之品，以保持每日大便 1～2 次为要。如此不仅能减轻或消除临床症状，而且可望减少急性发作，甚或排出结石。究其因，在于六腑以通为用，大河通则小河畅，腑气得通，诸症自消。现代药理研究表明，一些具有通下作用的中药能促进胆汁分泌，增加胆汁流量，降低 Oddi 括约肌张力，改善功能性胆汁淤滞。余认为中医理应着眼于整体观念和辨病辨证施治。故在临床治疗时往往以一法为主，兼顾他法，灵活运用，如此才能取得较好的临床疗效。因为胆结石成因复杂，影响干预因素多，个体差异较大，只有区别对待，实施个体化防治方案，并配合饮食调护，才能真正做到药到病除。

第二节　慢性胆囊炎

一、肝胃不和兼湿热证

高某，男，55 岁。

首诊时间：2013 年 2 月 19 日。

主诉：右胁肋区胀满疼痛反复发作 2 年余，加重 1 周。

现病史：患者 2 年前因进食油腻后出现右胁肋区胀满疼痛，于当地医院就诊，经腹部超声检查确诊为"急性胆囊炎"，经西药利胆抗炎治疗后症状缓解，其后每因情志不遂或饮食不调而病情反复发作，时轻时重，曾多次就诊于西医院，均予对症抗炎治疗，未见明显疗效，现为求中医药治疗来我诊室就诊。现症见：面色萎黄，形体消瘦，右胁肋区胀满疼痛连及后背，胃脘胀满伴嗳气，口苦咽干，口气重，心烦易怒，善太息，大便黏滞。舌质暗红，体胖，黄腻苔，脉弦滑。

辅助检查：①腹部彩超：胆囊大小为 6.3cm × 4.4cm，胆囊壁毛糙，壁厚 0.5cm，胆汁透声欠佳；②胃镜：慢性非萎缩性胃炎。

【辨证分析】《金匮翼·胁痛统论·肝郁胁痛》言："肝郁胁痛者，悲哀恼怒，郁伤肝气。"肝主疏泄，喜条达而恶抑郁，本案患者右胁肋胀痛每因情志不遂加重，乃为肝郁气滞之证。《灵枢·经脉》曰："肝足厥阴之脉，抵少腹，属肝，络胆，上贯膈，布胁肋。"两胁为气机升降之道路，气由左而升，自右而降，肝脉不畅，气机升降受阻故见胁痛；患者胁痛日久不愈，肝气横逆，"木旺乘土"，脾胃运化失司，胃失和降，胃气上逆，故见胃脘胀满伴嗳气；湿热蕴结于肝胆，导致肝络失和，胆失疏泄，故见口干口苦、口气重；湿热下注则见大便黏滞不爽；舌质暗红，体胖，黄腻苔，均为湿热蕴结之象。

中医诊断：胁痛（肝胃不和兼湿热）。

西医诊断：1. 慢性胆囊炎。

2. 慢性非萎缩性胃炎。

治法：疏肝利胆，清利湿热，和胃降逆。

方药：柴　胡 15 克　　代赭石 30 克　　旋覆花 15 克　　焦白术 20 克

薏苡仁 30 克　　黄　芩 15 克　　栀　子 15 克　　藿　香 15 克

佩　兰 15 克　　香　橼 15 克　　香　附 15 克　　金钱草 30 克

威灵仙 20 克　　郁　金 20 克　　茯　苓 30 克　　枳　实 15 克

槟　榔 15 克　　龙胆草 15 克

7 剂，日 1 剂，水煎 300 毫升，早晚分服。

二诊：患者服上药后口气改善，胃脘胀满、嗳气、口苦均有所改善。原方减栀子、藿香、佩兰；自觉手指末端发麻，遂在原方基础上加入川芎 20 克、当归 20 克，以理气活血通络。

治法：疏肝利胆，清利湿热，和胃降逆，佐以通络。

方药：柴　胡 15 克　　代赭石 30 克　　旋覆花 15 克　　焦白术 20 克

薏苡仁 30 克　　黄　芩 15 克　　香　橼 15 克　　香　附 15 克

金钱草 30 克　　威灵仙 20 克　　郁　金 20 克　　川　芎 20 克

当　归 20 克　　枳　实 15 克　　槟　榔 15 克　　龙胆草 15 克

15 剂，日 1 剂，水煎 300 毫升，早晚分服。

三诊：患者诸症皆在好转，嗳气消失，减代赭石、旋覆花；大便正常，减枳实、槟榔；另见两目干涩，舌干如锉，乃湿热日久伤阴，故于上方加入玄参 20 克、天花粉 20 克、沙参 15 克、石斛 20 克。

治法：疏肝利胆，健脾利湿，养阴和胃。

方药：柴　胡 15 克　　焦白术 20 克　　薏苡仁 30 克　　黄　芩 15 克

香　橼 15 克　　香　附 15 克　　威灵仙 20 克　　川　芎 20 克

| 当　归 20 克 | 玄　参 20 克 | 天花粉 20 克 | 沙　参 15 克 |
| 金钱草 30 克 | 郁　金 20 克 | 石　斛 20 克 | 龙胆草 15 克 |

15 剂，日 1 剂，水煎 300 毫升，早晚分服。

四诊：右胁肋胀满改善，两目干涩、舌干如锉改善，尿频，每时 1 次，上方减玄参、沙参；另诉时有腰痛，劳累后加重，神疲乏力，舌苔由黄腻苔转为白腻苔，此乃治疗后期见气虚之象，遂加入白参 15 克，百合 20 克，黄芪 20 克，益气养阴以扶正；上方去薏苡仁、黄芩。

治法：疏肝利胆，益气养阴。

方药：

柴　胡 15 克	焦白术 20 克	香　橼 15 克	香　附 15 克
金钱草 30 克	郁　金 20 克	黄　芪 20 克	威灵仙 20 克
川　芎 20 克	白　参 15 克	百　合 20 克	当　归 20 克
天花粉 20 克	石　斛 20 克	龙胆草 15 克	

7 剂，日 1 剂，水煎 300 毫升，早晚分服。

五诊：患者诸症好转，守上方巩固疗效，又服月余，右胁肋胀痛消失，余无明显不适。复查腹部超声提示：胆囊大小正常，胆囊壁厚 0.3cm，胆汁透声可。嘱患者忌食油腻、辛辣之品，注意调节情志，保持心情舒畅，避免激动、恼怒等。

随访 1 年，患者疗效极佳，病情稳定，未见复发。

【按语】

肝郁气滞是胆囊炎的一个重要因素，在治疗过程中以疏肝理气为要务，贯彻始终。以柴胡，专入肝胆，疏肝解郁而止胁痛；香橼、香附疏肝理气解郁；金钱草，善清肝胆之火，除下焦湿热，亦能利尿通淋，排石解毒，助柴胡疏肝利胆，导火热下行从小便出；郁金、威灵仙利胆通络止痛；代赭石、旋覆花和胃降逆。胆为六腑之一，附于肝，内藏胆汁，以通降为顺。《灵枢·本输》曰："肝合胆，胆者，中精之府。"内藏之精，由肝之余气所化生，集于胆，适时而泻，以助脾胃运化及升清降浊功能的发挥，故治疗时应充分考虑腑以通为顺，予枳实、槟榔，因势利导，通腑泄浊，以利胆汁疏泄。治疗湿热，又以通腑泄浊不伤正气，益气化湿不留邪气为宜，故予以黄芩、栀子清热利湿而不伤阴，藿香、佩兰芳香醒脾化湿，茯苓、焦白术、薏苡仁合用，一则振奋中焦脾胃气血生化之源，扶助正气，二使运化水湿功能复常。本病治疗后期，患者因病久气阴亏虚，故以养阴益气，顾护正气为主。顾护脾胃，益气健脾，和胃扶正，正气抗邪助药物发挥其作用，脾胃得缓缓资助健旺，使人体在自身机能恢复同时抗邪外出。上药合用，使肝气疏，胃气降，湿热祛，胁痛止，则诸症悉除。

二、肝郁脾虚兼湿邪内蕴证

张某，女，54岁。

首诊时间：2011年1月1日。

主诉：右胁肋区隐痛反复发作2年，加重半个月。

现病史：患者平素善忧思，2年前因情志不遂后出现右胁肋区疼痛、胃脘胀满等症，自服清肝利胆片、舒胆胶囊等药略见疗效，未予重视及系统治疗，半月前又因情志不遂加之食辛辣油腻之品而致症状加重，现症见面色萎黄，形体消瘦，右胁肋隐痛，时或牵引背部，伴胃脘胀满，餐后尤甚，嗳气，纳呆，神疲乏力，大便溏稀，每日1~2次。舌质淡，舌体胖大，边有齿痕，白腻苔，脉弦滑。

辅助检查：腹部彩超示胆囊壁毛糙欠光滑，胆囊壁增厚（4.5mm），胆汁透声欠佳。胆囊造影显示胆囊收缩功能不佳。

【辨证分析】肝属木，脾属土，二者在生理病理上联系密切。脾的运化，有赖于肝的疏泄，肝的疏泄功能正常，则脾的运化功能健旺，若肝失疏泄，就会引起脾的运化功能失常，即肝脾不和；若脾失健运，气滞于中，湿阻于内，亦能影响肝气的疏泄，而脾病及肝，土壅侮木。本病木郁克土，损伤脾胃，脾胃虚弱，气血化源不足，血虚无以养肝，故见胁肋隐痛；李东垣在《脾胃论·脾胃盛衰论》中说："百病皆由脾胃衰而生也。"脾虚运化无权，可见纳呆，脾失健运，水谷精微不足，生化无源，故见神疲乏力；脾之升清作用减弱，影响胃的降浊，升清降浊失司，湿浊中阻，出现胃脘胀满；余总结多数病例，察胃胀以餐前为甚者，多为肝郁所致，餐后胀满尤甚者多为脾虚所致，脾虚无以运化水湿，水湿内蕴，中焦气机升降失常，故见胃脘胀满，餐后尤甚；《素问·阴阳应象大论》云："清气在下，则生飧泄。"脾胃虚弱不能升清，致使精微下流而见便溏。舌脉均为脾虚湿胜之象。

中医诊断：胁痛（肝郁脾虚兼湿邪内蕴证）。

西医诊断：慢性胆囊炎。

治法：疏肝健脾，理气化湿。

方药：柴　胡 15 克　　黄　芪 30 克　　焦白术 20 克　　金钱草 30 克

　　　郁　金 20 克　　佛　手 15 克　　砂　仁 15 克　　紫苏子 15 克

　　　厚　朴 20 克　　白豆蔻 20 克　　草豆蔻 20 克　　乌　药 20 克

　　　焦山楂 15 克　　炒麦芽 15 克　　焦神曲 15 克　　陈　皮 15 克

　　　鸡内金 15 克

　　7 剂，日 1 剂，水煎 300 毫升，早晚分服。

二诊：患者服上药后症状改善，胃脘胀满，嗳气有所减轻，食欲改善，仍便溏，加薏苡仁 25 克，苍术 15 克，健脾祛湿。

方药：柴　胡 15 克　　黄　芪 30 克　　焦白术 20 克　　金钱草 30 克

　　　郁　金 20 克　　佛　手 15 克　　砂　仁 15 克　　紫苏子 15 克

　　　厚　朴 20 克　　白豆蔻 20 克　　草豆蔻 20 克　　乌　药 20 克

　　　焦山楂 15 克　　炒麦芽 15 克　　焦神曲 15 克　　陈　皮 15 克

　　　鸡内金 15 克　　薏苡仁 25 克　　苍　术 15 克

　　15 剂，日 1 剂，水煎 300 毫升，早晚分服。

三诊：服药后胁痛、腹胀、嗳气基本消失，大便成形，1 次 / 日，饮食正常，舌苔薄白而不腻，但自诉仍感倦怠乏力，此为肝疏脾健，中焦湿气已除，久病正气尚未完全恢复，故仍觉倦怠乏力，原方减厚朴、白豆蔻、草豆蔻、乌药，加入太子参 15 克，白参 15 克，以益气扶正。

方药：柴　胡 15 克　　黄　芪 30 克　　焦白术 20 克　　金钱草 30 克

　　　郁　金 20 克　　佛　手 15 克　　砂　仁 15 克　　紫苏子 15 克

　　　焦山楂 15 克　　炒麦芽 15 克　　焦神曲 15 克　　陈　皮 15 克

　　　鸡内金 15 克　　太子参 15 克　　白　参 15 克　　薏苡仁 25 克

　　　苍　术 15 克

　　15 剂，日 1 剂，水煎 300 毫升，早晚分服。

四诊：诸症悉平，自觉无明显不适症状，复查腹部超声提示：肝胆脾胰腺未见明显异常。

守方继服 1 个月并嘱患者忌食生冷、油腻、辛辣之品，保持心情舒畅，后随访患者，未见复发。

【按语】

肝胆脾胃同居中焦，肝胆属木，脾胃属土，在五行中木土属相克关系。生理上肝胆脾胃相辅相成，肝疏土助其运化之功，脾助木成其疏泄之用；病理上相互影响，肝木易郁，脾土易虚；治疗上需木土同治。《内经》云："见肝之病，知当传脾。"此病例，乃为肝郁脾虚兼湿邪内蕴，法当从肝脾论治。余以疏肝健脾为主，贯穿始终，另佐行气祛湿、消食导滞之品。《本草经解》载柴胡："其主心腹肠胃中结气者，心腹肠胃，五脏六腑也，脏腑共十二经，凡十一脏皆取决于胆。柴胡轻清，升达胆气，胆气条达，则十一脏从之宣化，故心腹肠胃中，凡有结气，皆能散之也。"予柴胡助阳、胜湿、解肝木之郁；《本草汇言》："白术，乃扶植脾胃，散湿除痹，消食除痞之要药也。脾虚不健，术能补之，胃虚不纳，术能助之。"黄芪、焦术健脾气、益元气；佛手、砂仁、苏子合用，交通上中下三焦，调节全身气机，推动气行，同时还疏肝和胃，使补而不滞；且此三味药药性轻灵，有疏风之效，可达到升散之功，李东垣在《脾胃论》中云："湿寒之胜，当助风以平之。"于自然界中，潮湿之处多无风，有风之处多无湿，风可散湿，风可化湿，风能胜湿，正体现了中医取类比象之法。厚朴、豆蔻、草豆蔻、乌药并用，行气化湿和中，以焦山楂、炒麦芽、焦神曲、陈皮、鸡内金消食导滞，使脾胃之气复健。上药合用，疏肝健脾，理气化湿，肝脾并治，以调代补，使肝疏脾健，则诸症状自除。

三、肝胆湿热兼血瘀证

宋某，男，49 岁。

首诊时间：2012 年 6 月 20 日。

主诉：右胁肋区刺痛 5 年，加重 3 个月。

现病史：该患自诉 5 年来常觉右胁肋区刺痛，伴肩背时有酸沉之感，每因饮酒及食辛辣之品加重，于当地医院经腹部超声诊断为"胆囊壁毛糙，胆囊炎声像"，经多方辗转来我处就诊。患者现症见：面色晦暗，形体消瘦，口唇发绀，右胁肋区刺痛，痛处固定，拒按，夜间尤甚，右肩及背部酸沉不适，胃脘时有不舒，餐后腹胀，口苦，口干不欲饮，大便秘结，2～3日一行，睡眠欠佳。舌质紫暗，舌体胖大，边有齿痕，舌苔黄腻，脉弦滑数。

辅助检查：腹部彩超示胆囊壁欠规则，毛糙，胆囊内出现沉积物，表面为半圆形回声光点增多区，但无声影，且随体位改变而流动缓慢。

【辨证分析】患者平素嗜食辛辣，久之损伤脾胃，脾胃运化失司，日久湿热蕴结，酒助湿热，故每因饮酒后而使症状加剧。"不通则痛"，湿热阻滞日久而化瘀，血行不畅，故右胁肋部刺痛，痛处固定，疼痛放射于后背，故肩背酸沉不舒。湿热蕴结致气机失调，则见餐后腹胀尤甚，腑气不通，则大便秘结；"胃不和则卧不安"，且患者见大便秘结者，多伴睡眠欠佳；口干为湿热内阻，津液不能上承于口，而体内又留有湿邪，故不欲饮；面色晦暗，口唇发绀，舌质紫暗均为血瘀之征，舌体胖大、舌苔黄腻为湿热之征，故将此病例辨证为肝胆湿热兼血瘀之证。

中医诊断：胁痛（肝胆湿热兼血瘀）。

西医诊断：慢性胆囊炎。

治法：清热利湿，化瘀止痛，利胆通腑。

方药：

柴　胡 20 克	金钱草 20 克	郁　金 15 克	枳　实 15 克
槟　榔 15 克	黄　芩 15 克	黄　连 15 克	黄　柏 15 克
栀　子 10 克	川　芎 15 克	当　归 15 克	姜　黄 15 克
白　芷 15 克	威灵仙 10 克	炙乳香 15 克	炙没药 15 克
炒蒲黄 15 克	五灵脂 15 克	龙胆草 15 克	

7 剂，日 1 剂，水煎 300 毫升，早晚温服。

大黄 15 克，单包，7 剂，代茶饮。

二诊：进服 7 剂后，该患诉其胃脘症状好转，仍觉胁肋刺痛，加入元胡 15 克，行气活血止痛，减黄连、黄柏、龙胆草，以免过于寒而血凝。

方药：柴　胡 20 克　　金钱草 20 克　　郁　金 15 克　　枳　实 15 克

　　　　槟　榔 15 克　　黄　芩 15 克　　栀　子 10 克　　川　芎 15 克

　　　　当　归 15 克　　姜　黄 15 克　　白　芷 15 克　　威灵仙 10 克

　　　　炙乳香 15 克　　炙没药 15 克　　炒蒲黄 15 克　　五灵脂 15 克

　　　　元　胡 15 克

15 剂，日 1 剂，水煎 300 毫升，早晚温服。

三诊：患者来时心情颇佳，自诉胁肋部及肩背不适明显减轻，大便秘结改善，1 日 1 行，腹胀减轻，上方减炙乳香、炙没药、炒蒲黄、五灵脂，加丹参 15 克、赤芍 15 克；仍觉口干不欲饮，舌苔由黄腻改为白腻，减黄芩、栀子；湿为阴邪，常缠绵不懈，重着难除，古人云："治湿不利小便，非其治也。"故加猪苓 20 克、泽泻 20 克，令湿邪有出路而去，继服 10 剂。

方药：柴　胡 20 克　　金钱草 20 克　　郁　金 15 克　　枳　实 15 克

　　　　槟　榔 15 克　　川　芎 15 克　　当　归 15 克　　姜　黄 15 克

　　　　白　芷 15 克　　威灵仙 10 克　　元　胡 15 克　　猪　苓 20 克

　　　　泽　泻 20 克　　丹　参 15 克　　赤　芍 15 克

10 剂，日 1 剂，水煎 300 毫升，早晚温服。

四诊：患者口干口苦改善，睡眠改善，心情愉悦，大便正常，右胁肋偶有不适，减姜黄、白芷、威灵仙；舌质略暗，舌体胖大，薄白苔，其正气在复，湿瘀未尽除，加焦白术 20 克，茯苓 20 克，一则顾护脾胃，扶助正气，以祛邪外出，二与他药相配，清热利湿化瘀之际不伤正。继服 15 剂。

方药：柴　胡 20 克　　金钱草 20 克　　郁　金 15 克　　枳　实 15 克

　　　　榔　片 15 克　　川　芎 15 克　　当　归 15 克　　元　胡 15 克

　　　　猪　苓 20 克　　泽　泻 20 克　　丹　参 15 克　　赤　芍 15 克

　　　　焦白术 20 克　　茯　苓 20 克

15 剂，日 1 剂，水煎 300 毫升，早晚温服。

五诊：患者自觉无明显不适症状，饮食二便及睡眠均正常。复查彩超示胆囊内沉积物明显减少。嘱其日常尤应重视调节情志及饮食。

随诊 1 年，患者状态良好，未见复发。

【按语】

此病例辨证为肝胆湿热兼血瘀证，法应以清化湿热、通导腑气、疏通气血，标本兼顾，既疏且通，使气机通调。余在治疗时，围绕一个"通"字，以达"通则不痛"目的。固然，通之法甚多，在治疗时，泻下通腑，实为必不可少之大法。患者常反映：腹泻一次，痛减一分，如能畅泻，痛可大减；如不腹泻，疼痛难减。予枳实、槟榔、大黄，大黄既能通便，又能泻火，为治疗热积便秘的要药，现代研究证明大黄在入汤后超过 12 分钟泻下作用明显减弱。故余将大黄单包，并嘱患者将其热水冲泡，代茶饮，可根据大便次数自行调节用量，每日大便保持在 1～2 次为宜。方中龙胆草大苦大寒，上泻肝胆实火，下清下焦湿热，为泻火除湿两擅之功；黄芩、栀子苦寒泻火，与龙胆草合用能增强清热利湿之功；黄芩、黄连、黄柏合用，清热燥湿。早期使用化瘀药有助于气滞的改善和胆系功能的恢复，又可防苦寒清热之品加重瘀血程度，故方中重用郁金、姜黄、白芷、威灵仙，郁金能活血化瘀，行气解郁，利胆退黄；威灵仙其性善走，《开宝本草》言："宣通五脏，去腹内冷滞，心膈痰水，久积癥瘕，痃癖气块。"据现代药理研究表明，二者皆具有利胆解痉之功。诸药共奏疏肝利胆、清热去湿、理气活血、通腑导滞等多种功用，而又相互协同达通利之总目的。肝胆湿热型慢性胆囊炎在临床中相当多见，在治疗上应谨守病机，因势利导，以清热利湿之法缓图以功，当湿热减退后，肝郁脾虚之象逐渐显露，此时应及时调整用药，改为疏肝健脾、理气化湿之剂。

四、肝肾阴亏兼虚热内生证

董某，女，63 岁。

首诊时间：2011 年 3 月 18 日。

主诉：右胁肋区隐痛反复发作 10 年。

现病史：患者患胆囊炎 10 年，2 年前因饮食油腻后急性发作，在当地人民医院住院治疗，予解痉止痛、消炎治疗，住院 10 天后症状好转出院，后右胁肋区隐痛反复发作，又四处寻访中医，服中药不下百剂，病情时好时坏，疗效欠佳，经多方打听来我处求诊。余细问其诊治经过，察他医治其病用药多为三棱、莪术、乳香、没药之品，起初镇痛效果良好，日久耗气伤阴，病必复发，此乃未准确辨证之故。现见患者胁肋区隐痛，悠悠不休，遇劳则甚，两目干涩，口干咽燥，头晕目眩，心中烦热，夜寐欠安，时有腰部酸痛，大便秘结，1～2日一行。舌质红，少津，脉细弦而数。

【辨证分析】该患急性发作，湿热久羁，耗伤阴液，而见肝阴不足证。患者胆囊炎病史20年，如《临证指南医案》所谓"初病在气，久必入血"，且肝肾同源，日久可累及肾，致肝肾阴亏，精血耗伤，肝络失养，则胁肋隐痛不休；遇劳则进一步耗伤阴血，故胁痛加重；阴虚液耗，津不上承，则见口干咽燥；阴虚阳亢，虚热内生，热扰心神，故见头晕目眩，心中烦热，夜寐欠安；肝藏血，开窍于目，肝阴不足，不能上荣于目，故见两目干涩；腰为肾之府，肝肾亏虚，肾府失养，故见腰酸痛；肝肾阴虚，血虚津少，不能下润大肠，肠道干涩，故大便秘结；阴虚内热，故见舌红少苔，脉细弦数。

中医诊断：胁痛（肝肾阴亏兼虚热内生）。

西医诊断：慢性胆囊炎。

治法：补益肝肾，养阴通腑。

方药：狗　脊15克　　牛　膝15克　　续　断15克　　土鳖虫10克

　　　生　地20克　　石　斛15克　　玄　参15克　　沙　参15克

　　　麦　冬15克　　当　归15克　　枸杞子15克　　白　芍20克

　　　陈　皮15克　　枳　壳15克

7剂，日1剂，水煎300毫升，早晚分服。

二诊：患者自诉服药后右胁肋疼痛程度减轻，发作频率减少，两目干涩及口干咽燥改善，仍大便秘结，原方加火麻仁15克、郁李仁15克。

方药：狗　脊15克　　牛　膝15克　　续　断15克　　土鳖虫10克

　　　生　地20克　　石　斛15克　　玄　参15克　　沙　参15克

　　　麦　冬15克　　当　归15克　　枸杞子15克　　白　芍20克

　　　枳　壳15克　　陈　皮15克　　火麻仁15克　　郁李仁15克

15剂，日1剂，水煎300毫升，早晚分服。

三诊：大便秘结改善，一日一行，上方减火麻仁、郁李仁；仍心中烦热，睡眠欠安，《金匮要略·血痹虚劳病脉证并治》云："虚劳虚烦不得眠，酸枣仁汤主之。"加酸枣仁15克，柏子仁15克，莲子心15克，以滋阴降火、养心安神，又取仁类，可润肠通便。

方药：狗　脊15克　　牛　膝15克　　续　断15克　　土鳖虫10克

　　　　生　地20克　　石　斛15克　　玄　参15克　　沙　参15克

　　　　麦　冬15克　　当　归15克　　枸杞子15克　　白　芍20克

　　　　陈　皮15克　　枳　壳15克　　酸枣仁15克　　柏子仁15克

　　　　莲子心15克

15剂，日1剂，水煎300毫升，早晚分服。

四诊：睡眠好转，心中烦热改善，原方减酸枣仁、柏子仁、莲子心；自觉胃纳欠佳，原方加焦山楂、炒麦芽、焦神曲各15克，鸡内金15克，一则鼓舞胃气、消食导滞，二助药运。

方药：狗　脊15克　　牛　膝15克　　续　断15克　　土鳖虫10克

　　　　生　地20克　　石　斛15克　　玄　参15克　　沙　参15克

　　　　麦　冬15克　　当　归15克　　枸杞子15克　　白　芍20克

　　　　陈　皮15克　　枳　壳15克　　焦山楂15克　　炒麦芽15克

　　　　焦神曲15克　　鸡内金15克

15剂，日1剂，水煎300毫升，早晚分服。

五诊：患者自觉无明显不适症状，饮食二便及睡眠均正常。嘱患者避免过劳，注意饮食。

随诊1年，患者状态良好，未见复发。

【按语】

慢性胆囊炎久病伤阴，肝阴不足，又可导致肾阴亏虚，肾阴不足亦可引起肝阴不足，形成水不涵木，木失所养，水涸木枯。故治胆勿忘肝肾，通利兼顾阴血，使补而不滞，利而不伤，刚柔并济。本病急性期多属实证，治疗多采用辛开苦降、清热行气之品，辛香温燥之品日久则耗伤肝阴，苦寒清热之品用之日久则损伤阳气，使本病由实转虚，或由气及血。临床表现多呈反复发作，迁延不愈。若仅滋补，则气滞；过用理气之品，则伤阴。治宜滋养肝肾之阴为重，予生地、枸杞、沙参、麦冬、当归合用，取经方"一贯煎"之意，生地滋养肝阴，涵养肝木；枸杞子滋养肝肾，当归补血养肝，且补中有行，沙参、麦冬滋养肺胃之阴，养肺阴以清金制木，养胃阴以培土荣木。《温病条辨》："水不足以行舟，而结粪不下者。"则当增水行舟，润燥通便，方中以大量养阴药正合"无水舟停"之证。方中玄参苦咸而寒，滋阴润燥，壮水制火，启肾水，与其他养阴药合用，大补阴液，增液行舟，且可借其寒凉之性以清热，以补药之体，作泻药之用，既可攻实，又可防虚，使肠道得润，大便自通。肝肾同源，狗脊、牛膝、杜仲补肾，又予土鳖虫使补中有行，补而不滞。诸药合用，共奏滋补肝肾，养阴通腑之功。

五、脾阳不振兼寒湿凝聚证

孙某，女，50岁。

首诊时间：2013年1月24日。

主诉：右胁肋区隐痛伴后背酸沉反复发作5年余，加重3个月。

现病史：患者5年前曾因"急性胆囊炎"于当地医院住院治疗，予利胆消炎等西医治疗后症状缓解，此后右胁肋区隐痛不舒间断性发作，于当地中医处就诊，初期疗效颇佳，后期愈发严重，3月前自觉疼痛频发，听闻我处遂来求诊。余察他医用药，一味予以大量黄芩、黄连、大黄等寒凉之品，日久耗气伤阳。医者拘泥于"胆囊炎"多属实属热，而一味投于祛邪清热泻下之品，可谓南辕北辙，方不对证，故而无效。现患者面色晦暗不泽，形体消瘦，右胁肋区隐隐作痛，后背酸沉，脘腹胀闷，四肢欠温，畏寒怕冷，口淡不渴，头身困重，纳呆，便溏，3～4次/日，白带量多。舌质紫暗，体胖，边齿痕，白腻苔，脉沉滑。

辅助检查：胆囊造影示胆囊收缩功能差，口服造影剂，胆囊显影不佳，脂肪餐1小时后胆囊收缩1/3。

【辨证分析】患者患病日久，又于治疗过程中过用苦寒清热类药物，久之损伤脾阳，致寒湿凝聚困阻中焦，肝胆疏泄失职，胆汁排泄异常，加之气血运行不畅，故面色晦暗不泽，右胁肋隐痛不舒；脾阳受困，阳气不能升发，故见后背酸沉不适；寒湿内盛，脾阳受困，运化失职，则脘腹胀闷，纳呆；脾阳不振，湿滞气机，寒湿凝聚于内，则见口淡不渴；湿性重浊，泛溢肢体，遏郁清阳，则头身困重；《素问·阴阳应象大论》云："清气在下，则生飧泄。"脾阳不振，运化失职，致使精微下流而见便溏；寒湿下注，损伤带脉故见白带量多。

中医诊断：胁痛（脾阳不振兼寒湿凝聚证）。

西医诊断：慢性胆囊炎。

治法：温阳健脾，散寒化湿。

方药：柴　胡 15 克　　焦白术 20 克　　茯　苓 20 克　　白　芍 15 克

　　　厚　朴 20 克　　白豆蔻 20 克　　草豆蔻 20 克　　乌　药 20 克

　　　吴茱萸 15 克　　炮　姜 10 克　　木　香 15 克　　炙甘草 10 克

　　　姜　黄 15 克　　白　芷 15 克　　威灵仙 15 克

　　　10 剂，日 1 剂，水煎 300 毫升，早晚分服。

二诊：服药后食欲改善，小便次数增多，右胁隐隐作痛改善，仍感后背酸沉，头身困重，调整处方以增强祛湿健脾之力。

方药：柴　胡 15 克　　焦白术 20 克　　金钱草 30 克　　茯　苓 20 克

　　　白豆蔻 20 克　　草豆蔻 20 克　　乌　药 20 克　　炮　姜 10 克

　　　炒麦芽 30 克　　鸡内金 15 克　　炙甘草 10 克　　白　芍 15 克

　　　薏苡仁 30 克　　苍　术 15 克　　姜　黄 15 克　　白　芷 15 克

　　　威灵仙 15 克

　　　20 剂，日 1 剂，水煎 300 毫升，早晚分服。

三诊：服药后后背酸沉、头身困重改善，右胁肋隐痛消失，减姜黄、白芷、威灵仙；患者自诉仍大便溏稀，2～3 次/日。《医方集解》云："久泻皆由肾命火衰，不能专责脾胃。"故于上方加补骨脂 15 克，肉豆蔻 15 克，取补骨脂辛苦而温，补肾助阳，温脾止泻，以散寒邪；肉豆蔻涩肠止泻，温中行气。

方药：柴　胡 15 克　　焦白术 20 克　　金钱草 30 克　　茯　苓 20 克

　　　白豆蔻 20 克　　草豆蔻 20 克　　乌　药 20 克　　炮　姜 10 克

炒麦芽 30 克	鸡内金 15 克	炙甘草 10 克	白 芍 15 克
薏苡仁 30 克	苍 术 15 克	补骨脂 15 克	肉豆蔻 15 克

15 剂，日 1 剂，水煎 300 毫升，早晚分服。

四诊：大便成形，1 次 / 日，减补骨脂、肉豆蔻；自觉小腹冷痛不适，平素白带量多；此乃寒凝肝脉，寒湿下注之由，于方中加入小茴香 15 克以温经散寒，山药 25 克、煅龙骨 30 克、煅牡蛎 30 克，以增强收涩止带之功，标本兼治。

方药：
柴 胡 15 克	焦白术 20 克	金钱草 30 克	茯 苓 20 克
白豆蔻 20 克	草豆蔻 20 克	乌 药 20 克	炮 姜 10 克
炒麦芽 30 克	鸡内金 15 克	炙甘草 10 克	白 芍 15 克
薏苡仁 30 克	苍 术 15 克	小茴香 15 克	山 药 25 克
煅龙骨 30 克	煅牡蛎 30 克		

15 剂，日 1 剂，水煎 300 毫升，早晚分服。

五诊：患者自觉诸症好转，二便可，饮食可，略感神疲乏力，上方减小茴香、炮姜，加黄芪 30 克，太子参 15 克，以健脾益气，脾气健，则生化之力可缓缓复矣。

方药：
柴 胡 15 克	焦白术 20 克	金钱草 30 克	茯 苓 20 克
白豆蔻 20 克	草豆蔻 20 克	乌 药 20 克	炒麦芽 30 克
鸡内金 15 克	炙甘草 10 克	白 芍 15 克	黄 芪 30 克
薏苡仁 30 克	苍 术 15 克	山 药 25 克	太子参 15 克
煅龙骨 30 克	煅牡蛎 30 克		

30 剂，日 1 剂，水煎 300 毫升，早晚分服。

1 年后随诊，患者状态颇佳，自诉复查胆囊造影示收缩功能已恢复正常。

【按语】

胆囊炎虽多为湿热致病，但寒化患者并不少见。其主要原因是：①素体阳气不足，阴寒内盛；②治不得法，清热失于化湿，或久服过服苦寒，致阳气日损，寒从内生，亦有见于手术后气血两亏，由实转虚。本病在治疗过程中，虽为脾阳不振，但需以祛湿为先，湿去阳自生，则脾自健。《用药心法》："茯苓，淡能利窍，甘以助阳，除湿之圣药也。味甘平补阳，益脾逐水，生津导气。"本方用茯苓健脾益气、淡渗利湿，既能使寒湿从小便而出，又能培脾土以复运化，标本兼顾；焦白术健脾燥湿，茯苓、焦术相须为用，健脾祛湿之力尤甚；甘草甘平，益气和中，调和药性，与白术相配，益气健脾，协崇土制水之力；故方中重用茯苓、猪苓、白术利水。《神农本草经》言："芍药，味苦，平，主邪气腹痛……，止痛，利小便，益气。"余在本方中用白芍目的有二，一则遵循古训以利水，二则与甘草合用缓急止痛，三则得芍药之酸，以收肝而敛阴气。吴茱萸、炮姜合用温运中阳；厚朴、白豆蔻、草豆蔻、乌药并用，一则温中化湿，二取气化则湿化，气顺则胀消；诸药合用，利湿以通水道，中阳振奋，脾运复常，则寒湿自化，疼痛自止。然土之不足，由于木之有余，以柴胡、芍药、木香同为平肝之品，使木不克土而肝和，则土能制水而脾实矣。正体现了肝脾论在治疗疾病过程中的重要性。另外胆囊炎寒化者，初则脾阳受损，中运无权，肝气不升，胆汁无由疏布，甚则伤及心肾之阳，阴寒内盛，阳气衰微，至此唯有大辛大热、壮元阳、消阴翳，阳气充裕，肝木方能舒展，胆囊功能才有可能恢复正常。

六、胆腑郁热兼痰扰心神证

胡某，男，34 岁。

首诊时间：2010 年 3 月 20 日。

主诉：右胁灼痛伴右肩胛放射痛 2 年，加重 1 周。

现病史：患者平素嗜食辛辣及肥甘厚腻，2 年前因饮酒后突然出现右胁灼痛，并向右肩放射，于当地医院以慢性胃病服中、西药治疗，病情时轻时重，终不见好转，1 周前患者食鸡蛋后疼痛加剧，经多方辗转于我处就诊。患者现面色晦黄，形体肥胖，右胁灼热疼痛，疼痛放射至右肩胛，口苦，胸胁闷胀，脘腹不舒，胆怯易惊，失眠多梦，烦躁不安，恶心欲呕，大便秘结，2 日 1 行。舌质红，苔黄腻；脉弦滑兼数。

辅助检查：腹部彩超示胆囊壁毛糙，壁厚 0.5cm，脂肪餐 1 小时后胆囊收缩 1/3。

【辨证分析】肝经郁热，胆腑不畅，络脉失和，则右胁疼痛灼热；足少阳经络循行于肩，故痛甚引及肩胛；胆热犯及脾胃，则见脘腹不舒，恶心呕吐；痰浊内蕴，胆气不宁，失于决断，则胆怯易惊；胆失疏泄，经气不畅，则胸胁胀闷不舒；胆腑郁热挟痰上扰心神，神不内守，则见烦躁不安，失眠多梦；胆气犯胃，胃失和降，胃气上逆，则恶心欲呕；胆腑郁热，热迫胆气上溢，则口苦；热伤津液，肠道燥结，则大便秘结。舌质红，黄腻苔，脉弦滑兼数乃胆腑郁热兼痰浊内蕴之证。

中医诊断：胁痛（胆腑郁热兼痰扰心神证）。

西医诊断：慢性胆囊炎。

治法：疏肝利胆，清热化痰，和胃通腑。

方药：柴　胡 15 克　　金钱草 30 克　　郁　金 20 克　　黄　芩 15 克

栀　子 15 克　　枳　实 15 克　　焦槟榔 15 克　　全瓜蒌 15 克

制半夏 15 克　　竹　茹 15 克　　厚　朴 20 克　　白　芍 15 克

煅龙骨 35 克　　灵磁石 30 克

7 剂，日 1 剂，水煎 300 毫升，早晚分服。

大黄 15 克，单包，7 剂，代茶饮。

二诊：患者服药后右胁灼热疼痛减轻，遵医嘱将大黄代茶饮后，大便改善，1 日 1 行，仍口苦，恶心，自觉口气重，原方加黄连 20 克、吴茱萸 10 克；气郁化火之证，纯用大苦大寒既恐郁结不开，又虑折伤中阳，故与吴茱萸合用，辛开肝郁，苦降胃逆，又能制苦寒之品，使泻火而不凉遏，苦寒而不伤胃，乃取左金丸之意。

方药：柴　胡 15 克　　金钱草 30 克　　郁　金 20 克　　黄　芩 15 克

栀　子 15 克　　枳　实 15 克　　焦槟榔 15 克　　全瓜蒌 15 克

制半夏 15 克　　竹　茹 15 克　　厚　朴 20 克　　白　芍 15 克

煅龙骨 35 克　　灵磁石 30 克　　黄　连 20 克　　吴茱萸 10 克

15 剂，日 1 剂，水煎 300 毫升，早晚分服。

三诊：口苦改善，仍感脘腹不舒，恶心欲呕；舌苔由黄腻转为黄白腻苔，上方去黄芩、栀子，加代赭石 30 克，旋覆花 15 克。代赭石味苦、甘，性寒，具有一定的清热作用，重镇收摄逆气，且降逆气而不伤正；而"诸花皆升，旋覆独降"，二者合用，乃取旋覆代赭汤之意，以降胃气。

方药：柴　胡 15 克　　金钱草 30 克　　郁　金 20 克　　枳　实 15 克

焦槟榔 15 克　　全瓜蒌 15 克　　制半夏 15 克　　竹　茹 15 克

厚　朴 20 克　　白　芍 15 克　　煅龙骨 35 克　　灵磁石 30 克

　　黄　连 20 克　　　吴茱萸 10 克　　　代赭石 30 克　　　旋覆花 15 克

15 剂，日 1 剂，水煎 300 毫升，早晚分服。

　　四诊：患者脘腹不舒改善，无恶心，舌苔由黄白腻苔转为少许白腻苔，减黄连、吴茱萸、制半夏、竹茹、代赭石、旋覆花；食欲及睡眠仍欠佳，加茯苓 20 克，陈皮 15 克，鸡内金 15 克，炒莱菔子 10 克，一则消食导滞，二来中医讲"胃不和，则卧不安"，顾护脾胃，以调节睡眠。

　　方药：柴　胡 15 克　　　金钱草 30 克　　　郁　金 20 克　　　枳　实 15 克

　　　　　焦槟榔 15 克　　　全瓜蒌 15 克　　　厚　朴 20 克　　　白　芍 15 克

　　　　　煅龙骨 35 克　　　灵磁石 30 克　　　茯　苓 20 克　　　陈　皮 15 克

　　　　　鸡内金 15 克　　　炒莱菔子 10 克

20 剂，日 1 剂，水煎 300 毫升，早晚分服。

　　五诊：患者诸症好转，自诉无明显不适症状，二便可，饮食可，减灵磁石，继服 1 个月。

　　1 月后患者临床症状全部消失，经腹部超声复查胆囊正常。随诊 1 年，未见复发。

【按语】

　　本证多因情志不遂，气郁化火，灼津为痰，痰热互结，内扰心神，胆气不宁，心神不安所致。法从证出，故治疗以疏肝利胆，清热化痰，和胃通腑为大法。张锡纯对肝胆与脾胃的升降关系阐述得极为确切，其谓："肝气宜升，胆火宜降，然非脾气之上行，则肝气不升，非胃气之下行，则胆火不降。"由此可见胆胃同属六腑，位居中焦，其气当以降为顺。足阳明胃、足少阳胆经均从头走足，其精气自上注下为顺；胆内藏中精，责以疏泄其于肠道为顺，胃主纳熟水谷，贵以推动其下行为顺；胆气上逆则胃必反，胃失和降则胆必怫郁。

　　肝胆脾胃，一升一降，相反相成。欲治肝胆之病者，当升脾气，降胃气。方中柴胡、郁金、金钱草疏利肝胆，解郁止痛，黄连、栀子清热不伤阴，白芍缓急止痛柔肝，全瓜蒌化痰散结通便。加槟榔、枳实以降气和胃，导滞通腑；竹茹、制半夏和胃止呕；大黄泻下而不伤正，又能清除热邪利胆。现代药理实验也证明，大黄通下利胆，能加强胆囊收缩，oddi 括约肌松弛，使胆汁排出增加，对多种细菌有不同程度的抑制作用。

陈修园《本草经读》认为："龙骨能敛火安神，逐痰降逆，……痰，水也，随火而生，龙属阳而潜于海，能引逆上之火、泛滥之水，而归其宅，若与牡蛎同用，为治痰之神品。"正合本案患者痰热互结，热扰心神之证，以镇静安神，敛火逐痰，痰热除，则寐自安。

诊疗体会

【中医古典文献对本病的相关论述】

中医学中原无慢性胆囊炎的病名，但根据其临床表现，慢性胆囊炎应属中医之"胁痛""黄疸""肝胀""胆胀""腹痛"等病范畴。早在两千余年前《灵枢·胀论》中就有"胆胀者，胁下胀痛，口中苦，善太息"及"肝胀者，胁下满而痛引少腹"，和《灵枢·经脉》"少阳经是动……则痛，口苦，善太息，心胁痛不能转侧"的记载。在后汉，张仲景总结了其临床实践经验，以大陷胸汤、大柴胡汤治疗心下满痛、拒按、身黄的病症以及用茵陈蒿汤治黄疸等，都取得了良好的效果。他在《金匮要略·黄疸病脉证并治》中也记载了"诸黄、腹痛而呕者，宜大柴胡汤"的证治，这对后世治疗胆道疾病有很大启示。金元时期的刘河间以及明代的李梴等，在他们所著的《医学六书》《医学入门》中记载了"结胸而发黄者，茵陈蒿汤、大陷胸汤各半服之"；"结胸发黄者，心下满硬，按之不可近，大陷胸汤加茵陈蒿"的证治。《脾胃论》描述了："肝木妄行，胸胁痛，口苦舌干，往来寒热而呕，多怒四肢满闭，淋沥便难，转筋腹中急痛，此所不乘之也。"巢氏《诸病源候论·癖黄候》记载："气水饮停滞，结聚成癖，因热气相搏，则郁蒸不散，故胁下满痛而身发热。"《景岳全书》指出："胁痛之病，本属肝胆二经，以二经之脉，皆循胁肋故也。"并认为："内伤肝胆，气逆不顺而胁痛者，宜排气饮、推气散、沉香降气散、木香调气散之类。"强调气逆胁痛治以理气止痛为主，所用柴胡疏肝散至今仍为治疗胁痛常用方。又认为："胁痛有内伤外感之辨，凡寒邪及少阳经，乃病为胁痛耳聋而吐，然必有寒热表证者，方是外感，如无表证，悉属内伤。但内伤胁痛者，十之八九，外感胁痛则间有之耳。"《灵枢·经脉》："胆足少阳之脉，是动则病口苦，善太息，心胁痛，不能转侧。"《灵枢·邪气脏腑病形》曰："胆病者，善太息，呕宿汁……隘中阶阶然数唾。"《灵枢·胀论》："胆胀者，胁下胀痛，口中苦，善太息。"说明胆病患者时时叹气，口中有苦味，呕出因胆汁上溢的苦水，喉头如有物梗逆。《类证治裁》中提出血癖胁痛者可用复元活血汤治疗，同时又认为："胁痛皆肝胆为病……二气郁者，大怒气逆，或谋虑不遂，皆令肝火动甚。"则应用清肝泻火之法治疗胁痛。

【中医病因病机】

胆附于肝，内藏精汁，其经脉络肝。《灵枢·本输》称它为"中精之腑"。《千金要方》称之为"中清之腑"。《素问·五脏别论》因其"藏而不泻"又称之为"奇恒之腑"。胆虽属六腑之一，但又有不同于其他五腑的特点，即"藏而不泻"。胆之功能主要是布相火、泌胆汁，而不传化水谷糟粕。胆腑宜利、宜清、宜疏、宜通。若胆气抑郁则病发。如《灵枢·九针》说："六腑气胜为怒，胆气郁而不舒则易于发怒"，"忿怒伤肝"。肝属木，内寄少阳相火。《灵枢·经脉》："肝有郁，其气流于两腋。"木火同气，实则怒，虚则恐，说明肝和胆在病机上常相提并称。肝以疏泄畅达为常，胆以通降下行为顺，肝的疏泄功能与胆汁的分泌、排泄密切相关。忧虑、愤怒等精神因素，易致气郁伤肝，肝郁气滞则胆汁阻遏、内生湿热而发病。气候失常，感受风寒燥湿之邪，皆能郁而化热生火，木火同病，则肝胆疏泄不利而发病。饮食不节，暴饮暴食，食过多油腻或嗜酒，或恣食辛辣煎炒之物，损伤脾胃，脾失健运，水湿不化，久遏蕴化为热，阻于肝胆，肝失疏泄，则胆汁排泄不畅而发病。居地潮湿，起居失宜久则影响脾胃运化功能，致湿热停滞不化，蕴结日久则肝胆疏泄不利，肝郁气滞，久郁则化热化火而致病。总之，胆汁不通系由于肝胆气滞和中焦湿热滞结，而气郁和湿热是互相助长的，肝胆气郁横逆而克脾胃，脾胃损伤，湿热蕴积，肝木相克，则湿热更炽。湿热郁结中焦，影响胆的通降，逼迫胆汁上泛，浸淫肌肤而发黄。湿热较重，气血癖积胆腑，结聚不散而成痈，热积不散化而成痈脓，最后都可导致胆腑通降下行失常。胆汁淤滞不畅，又影响中焦脾胃功能，日久化源亏乏，脉络癖阻，而产生慢性胆囊炎的一系列临床表现。

【现代医学对本病的认识】

西医认为慢性胆囊炎是胆囊壁的慢性炎症，使囊壁水肿、纤维组织增生和钙化，而致囊壁中度增厚，并与周围组织发生粘连。可由结石、慢性感染、化学刺激及急性胆囊炎反复迁延发作所致。临床以持续性右上腹疼痛，伴有恶心、嗳气、反酸、腹胀和胃部灼热感为主要表现。近年来，由于生活水平的提高，生活压力的逐渐增大，慢性胆囊炎的发病率大幅上升。

胆囊炎根据有无结石可以分为结石性胆囊炎和非结石性胆囊炎。结石性胆囊炎根据发病机制可以分为急性结石性胆囊炎和慢性结石性胆囊炎。结石性胆囊炎的发病原因主要是因为结石导致胆囊管阻塞，从而引起充血、水肿等其他的炎症。胆囊内的结石导致胆囊管的阻塞会引起胆囊内的胆囊黏液分泌过多，严重时会造成胆固醇的变化，引起黏膜炎症的出现。非结石性胆囊炎根据发病机制可以分为急性非结石性胆囊炎和慢性非结石性胆囊炎；非结石性胆囊炎的发病原因是非常复杂的，可能是多种因素造成的。临床上认为非结石性胆囊炎是由于胆囊胆汁的淤积或者胆囊内供血不足造成。临床上治疗胆囊炎的方法主要有两种：一种是通过消炎、利胆、解痉、镇痛来缓解症状，效果不够理想；二是手术治疗，主要是把病变的胆囊切除掉，手术治疗虽能根治，但是很容易产生一系列并发症。胆囊切除后胆汁持续不断进入肠道，空腹时缺乏胃酸和食物中和，胆汁可在十二指肠蓄积逆流入胃，对胃黏膜造成损害，出现胆汁反流性胃炎等许多副作用，给患者带来了更大的痛苦。

【治疗特色】

1. 慎辨病因，肝脾同治

余认为，《素问·至真要大论》的"风气大来，木之胜也，土湿受邪，脾病生焉"，《素问·玉机真脏论》的"故风者，百病之长也……弗治，肝传之于脾"，及《难经·七十七难》与仲景所言之"见肝之病，知肝传脾"等，所论皆为一辄。饮食不节、寒温不适、精神因素等均可引起肝失疏泄，气血郁积胆腑和湿热郁积中焦，必影响胆的"中清"与"通降"，胆腑通降失司，胆汁积聚不通，气机不畅，致肝气郁结，肝胆与脾胃同属中焦，生理上"胆随胃降，胃随胆升"，肝胆气逆最易犯胃恶脾，造成肝木乘脾、肝郁脾虚或胆胃不和。情志失调，则致肝郁而生胁痛；郁久化热；肝克脾土，脾失健运则生湿，脾气虚弱，中气不足则食少神倦，脾虚失运，则大便不实，血虚不荣，故面色萎黄或不华。肝气横逆中焦，痰火湿食互阻，脾胃运化失司，肝气郁结，胆气不通则时痛，且反复发作，肝气久郁化火，湿热蕴积胆道而见胆胀诸症。临床上治疗的慢性胆囊炎患者以胃部不适、饱胀、嗳气等求治者甚多，余用药每兼以理气和胃，一方面能改善症状，一方面能纠正泻药"苦寒碍胃"之弊。舌淡，脉濡细，为气血俱虚之征，治宜疏肝利胆、健脾和胃，方用逍遥散合参苓白术散加减，酌加茵陈蒿、金钱草利胆化湿。在疏通肝胆的同时，佐以健脾和胃之品，若脘胀纳呆或兼便稀、完谷不化、面黄少华、舌淡苔白，可加炒山药、补骨脂。阳虚者加吴茱萸、炮姜温运中阳；湿浊内盛，苔白腻者加白蔻仁化湿降浊；右上腹痛甚者可加郁金、延胡索理气止痛。

2. 祛邪扶正，精当用药

胆为中精之腑，其藏精似脏，"藏而不泄"，但"满而不能实"。又其属腑，要"泄而不藏"，但象腑又泄浊，且功能要处于"实而不满"与"泄而不藏"不偏不倚的中间状态，才是胆腑发挥作用的关键。余认为临床上之所以胆囊炎反复发作，缠绵难愈，就在于胆这个"奇恒之腑"的特殊功能难以达到中间状态。如藏精过度，则胆汁淤积于内，蕴积化热，湿热郁胆，不通则痛；如果泄而不藏，则降浊疏利过度，则往往戕伐脾胃正气，则出现脾胃升降功能失调诸症。纵观慢性胆囊炎所产生的诸多症状，无不与其气机升降偏倚有关。故余多以和解之法，即为先治肝胆，但又兼顾脾胃，既要清解邪热，而又培养正气；同时，既要助其升，又要协其降，调理枢机之开合升降为其重要特征。多以柴胡疏肝木以解郁，白芍敛肝阴以止血，赤芍化凝血以归肝，枳壳破滞气，香附调气解气郁，甘草益气和中缓痛，党参甘温益脾胃以资气生血，白术燥湿健脾肝，茯苓健脾益气渗湿，木香行气止痛、温中和胃，诸药合用，共奏疏肝利胆、缓急止痛、健脾和胃之效。如此肝气得以条达，胆腑得以疏泄，脾胃旺盛，则诸症自除。单味药的药理研究也指出，柴胡、茯苓、党参、香附、白术、白芍、甘草均有解热镇痛、抗炎、保肝、利胆、抗溃疡等作用；柴胡、茯苓、党参、白术有提高免疫功能的作用；枳壳、木香、川芎有促进胃肠蠕动、抗肠痉挛、抗溃疡等作用。

3. 疏肝利胆，调和气血

《内经》云："六腑以通为用。"慢性胆病多因情志郁怒伤肝，或过食肥甘化生湿热，而致肝胆疏泄失司，气病及血，久病入络，郁于胆腑而致。治疗应以通降下行为顺。通利之法可使腑气通顺，缓解疼痛。如肝郁气结证，《素问·病能论》曰："……

此人者数谋略不决，故胆虚气逆上溢，而口为之苦。"《灵枢·五邪》说："邪在肝，则两胁中痛。"肝脉布于两胁，胆附于肝，其脉亦循于胁。治疗慢性胆病应做到利胆勿忘疏肝，通利兼顾气血阴阳，从而使利而不伤，补而不滞，刚柔并用，缓解病情。肝主疏泄，性喜条达，思虑不断，情志不舒，肝失条达，胆失疏泄，使胆汁上逆而发为口苦，症见胁肋胀痛，或左或右，或两胁均痛，部位走窜不定，甚则引至胸背肩臂，发病轻重每与情志因素有关，或伴有胸闷不适，嗳气频作，恶心。妇女可兼见乳房胀痛，舌质红或质黯，苔白或白腻，脉弦或弦细。治以疏肝利胆，理气解郁。使郁结的肝气得疏，胆液通降下行，得以气机调和。又如肝胆湿热证，治以通导腑气、疏通气血、理气开郁、清化湿热，使腑气通、气血和，热清湿化，达到气机调和，使病证得以康复。临床常选用柴胡、金钱草、白芍、枳壳、元胡、佛手、丹参、陈皮、炒莱菔、紫苏子等药。

4. 清利湿热，调畅气机

胆囊炎之发生多因邪毒犯肝，或嗜酒虫积结石，或情志久郁等，皆能致邪壅肝胆、气机滞郁而生湿化热，湿阻气机，热耗阴血，胆汁不利，脉络不畅，失于排泄，出现一系列症状，如胁痛胀满、口苦咽干，或见肩背酸沉、大便不畅或黏腻，或秘结，苔黄腻等。早期多以实证热证为主，后期多以虚实相兼而并存持续于相关病程中。故应重视"湿热之邪"在本病发病过程中的作用。治疗时，针对胆囊炎本身，应用疏利肝胆之法的同时，尤善加强清热利湿导滞之法的使用，使阻遏肝胆经脉之邪出有其路。此外，湿热病邪，除之务尽；湿热之邪，其性黏腻，缠绵难愈。若遇口苦黏腻，舌红苔黄腻，尿黄热不爽，必须在疏肝利胆、清热化湿方药中加茵陈蒿、虎杖、滑石，同时用苍术、黄柏以清热燥湿，对消退黄腻苔效果较好。可酌加生大黄、生首乌，以求大便通利，小便增多，使湿热病邪有下泄之机。临床中当根据慢性胆病的寒热错杂、胆气郁滞，或气血不和、痰瘀阻络，气机升降失利，胆失通降，胃失温煦等常见证，辨证论治，分别用平调寒热、通降气机、调和气血、化瘀通络、疏通胁络、分化痰瘀、祛湿泄热、宣畅气机等法。

5. 谨守后天，培土达木

胆囊炎之发病，虽多由气郁湿热痰瘀阻滞肝胆，致疏泄失常，但在辨证诊治过程中，应谨守人体之本——脾胃的重要性。任何疾病影响到脾胃，都会伤及正气，导致全身机能的失调。治疗时，若忽略了对脾胃的保养保护，轻者导致脾胃的慢性伤害，重者会造成脾胃的急性、不可逆性的损伤。且肝胆脾胃，两脏两腑其位相邻，其脉相通，故肝胆与脾胃结构、生理功能、致病转归与治疗等都有极为密切的关系。谓"木得土以培之，土得木之助而达之"。故在辨证论治时，无论运用何种治法，都应时刻顾护脾胃，益气健脾，和胃扶正，正气抗邪助药物发挥其作用，脾胃得缓缓资助健旺，使人体在自身机能恢复的同时抗邪外出。此外，肝郁脾虚型慢性胆囊炎与肝郁气滞型慢性胆囊炎都有右胁肋疼痛、嗳气等肝气郁滞的症状存在，也都有胃脘胀满、纳呆等脾胃虚弱的见症，在病机上也有诸多相似之处，所不同的是肝郁气滞型气滞占主导地位，肝郁脾虚型气滞与脾虚并重，治疗时肝郁气滞型所用理气药较多，而肝郁脾虚型所用健脾祛湿和胃药较多，故临证时应仔细区分，详加辨证，细心揣摩，恰当用药，方能取得较好的临床疗效。

6. 久病及血，辨证治瘀

慢性胆囊炎常因患者不够重视，失治久延，邪滞胆囊，胆汁失利，开寻旁路，舒缩无能，久则气机壅滞，气郁碍血，脉络瘀阻，日久伤及血分，不通则痛；肝胆经脉失养，不荣则痛。故于治疗中，亦应重视理气活血化瘀之法的应用，理气则气道通，活血化瘀则血路畅，体内各种邪气自然顺行而出。但久病之人或素体虚弱者不耐攻伐，故用药需力缓，缓则徐徐祛病，正气得复。慢性胆病多伴发结石，情志不畅，加之砂石阻滞，日久肝胆气血运行受阻，瘀血停着，阻滞胆道，则发右胁刺痛。腑实热积不散而成瘀，治宜化瘀利胆排石。且当"辨证治瘀"，即瘀有不同，当分证处之。因热而瘀者，要清热泻火以逐瘀，酌加栀子、黄芩等清凉之品；因湿而瘀者，要利湿以逐瘀，酌加滑石、泽泻、车前子等；因气滞而瘀者，要理气开结以逐瘀，酌加佛手、砂仁、木香等理气之品；因血滞而瘀者，活血以逐瘀。气血相关，气滞则血瘀，不通则痛，慢性胆囊炎的治疗中，配用活血化瘀药有助于气滞的改善和胆系功能的恢复，故每方必配川芎、姜黄、郁金、赤芍。姜黄有活血行气止痛之效，郁金有利胆和血止痛之功；川芎功能行气和血、化瘀止痛；"一味丹参，功同四物"，亦可加丹参等以协同增效。

7. 辨证明确，适当化裁

四诊合参，明确辨证，应用疏肝健脾、清热利湿、益气养阴、活血化瘀等法，在具体临证之时，根据患者虚实表现进行适当化裁兼顾。用柴胡，专入肝胆，疏肝解郁而止胁痛；金钱草，善清肝胆之火，除下焦湿热，亦能利尿通淋，排石解毒，助柴胡疏肝利胆，导火热下行从小便出；茯苓与焦白术、鸡内金合用以扶植脾胃，建一身之本；姜黄、白芷、威灵仙配伍疏通筋脉，治气燥湿且腹胁肩背疼痛；大黄，涤荡胃肠湿热，清除燥结、积滞，又能清热解毒，凉血止血，利胆退黄，与理气行气利湿之枳壳、香橼、佛手、砂仁、槟榔配伍以因势利导，临床上常以小量大黄和胃，中量通便，大量活血；赤芍、当归、川芎配伍姜黄以活血祛瘀不伤正，而使旧血去、新血生；瘀血较重者，酌加三棱、莪术、牛膝、土虫；气郁化火伤阴者，则酌加黄芩、栀子、沙参、石斛等；若见胃失和降者，则酌加藿香、佩兰、代赭石等；若湿热较重，大便黏腻不爽，酌加黄连、栀子、黄柏；睡眠不佳者，酌加夜交藤、合欢花等。

【预后与调护】

本病的转归主要为实证向虚证转化，而成虚实夹杂之证。实证之初多为气郁，在外邪侵袭、饮食不节等条件下可转为郁热或湿热，久则由实转虚，郁热不解，灼耗阴津，致肝肾阴虚，可转化为阴虚郁滞；过服寒凉，过劳伤气，又可转化为气虚郁滞，进而转化为阳虚郁滞，形成虚实并见的证候。若失治误治，可致阴液耗损。本病久延不愈，木郁土滞，还可引起胃痛等病证。慢性胆囊炎患者，如正气充足，一般预后良好，若迁延不愈，则反复发作，殊难根治。若急性发作之时，出现危证、坏证，则预后较差。

饮食应清淡易消化，饮食有节，避免暴饮暴食，忌饮酒，及生冷、油腻、辛辣刺激、煎炸硬固之品以助于脾胃的运化。针对诱因疏导病人，保持心情舒畅，情绪稳定，让病人进行自我心理调护，以达到疏肝理气的作用，配合治疗。于肝郁湿热证患者而言应嘱其尤忌食辛辣、肥甘厚味等助热生湿之品，宜食清热利湿的食品，如薏苡仁、黄瓜、芹菜、冬瓜等。肝肾阴虚者，饮食宜清淡凉性，多吃新鲜水果。瘀血阻络者，应防寒凉，适当活动，以利气血疏通。肝胆郁滞者，宜食疏肝利胆的食品，如苦瓜、芹菜、白菜、丝瓜等，忌食壅阻气机的食品，如豆类、红薯、南瓜等。肝郁脾虚者，宜食疏肝健脾的食品，如莲藕、山药等。胆腑郁热者，宜食清热泻火的食品，如冬瓜、苦瓜、菊花泡茶饮等。

【结语】

慢性胆囊炎形成原因很多，余认为临床应分清气、血、虚、实，辨明主次。根据症状、体征大致可分为肝胃不和、肝胆湿热、肝郁脾虚、肝肾阴虚、胆腑郁热及脾阳不振六型，其可夹湿夹瘀夹痰，致虚实夹杂，病机错综复杂。标实为主者治标为先，本虚为主者治本为主，标本并重者攻补兼施。根据辨证分型的不同，肝胃不和型治以疏肝理气、利胆和胃法，肝胆湿热型治以清热利湿、疏肝利胆法，肝郁脾虚型治以疏肝健脾、理气化湿法，肝肾阴虚型治以补益肝肾、养阴利胆法，脾阳不振型治以温阳健脾、散寒化湿法，胆腑郁热型治以疏肝利胆、清热通腑法。根据"不通则痛，通则不痛"的理论，余在治疗上以通为主，实证多采用理气、化瘀、清热、利湿等法；虚证以滋阴柔肝为主，同时适当加入理气之品，以疏通肝气，提高疗效。但切记理气不宜辛燥，以免更伤其阴，可选用辛平调气之品，只有在存阴的基础上，才能更好地治愈胆囊炎。此外，疏肝利胆治法多为祛邪，治疗时勿忘时时顾护脾胃，只有脾气健运，化源充足，肝木得到滋养才能遂其疏条达之性，肝疏脾运，气机条达，运化有权，则邪气自除，乃为"正气存内，邪不可干"。临证之时通过舌诊脉诊资料进行细致分析，四诊合参，以人定法，以法定方。治法治则灵活裁剪，重视因势利导；选方用药多时方、经方、验方三者并用；现代人精神压力增大，多为情志致病，在治疗上，勿忘疏肝，肝木得疏，自不克脾，遂应加强对患者的思想疏导，嘱患者调节情志并给予正确的生活方式引导，以配合中药更有效地发挥作用。

第三节　胆囊息肉

一、肝阳上亢兼血瘀证

王某，女，42 岁。

首诊时间：2011 年 6 月 1 日初诊。

主诉：反复右胁肋不适 1 年余，加重 1 周。

现病史：患者 2 年前因情绪激动诱发右胁肋疼痛，伴恶心、厌油腻，就诊于当地医院行超声检查提示胆囊内可见一 4.0mm × 2.0mm × 1.0mm 的附壁淡光团，改变体位不移动，胆管未扩张，肝脏未见异常。确诊"胆囊息肉"，未予重视。后每因恼怒或劳累过度病情反复发作，影响日常生活，患者痛苦不堪。数次就诊于省医院，建议外科治疗。患者为保胆治疗，经友人介绍至我处。患者现症见：面色红赤，食欲不振，近期消瘦，厌油腻，阵发性右胁肋疼痛，无放散，疼痛部位固定，针刺感。患者情绪激动，易躁易怒，时发耳鸣，自患病以来患者月经时有推迟，经期见暗红血块，二便尚可，睡眠欠佳。舌质紫黯，体胖，苔白，脉沉弦。

辅助检查：腹部彩超提示肝脏未见异常，胆囊大小 8.0cm × 3.0cm，囊内可见一 4.0mm × 2.0mm × 1.0mm 的附壁淡光团，改变体位不移动，胆管未扩张。

【辨证分析】《脉因证治·胁痛》："肝木气实火盛，或因怒气大逆，肝气郁甚，谋虑不决，风中于肝，皆使木气大实生火，火盛则肝急，瘀血恶血，停留于肝，归于胁下而痛。"《景岳全书·卷二十五》云："胁痛之病，本属肝胆二经，以二经之脉皆循胁肋故也。"本证患者每因情志不畅诱发症状，则为肝郁气滞之证。肝在志为怒，患者受到外界不良情绪刺激则使肝之气机逆乱，肝气上逆，故患者出现恶心、厌油腻症状。肝胆互为表里，肝之疏泄功能失常，影响胆气不利，气滞则血瘀，结于胆部，故患者见胆囊部息肉，经期延后并见暗红血块；木盛则客土，肝气太过克于脾土，脾失健运，水谷精微不得运化，患者见食欲不振伴消瘦。舌质暗红，苔白，脉沉滑，均为肝阳上亢兼血瘀之象。

中医诊断：胁痛（肝阳上亢兼血瘀证）。

西医诊断：胆囊息肉。

治法：平肝潜阳，活血化瘀。

方药：

柴　胡 15 克	煅龙骨 30 克	煅牡蛎 30 克	炙蒲黄 20 克
五灵脂 20 克	郁　金 15 克	川　芎 15 克	丹　参 20 克
藿　香 15 克	佩　兰 15 克	枳　壳 10 克	佛　手 10 克
砂　仁 15 克	紫苏子 15 克	焦山楂 15 克	炒麦芽 15 克
焦神曲 25 克	薏苡仁 30 克	苍　术 25 克	灵磁石 20 克

15 剂，日 1 剂，水煎 300 毫升，早晚分服。

二诊：患者自诉服上方后情志有所缓解，易躁易怒改善，睡眠较服药前改善明显，自觉食欲尚可，仍时有耳鸣症状，自觉腰酸无力，遇凉尤甚。舌质暗红，体胖大，脉沉滑。在原方基础上加牛膝 15 克，杜仲 15 克。

治法：平肝潜阳，温肾健脾。

方药：

柴　胡 15 克	煅龙骨 30 克	煅牡蛎 30 克	炙蒲黄 20 克
五灵脂 20 克	郁　金 15 克	川　芎 15 克	丹　参 20 克
藿　香 15 克	佩　兰 15 克	枳　壳 10 克	佛　手 10 克
砂　仁 15 克	紫苏子 15 克	焦山楂 25 克	炒麦芽 25 克
焦神曲 25 克	薏苡仁 30 克	苍　术 25 克	灵磁石 20 克
牛　膝 15 克	杜　仲 15 克		

10 剂，日 1 剂，水煎 300 毫升，早晚分服。

三诊：患者服用上方 10 剂前来复诊，面露喜色，自诉心情舒畅有余，用药期间行月经 1 次，血色鲜红，罕见血块。睡眠质量改善明显，恶心厌油腻尚有，但较服药前改善。患者肝阳上亢诸症均有所改善，但胆部血瘀之邪尚未化解，故治法着重疏肝理气，以助胆气，气行则血行。上方基础上减灵磁石，加威灵仙 20 克。

治法：疏肝利胆，温肾健脾。

方药：

柴　胡 15 克	煅龙骨 30 克	煅牡蛎 30 克	炙蒲黄 20 克
五灵脂 20 克	郁　金 15 克	川　芎 15 克	丹　参 20 克
藿　香 15 克	佩　兰 15 克	枳　壳 10 克	佛　手 10 克
砂　仁 15 克	紫苏子 15 克	焦山楂 25 克	炒麦芽 25 克
焦神曲 25 克	薏苡仁 30 克	苍　术 25 克	牛　膝 15 克
杜　仲 15 克	威灵仙 20 克		

15 剂，日 1 剂，水煎 300 毫升，早晚分服。

四诊：患者服用上方 15 剂后诸症好转，期间复查消化系统彩超提示：胆囊内可见一 2.0mm × 1mm × 1mm 的附壁淡光团，改变体位不移动，胆管未扩张，肝脏、胰腺未见异常。自述情志舒畅，食欲尚可，服药期间体重增加 3kg，行经正常，睡眠质量明显提高，无心烦易怒失眠之象。仍自觉耳鸣，时有腰间酸软无力之感。上方基础上减蒲黄、五灵脂、藿香、佩兰，加山药20克、桑葚子20克。

治法：活血化瘀，益肾健脾。

方药：

柴　胡15克	煅龙骨30克	煅牡蛎30克	郁　金15克
川　芎15克	丹　参20克	枳　壳10克	佛　手10克
砂　仁15克	紫苏子15克	焦山楂25克	炒麦芽25克
焦神曲25克	薏苡仁30克	苍　术25克	牛　膝15克
杜　仲15克	威灵仙20克	山　药20克	桑葚子20克

20剂，日1剂，水煎300毫升，早晚分服。

五诊：2011年10月24日。患者诸症皆明显好转，为巩固疗效，守上方服用两月余，无特殊不适主诉，后复查消化系统彩超提示：肝、胆、胰、脾均未见异常。

嘱患者平素注意调节情志，保持心情舒畅，适当运动等。

随访半年，患者疗效佳，未见诸症复发，胆囊复查无异常。

【按语】

朱丹溪曾曰："气血冲和，百病不生，一有怫郁，诸病生焉。"胁痛的基本治则是调理气血，疏通经络，恢复脏腑的功能。对于本证的胁痛，属实证夹血瘀之象，应平肝潜阳同时兼顾活血化瘀。方中柴胡辛散，疏肝解郁，以遂其条达之性，但肝为体阴用阳之脏，故辛温香燥之疏肝理气药，不宜多用，用之则要配伍得当。如用量过大、疗程过长，且其中无养阴之药佐其燥性，则可耗气伤阴，所谓过犹不及。故方中以白芍、百合佐其诸辛药辛燥之性；方中川芎活血行气，祛瘀止痛，与主药配伍以增强疏肝解郁之力；五灵脂、蒲黄功擅化瘀通络，又可并行祛除郁滞而止痛；佐以香附、香橼、枳壳等疏肝理气之品。本病治疗疗程稍长，对于长期服药患者应酌情适时顾护其他兼证治疗，充分体现中医"整体观念，辨证施治"之法则，对于脾胃虚弱者，适量加入薏苡仁、苍术等健脾之品，健脾同时调节胃的通降功能，紫苏子、砂仁理气和胃功效显著。上药各司其职，肝气疏泄正常，气行则血行，胆之瘀血得以祛除，诸症得以愈，乃诸药之功。

二、湿热蕴结兼胆络瘀滞证

刘某，男，32岁。

首诊时间：2013年5月18日初诊。

主诉：右胁隐痛反复发作3年。

现病史：患者3年前因饮酒过量出现右胁隐痛，一直未予重视。于1年前单位体检行消化系统彩超提示胆囊体部有一4mm×5mm息肉样隆起。近2月因患者饮酒过量，1周之内反复出现右胁隐痛，伴口苦、口干，晨起尤甚，纳食不馨，胃脘胀满，小便稍黄，大便头干，2日1次。就诊于哈尔滨医科大学附属第二医院，确诊为"胆囊息肉"，建议其行外科手术。患者听闻我门诊治疗肝胆病颇有特色，遂前来求诊。查体：墨菲氏征阴性。舌质紫黯，舌苔黄厚微腻，脉弦。

辅助检查：腹部彩超提示胆囊体部有一4mm×5mm息肉样隆起。

【辨证分析】《临证指南医案·胁痛》："胁痛一证，多属少阳、厥阴。伤寒胁痛，皆在少阳胆经……杂证胁痛，皆属厥阴肝经。""久病在络，气血皆窒。"本病属湿热夹瘀，当属实证，湿热之邪，有内外之分，本证患者平素饮酒过度，伤及脾胃，健运失司，湿自内生，湿热郁阻于中焦，升降失常，故口苦、口干；湿热侵犯肝胆，使肝胆之络失和，胆失疏泄，而致胁痛；患者体内湿热蕴结长久未除，气郁化火，煎气日久成瘀，阻于胆络，故食欲不振，小便稍黄，大便头干；舌质紫黯，舌苔黄厚微腻，脉弦均为湿热蕴结肝胆夹郁滞之象。

中医诊断：胁痛癥积（湿热蕴结兼胆络瘀滞证）。

西医诊断：胆囊息肉。

治法：化瘀透络，清热利湿，疏肝利胆。

方药：柴　胡15克　　郁　金15克　　茵陈蒿40克　　金钱草30克
　　　　金银花30克　　黄　芩12克　　薏苡仁30克　　半枝莲30克
　　　　夏枯草15克　　枳　实15克　　大　黄10克　　苍　术20克
　　　　丹　参10克　　莪　术12克　　醋青皮10克　　藿　香10克
　　　　佩　兰15克　　三　棱20克

7剂，日1剂，水煎300毫升，早晚分服。

二诊：服上药 2 周后，自述胁痛明显减轻，饮食尚可，口苦、口干缓解，晨起胃脘胀满有所改善，小便微黄，大便一日一行，质硬。中医四诊合参，面色晦暗，舌质暗，苔薄黄微腻，脉沉弦。患者自觉睡眠质量欠佳，梦多，守上方去藿香、佩兰，加乌梅、茜草、煅牡蛎。

治法：化瘀透络，清热利湿，疏肝利胆，平肝潜阳。

方药：柴　胡 15 克　　郁　金 15 克　　茵陈蒿 40 克　　金钱草 30 克

　　　金银花 30 克　　黄　芩 12 克　　薏苡仁 30 克　　半枝莲 30 克

　　　夏枯草 15 克　　枳　实 15 克　　大　黄 10 克　　苍　术 20 克

　　　丹　参 10 克　　莪　术 12 克　　醋青皮 10 克　　三　棱 20 克

　　　乌　梅 15 克　　茜　草 10 克　　生牡蛎 20 克

14 剂，日 1 剂，水煎 300 毫升，早晚分服。

三诊：服用上方后，患者前来复诊，自述诸症好转，无其他特殊不适主诉，自觉食欲改善，口苦、口干明显好转，中医四诊合参，患者面色郁滞晦暗之象有所改善，可见红黄隐隐，舌质紫黯之象改善，苔白腻。上方基础上减大黄，加百合 20 克，继续服用。

方药：柴　胡 15 克　　郁　金 15 克　　茵陈蒿 40 克　　金钱草 30 克

　　　金银花 30 克　　黄　芩 12 克　　薏苡仁 30 克　　半枝莲 30 克

　　　夏枯草 15 克　　枳　实 15 克　　苍　术 20 克　　丹　参 10 克

　　　莪　术 12 克　　醋青皮 10 克　　三　棱 20 克　　乌　梅 15 克

　　　茜　草 10 克　　生牡蛎 20 克　　百　合 20 克

20 剂，日 1 剂，水煎 300 毫升，早晚分服。

四诊：患者自述服用上方后无其他不适，服药期间二便正常，睡眠尚可。为巩固治疗，故效不更方，继续按原方服用 20 剂。

五诊：患者复查消化系统彩超，提示胆囊体部有一 2mm × 2mm 息肉样隆起，较之前变小，口干、口苦之象消失，故上方基础上减黄芩、茵陈蒿。

方药：柴　胡 15 克　　郁　金 15 克　　金钱草 30 克　　金银花 30 克

　　　薏苡仁 30 克　　半枝莲 30 克　　夏枯草 15 克　　枳　实 15 克

苍　术 20 克　　丹　参 10 克　　莪　术 12 克　　醋青皮 10 克

三　棱 20 克　　乌　梅 15 克　　茜　草 10 克　　生牡蛎 20 克

百　合 20 克

30 剂，日 1 剂，水煎 300 毫升，早晚分服。

六诊：2014 年 1 月 3 日。患者自述服用上方后离开本地派遣外地工作 2 月余，自觉诸症皆好转，未继续服药，单位体检行腹部超声提示未见胆囊赘生物。

后继续随诊患者 2 年，未见上述诸症发作。

嘱患者戒酒，生活规律，适当运动，调节情志。

【按语】

胁痛一证，最早见于《素问·缪刺论》曰："邪客于足少阳之络，令人胁痛……"朱丹溪则认为肝火灼伤络脉、瘀血痰阻阻滞脉络可以导致胁痛。张介宾认为胁痛病因主要是外邪侵袭、忧思郁结、饮食劳倦等，他在《景岳全书·杂证·胁痛》指出："胁痛之病，本属肝胆二经，以二经之脉，皆循胁肋故也。"本病初期多属湿热多见，本证患者平素饮酒，加之初期未予重视，则使病情略为复杂，湿热蕴结日久可夹瘀，患者由饮食不节等原因诱发各种症状后前来就诊，此时证属实证。为使湿热之邪有出路，服药前后患者需保持大便通畅，故加枳壳、大黄；此处应特别注意大黄的用法用量，应根据患者的体质强弱、病情轻重、排便情况而定，不可过用，以防苦寒伤阳，应以通为用；患者素有息肉，加之过量饮酒，使湿热蕴结肝胆，肝失疏泄，胆失通降，腑气不通，而出现上述诸症，故用茵陈蒿、金钱草、金银花、半枝莲、黄芩、夏枯草、大黄清热利胆，通腑散结；柴胡、郁金、枳实、青皮疏肝利气；藿香、佩兰、生薏苡仁芳香化湿；待湿热衰其大半，舌苔退净，去银花、黄芩、大黄以防苦寒伤胃，去藿香、佩兰以防久用化燥伤阴，再加乌梅、生山楂、茜草、白及、煅牡蛎酸涩收敛，消积腐息而不助湿热；肝经有邪则木失条达，故用少量柴胡以疏之而为使。随证辨治，药证相符，疗效显著。

三、脾肾阳虚兼肝血不足证

颜某，男，40 岁。

首诊时间：2012 年 3 月 2 日。

主诉：胃脘部胀满不适近 3 年，近期加重 1 周。

现病史：患者于 3 年前因受凉出现胃脘部胀满不适，自行口服健胃消食片，症状未缓解，经人介绍自行服用偏方，自诉为柴胡 30 克，香附 30 克，每日熬水煎服。后症状反复发作，且频率增多，时有胁肋隐痛，疼痛性质为绵绵不休，劳累后尤甚，头晕目眩，口干咽燥，就诊于省医院，诊断"慢性胃炎"，行对症治疗后症状未缓解。后患者于哈尔滨医科大学附属第二医院住院治疗，系统检查，胃镜提示慢性浅表性胃炎，腹部彩超提示炎性胆囊息肉，大小约 6mm × 4mm，肝、胰、脾无异常。患者自述平素体质虚弱，工作压力大。中医四诊合参，面色淡不华，时有畏寒肢冷，食欲尚可，胃纳喜热恶凉，四肢不温，大便溏薄，少有成形。舌质淡暗体胖大，苔腻，脉沉。

辅助检查：胃镜提示慢性浅表性胃炎；腹部彩超提示炎性胆囊息肉，大小约 6mm × 4mm，肝、胰、脾无异常。

【辨证分析】《杂病源流犀烛·积聚癥瘕痃癖痞源流》云："壮盛之人，必无积聚。必其人正气不足，邪气留着，而后患此。"《诸病源候论·积聚病诸候·积聚痼结候》："积聚痼结者，是五脏六腑之气已积聚于内，重因饮食不节，寒温不调，邪气重沓，牢痼盘结者也。"本证患者脾胃素虚，引起脾失健运，痰湿内生，积聚日久，一则影响气机不畅，是引起胆囊息肉的主要原因；二则气机不畅，阳气失运，故脾气不升，胃气不降，出现大便溏薄，伤及肾阳则四肢不温，如遇冷则易加重。肝体阴而用阳，肝阴肝血常易耗损，故濡养不足，可出现头晕目眩，时有胁肋隐痛，疼痛性质为痛势悠悠，绵绵不休，劳累后尤甚；患者舌质淡暗体胖大，苔腻，脉沉，为脾肾阳虚之象。

中医诊断：积聚（脾肾阳虚兼肝血不足证）。

西医诊断：1. 胆囊息肉。

     2. 慢性胃炎。

治法：温运脾肾，养阴柔肝，行气和胃。

方药：柴　胡 10 克　　　苍　术 20 克　　　紫苏子 15 克　　　薏苡仁 30 克

　　　佛　手 20 克　　　炒杜仲 20 克　　　肉苁蓉 10 克　　　浙　贝 20 克

　　　山　药 20 克　　　五味子 10 克　　　丹　参 15 克　　　川　芎 15 克

　　　补骨脂 20 克　　　炙甘草 15 克　　　当　归 20 克　　　乌　药 15 克

　　　威灵仙 20 克　　　百　合 20 克

7 剂，日 1 剂，水煎 300 毫升，早晚分服。

二诊：患者服用上方完毕前来复诊，自述胃脘部胀满感觉好转，大便溏薄不成形状态有所改善，四肢自感温煦，服药期间偶发右胁肋部隐隐作痛，痛势绵绵，休息后可缓解。《医宗必读·积聚》云："积之成也，正气不足也，而后邪气踞之。然攻之太急，正气转伤，初中末三法，不可不讲也。初者病邪初起，正气尚强，邪气尚浅，则任受攻；中者受病渐久，邪气较深，正气较弱，任受且攻且补；末者病魔经久，邪气侵凌，正气消残，则任受补。盖积之为义，日积月累，匪伊朝夕，所以去之，亦当有渐，太亟则伤正气，正气伤则不能运化，而邪反固矣。""屡攻屡补，以平为期。"故改善患者平素体质，再攻伐兼施，原方基础继服 15 剂。

三诊：患者服用上方后，前来复诊，自觉乏力症状明显改善，胃脘胀满不适症状消失，大便成形，一日一行，右胁肋疼痛自觉好转，四肢温煦。头晕目眩症状尚有，睡眠尚可。中医辨证四诊合参，患者面色红润，舌质淡红，舌体胖大，齿痕消失，苔白，脉滑。故上方酌情减浙贝、百合、补骨脂、肉苁蓉；加入少量活血化瘀之品三棱 10 克、莪术 10 克。

治法：温运脾肾，养阴柔肝，行气和胃，活血化瘀。

方药：柴　胡 10 克　　　苍　术 20 克　　　紫苏子 15 克　　　薏苡仁 30 克

　　　佛　手 20 克　　　炒杜仲 20 克　　　山　药 20 克　　　五味子 10 克

　　　丹　参 15 克　　　川　芎 15 克　　　炙甘草 15 克　　　当　归 20 克

　　　乌　药 15 克　　　威灵仙 20 克　　　三　棱 10 克　　　莪　术 10 克

10 剂，日 1 剂，水煎 300 毫升，早晚分服。

四诊：继服上方 10 剂后，患者自述诸症皆在好转，二便正常，睡眠尚可，偶有头晕目眩症状，右胁肋疼痛消失，中医四诊合参，患者面色红润，舌质淡红，舌体胖大，齿痕消失，苔白，脉滑。故上方基础上，可减乌药，加生山楂 15 克。

方药：柴　胡 10 克　　苍　术 20 克　　紫苏子 15 克　　薏苡仁 30 克

佛　手 20 克　　炒杜仲 20 克　　山　药 20 克　　五味子 10 克

丹　参 15 克　　川　芎 15 克　　炙甘草 15 克　　当　归 20 克

威灵仙 20 克　　三　棱 10 克　　莪　术 10 克　　生山楂 15 克

20 剂，日 1 剂，水煎 300 毫升，早晚分服。

五诊：服用上方结束后，复诊于我处，自述诸症好转，头晕目眩症状在服药期间未发作。复查腹部彩超仍提示炎性胆囊息肉，为进一步巩固治疗，于上方基础上酌情减五味子。

方药：柴　胡 10 克　　苍　术 20 克　　紫苏子 15 克　　薏苡仁 30 克

佛　手 20 克　　炒杜仲 20 克　　山　药 20 克　　丹　参 15 克

川　芎 15 克　　炙甘草 15 克　　当　归 20 克　　威灵仙 20 克

三　棱 10 克　　莪　术 10 克　　生山楂 15 克

30 剂，日 1 剂，水煎 300 毫升，早晚分服。

六诊：患者服用上方 30 剂后，诸症好转。2 月后行超声复查，提示胆囊无异常。

随后随诊 2 年余，患者复查，超声未见胆囊异常变化，诸症皆无复发。

嘱患者平时注意天气变化，保暖，忌食生冷之物，保持情志愉快，适量运动加强体质。

【按语】

《景岳全书·积聚》云："积聚之病，凡饮食、血气、风寒之属，皆能致之，但曰积曰聚，当详辨也。盖积者，积垒之谓，由渐而成者也；聚者，聚散之谓，作止不常者也。由此言之，是坚硬不移者，本有形也，故有形者曰积；或聚或散者，本无形也，故无形者曰聚。诸有形者，或以饮食之滞，或以脉血之留，凡汁沫凝聚、旋成癥块者，皆积之类，其病多在血分，血有形而静也。诸无形者，或胀或不胀，或痛或不痛，凡随处随发，时来时往者，皆聚之类，其病多在气分，气无形而动也。""治积之要，在知攻补之宜，而攻补之宜，当于孰缓孰急中辨之。"本证患者无形有形之邪皆有，兼并胁痛，肝为刚脏不可妄伐，肝气宜升，胆火宜降，然非脾气之上行，则肝气不升，非胃气之下降，则胆气不降，此乃《内经》《金匮要略》之精奥理论，故欲治肝胆者，原当升脾降胃，培养中宫，稗中宫气化敦浓，以听肝木之自理。《内经》曰"调其中气，使之和平"，实为升脾降胃之谓也，气机条畅的同时，温运脾阳，软坚散结，则痰无由而生，有形之积之物从何而来，这一病例治疗，充分运用了中医辨证论治及五行生克的理论，体现了治病求本的大法，故取得了很好的疗效。

四、脾虚湿困兼痰毒交阻型

于某，男，50 岁。

首诊时间：2010 年 6 月 5 日。

主诉：右上腹胀满不适伴右胁肋阵痛 3 年余。

现病史：患者于 3 年前饮食不节出现右上腹胀满不适，阵发右胁肋疼痛，自行口服健脾丸、疏肝健胃丸症状无缓解。后症状加重，食后尤甚，伴晨起口黏腻不爽，口渴不欲饮，自觉咽中有物，吐之不出。后就诊于哈尔滨医科大学附属第四医院消化内科，行腹部彩超提示：轻度脂肪肝，胆囊体部有一个 3.8 mm × 4.5 mm 大小的息肉样隆起。诊断"胆囊息肉"，为保守治疗，遂来我处求诊。中医四诊合参，患者面色萎黄，形体偏胖，自觉倦怠乏力，午后尤甚，大便黏滞，每日 1 ～ 3 次，小便尚可，纳差，睡眠尚可。舌质暗红，体胖大，苔黄腻，脉沉细。

辅助检查：腹部彩超提示轻度脂肪肝，胆囊体部有一个 3.8mm × 4.5mm 大小的息肉样隆起。

【辨证分析】《医宗必读·心腹诸病》云："胁痛，左痛多留血，右痛多痰气……"本证患者患轻度脂肪肝日久，活动量少，加之过度营养，体质肥胖，痰湿内生，湿阻困脾，故出现晨起口黏腻不爽之感，气血失畅，痰湿瘀血聚于胆腑，中焦升降功能失常，不能通调水道，故患者自感口渴却不欲饮，痰瘀阻于胆，出现胆汁排泄不畅，故出现右上腹胀满不适诸症，痰瘀交阻而成本病。苔黄腻，体胖大均为脾虚湿困之象。

中医诊断：胁痛（脾虚湿困兼痰癖交阻型）。

西医诊断：1. 胆囊息肉。

2. 轻度脂肪肝。

治法：化湿醒脾，通络化痰，清热化湿解毒。

方药：柴　胡 10 克　　炒白术 20 克　　茯　苓 20 克　　砂　仁 15 克

　　　　紫苏子 20 克　　沙　参 15 克　　金钱草 15 克　　炒蒲黄 20 克

　　　　郁　金 10 克　　五灵脂 10 克　　瓜　蒌 10 克　　枳　壳 20 克

　　　　泽　泻 30 克　　白芥子 15 克　　川　芎 10 克

7 剂，日 1 剂，水煎 300 毫升，早晚分服。

二诊：患者服用上方 7 剂后自感右腹部胀满不适明显缓解，食欲好转，晨起口中黏腻现象好转，大便成形，一日一行。自感乏力，精神不振。中医四诊合参，患者面色仍萎黄，形体偏胖，舌质暗红，体胖大，舌苔微黄，脉沉细。于上方基础上酌情加藿香 10 克，生山楂 15 克，佩兰 15 克。

方药：柴　胡 10 克　　炒白术 20 克　　茯　苓 20 克　　砂　仁 15 克

　　　　紫苏子 20 克　　沙　参 15 克　　金钱草 15 克　　炒蒲黄 20 克

　　　　郁　金 10 克　　五灵脂 10 克　　瓜　蒌 10 克　　枳　壳 20 克

　　　　泽　泻 30 克　　白芥子 15 克　　川　芎 10 克　　生山楂 15 克

　　　　佩　兰 15 克　　藿　香 10 克

14 剂，日 1 剂，水煎 300 毫升，早晚分服。

三诊：服用上方 14 剂后，患者右胁肋部阵发疼痛明显改善，食欲良好，每日有口渴感，欲饮水，晨起口中黏滞症状明显好转，乏力症状缓解。仍自觉咽中有物，咳之不出，咽之不下。自诉体重减轻 2～3kg。中医四诊合参，患者面色红润，形体偏胖，舌质淡红，体胖大，脉沉。上方减瓜蒌，加香橼 15 克、香附 15 克。

方药：柴　胡 10 克　　炒白术 20 克　　茯　苓 20 克　　砂　仁 15 克

　　　　紫苏子 20 克　　沙　参 15 克　　金钱草 15 克　　炒蒲黄 20 克

　　　　郁　金 10 克　　五灵脂 10 克　　枳　壳 20 克　　泽　泻 30 克

　　　　白芥子 15 克　　川　芎 10 克　　生山楂 15 克　　佩　兰 15 克

　　　　藿　香 10 克　　香　橼 15 克　　香　附 15 克

25 剂，日 1 剂，水煎 300 毫升，早晚分服。

四诊：患者服用上方 25 剂后，前来复诊，自述体重减轻 7kg，右胁肋部阵发疼痛此次服药期间未反复发作，食欲良好，食后右上腹胀满不适症状明显缓解，乏力症状好转，自觉咽中有物感消失。中医四诊合参，患者面色红润，形体偏胖，舌质淡红，体胖大，脉沉。起效暂不更方，继续服用上方 15 剂，观察病情变化。

五诊：患者服上方后，前来复诊，自诉诸症皆好转。自觉此方减轻体重效果尤佳，遂于上方基础上酌情改变治疗法则，减砂仁、炒蒲黄、五灵脂、白芥子，加姜黄 10 克。

治法：化湿醒脾，通络化痰。

方药：

柴　胡 10 克	炒白术 20 克	茯　苓 20 克	紫苏子 20 克
沙　参 15 克	金钱草 15 克	郁　金 10 克	枳　壳 20 克
泽　泻 30 克	川　芎 10 克	生山楂 15 克	佩　兰 15 克
藿　香 10 克	香　橼 15 克	香　附 15 克	姜　黄 10 克

30 剂，日 1 剂，水煎 300 毫升，早晚分服。

六诊：2010 年 12 月 2 日。患者自诉服用以上诸药后，所诉症状皆好转或消失，体重减轻 15kg，复查腹部彩超提示：肝胆无异常。此次求诊力求巩固预后，以防诸症及胆囊息肉复发。中医四诊合参：患者面色红润，形体适中，舌质淡红，脉沉滑。嘱患者饮食规律，尽量清淡适中，合理运动，调节情志。

【按语】

《古今医鉴·胁痛》云："胁痛者……若因暴怒伤触，悲哀气结，饮食过度，冷热失调，颠仆伤形，或痰积留注于血，与血相搏，皆能为痛，此内因也；若伤寒少阳，耳聋胁痛，风寒所袭为胁痛，此外因也。""治之当以散结顺气，化痰和血为主，平其肝而导其气，则无有不愈也。"余根据中医理论，结合临床经验，认为"毒邪"理论在胆囊息肉的发生中起重要作用。"毒"，在《金匮要略心典》中有说明："毒者，邪气蕴结不解之谓。"是指各种致病因素，在人体内蓄积日久，聚而不去，都可以化为毒邪。这种毒邪可分为两类，即外毒和内毒。外毒即邪毒，由外感侵犯人体而来，如疫毒、药毒、虫兽毒、饮食毒、寒毒、热毒、风毒、湿毒，这些是我们能感受到的，有因可查；内毒是由脏腑功能紊乱，阴阳失调而产生的病理产物，蕴结体内，造成身体内脏的损伤，如湿浊毒、痰毒、癖毒、火毒、热毒等。清代喻嘉言将"酒面无节，酷嗜炙燔"称之为"热毒"，将"五志过极，郁怒"称之为"火毒"。周仲瑛认为："邪盛为毒，邪久入深为毒，体虚邪张为毒。"可见毒邪在疾病发生及发展中处处存在。对于本症患者而言，是湿重于毒邪，湿而致瘀，余在治疗中平衡诸药，在化湿醒脾同时兼以祛毒化瘀。诸药合用，其效显著。

五、肝胆湿热兼少阳阳明合并证

王某，男，56 岁。

主诉：右胁肋部隐痛 3 个月。

现病史：患者 3 个月前因暴饮暴食后时常出现右胁肋部疼痛，胃口较差，近来每餐饭量较 3 个月前均大减，服六君子汤后病情加重，口服保和丸、理气中成药后缓解不明显。患者 3 月前体检时 B 超检查发现"胆囊息肉"。刻下症见：右胁肋部隐隐作痛，间断性发作，胃口差，稍食尤甚；口干喜饮，晨起口苦，手脚汗出较多；腹胀，大便二三日一行，质地偏干，小便黄赤。查体：肤色偏黯，巩膜黄染，腹部肌肉触之坚紧，有抵抗感，墨菲氏征（-）。舌质暗红，苔黄腻，脉滑数。

辅助检查：①腹部彩超：胆囊息肉，肝脏无异常；②生化：TBIL 升高。

【辨证分析】《诸病源候论·黄疸诸候》云："黄疸候：黄疸之病，此由酒食过度，腑脏不和，水谷相并，积于脾胃，复为风湿所搏，瘀结不散，热气郁蒸，故食以如饥，令身体面目及爪甲小便黄，而欲安卧。"本证患者感受湿热疫疠之气，过食肥甘，嗜饮酒浆，酿湿生热，熏蒸肝胆，以致肝脉闭阻，胆道不畅，故右胁肋部隐隐作痛；木郁克土，脾胃受纳运化失常则纳差；湿热蕴结于肝胆，胆汁外溢见目黄，舌苔黄腻、脉滑数均为湿热之象。

中医诊断：黄疸胁痛（肝胆湿热兼少阳阳明合并证）。

西医诊断：1. 胆囊息肉。

　　　　　2. 黄疸。

治法：清利肝胆湿热，和解少阳，祛邪开结。

方药：柴　胡 15 克　　金钱草 20 克　　郁　金 20 克　　威灵仙 20 克

　　　黄　芩 15 克　　大　黄 10 克　　枳　实 15 克　　半　夏 15 克

泽　泻 20 克	车前子 15 克	赤　芍 20 克	元　胡 10 克
茵陈蒿 25 克	焦白术 15 克	茯　苓 20 克	苍　术 15 克
紫苏子 15 克			

7 剂，日 1 剂，水煎 300 毫升，早晚分服。

二诊：患者服用上方 7 剂后，前来复诊，自述服用上方 4 剂后复查肝功，提示正常，观其巩膜已无黄染。患者告知服药期间右胁肋疼痛症状好转，胃口较前改善，大便质地正常，每日 1 次，余症基本消失。黄疸虽去，但中医四诊合参，患者面色晦暗，脉滑数，其湿热之象犹在。遂于原方基础上继续服用 15 剂，观其变化，予以依证调护。

三诊：上述方剂服用完毕，患者前来就诊。自述方药效果极佳，诸症皆解。中医四诊合参，面色红润，无晦暗之象，舌质淡红，苔已由黄腻转复为白，脉沉滑。患者自觉 3 天前因情志不畅右胁肋微有疼痛，为巩固疗效，原方基础上减车前子、半夏，加生山楂 15 克、半枝莲 15 克。

方药：柴　胡 15 克	金钱草 20 克	郁　金 20 克	威灵仙 20 克
黄　芩 15 克	大　黄 10 克	枳　实 15 克	泽　泻 20 克
赤　芍 20 克	元　胡 10 克	茵陈蒿 25 克	焦白术 15 克
茯　苓 20 克	苍　术 15 克	紫苏子 15 克	生山楂 15 克
半枝莲 15 克			

20 剂，日 1 剂，水煎 300 毫升，早晚分服。

四诊：2012 年 12 月 5 日。患者服用上述方剂后诸症消失，于今日就诊复查腹部超声，提示肝胆胰脾无异常，无隆起样息肉。

随后继续随访患者 3 年，胆囊息肉再无复发，诸症无反复发作。

嘱患者平素注意饮食节制，调节情志，定期复查。

【按语】

余多年诊治此类疾病，本证患者应采用八纲合并六经辨证，此为典型肝胆湿热兼少阳阳明合证。大柴胡汤原文主治"呕不止，心下急，郁郁微烦""伤寒，发热，汗出不解，心下痞硬，呕吐而下利""按之心下满痛""脉沉""热结在里，复往来寒热"，该方证既有患者主观的发热、烦、心下痞满，更有客观可见的呕吐、下利、心下硬、按之心下满痛、脉沉，其中心下诸症是确定本方证的关键。其所主病证病位均不离"心下"。患者虽然墨菲氏征阴性，但自觉胁痛，触诊腹部肌肉坚紧，抵抗感，可以看作是"按之心下满痛"体征的延伸。本案患者胁肋隐痛，胃口差，晨起口苦是少阳证；口干喜饮，手脚汗多，腹胀，大便偏干，二三日一行，舌质红，苔黄腻，脉滑数是阳明证。因此方选大柴胡汤双解少阳阳明，药后病证减轻提示方证合拍。方中黄芩、栀子既可清泄肝热，又能燥其湿邪；佐以车前子通利水道，使湿热之邪从小便出；肝胆有热，易伤阴血，故当以生地育阴，标本兼顾，赤芍、元胡理气活血，通络止痛；肝经有邪则木失条达，故用少量柴胡。每遇患者赞其方药效果极佳，余认为非吾一己之力，乃诸药合用，配伍严谨，共奏功效。

六、气滞血瘀兼痰扰胆络证

赵某，女，42 岁。

首诊时间：2009 年 4 月 2 日。

主诉：上腹部间歇性疼痛 1 年余，近期加重。

现病史：患者于 1 年前因情志不畅后出现上腹部间歇性疼痛，偶有放射至右肩及背部，晨起口干、口苦，伴食欲不振，后于黑龙江省医院住院治疗，诊断为"慢性胆囊炎合并胆囊息肉"，经服胆通、利胆醇及中成药静点治疗后症状均缓解。但病情反复发作，情绪激动后尤甚。为求彻底系统治疗，辗转听闻我处，前来求诊。患者自述患病以来，诸症反复发作，影响情绪及生活质量。中医四诊合参：患者面色晦暗，形体消瘦，便秘，平均 2 日一行，小便短赤。舌质紫黯，苔白，脉沉。

辅助检查：超声提示胆囊壁毛糙，胆囊体见一 2mm × 3mm 息肉样隆起。

【辨证分析】《医林改错·膈下逐瘀汤所治之症目》："无论何处，皆有气血……气无形不能结块，结块者必有形之血也，血受寒则凝结成块，血受热则煎熬成块。"对于痰邪，宋·杨士瀛《仁斋直指方论》提出："夫痰者，津液之异名，人之所恃以润养肢体者也。血气和平，关络条畅，则痰散而无；气脉闭塞，脘窍凝滞，则痰聚而有。痰之所以发动者，岂无自而然哉！风搏寒凝，暑烦湿滞，以至诸热蒸郁，啖食生冷、煎煿、腥膻咸藏动风发气等辈，皆能致痰也。"是故患者出现上腹部间歇疼痛；痰阻胆络，故食欲不振；舌质紫黯为气血瘀滞之象。

中医诊断：胁痛（气滞血瘀兼痰扰胆络证）。

西医诊断：1. 胆囊息肉。

2. 慢性胆囊炎。

治法：活血化瘀，行气止痛，消痰祛瘀。

方药：柴　胡15克　　香　橼15克　　香　附20克　　元　胡20克
　　　丹　参20克　　赤　芍15克　　沙　参15克　　石　斛15克
　　　枳　壳20克　　陈　皮15克　　川　芎10克　　五灵脂20克
　　　半枝莲15克　　金钱草15克　　紫苏子15克

7剂，日1剂，水煎300毫升，早晚分服。

二诊：服用7剂后，患者前来就诊，告知上腹部疼痛发作频率减少，诸症皆有明显改善；自觉倦怠乏力。中医辨证四诊合参：患者面色晦暗，形体消瘦，舌质暗淡，苔白，脉沉。虽患者自述症状改善，但气滞血瘀之象犹存，痰扰胆络之象犹在，调整原方，酌情加丹参15克。

方药：柴　胡15克　　香　橼15克　　香　附20克　　元　胡20克
　　　丹　参20克　　赤　芍15克　　沙　参15克　　石　斛15克
　　　枳　壳20克　　陈　皮15克　　川　芎10克　　五灵脂20克
　　　半枝莲15克　　金钱草15克　　紫苏子15克　　丹　参15克

15剂，日1剂，水煎300毫升，早晚分服。

三诊：患者自诉服用上方15剂后诸症消失，仍自觉倦怠。中医辨证四诊合参：患者面色红润，无之前复诊时晦暗之象，舌质淡红，苔白，脉滑。原方基础上酌情减元胡，加生山楂15克。嘱患者服药后半年内复查腹部超声。

方药：柴　胡15克　　香　橼15克　　香　附20克　　生山楂15克
　　　丹　参20克　　赤　芍15克　　沙　参15克　　石　斛15克
　　　枳　壳20克　　陈　皮15克　　川　芎10克　　五灵脂20克
　　　半枝莲15克　　金钱草15克　　紫苏子15克　　丹　参15克

20剂，日1剂，水煎300毫升，早晚分服。

四诊：2009 年 9 月 2 日。患者携带复查超声报告单前来复诊咨询，告知胆囊息肉、胆囊壁毛糙现象均消失。嘱患者饮食节制，注意情志条畅。

【按语】

余临床多年，认为痰邪是导致胆囊息肉的诸多原因之一。《景岳全书·杂证谟》云："五脏之病，虽俱能生痰，然无不由乎脾肾。盖脾主湿，湿动则为痰；肾主水，水泛亦为痰。"故痰之化生的有关脏腑在脾、在肾。明·龚廷贤云："痰者，病名也。生于脾胃，然脾胃气盛，饮食易克，何痰之有！或食后，因之气恼、劳碌、惊恐、风邪，致饮食之精华不能传化，而成痰饮矣。有流于经络皮肤者，有郁于脏腑支节者，游溢遍身，无所不至，痰气既盛，客必胜主；或夺于脾之大络，气壅则倏然仆地，此痰厥也。升于肺者，则喘急咳嗽……注于胸，则咽膈不利，眉棱骨痛。……或塞于手足，或背痹一边，散则有声，聚则不利，一身上下，变化百病。"说明痰邪在体内一旦产生，可致内脏肢体经络发病。以上可见痰与气机有关，气滞生痰，气逆生痰，气郁生痰，气虚生痰。胆囊与气机相关，舒畅为佳，而息肉表现同中医疗疮、结核。因此提出胆囊息肉与痰毒有关，如《丹溪心法附余》指出："凡人头面颈颊身中有结核，不痛不红不作脓者，皆痰注也，宜随处用药消之。"此为化痰之法的理论基础。故对于本证的治疗，活血化瘀同时要兼以化痰之法，治疗过程中适当添以滋阴养血之品，防止辛燥太过伤及阴血。使诸药各司其职，共彰其效。

诊疗体会

【中医古典文献对于本病的相关论述】

中医古典文献中并无胆囊息肉的病名，根据其发病特点，可以把胆囊息肉归为中医之"胁痛""胆胀""腹痛""癥瘕""积聚"等范畴。《三因极一病症方论·五积证治》云："五积者，五脏之所积。皆脏器不平，遇时相逆而成。其病如忧伤肺，肺以所盛传肝，遇长夏脾旺，传克不行，故成肝积，名曰肥气。肥气者，以其积气藏于肝木之下，犹肺遁于山林也。"《金匮要略·五脏风寒积聚病脉证并治》："积者，脏病也，终不移；聚者，腑病也，发作有时，辗转痛移，为可治。"在病因上，《内经》指出积聚主要有感受寒邪，内伤忧怒，饮食不节，起居失常，劳力过度等原因，由内外合邪而形成。《难经》也对积聚做了详细的鉴别，并且完善了五脏之积的症状。《景岳全书》对攻补法的应用做了很好的概括。《重订严氏济生方·癥瘕积聚方》对情志过激引发的积聚较为重视。《医宗必读》把攻补两大治法与积聚初中末三期有机地结合起来，并指出治积不能急于求成，可以"屡攻屡补，以平为期"。《医林改错》则强调了积聚与瘀血的关系，并且创制了膈下逐瘀汤等活血化瘀消积的方剂。胁痛早在《内经》中便有记载，已明确指出胁痛主要是肝胆病变，并认为导致本病的原因有寒、热、瘀血等方面。其后，历代医家对胁痛的认识逐步发展。《伤寒论》把胸胁苦满作为外邪侵犯足少阳胆经的辨证要点之一。《金匮要略》指出"胁偏痛发热，其脉紧弦，此寒也"，提出了小柴胡汤、旋覆花汤等治疗胁痛的方剂，对后世有很大的影响。《景岳全书》从临床实际出发将胁痛分为外感与内伤两大类，并提出以内伤为多见。如"胁痛有内伤外感之辨……有寒热表证者，方为外感，如无表证，悉属内伤"。同时将内伤胁痛的病因归纳为郁结伤肝、肝火内郁、痰饮停伏、外伤瘀血及肝肾亏损等。《证治汇补》对胁痛的病因补充了湿热郁火的内容。《医学心悟》指出："杂证胁痛，左为肝气不和，用柴胡疏肝散，七情郁结，用逍遥散。"《柳州医话》以养阴柔肝的一贯煎治疗肝肾阴虚之胁痛。《临证指南医案》对胁痛属久病入络者，善用辛香通络、甘缓补虚、辛泄祛瘀等法。《医学心悟》中提出了"瘀血发黄"的理论，"去瘀生新而黄自退"。

【中医病因病机】

中医学对胆囊息肉没有病名记载，余认为，胆囊息肉属中医学"胁痛""胆胀""积证"之范畴，病位在胆，涉及肝脾。肝喜条达，职司疏泄，胆为中清之腑，以通降下行为顺。若肝失疏泄，胆失通降，中清之腑浊而不清，胆汁排泄失畅，郁积胆腑，久而化癥，痰癥互结，脉络滞塞而发生本病。其病因多与情志郁结、饮食所伤、体质肥胖、肝胆宿疾（如病毒性肝炎、胆囊炎伴结石）等有关。主要病机为肝失疏泄，胆腑郁滞，日久气滞血瘀，发为有形之物。胆囊息肉临床表现以胁痛最为多见，《诸病源候论》有"邪气乘于胸胁，故伤其经脉，邪气与正气交搏故令胸胁相引而急痛也"。提出该病的发生与肝胆经有关。胆液为肝之阴精生化而成，生理功能以下降为顺，胆汁的贮藏排泄由肝的疏泄功能加以调节，肝的疏泄功能亦包括胆的疏通畅泄。若肝的疏泄功能失常，就会影响胆汁的分泌和排泄，而胆汁排泄不畅亦会影响肝的疏泄，所以本病病位在胆，病源在肝，胆病应从肝论治。中焦脾胃为气机之枢，但脾胃的升降运动亦有赖于肝胆之气的疏泄，脾无肝胆不能升清，胃无肝胆不能降浊。因此脾胃有病可以影响肝胆，肝胆功能失调亦可以影响到脾胃，所以临床上胆囊息肉患者常出现食少、腹胀，这都是影响了脾的运化功能，脾失健运所引起的。中医学认为，胆囊息肉乃情志失调、饮食不节、劳逸过度、感受外邪等导致肝胆疏泄失职，气机阻滞，血行不畅，胆汁泌排不利，湿热蕴结，瘀血内停，日久形成积聚之证。

【现代医学对本病的认识】

胆囊息肉，是指生长在胆囊内壁上，并向胆囊内突出的异常赘生物。由于此类患者往往无症状或症状轻微，故主要靠影像学诊断，以 B 超为首选。大多数胆囊息肉的症状与慢性胆囊炎相似，主要表现为右上腹部轻度不适，伴有结石时可出现胆绞痛。但是也有相当数量的人并无症状，只是做健康检查时才被发现，因此常常造成延误治疗。目前西医针对胆囊息肉的处理方式主要是手术治疗。但手术治疗一则会出现如血管损伤、脏器损伤等并发症，以及胆囊切除术后综合征，都可能导致严重的后果；再则是手术针对的只是病灶，而没有针对致病因素，所以不能从根本上解决问题。胆囊息肉是消化内科的一种常见疾病，现代医学认为，其发生可能和胆汁中脂质代谢异常、胆囊腺肌增生，胆管阻塞，胰液反流及胆道的细菌、病毒、霉菌感染等多种因素相关。从病理上可分为胆固醇性息肉、炎症性息肉、腺瘤样增生和腺肌瘤等类型。在诊疗过程中，关键要与胆囊癌相鉴别。若胆囊息肉大于 10mm，患者年龄大于 50 岁，单发或位于胆囊颈部，应及早进行手术治疗。

【治疗特色】

1. 治疗原则以疏肝利胆健脾为主

对本病的治疗，余常强调，胆附于肝，肝胆因经脉络属，功能相辅相成，互为表里。胆胀在发病过程中，往往肝病及胆或胆病及肝，形成肝胆同病。因此，胆病须治肝，治胆须调肝。一是疏肝理气以利胆，若肝郁气滞，症见胁肋胀痛，善太息，嗳气不止，纳差胸闷，舌淡，脉弦或沉弦，此类患者常伴不同程度的焦虑症状。治应疏肝理气以利胆，可用四逆散加减治疗，药用柴胡、枳实、赤芍、青皮、姜黄、川楝子、延胡索、佛手。二是疏肝清热以利胆，若肝胆郁热，症见右胁灼热而痛，口苦而干，心烦少寐，面赤，头晕目眩，胃脘满闷或痛，大便秘结，小便短赤，舌红、苔黄，脉弦数。治应疏肝清热以利胆，常用左金丸、丹栀逍遥散、四逆散等加减，药用黄连、吴茱萸、牡丹皮、栀子、柴胡、黄芩、郁金、川楝子、白芍等。若患者表现为右胁疼痛或胀满不适，口苦、口干、口黏、纳食不馨，小便黄赤，大便干结，舌质红、苔黄或厚腻，为湿热蕴结、肝失疏泄。应在化瘀基础上选加茵陈蒿、金钱草、银花、半枝莲、黄芩、夏枯草、柴胡、郁金、大黄清肝利胆，解郁散结，通腑泄热。方中茵陈蒿清胆利湿，为治肝胆病之要药，配以清热利湿的金钱草，使胆汁下泄于小肠；银花、半枝莲、黄芩清热解毒，化瘀消肿；夏枯草解热毒，散郁结；柴胡、郁金、大黄疏肝郁畅气血，通胆腑泻湿热，使中精之腑清而不浊，息肉无生成之源。素体肥胖、脾虚之体多表现为右胁闷胀不适，脘痞腹胀，口黏不渴，或渴不欲饮，大便溏烂或黏腻不爽，头昏，舌苔白腻、舌质淡或有齿痕，在化瘀基础上选加茯苓、白术、苍术、薏苡仁、青皮、陈皮、枳实。茯苓、白术渗利湿浊，健脾和胃；苍术燥湿健脾，湿去则痰无以生；薏苡仁性味甘淡，渗湿兼能健脾，微寒而不伤胃，益脾而不滋腻，药性和缓，清补利湿，且有削坚之力；青皮破滞气、消坚积，陈皮理气降逆、燥湿化痰，枳实破气消积、化痰除痞，三者均能行气理气，使气顺痰消。

2. 灵活辨证随症加减

胆腑以通为用，治兼和胃通腑，胆气以通降为宜，胃则受纳、腐熟水谷。胆与胃在生理上存在着"胆随胃降"的关系，能共同调畅脾胃肝胆之气机，协同胃腑受纳、腐熟水谷。胃失和降，则影响胆之和降。反之，胆的病变亦影响胃之和降。在胆胀病变过程中，常出现胃失和降的症状。治疗本病时，应注意降胃通腑，通过恢复胃之通降，达到疏利肝胆气机之目的。临床上，很多患者以胃脘不适症状反复不愈前来就诊，常伴口苦、纳呆、痞满等症。若燥热内结阳明，症见胁肋灼热胀痛，腹胀便秘，口苦口臭面赤，午后潮热，舌红、苔黄而干燥，脉弦滑数者，可用大柴胡汤、清胆汤等泻热导滞，通腑利胆，药用大黄、枳实、柴胡、郁金、莱菔子、延胡索、白芍等。若湿热郁滞肠腑，症见右胁胀满而痛，胸闷纳呆，恶心欲吐，腹部胀满不适，大便黏滞不爽，或身目俱黄，小便短黄，舌苔黄腻，脉弦滑或濡数者，方用茵陈蒿汤、枳实导滞丸等加味以清热利湿，通腑利胆，药用茵陈蒿、大黄、栀子、金钱草、茯苓、柴胡、

姜半夏、郁金、枳实、木香、槟榔等。若肝胆气逆，胃肠气滞，症见胁部胀痛，腹胀
脘痞，矢气频频，嗳气不止，舌淡，脉弦者，方用六磨汤加减。

3. 化瘀透络贯穿始终

胆囊息肉属有形之征，多由气聚血结、瘀血停着而化生。若嗜食辛辣膏粱厚味，
饮酒无度，损伤脾胃，运化失司，湿浊内生，瘀而化热，湿热蕴结胆腑，胆络失畅，
湿热与气血搏结而成本病；或素体肥胖、脾虚之体，痰湿内生，脾失运化，痰浊聚于
胆腑，胆汁排泄不畅，日久痰凝络阻，息肉乃成；或情志失调，忧思暴怒，肝气郁结，
胆腑失畅，气滞血瘀，络脉痹阻；或肝病日久，肝失疏泄，胆汁瘀积而成本病。本病
常因胆囊炎症或伴有胆囊结石等炎性刺激而诱发。湿热蕴结、痰浊凝滞、肝胆失疏而
致气滞血瘀、脉络滞塞为其病理机制。故化瘀透络为辨治之首要，应贯穿治疗始终，
多选通络四味（三七粉、莪术、炮山甲、皂刺）。三七粉善化瘀血，《用药指南》云：
"三七能消肿行瘀，味苦又清热，故消痈肿，亦化腐生新。"莪术化瘀血、消癥积；炮
山甲味咸性寒，搜风逐痰，破血开气，能走窜经络，无处不到；皂刺味辛咸性温，能
宣壅导滞，搜风逐痰，二药合用直达病所，拔毒祛瘀，共剔恶肉。诸药配伍，通、透、
化之力宏，能使息肉缩小，渐而消失。

4. 化瘀配伍酸涩，消积化癥

酸入肝胆，直达病所，"其气涩以收"（《灵枢·五味论》），运用酸涩的药物进行收
敛，一化一收，则恶肉逐渐缩小，渐而消失。在化瘀基础上选加乌梅、山楂、茜草、
白及。乌梅酸涩收敛兼去恶肉，《本草求真》中云："乌梅酸涩而温……入于死肌恶
肉，恶痔则除。"山楂味酸、微温，消肉积，化瘀血；茜草活血止血，且能治痈疽，蚀
恶肉；白及味涩，可去痈疮肿毒。缪希雍在《本草经疏》中云："白及性涩，味苦能泻
热，辛能散结，破散中有收敛，盖祛腐逐瘀以生新之药也。"同茜草配伍，收敛祛腐之
功更著。诸药同用，共奏酸涩收敛、消散息肉之功。

5. 注重身心调护与药物治疗配合，相辅相成、相得益彰

患者常伴有明显的精神症状，这种来自于对自身疾病的认识不足，造成不同程度
的恐慌和担忧，日久形成抑郁状态。这种情志的失调又不利于疾病的康复甚或导致病
情加重，形成恶性循环。所以临床上，余常常告诉学生，重视对病人的精神疏导，使

病人正确认识自身疾病，树立战胜疾病的信心。治疗期间嘱患者建立良好的饮食习惯，宜吃清淡少渣饮食，忌食生冷、辛辣、油腻和刺激性食物，宜适寒温，避免劳累；养成良好的睡眠习惯，适当的身体锻炼能辅助本病的康复。

【预后与调护】

本病的转归与预后和所属证型有关。偏于肝气郁结者，一般症状轻微，多可治愈。肝郁化火，耗伤阴液，可致心阴、肝阴虚证。木郁克土可致肝胃不和、肝郁脾虚，若肝郁气滞致血行不畅，气滞血瘀，则可转为肝血瘀阻证，且气滞可致津液内停成痰，痰气互结或痰瘀内阻，则病症较为复杂，缠绵难愈。肝血瘀阻证，初期症状较轻者，经治病情可痊愈。肝胆湿热证，经妥善调治大多可痊愈。肝阴虚、肝阳虚证，耐心精心调养用药，多可向愈。本病治疗一般预后良好。对本病患者首先要注意观察患者有无发热，有无黄疸，腹部有无触痛及肿物，疼痛性质，并注意二便情况。

实证患者宜食清淡易消化之品，虚证者宜食高蛋白低胆固醇之品，本病属热者忌食辛辣肥甘，属寒者忌食生冷。

调摄方面主要应使患者注意调养心神，调节劳逸，寒温适宜，调节饮食，切忌过食膏粱厚味或者饮食辛辣、酒浆之品。

【结语】

目前研究发现，胆囊息肉的常见证型有：肝胆癖滞，肝胆湿热，肝胆气滞，脾虚湿困或痰癖交阻。余经过临床多年观察，将治疗胆囊息肉的方法总结为，在疏肝理气的基础上，结合毒邪理论，加入清热化痰祛湿药。余认为治疗本病，活血化癖、理气化痰、清热利湿、补虚为基本治法，清热选栀子、黄芩、黄连、青黛；祛湿以二陈汤为主方。化痰药在《丹溪心法》中有较详细的记录，值得我们借鉴。如"痰在胁下，非白芥子不能达；痰在皮里膜外，非竹沥、姜汁不可达；痰在四肢，非竹沥不开；痰结在咽喉中，燥不能出入，用化痰药加咸药软坚之味"。此外，还侧重区别化痰药物作用的强弱。一般用陈皮、半夏、瓜蒌、贝母；重者用南星、枯矾、竹沥；久者用海浮石、皂角子。关于一些药物的独到功效及其配伍关系，余在临床有些新的认识。天花粉能清膈上热痰；海蛤粉能降热痰，湿痰能燥，结痰能消；竹沥滑痰，非姜汁不能行经络；五倍子能治老痰，佐他药大治顽痰等。这些都给我们治疗胆囊息肉提出了用药方向。希望将来通过临床大量病例验证，寻求有效中药，消除胆囊息肉，减少手术，提高患者生活质量。